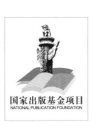

国家出版基金项目
NATIONAL PUBLICATION FOUNDATION

"十三五"国家重点出版物出版规划项目

中国中药资源大典

天津卷

资源大典

①

黄璐琦 / 总主编
李天祥 / 主　编

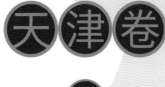

北京科学技术出版社

图书在版编目（CIP）数据

中国中药资源大典.天津卷/李天祥主编.—
北京：北京科学技术出版社，2020.10
ISBN 978-7-5714-1065-0

Ⅰ.①中… Ⅱ.①李… Ⅲ.①中药资源—资源调查—
天津 Ⅳ.① R281.4

中国版本图书馆 CIP 数据核字 (2020) 第 137474 号

策划编辑：李兆弟　陈媞颖　侍　伟
责任编辑：侍　伟　王治华
责任校对：贾　荣
图文制作：樊润琴
责任印制：李　茗
出 版 人：曾庆宇
出版发行：北京科学技术出版社
社　　址：北京西直门南大街16号
邮政编码：100035
电　　话：0086-10-66135495（总编室）　0086-10-66113227（发行部）
网　　址：www.bkydw.cn
印　　刷：北京捷迅佳彩印刷有限公司
开　　本：889mm×1194mm　1/16
字　　数：2306千字
印　　张：104
版　　次：2020年10月第1版
印　　次：2020年10月第1次印刷
ISBN 978-7-5714-1065-0

定　　价：1580.00元（全2册）

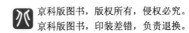

《中国中药资源大典·天津卷》
编写委员会

总 主 编 黄璐琦

主　　编 李天祥

副 主 编 李庆和　李国辉　李　霄　杨志鑫

编　　委　（按姓氏笔画排序）

丁玲玲　马莉平　王志强　王盛隆　王雪媛　冯建明　邢桉荣
刘远　刘群　安娜娜　许秋双　孙秀岩　李平　李霄
李天祥　李乐洁　李庆和　李丽霞　李希凡　李国辉　李韩真
李德永　杨雪　杨志鑫　肖波　吴晶晶　张鲁　张丽娟
张春艳　张洪敏　陈鹏　陈绍帅　林小弟　金华　赵杨
赵洁　郭振京　黄璐琦　常广璐　梁钰彬　韩红梅

摄影、资料收集与整理　（按姓氏笔画排序）

马杰　马锐　马海军　王成　王宇　王炯　王贝贝
王国盼　王亮梅　王娜娜　王潇毅　王增加　韦秋　孔明明
邓仕东　左生权　丛琳　朱海　朱功蓓　朱雅暄　任丽丽
向鹏　刘巧　刘芳　刘楠　刘自强　刘晓敏　米荣通
许晓玲　许海燕　孙有为　孙玖晨　孙添花　纪越　杜宁
杜彦芳　李浩　李骥　李亚楠　李来龙　李旸旸　李建良
李星论　李常乐　李雅琴　李新林　杨欢　杨茜　杨洋
杨天瑛　杨美霞　杨婷婷　何金晓　余志芳　邹爱英　张洋
张超　张楠　张双良　张昊鹏　张美菁　张圆媛　张慧侠
陈李乙　陈媛妮　罗玉丹　罗荧萍　周文贵　孟晓辉　赵冰洁
赵志红　赵李平　赵祥斐　胡彦香　钟凯　姚洁　姚娜

姚科元　秦　琴　聂　宁　夏佳楠　柴永晶　钱玉林　倪心宇
徐一聪　高　琪　郭茜文　陶　蕊　桑雯慧　黄燕青　曹　瑞
曹想荣　阎　姝　董李晋川　　董启征　程雪芬　普盼盼
蔡晓洋　廖　妮　谭　伟　樊春娥　燕　蔚　魏肇祥

主编简介

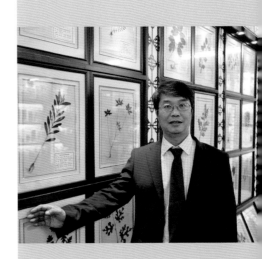

>> 李天祥

  天津中医药大学教授，硕士研究生导师。现任世界中医药学会联合会药用植物资源利用与保护专业委员会理事、第四次全国中药资源普查技术指导专家组成员、中药材基地共建共享联盟规范化生产专业委员会第一届专家委员会委员、天津市医药学专家协会专业委员会副主任委员、天津市中西医结合学会中药专业委员会副主任委员等。主持或参与国家科技重大专项、国家自然科学基金项目、省部级专项等15项，发表论文30多篇。

  他长期从事中药资源学和生药学的教学与研究工作。近年来，基于天津地域的中药资源现状，他组建的天津中药资源普查队，对天津的中药资源进行了深入的普查，完成了9个区县的普查任务，对野生中药资源和重点中药品种的种类、蕴藏量等及适宜在天津地区栽培的优质中药材进行了系统而深入的研究，建立了普查—评价—种植一体化的模式，对蕴藏量较大的重点中药材进行了初步的质量评价，筛选出丹参、酸枣等19种天津地产优质中药材，并着力构建了天津引种研究平台，于周边地区成功规模化引种了丹参、薄荷、防风、半夏等品种，促进了当地中医药产业的发展，增加了农民的经济收入。2014年他所主持的"天津中药资源普查及数据库的建设"项目获天津市科学技术进步一等奖（2014JB-1-014-D1）。此外，他基于天津药用植物重点物种保存圃建设项目创建了天津中药植物园。该植物园占地面积约 10hm²，目前定植以华北地区为主的地产药用植物 400 余种，并配备了植物分布导览图和植物二维码识别系统标牌，充分展示了天津中药资源种质保存、自然生态、传统中医药文化、实践教学、科普、观览等多功能相结合的特色。

通讯地址：天津市静海区团泊新城西区鄱阳湖路 10 号 // 天津中医药大学

邮政编码：301617

联系电话：022-59596292

电子信箱：litianxiang612@sina.com

张 序

  中药资源是中医药产业及健康服务业可持续发展的重要物质基础，也是我国重要的战略资源和生态资源。随着我国中医药产业和健康服务业的快速发展，中药材的需求量逐年增加；同时，野生中药资源匮乏和生态环境保护问题日益受到重视，中药材短缺已经成为制约中医药产业发展的瓶颈之一。在第三次全国中药资源普查（1983—1987年）后的30余年间，我国中医药产业得到快速发展，对中药材的需求量日益增加，而中药资源在种类、分布、蕴藏量、品质和应用领域方面也发生了巨大的变化。因此，开展第四次全国中药资源普查工作意义重大。此次普查旨在摸清我国中药资源现状，建立中药资源数据库，并将普查和研究同步，保护和利用并重。当前，加强中药资源综合研究已经成为支撑中医药产业可持续发展的重要基础。

  天津在现代中药研究、中医药产业及中医药国际化方面取得了一系列重大进展，在全国有着重要地位。天津又历来为我国北方地区重要的中药材集散地之一，但多以商业贸易为主，对中药材种植、优良品种培育等方面的基础研究比较薄弱。天津地处北温带，属暖温带半湿润季风性气候，以平原和洼地为主，北部有低山丘陵，又临近渤海湾，受海洋气候影响比较明显，动植物药用资源丰富，这些资源是天津中医药产业发展的重要支撑。但是，天津药用植物资源的种类、蕴藏量、分布区域、自然分布现状尚未得到系统的普查，而且天津药用资源的开发力度与快速发展的天津现代中医药产业相比也明显滞后。

基于天津市重大科技支撑项目——"天津中药资源普查及开发的基础研究"，天津中医药大学校领导高度重视第四次天津中药资源普查工作，并组建了天津中医药大学中药资源普查队和相应的科研团队，对天津中药资源进行了多年的系统性普查，针对天津野生中药资源和重点中药品种，分别对其种类、蕴藏量、分布区域、自然分布现状及适宜在天津栽培的优质中药材进行了系统而深入的研究，并取得了一系列重要成果，这对促进天津中医药产业发展和提高当地农民经济收入有着重要的意义。

　　李天祥教授是中药资源专家，实践经验丰富，学术造诣深厚，作为天津中药资源普查的技术负责人，在全国中药资源普查专家指导组组长黄璐琦院士的指导下，带领天津中药资源普查队，历经6年（2013—2018年）的实地调查，获得了丰富的第一手资料，并以此为基础编撰了《中国中药资源大典·天津卷》。该书以高清彩图形式全面展示天津中药资源现状，是对天津中药资源普查工作的阶段性总结，也是对天津中药资源研究较系统的专著。该书共收载此次普查中发现的中药资源品种793种，涉及165科501属。其中，真菌类24科49属77种，植物类119科428属692种，动物类22科24属24种，均为天津地产中药资源。该书较详细地记载了每种中药资源的别名、药材名、形态特征、生境分布、资源情况、采收加工、功能主治、用法用量等，较系统地反映了天津中药资源的实际情况。

　　该书图文并茂，印装精美，是从事中药资源研究工作的重要参考资料，具有很高的学术价值和应用价值。该书反映了天津中药资源的特征及本草学科的发展水平，为进一步深入研究、保护和充分利用天津地区中药资源奠定了坚实的基础。该书的出版也将为挖掘具有天津特色的优质中药材，逐步建立天津道地药材的繁育、加工、生产体系，推动天津道地药材大面积的规范化种植及天津中药农业发展奠定坚实的基础。

　　书将付梓，阅后多有感怀，故呈文为序，以示敬意。

中国工程院院士

天津中医药大学校长

中国中医科学院名誉院长

庚子暑月于团泊湖

黄序

　　我国中药资源种类繁多、分布广泛，是中医药产业发展的物质基础。客观认识我国中药资源的现状，总结其开发利用经验，既能解决当前部分常用中药材供应紧张的问题需要，又能保障人民群众的用药安全。在国家中医药管理局组织实施的第四次全国中药资源普查工作中，天津通过 6 年多的中药资源普查工作，获得了大量的第一手资料。科学地总结、整理这些宝贵的资料，既有利于推广中药资源普查成果，也有利于为中医药产业发展和大健康工作服务。

　　天津中药资源普查项目牵头单位组织有关专家、学者和工作在一线的技术人员，从天津中药资源概况、重点中药资源情况等方面进行了细致的研究整理。由天津中医药大学李天祥教授主编的《中国中药资源大典·天津卷》一书，收录了 793 种天津中药资源，并配有高清彩图。该书是一部全面反映天津中药资源种类和特点的专著，具有非常重要的学术价值，可作为了解天津中药资源的工具书。相信该书的出版将有力地推进天津中药资源的保护、开发和合理利用，为天津中医药教学、科研、临床应用、资源开发等奠定基础。

中国工程院院士

中国中医科学院院长

第四次全国中药资源普查技术指导专家组组长

2020 年 9 月

前言

在张伯礼院士和黄璐琦院士的直接组织、领导下，由国家中医药管理局中药资源普查办公室、天津市卫生健康委员会进行统筹组织，天津中医药大学中药学院师生及当地中药专家组成天津中药资源普查队，进行了为期6年多（2013—2019年）的第四次天津中药资源普查工作。为了系统总结第四次天津中药资源普查成果，更好地利用普查数据为中医药产业发展服务，编者与北京科学技术出版社合作，编写了《中国中药资源大典·天津卷》。该书得到了第四次全国中药资源普查试点项目、第四次全国中药资源普查项目、药用植物重点物种保存圃建设项目、天津市重大科技支撑项目"天津中药资源普查及开发的基础研究"（10ZCZDSY12400）和国家出版基金项目的资助。

天津地处华北平原的东北部，位于北纬38°33′~40°15′，东经116°42′~118°03′，东临渤海，北依燕山，共有16个市辖区。依据第四次全国中药资源普查技术方案并结合天津中药资源自然分布特征、土地利用类型和地形地貌的特点，以天津药用植物自然生态分布状况为基础，同时选取生境特征类似、植被分布量大、中药资源种类多、分布密集的区域，我们将天津划分为6个中药资源考察代表自然分布区域，即盘山代表区域、黄崖关—九山顶代表区域、八仙山代表区域、九龙山代表区域、蓟州南部代表区域、天津周边代表区域。其中，盘山代表区域包括罗庄子大部分、穿芳峪西南部、许家台北部、官庄北部、白涧北部及渔阳东北部地区；黄崖关—九山顶代表区域包括下营西北大部分和罗庄子北部地区；八仙山代表区域包括下营东部地区；九龙山代表区域包括穿芳峪大部分、罗庄子东部、下营南部、马伸桥西部及孙各庄西部小部分地区；蓟州南部代表区域包括蓟州大部分平原地区；天津周边代表区域包括静海、宁河及天津其他13个市辖区。6个中药资源考察代表自然分布区域的划分，为准确定位及翔实记录每个物种的分布区域和资源现状奠定了基础。

根据国家中医药管理局"第四次全国中药资源普查"专项的目标任务，以及重点品种及普通品种普查的目标技术要求，结合天津当地中药资源的品种分类现状，第四次天津中药资源普查重点运用了系统抽样法结合区域分层法开展调查工作。此次普查结合路线踏查，采用GPS定位，现场取样、拍照、制作标本、统计生物量，对天津中药资源形态特征、生长土壤、气候状况、植物群落等方面进行系统的考察。普查工作中参与野外考察人员为279人次，野外作业时间为252天，先后培养了硕士研究生18名，公开发表了论文20篇，此外，"天津中药资源普查及数据库的建设"项目成果荣获2014年度天津市科学技术进步奖一等奖（2014JB-1-014-D1）。

本书分为上、下两篇，上篇介绍了天津中药资源概况，下篇共收载中药资源793种，涉及165科501属。其中，真菌类24科49属77种，植物类119科428属692种，动物类22科24属24种。蕨类植物按1991年秦仁昌蕨类植物分类系统分科排列，裸子植物和被子植物按恩格勒系统1964年第12版分科排列，属、种排列参考《中国植物志》。真菌类、动物类采用自然分类系统排列。

在本书的资料收集过程中，得到了天津蓟州莲花岭村资深本草专家孙后旺、青山岭村王占友及朱海、道古峪村邓国春及邓国云、古强峪村李德兴和李德国及李德永等同志的大力支持，谨在此致以衷心的感谢！

本书出版时，张伯礼院士和黄璐琦院士亲自撰写了序言，这是对我们中药资源一线工作者的鼓励和支持，在此致以诚挚的谢意。中国中医科学院张小波老师为本书的编纂提供了宝贵的建议及大力支持，在此一并表示衷心的感谢。

由于我们水平有限，工作仓促，本书内容难免存在差错与疏漏之处。敬请广大读者不吝指正，以便我们在今后的工作中不断完善。

编　者

2020 年 8 月

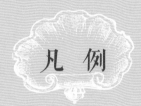

凡 例

（1）本书共2册，收载天津地产中药资源793种，按真菌类、植物类和动物类的顺序编排，其中，蕨类植物以1991年秦仁昌蕨类植物分类系统分科排列，裸子植物和被子植物按恩格勒系统1964年第12版分科排列，属、种一般按《中国植物志》检索表中的次序排列。

（2）本书分为上、下两篇，上篇为"天津市中药资源概论"，下篇为"天津市中药资源各论"。下篇在介绍中药资源时，以中药资源名为条目名，下设别名、药材名、形态特征、生境分布、资源情况、采收加工、药材性状、功能主治、用法用量、附注项。每种中药资源各项的编写原则简述如下。

1）别名。记述物种的别名，未查到别名的物种，该项内容从略。

2）药材名。记述物种的药材名、药用部位。同一物种作为多种药材的来源时，分别列出药材名、药用部位。未查到药材名的物种，该项内容从略。

3）形态特征。记述物种的形态，突出其鉴别特征，并附以反映其形态特征的原色照片。其中，药用植物资源形态特征的描述顺序为习性、营养器官、繁殖器官。

4）生境分布。记述物种分布区域的海拔高度、地形地貌、周围植被、土壤等生境信息，同时记述其在天津的主要分布区域（具体到县级行政区域）。由于天津野生中药资源大部分分布于蓟州，若该物种仅在蓟州有分布，则记述在蓟州的具体分布区域。

5）资源情况。记述物种的野生、栽培情况和其药材来源情况。若该物种在天津无野生资源，则其野生资源情况从略。同样，若该物种在天津无栽培资源，则其栽培资源情况从略。资源情况用"丰富""较丰富""一般""较少""稀少"描述，如"野生资源丰富，栽培资源较少"。药材来源用"野生"或"栽培"描述，如"药材来源于野生"。

6）采收加工、药材性状、功能主治、用法用量。记述药材的采收时间、采收方式、加工方法、性状特征、性味、归经、毒性、功能、主治病证、用法、用量。未查到相关文献记载的项，其内容从略。

7）附注。记述物种的拉丁学名在《中国植物志》英文版（*Flora of China*，FOC）中的修订情况，或该物种的地方民间药用情况及其现代药理活性。

目录 Contents

上 篇

天津市中药资源概论

下 篇

天津市中药资源各论

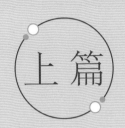

上 篇

天津市中药
资源概论

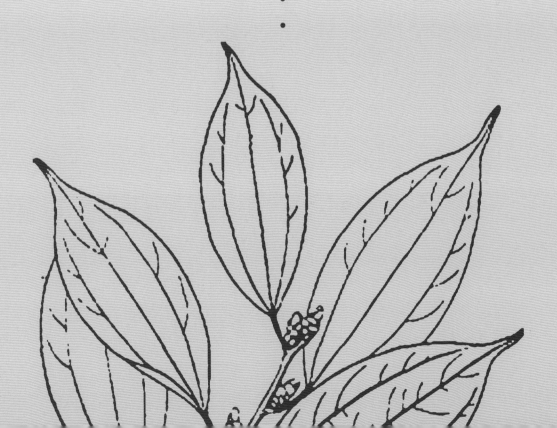

一、概况

　　天津是我国重要的直辖市和沿海城市之一，境内有山地、丘陵、平原、河流、湿地和海滨等多种地形，下辖 16 区，药用植物资源以蓟州北部海拔千米以下的低山丘陵区最为丰富。受限于辖区总面积与境内山区面积，天津中药资源的种类与蕴藏量较少，无法与其他省（区、市）的相比。但在历史上，天津北部山区曾为清朝皇陵禁地，这里古树参天，自然资源保存完好；由于清末修建皇陵而大肆砍伐树木，加之遭到外国侵略者的破坏，天津北部山区植被受损严重。目前，天津北部山区林木植被多已自然恢复，在一定程度上重现了原有的组成和结构，许多珍贵植物得以恢复。天津素来为中药材的集散地之一，但其中药资源的基础研究相对薄弱。近年来，经天津中药资源系统普查，发现天津具有药用价值的动植物资源共计 990 种。

二、资源调查与成果

　　1957 年，天津自然博物馆的刘家宜开始对天津的植物进行较全面、系统的野外考察。历时近 20 年，采集了大量植物标本，于 1976 年编写了《天津植物名录》一书，并以油印本形式出版。该书对当时天津的植物资源进行了较全面的总结。

　　1977 年，天津自然博物馆联合天津师范大学、南开大学的植物学工作者以油印本《天津植物名录》为基础，历经多次深入调查，截至 1994 年，发现天津的植物种类比油印本《天津植物名录》所记载的增加了 9 科 117 属 336 种。1995 年，天津教育出版社出版了以辞条形式介绍植物的《天津植物名录》。刘家宜对该名录进一步进行增补与整理，于 2004 年编写完成了《天津植物志》一书。该书共收载天津野生及习见栽培的高等植物 4 门（苔藓植物门、蕨类植物门、裸子植物门及被子植物门），共计 163 科 748 属 1365 种 6 亚种 127 变种 18 变型。

　　20 世纪 80 年代初，天津市林业果树研究所的张儒懋、姜伟堂对蓟州的软枣猕猴桃、山楂及杏资源进行考察，发现软枣猕猴桃自然分布于蓟州北部深山区，如八仙山、梨木台、黑水河、黄花山、黄匕子等林区；山楂主要分布于盘山周围地区和蓟州东北部长城内外一带；杏资源存在 2 个种，即杏和西伯利亚杏，广泛分布于蓟州北部山区。3 种果树资源蕴藏量相对丰富，其果实均有药用及食用价值，有一定的开发前景。近年来，蓟州不断扩大山楂的种植面积，山楂及培育品种山里红被大面积种植，山楂资源得到了较好的开发。

　　1983 年 4 月，国家经济委员会发布《关于开展全国中药资源普查的通知》（经医字 [1983]310号）。根据该通知及国家经济委员会四部二局一院经贸 [1986]29 号文件精神，成立天津市中药资源普查办公室（以下简称为"普查办公室"）。普查办公室对天津市区及四郊五县的中药资源进

行了全面调查。结合以往天津植物资源的调查并参考有关文献，普查办公室于 1987 年 7 月编写了
《天津市中药资源名录》一书。该书收载植物药 957 种，这些植物药来源于 133 科 395 属 621 种；
收载动物药 174 种，这些动物药来源于 46 目 68 科 98 种；收载矿物药及其他药材 9 种。该书中还
收载天津习用药材 443 种，以及以往资料未收载过的麦饭石、黄芫花等品种。

1984 年，八仙山自然保护区成立。该自然保护区作为天津动植物资源分布最集中、种类最多
的生态区域，于 1995 年升级为国家级自然保护区。1985—1998 年，在该自然保护区内开展了 2 次
动植物种质资源保护与开发应用的研究。其中，天津市林业局联合南开大学于 1985—1988 年对该
自然保护区的生物资源进行了第一次摸底调查。许宁对该调查结果进行整理并编写了《天津市蓟
县八仙桌子自然保护区综合调查》一书。该书于 1990 年在天津科学技术出版社出版。两次调查结
果汇总后经整理成册，由天津科学技术出版社出版《天津市蓟县八仙桌子（即八仙山）自然保护
区综合调查报告》。该报告显示八仙山自然保护区共有动植物 349 科 1111 种，包括植物 545 种、
动物 566 种。其中，植物包括桔梗、沙参、丹参、知母、当归、半夏、黄精、白首乌、北五味子、
黄芩等上百种药用植物，动物包括昆虫类 378 种、鱼类 2 种、两栖类 5 种、爬行类 15 种、鸟类 137 种、
兽类 29 种。

天津农学院于 1986—1989 年对八仙山植物资源进行了数次考察。根据采集标本鉴定结果，共
整理出高等维管植物 90 科 239 属 364 种，其中木本植物 44 科 82 属 123 种，包括黄檗、杠柳、卫矛、
野葛、鼠李、胡枝子、照山白等药用植物。

20 世纪 80 年代末期，天津医科大学的张攻对八仙山地区进行了历时 14 年的资源调查。调查
发现，八仙山地区共有植物 391 种，其中具备药用价值的植物达 186 种。

历史上天津曾拥有华北地区最大的中药材集散市场。据天津市药材集团公司的周福祯于 1992
年统计，天津经营销售的地产中药材约 346 种，其中野生品种 270 种、栽培品种 49 种、地方中
草药 27 种，总产量约 2 万吨。天津的墨旱莲药用资源丰富。20 世纪 70 年代，天津 1 年间即可收
购 40 余吨墨旱莲，除满足天津市场需求外，墨旱莲还被销往北京等其他地区。1987 年天津中药
资源普查全面展开，该普查查明天津共有中药资源 728 种，总蕴藏量约为 9 万吨。

1997 年 10 月至 2000 年 10 月，北京师范大学的张正旺等对天津地区 20 处湿地的水鸟进行了
调查。该调查采用步行调查和水路调查相结合的方法，以直接计数法统计水鸟种类及数量，共记
录水鸟 107 种，分属 7 目 14 科 39 属，其中候鸟 103 种。

1998 年，天津大学环境科学与工程研究院于 5 月（枯水期）、8 月（丰水期）、10 月（平水期），
对天津近岸海域的 13 个监测站的生态环境进行了调查，共检出浮游植物 60 种，隶属于 6 门 32 属。
其中硅藻门有 42 种，在数量上占绝对优势，甲藻门有 13 种，金藻门有 2 属 2 种，绿藻门、裸藻门、
隐藻门各有 1 属 1 种。

2001 年，中国海洋大学对渤海进行水文、生物等综合外业调查，共发现浮游植物 3 门 37 属 72 种，
其中，硅藻门有 32 属 63 种，甲藻门有 4 属 9 种，金藻门有 1 属 1 种，硅藻门在物种和数量上占

绝对优势。

2002—2008 年，天津自然博物馆的王凤琴对天津地区的水鸟进行了调查，调查地点包括七里海湿地、大黄堡湿地、北大港、独流减河、塘沽、汉沽沿海、团泊湖等区域。王凤琴结合以往资料，共记录天津地区水鸟 157 种，这些水鸟隶属于 9 目 21 科 67 属。

2004 年，天津大黄堡湿地自然保护区成立。天津市武清区林业局联合南开大学、天津自然博物馆、大黄堡湿地管理处等多个单位，于 2005—2006 年对本地生物资源多样性进行了第一次本底调查。植物资源调查采用野外踏查、样方法、样线法与室内分析相结合的调查方法，共记录植物 238 种，其中芦苇及香蒲属植物常形成以本身为优势种的植物群落。昆虫资源的定期调查为每月调查 1 次，每次 3 天，还进行不定期调查，采用白天用捕虫网采集、晚上用灯诱集和人员问询的调查方法，据不完全统计，共记录昆虫 11 目 75 科 369 种，包括有部分可供药用的昆虫品种。鸟类调查时间为 2005 年 3 ~ 12 月，每月 2 ~ 3 次，采用样点结合样带的调查方法，共记录鸟类 17 目 47 科 199 种，其数量占全国鸟类种数的 14.95%，包括国家 I 级重点保护鸟类 4 种、II 级重点保护鸟类 33 种。此外，该自然保护区内分布有兽类 15 种、两栖类 5 种、爬行类 8 种、鱼类 31 种、浮游类 16 种、底栖类 34 种。

2004 年，天津市林业果树研究所的刘连强等对天津地区分布的野生大型真菌黄伞进行了资源调查，于南开、西青、北辰和静海 4 个区县发现黄伞发生地 5 个，发生黄伞的树种单一，仅发生于树龄较大的柳树活体或腐生于柳树枯枝、枯干上。

2004 年 12 月，中国水产科学研究院东海水产研究所考察了天津大沽口的浮游植物物种，共发现浮游植物 3 门 16 属 30 种，其中硅藻门 14 属 28 种，甲藻门和蓝藻门均为 1 属 1 种，硅藻门在数量和种类上都占绝对优势。

2005 年，据天津市林业局的高德明报道，为期 3 年的天津野生动物资源调查，是天津有史以来首次系统性野生动物资源调查。调查结果显示，当时天津有记录的野生动物有 850 余种（不包括昆虫类），其中，鸟类有 360 种，兽类有 40 种，两栖类有 7 种，爬行类有 18 种，鱼类有 127 种，大型水生无脊椎类有 14 种，底栖类有 230 余种，浮游类有 55 种。国家重点保护野生动物有 48 种，其中，国家 I 级重点保护动物有 10 种，II 级重点保护动物有 38 种。

2006—2007 年，天津自然博物馆的茹欣等人，先后多次赴天津蓟州八仙山进行考察，共采集苔藓植物标本 100 余份，经鉴定，涉及 2 纲 22 科 37 属 43 种，较以往文献中 5 科 6 属 6 种的记载有所增加，还增加了天津苔藓植物分布种的记录。

随着人类经济活动的影响和生态环境的变化，八仙山自然保护区内的生物发生了较大变化。为了摸清八仙山国家级自然保护区的生物资源现状，天津自然博物馆和八仙山国家级自然保护区管理局联合组成调查组，于 2007 年对八仙山国家级自然保护区进行为期 1 年的生物资源调查。2007 年 3 月至 2008 年 2 月，每月调查 1 次，大、中型兽类采用样线法结合访问法进行调查，小型兽类采用铗日法。一年四季动物资源考察结果显示，八仙山自然保护区分布有兽类 26 种，隶属 6

目 13 科，可供药用的动物资源有刺猬、草兔、蝙蝠、岩松鼠、黄鼬、豹猫、狍等。与 20 世纪 80 年代八仙山第一次本底调查结果相比，本次调查发现新记录种 4 种，过去有记录的种本次调查未发现的有 5 种。兽类调查区系特征结果显示，古北界有 14 种，东洋界有 7 种，广布种有 5 种。此次调查还采集鱼类资源 2 目 3 科 7 属，共计 7 种，与第一次本底调查结果（鱼类资源 2 种）相比，发现新记录种 6 种，过去有记录的种本次调查未发现的有 1 种。

2007 年，天津城市建设学院的汤巧香历时 3 年完成了对天津现有地被植物的栽培与野生种类调查，发现栽培种 34 科 96 种，野生种 27 科 78 种。

2008 年 6 ~ 8 月，天津自然博物馆的郭旗等人对中新天津生态城生物资源进行调查，结果显示，生态城共有动植物 469 种，包括植物 137 种、动物 332 种，其中，昆虫类有 179 种，鸟类有 106 种，鱼类有 29 种，兽类有 11 种，两栖类有 3 种，爬行类有 4 种；国家 I 级重点保护动植物有 1 种，II 级重点保护动植物有 10 种。

天津海升水产养殖有限公司的马玉和等人于 2008 年 9 月、2013 年 9 月对天津独流减河河口潮间带的贝类资源进行调查，结果显示，2008 年该区域共有 15 种贝类，2013 年该区域贝类资源共有 2 纲 3 亚纲 4 目 12 科 18 种。

天津城市建设学院的刘雪梅等人于 2008 年在对九龙山国家森林公园的实地调查中，搜集维管植物 82 科 214 属，共计 324 种，其中，搜集被子植物 72 科 204 属 311 种、裸子植物 2 科 2 属 2 种、蕨类植物 8 科 8 属 11 种。九龙山植物资源以菊科、禾本科、蔷薇科、豆科、唇形科、毛茛科等居多，药用植物资源有黄精、玉竹、丹参等。

七里海湿地是国务院于 1992 年批准的天津古海岸与湿地国家级自然保护区，拥有连片生长的芦苇区，是天津地区最大的芦苇产地。多年来，不同单位的研究者对该保护区进行了资源调查。1995—1998 年，天津自然博物馆的刘家宜对七里海湿地进行了高等植物区系的考察，共记录植物 46 科 121 属 196 种（含种下分类单位），其中草本植物占绝对优势。据天津古海岸与湿地国家级自然保护区管理处报道，2003 年实地考察发现，七里海湿地有高等植物 44 科 114 属 165 种，其中以禾本科、菊科、豆科等为代表的草本植物占主要地位。2009 年，交通部天津水运工程科学研究所对天津七里海湿地生物资源进行实地调查，结果表明，七里海湿地生物资源丰富，有鸟类 184 种、兽类 19 种、两栖类 5 种、昆虫类 261 种、鱼类 64 种、浮游类 15 种、底栖类 29 种。为深入了解七里海湿地的兽类组成及多样性变化趋势，天津自然博物馆的覃雪波分别于 2007 年、2012 年对七里海湿地进行了调查，2007 年发现兽类 5 目 7 科 11 属 13 种，2012 年发现兽类 5 目 7 科 12 属 14 种。两次调查对比，兽类组成变化不明显，而多样性增加。

2010 年，北京林业大学等单位对天津滨海新区湿地野生植物资源进行了调查，选取 5 处人为干扰较少的湿地为调查点，调查共发现野生种子植物 58 种。

2012 年 7 月，天津农学院的班立桐等人联合天津宁河县农业局，于天津市宁河区七里海地区芦苇地采集当地野生蘑菇——苇蘑，并对其进行了形态学和基因测序及序列特征比较。经鉴定，苇蘑为蜡伞科拟蜡伞属蘑菇。

2009 年始，在天津中医药大学校长张伯礼及其他校领导的大力倡导下，天津中医药大学划拨普查经费，由李天祥组织相关专业教师及在校本科生、研究生组成天津中药资源普查队伍，开始着手对天津北部蓟州山区进行摸底式的中药资源普查项目。该项目于 2010 年获得天津市科委的资助。该项目基于系统抽样和区域分层考察法，结合大量的路线踏查，设置代表区域 6 个、样带 41 个、样地 41 个、样方 1236 个。该项目于 2014 年截止，历时 6 年，300 余人次参与，完成了天津 16 个区中药资源系统普查，确定中药资源的品种分类、分布区域、规模等，拍摄生境、植株等照片 10 万多张和影像短片 600 多个，建立了天津中药资源数据库。在普查的基础上，开展 30 种重点药材品质评价，筛选出天津优质药材品种山楂、酸枣等 19 种，并在静海、蓟州开展了中药引种栽培研究工作。2014 年，由李天祥主编的《天津本草彩色图鉴》（图 1）在天津科学技术出版社出版。该书收录中药资源品种 882 种，涉及 176 科，其中植物类有 123 科 759 种，菌类有 27 科 91 种，动物类有 26 科 30 种，以及 2 个药用部位。另外，李天祥还汇编了《天津中药资源分布地图集》《天津中药资源中药标本信息库》《天津中药资源分布集》（图 2）等内部资料。其中，《天津中药资源分布集》共 6 册，分别为八仙山、盘山、九龙山、黄崖关、蓟州南部、天津周边册。李天祥等人完成的"天津中药资源普查及数据库的建设"项目获天津市人民政府颁发的 2014 年度天津市科学技术进步奖一等奖（图 3）。

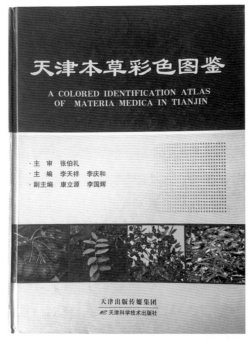

图 1 《天津本草彩色图鉴》封面

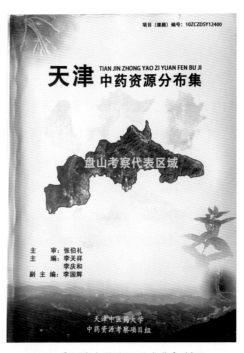

图 2 《天津中药资源分布集》封面

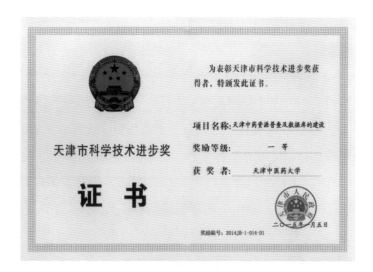

图 3 "天津中药资源普查及数据库的建设"获奖证书

　　2010 年，天津中医药大学的李天祥等人对天津野生杠柳进行了一系列考察，包括杠柳各物候期的生长发育变化、形态特征、群落结构及其种类组成等生态生物学特征，不同部位（根皮、根木质部、茎皮、茎木质部和叶）中主要活性成分累积规律，活性成分与根际土壤中多种无机元素累积相关性研究，无机元素在杠柳不同部位分布及富集特征等，提出杠柳茎皮及根木质部可以作为获取杠柳毒苷的新药用部位。

　　2010 年以来，李天祥等人在天津中药资源普查的过程中，在蓟州盘山附近发现具有药用价值的麦饭石资源，且蕴藏量较丰富，但尚未展开系统考察。

　　2013 年，第四次全国中药资源普查试点（天津）项目启动。试点县为蓟州，由天津市卫生局、天津中医药大学及其第一附属医院、第二附属医院、南开医院、塘沽中医医院等单位主管领导组建天津中药资源普查领导小组，全面统筹普查各项工作。

　　2014 年 7 月，以原天津中医药大学普查队核心成员为基础，吸纳相关专业在校生及医院中药技术人员为普查生力军，由各单位共同组建成天津中药资源普查队，对蓟州开展了野生中药资源普查工作。普查队共设 2 个支队，每队 20 人左右，在野外作业开始之前，以《第四次全国中药资源普查技术规范》为指导，对全体成员进行了专业培训，内容包括本次普查意义、专业知识、技术规范、安全教育等。每个普查支队又分为若干小组，实行小组任务负责制，即分为数据采集组、摄像组、标本制作组、样方制作及样品采集组等。本次普查共完成系统设置代表区域 5 个（草丛、灌丛、针叶林、阔叶林、沼泽）、样地 36 个，其中 3 个样地由于变更为建筑用地，不适宜样方调查，故实际完成样方套数 165 套、样方数 990 个。数据经内业整理，通过"中药资源普查信息管理系统"上传数据，共普查品种 343 种，估算蕴藏量 36 种，上传影像资料 4755 张。本次普查上交国家普查办公室实物腊叶标本 169 种，共计 204 份；药材标本 16 种，共计 16 份。

　　2017 年 7 月、2018 年 7 月，国家中医药管理局下达了天津静海、西青、津南、北辰、武清、宝坻、滨海新区、宁河 8 个区的第四次全国中药资源普查任务。该任务由天津中医药大学承担，由李天祥负责组建团队并开展 8 个区的中药资源普查。

截至目前，天津共实地调查代表区域数量 20 个；已经完成样地 324 个、样方套 1620 个；普查野生品种 823 种次，共计 433 种；记录重量 67 种次，其中有蕴藏量的 52 种次；采集腊叶标本 1160 份、药材标本 35 份、种质资源 9 份；拍摄照片 11272 张，录像千余分钟。

在完成天津中药资源普查的同时，普查队还对天津黄精属植物的品种分类、分布区域、蕴藏量等进行了调查。结果显示，天津黄精属植物适宜生长于海拔 200～950m 的林下、灌丛等阴湿地带。黄精、玉竹主要分布在黄崖关—九山顶、八仙山区域，小玉竹在黄崖关—九山顶、九龙山区域有较多分布，热河黄精集中分布在盘山、九龙山区域。同时，普查队还对天津蓟州山区野生中药材酸枣仁、苦碟子进行了资源及质量的初步考察。

天津位于渤海之滨，土地类型多样，有大面积的海洋和滩涂，在确保中药资源得到保护的前提下，应加强对药用植物资源的基础研究，同时大力加强对具有药用价值的海洋动植物资源及矿物资源的开发。

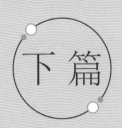

下 篇

天津市中药
资源各论

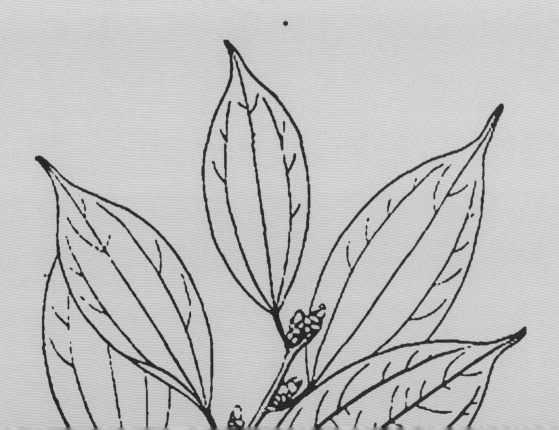

真 菌

黑粉菌科 Ustilaginaceae 黑粉菌属 Ustilago

玉米黑粉菌 *Ustilago maydis* (DC.) Corda

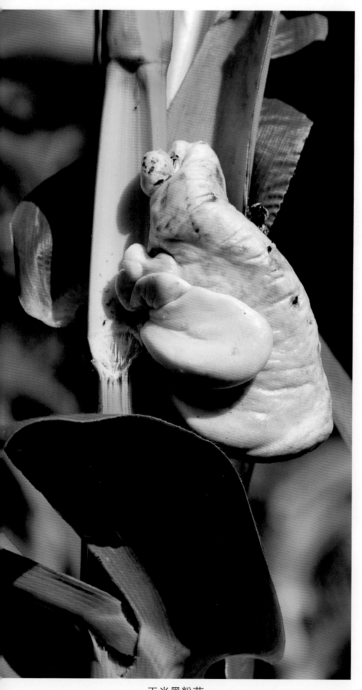

玉米黑粉菌

| 真菌别名 |

玉蜀黍黑粉菌。

| 药 材 名 |

玉米黑霉（药用部位：子实体）。

| 形态特征 |

孢子堆可在寄主上任何部位形成各种形状、大小不同的瘤，直径可达 10cm 以上。初期瘤外包着 1 层白色的膜，其中混杂着寄主组织，后期破裂露出紫褐色的粉状孢子堆。孢子球形、椭圆形或不规则形，黄褐色，表面有明显的刺，直径 8 ~ 12μm。

| 生境分布 |

寄生于玉米上。分布于天津蓟州、静海、滨海、武清、宁河等地。

| 资源情况 |

野生资源较丰富。药材来源于野生。

| 采收加工 |

夏、秋季采集，新鲜时（老熟前）采摘，或老熟时收集孢子，备用。

| 药材性状 |

本品为玉米黑粉菌寄生在玉米上形成的孢子堆。孢子堆呈瘤状，直径 0.4 ～ 15cm，白色、淡紫红色或灰色，外被薄膜，破碎后可见众多黑色粉末（冬孢子）。气微，味淡。

| 功能主治 |

甘，平。归肝、胃经。健脾胃，利肝胆，安神。用于肝炎，胃肠道溃疡，消化不良，疳积，失眠。

| 用法用量 |

内服炒食，每次 3g；或入丸剂，小儿减量。

| 附　注 |

有研究将本种归并于微球黑粉科（Microbotryaceae）。

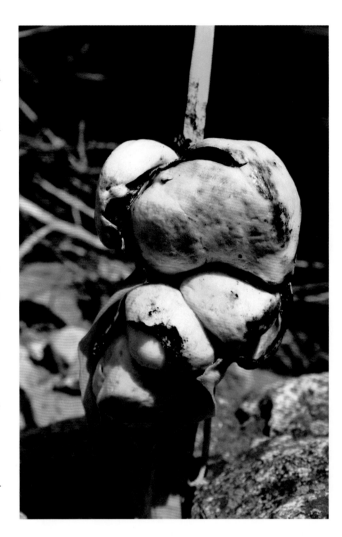

木耳科 Auriculariaceae 木耳属 Auricularia

木耳
Auricularia auricula (L. ex Hook.) Underw.

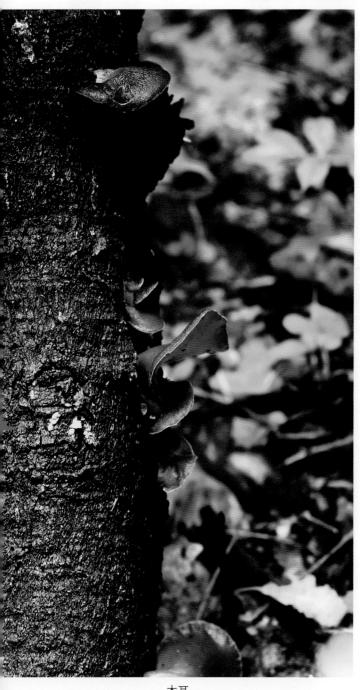

木耳

| 真菌别名 |

黑木耳、黑菜、云耳。

| 药 材 名 |

木耳（药用部位：子实体）。

| 形态特征 |

子实体胶质，浅圆盘形、耳形或不规则形，宽 2 ~ 12cm，新鲜时软，干后皱缩。子实层生里面，光滑或略有皱纹，红褐色或棕褐色，不孕面呈暗青褐色，有短毛，不分隔，多弯曲，向先端渐尖，基部色褐而上部色浅，担子圆柱形，具 3 横隔，长 60 ~ 70μm，宽 5 ~ 7μm。孢子无色，光滑，常弯曲，圆柱形或长方形，长 9 ~ 15μm，宽 4 ~ 7μm。

| 生境分布 |

生于栎、榆、杨、槐等阔叶树腐木上。分布于天津蓟州盘山、黄崖关、九山顶、八仙山等地。

| 资源情况 |

野生资源丰富。药材来源于野生。

| 采收加工 | 夏、秋季采收，采摘后烘干，备用。

| 药材性状 | 本品为不规则块片，多皱缩，大小不等，不孕面黑褐色或紫褐色，疏生极短绒毛，子实层面色较淡。用水浸泡后则膨胀，形似耳状，厚约 2mm，棕褐色，柔润，微透明，有滑润的黏液。气微香，味淡。

| 功能主治 | 甘，平。归肺、大肠、肝经。补气养血，润肺止咳，止血，降压，抗癌。用于气虚血亏，肺虚久咳，咳血，衄血，血痢，痔疮出血，妇女崩漏，高血压，子宫颈癌。

| 用法用量 | 内服煎汤，3 ~ 10g；或炖汤；或烧炭存性，研末。

| 附　　注 | 有研究将本种归并于革菌科（Thelephoraceae）木耳属（*Auricularia*），收载其拉丁学名为 *Auricularia auricula*-judae (Bull.) Quél.。

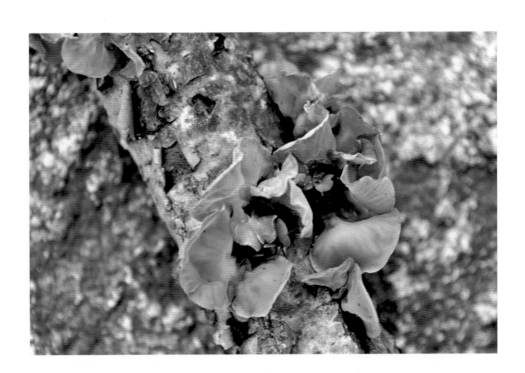

木耳科 Auriculariaceae 木耳属 Auricularia

毛木耳
Auricularia polytricha (Mont.) Sacc.

| 真菌别名 | 粗木耳、木耳。

| 药 材 名 | 木耳（药用部位：子实体）。

| 形态特征 | 子实体胶质，浅圆盘状，耳形或不规则形，宽2～15cm，有明显基部，无柄，基部稍皱，新鲜时软，干后皱缩。子实层生里面，平滑或稀有皱纹，紫灰色，后变黑色。不孕面有较长绒毛，毛无色，仅基部褐色，常成束生长。担子长52～62μm，宽3～3.5μm。孢子无毛，光滑，圆筒形，弯曲，长2～18μm，5～6μm。

| 生境分布 | 生于杨、柳、桑、槐等阔叶树干上或腐木上。分布于天津蓟州盘山、黄崖关、九山顶、八仙山等地。

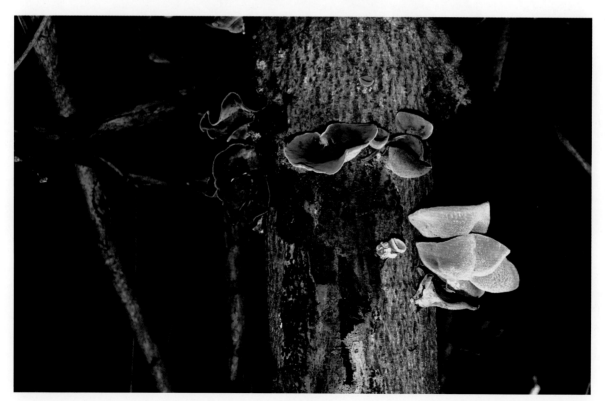

毛木耳

| 资源情况 | 野生资源丰富。药材来源于野生。

| 采收加工 | 见"木耳"。

| 药材性状 | 本品子实体较木耳厚，不孕面绒毛浓密、较长；余与木耳类同。气微，味淡。

| 功能主治 | 见"木耳"。

| 用法用量 | 见"木耳"。

| 附　　注 | 有人将本种归并于革菌科（Thelephoraceae）木耳属（*Auricularia*）。

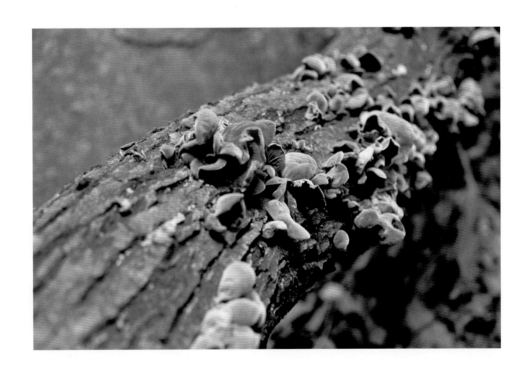

革菌科 Thelephoraceae 革菌属 Thelephora

干巴革菌 Thelephora ganbajun Zang

| 真菌别名 | 干巴菌。

| 形态特征 | 子实体较大，由许多分枝呈扇状的裂片组成，高 5 ~ 14cm，直径 4 ~ 14cm；表面呈灰白色或灰黑色；菌肉灰白色，柔软，遇 KOH 液呈蓝褐色。孢子长 7 ~ 12μm，宽 6 ~ 8μm，透明，微具淡褐色，多角形且有刺突。

| 生境分布 | 生于松林地上。分布于天津蓟州盘山、九山顶、八仙山等地。

| 资源情况 | 野生资源较少。药材来源于野生。

| 附 注 | 据文献记载，本品具有降低胆固醇、调节血脂、提高免疫力等作用。

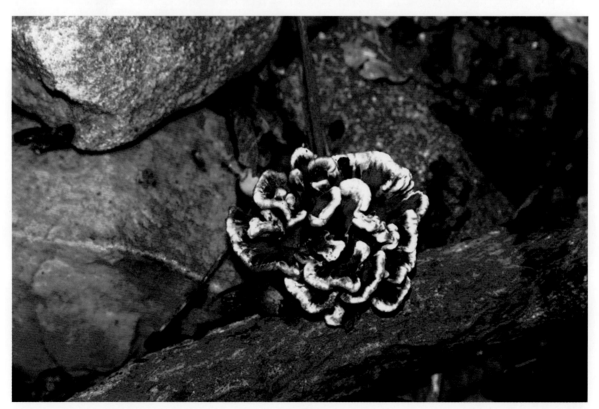

干巴革菌

韧革菌科 Stereaceae 韧革菌属 Stereum

毛韧革菌 *Stereum hirsutum* (Willd.) Fr.

| 真菌别名 | 粗毛硬革菌、毛栓菌。

| 形态特征 | 子实体半圆形、贝壳形或扇形，覆瓦状排列，无柄，平伏而反卷，反卷部分长 0.7 ~ 3cm，宽 1 ~ 2cm，革质，被粗毛及不显著的同心环沟，初期米黄色或浅土黄色，后渐变灰色，边缘完整。子实层平滑，蛋壳色，剖面厚 500 ~ 750μm，包括子实层、中间层及紧密且金黄色的狭窄边缘带。孢子长 5 ~ 7.5μm，宽 2 ~ 3μm。

| 生境分布 | 生于阔叶树腐木上。分布于天津蓟州盘山、九山顶、九龙山、八仙山等地。

| 资源情况 | 野生资源较少。药材来源于野生。

| 附　注 | 据文献记载，本种具有抑菌作用。

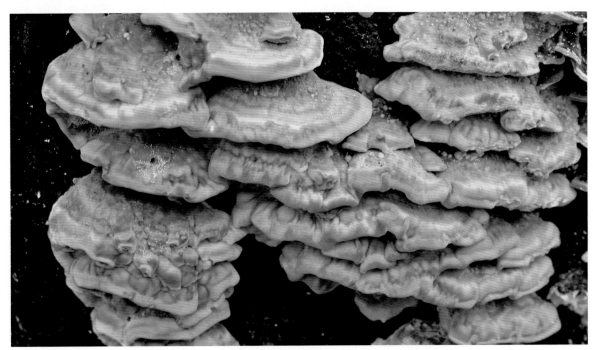

毛韧革菌

鸡油菌科 Cantharellaceae 鸡油菌属 Cantharellus

鸡油菌 *Cantharellus cibarius* Fr.

| 真菌别名 | 黄菌、杏菌、鸡蛋黄菌。

| 药 材 名 | 鸡油菌（药用部位：子实体）。

| 形态特征 | 子实体肉质，肥厚，全株呈淡黄色。菌盖幼时上凸，呈山丘状，渐平展近圆形，长成时呈漏斗状，多数两侧不对称，直径 3 ~ 9cm；边缘波状，常上翘，常有不规则的瓣状浅裂。菌柄圆柱形，长 2.5 ~ 9cm，宽 0.5 ~ 2cm，同粗或向下渐细，与盖面同色或稍淡，光滑，中实，中生或稍偏生。子实层下延，有狭窄、稀疏、分叉的或相互交织的棱纹（褶棱）。孢子椭圆形，光滑，无色，长 7 ~ 10μm，宽 5 ~ 8μm。

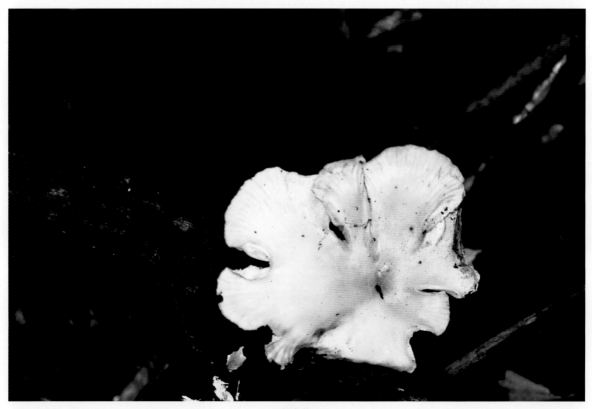

鸡油菌

| **生境分布** | 生于针叶林或针阔叶混交林中地上。分布于天津蓟州九龙山、八仙山等地。

| **资源情况** | 野生资源较少。药材来源于野生。

| **采收加工** | 秋季采收，去杂质，洗净。

| **药材性状** | 本品子实体肉质，呈喇叭形，杏黄色或蛋黄色；菌盖直径 3 ~ 9cm，边缘波状或瓣裂，内卷；菌肉蛋黄色；菌褶窄而厚，交织面网棱状，并下延至柄部；菌柄杏黄色，长 2 ~ 8cm，直径 0.5 ~ 1.8cm，光滑，内实。气微，味淡。

| **功能主治** | 甘，平。归肝经。明目，润燥，益肠胃。用于夜盲，结膜炎，皮肤干燥。

| **用法用量** | 内服煎汤，30 ~ 60g。

| **附　注** | 有人将本种归并于花耳科（Dacrymycetaceae）。

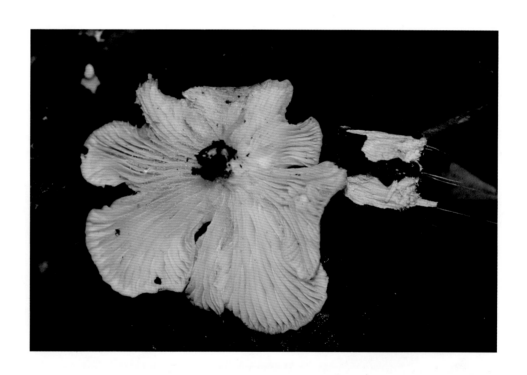

皱孔菌科 Meruliaceae 干朽菌属 *Gyrophana*

干朽菌 *Gyrophana lacrymans* (Wulf.) Pat.

| 真菌别名 | 伏果圆炷菌、泪菌。

| 形态特征 | 子实体平状，近圆形，宽 10 ~ 15cm，厚 0.4 ~ 1cm，新鲜时松软，肉质，干后近革质。子实层锈黄色，凹坑状，由棱脉交织而成，棱脉后期割裂为齿状，凹坑宽 1 ~ 2mm，深 1mm。孢子浅锈色，光滑，椭圆形，两侧稍不等边，长 7.5 ~ 1μm，宽 5 ~ 8μm。

| 生境分布 | 生于房屋腐木或其他腐木上。分布于天津蓟州盘山、黄崖关、九山顶、九龙山、八仙山等地。

| 资源情况 | 野生资源丰富。药材来源于野生。

| 附　注 | 据文献记载，本种具有抗肿瘤活性。

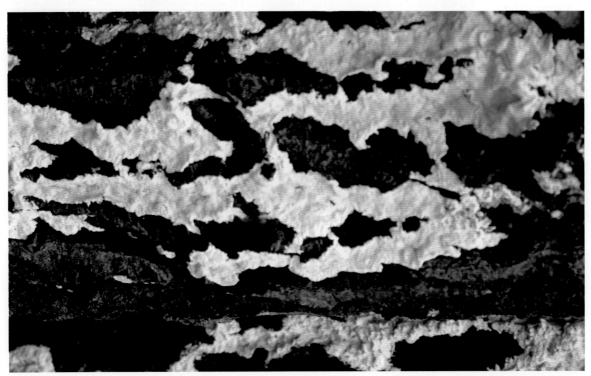

干朽菌

齿菌科 Hydnaceae 齿菌属 Hydnum

卷缘齿菌
Hydnum repandum L.

| **真菌别名** | 齿菌、美味齿菌、獐子菌。

| **形态特征** | 子实体中等大。菌盖扁半球形至近扁平，有时不规则圆形，直径 3.5 ～ 10cm，表面被微细绒毛，后光滑，初期边缘内卷，后期上翘或有时开裂，蛋壳色至米黄色。菌柄长 2 ～ 12cm，直径 0.5 ～ 2cm，同盖色，内实。担子棒状，4 小梗，无色，长 35 ～ 50μm，宽 7 ～ 10μm。孢子无色，光滑，球形至近球形，长 7 ～ 9μm，宽 6.5 ～ 8μm。

| **生境分布** | 夏、秋季生于混交林中地上，常散生或群生。分布于天津蓟州九龙山、八仙山等地。

| **资源情况** | 野生资源较少。药材来源于野生。

| **附　注** | 本种为可食用菌。文献中有本种在民间药用的记载。

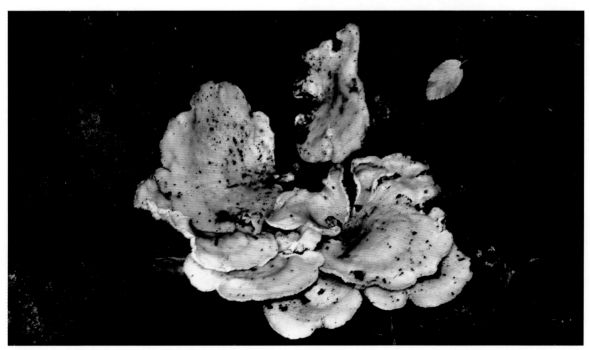

卷缘齿菌

牛肝菌科 Boletaceae 粘盖牛肝菌属 Suillus

褐环粘盖牛肝菌 *Suillus luteus* (L.) Gray

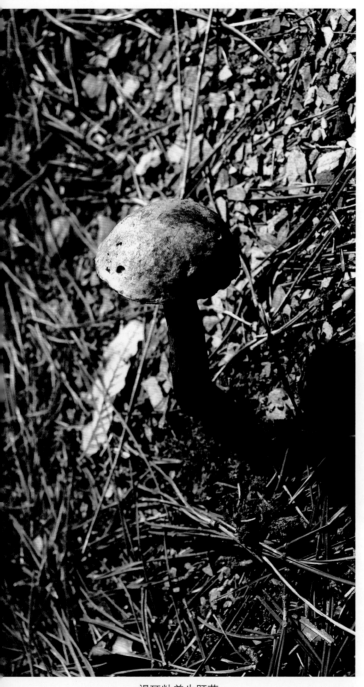

褐环粘盖牛肝菌

| 真菌别名 |

土色牛肝菌、黄乳牛肝菌、褐环乳牛肝菌。

| 药 材 名 |

松蘑（药用部位：子实体）。

| 形态特征 |

菌盖宽 3 ~ 12cm，扁平球形至平展；盖表面黏而光滑，淡褐色、黄褐色、红褐色。菌肉淡黄色，受伤不变色。菌管芥黄色，管口有腺点。菌柄近柱状，基部稍膨大，草黄色，有散生的黑褐色小点，长 3 ~ 8cm，直径 1 ~ 2.5cm。菌环膜质，生于菌柄上部。孢子浅黄色，近梭形至长方形，长 14 ~ 27μm，宽 4 ~ 7μm。

| 生境分布 |

生于松林或针阔叶混交林。分布于天津蓟州盘山、黄崖关、九山顶、九龙山、八仙山等地。

| 资源情况 |

野生资源较丰富。药材来源于野生。

| 采收加工 | 夏、秋季采收，采后切去菌柄基部泥沙部分，晒干。

| 药材性状 | 本品菌盖呈半球形或扁平，直径 3 ~ 12cm，表面褐色或红褐色。菌肉淡黄色。菌管朱黄色，管口近多角形，有腺点。菌柄圆柱形，长 3 ~ 8cm，直径约 2cm，中实，散有小腺点，先端具网纹，上部有菌环，膜质，黑褐色，有时只残留环痕。气微，味淡。

| 功能主治 | 甘，温。散寒止痛，消食。用于大骨节病，消化不良。

| 用法用量 | 内服煎汤，9 ~ 12g；或研末。

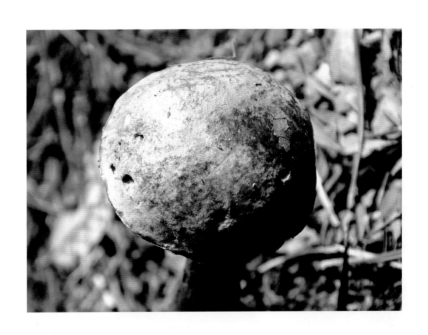

牛肝菌科 Boletaceae 粘盖牛肝菌属 Suillus

点柄粘盖牛肝菌 *Suillus granulatus* (L.) Kuntze

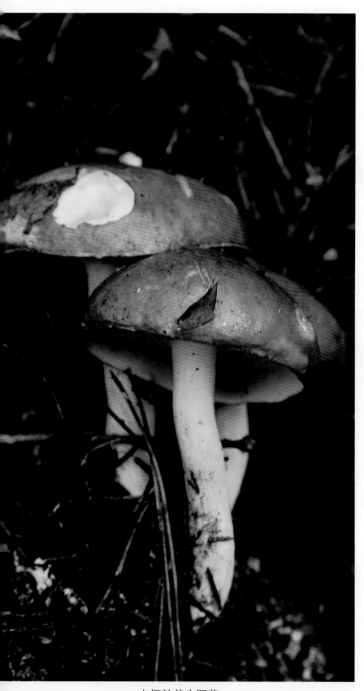

点柄粘盖牛肝菌

| 真菌别名 |

点柄乳牛肝菌、栗壳牛肝菌。

| 药 材 名 |

松蘑（药用部位：子实体）。

| 形态特征 |

菌盖宽 4.5 ~ 11cm，近扁平，表面光滑，有光泽，淡黄色、黄褐色。菌肉淡黄色，伤后不变色。菌管直生至微延生，淡黄色，管孔处具淡褐色腺点，幼时管口并具小乳滴。菌柄圆柱形，上部具明显腺点，淡黄色。孢子淡黄色，长方形、椭圆形，长 6.5 ~ 9.1μm，宽 2.5 ~ 3.5μm。

| 生境分布 |

生于松林下。分布于天津蓟州盘山、九山顶、九龙山、八仙山等地。

| 资源情况 |

野生资源较丰富。药材来源于野生。

| 采收加工 |

见"褐环粘盖牛肝菌"。

| **药材性状** | 本品菌盖有时中央稍下凹，黄褐色。菌肉淡黄色。管口近多角形，有腺点。菌柄上部有腺点，先端偶有网纹，无菌环。

| **功能主治** | 见"褐环粘盖牛肝菌"。

| **用法用量** | 见"褐环粘盖牛肝菌"。

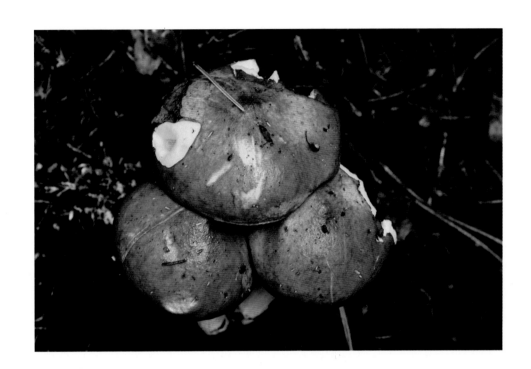

牛肝菌科 Boletaceae 粘盖牛肝菌属 *Suillus*

厚环乳牛肝菌 *Suillus grevillei* (Kl.) Sing.

| **真菌别名** | 厚环粘盖牛肝菌、长柄牛肝菌。

| **药 材 名** | 台蘑（药用部位：子实体）。

| **形态特征** | 菌盖宽 4 ~ 16cm，扁半球形，后中央凸起，有时中央下凹，光滑，黏，赤褐色至淡栗褐色，有时边缘有菌幕残片附着。菌肉淡黄色。菌管初色淡，后变淡灰黄色或淡黄褐色，伤后变淡紫红色或带褐色直生至近延生；管口较小，角形，部分复式，每 1mm 有 1 ~ 2。菌柄长 4 ~ 12cm，直径 0.7 ~ 2.3cm，近柱形，上、下略相等或基部稍细，无腺点，先端有网纹，菌环厚。孢子印黄褐色至栗褐色；孢子椭圆形或近纺锤形，平滑，带橄榄黄色，长 8.7 ~ 10.4μm，宽 3.5 ~ 4.2μm。囊状体无色至淡褐色，散生至簇生，圆柱形至近棒形，长 26 ~ 43μm，宽 5.2 ~ 6μm。

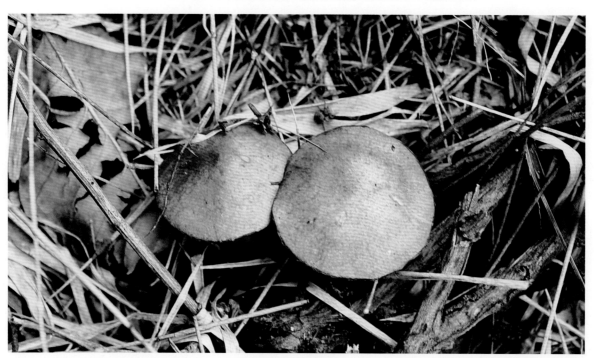

厚环乳牛肝菌

| 生境分布 | 夏、秋季生于落叶松林中地上，单生、群生或丛生。分布于天津蓟州盘山、九山顶、九龙山、八仙山等地。

| 资源情况 | 野生资源较丰富。药材来源于野生。

| 采收加工 | 夏、秋季采摘，切去菌柄基部带泥沙部分，晒干，备用。

| 药材性状 | 本品菌盖呈半球形或近平展，有时下凹或中央凸起，表面黄褐色至红褐色。菌肉厚，淡黄色。菌管灰黄色、淡黄褐色。菌柄圆柱形，长 7 ~ 10cm，直径 1 ~ 2cm，中实，淡褐色；菌环较厚，深褐色，常脱落而残留环痕，菌环以下表面变化较大，常为粉粒状、毛丛点状或纤维状。气微，味淡。

| 功能主治 | 甘，温。祛风散寒，舒筋活络。用于腰腿疼痛，手足麻木。

| 用法用量 | 内服煎汤，9 ~ 20g；或入丸、散。

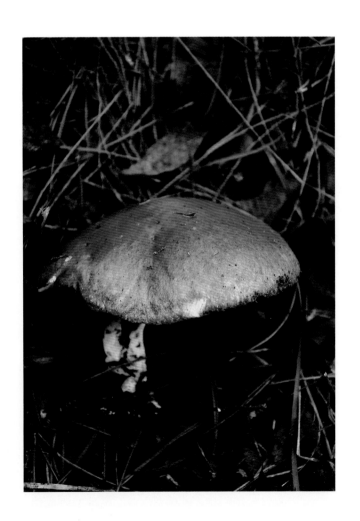

牛肝菌科 Boletaceae 粘盖牛肝菌属 Suillus

乳牛肝菌 *Suillus bovinus* (L.) Kuntze

| **真菌别名** | 粘盖牛肝菌。

| **形态特征** | 子实体中等。菌盖直径3～10cm，半球形，后平展，边缘薄，初内卷，后波状，土黄色、淡黄褐色，干后呈肉桂色，表面光滑，湿时很黏，干时有光泽。菌肉淡黄色。菌管延生，不易与菌肉分离，淡黄褐色；管口复式，角形或常常放射状排列，常呈齿状，宽0.7～1.3mm。菌柄长2.5～7cm，直径0.5～1.2cm，近圆柱形，有时基部稍细，光滑，无腺点，通常上部比菌盖色浅，下部呈黄褐色。孢子印黄褐色；孢子长椭圆形、椭圆形，平滑，淡黄色，长7.8～9.1μm，宽3～4.5μm。管缘囊体无色或淡黄色、淡褐色，簇生，长15.6～26μm，宽5.2μm。

| **生境分布** | 生于针叶林或针阔叶混交林下。分布于天津蓟州盘山、黄崖关、九山顶、九龙山、八仙山等地。

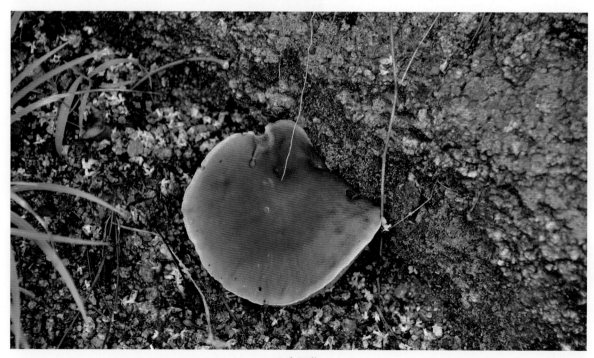

乳牛肝菌

| **资源情况** | 野生资源较丰富。药材来源于野生。

| **功能主治** | 据文献记载，本种具有开胃消食、提高免疫力、抗肿瘤作用。

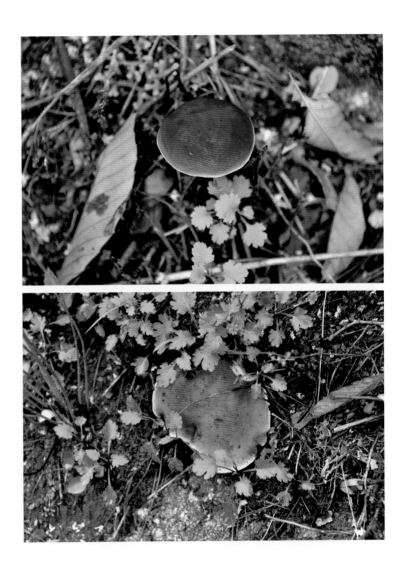

牛肝菌科 Boletaceae 粉孢牛肝菌属 Tylopilus

苦粉孢牛肝菌
Tylopilus felleus (Bull.) Karst

| 真菌别名 | 老苦菌、闹马肝。

| 形态特征 | 子实体较大。菌盖褐色为主，直径3～15cm，扁半球形，后平展、豆沙色、浅褐色、朽叶色或灰紫褐色，幼时具绒毛，老后近光滑。菌肉白色，伤后变不明显，味很苦。菌管层近凹生，管口之间不易分离。菌柄较粗壮，基部略膨大，上部色浅，下部深褐色，有明显或不很明显的网纹，内部实心，长3～10cm，直径1.5～2cm。孢子印肉粉色；孢子近无色或带肉色，长椭圆形或近纺锤形，平滑，长8.7～11μm，宽3.8～4.5μm。管缘囊体淡黄色，近梭形或披针形，长25～75μm，宽3.5～5μm。

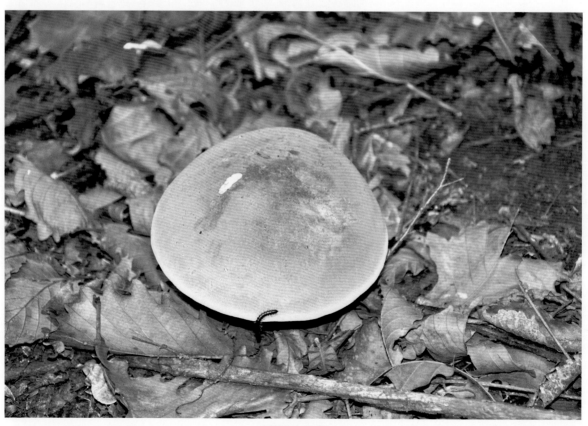

苦粉孢牛肝菌

| 生境分布 | 夏、秋季单生或群生于马尾松林或针阔叶混交林中。分布于天津蓟州盘山、九山顶、九龙山、八仙山等地。

| 资源情况 | 野生资源较少。药材来源于野生。

| 附　　注 | 据文献记载，本种具有抗肿瘤活性。本种味苦，一般视为毒菌。据报道，本种可毒死兔子和豚鼠。

牛肝菌科 Boletaceae 牛肝菌属 Boletus

红柄牛肝菌 *Boletus erythropus* Pers.

| **真菌别名** | 赤柄牛肝菌。

| **形态特征** | 子实体中等至较大。菌盖直径 5 ~ 20cm，扁半球形或近扁平，锈红色、砖红色至锈褐色或栗褐色，菌盖边缘色较浅；开始被细绒毛后变光滑，湿时黏。菌肉黄色，受伤处变蓝色或暗蓝色。菌管层靠近柄部，黄色，伤后变蓝色；管口红色，每 1mm 间 1 ~ 2。菌柄圆柱形，粗壮，有时基部膨大，长 4.5 ~ 14.5cm，直径 1.2 ~ 5cm，顶部黄色，密被红色小点，伤后变蓝色至暗蓝色。孢子浅黄色，近梭形，光滑，长 10 ~ 15μm，宽 3.5 ~ 5μm。囊体梭形或棒形，长 25 ~ 60μm，宽 5 ~ 10μm。

| **生境分布** | 单生或群生于坚硬木林下，以壳斗科林为普遍，常见于夏、秋季。分布于天津蓟州盘山、九山顶、九龙山、八仙山等地。

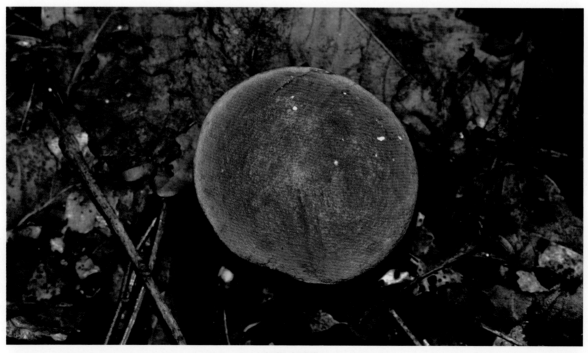

红柄牛肝菌

资源情况	野生资源较少。药材来源于野生。
附　　注	据文献记载，本种具有抗肿瘤活性。本种在充分炒熟的情况下可食用。

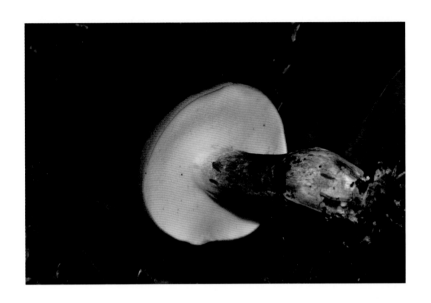

牛肝菌科 Boletaceae 牛肝菌属 Boletus

美味牛肝菌 *Boletus edulis* Bull.

| 真菌别名 | 白牛肝、白牛头。

| 药 材 名 | 大脚菇（药用部位：子实体）。

| 形态特征 | 菌盖 4 ~ 15cm，扁半球形，不黏，黄褐色、土褐色。菌肉肥厚，白色，伤后不变色。菌管淡黄色，弯生微陷。菌柄粗壮，直径可达 5cm，基部膨大，高短变异甚大，表面淡褐色，具白色凸起的网络。孢子淡黄色，近纺锤形，长 10 ~ 15.2μm，宽 4.5 ~ 6μm。

| 生境分布 | 生于针阔叶混交林下，夏、秋季常见。分布于天津蓟州盘山、九山顶、九龙山、八仙山等地。

| 资源情况 | 野生资源较少。药材来源于野生。

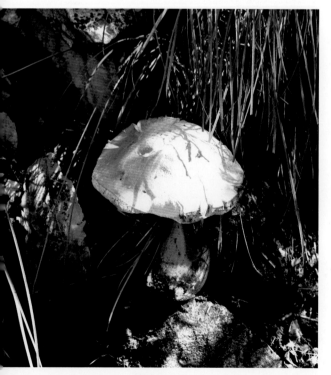

美味牛肝菌

| 采收加工 |

夏、秋季采摘后洗去泥沙，晒干，备用。

| 药材性状 |

本品子实体皱缩。菌盖扁半球形或稍平展，直径 4 ~ 15cm，表面黄褐色至赤褐色。菌肉淡黄色。菌管黄色。菌柄近圆柱形，长 5 ~ 12cm，直径 2 ~ 3cm，基部稍膨大，内实，淡褐色至淡黄褐色，有网纹。

| 功能主治 |

淡，温。祛风散寒，补虚止带。用于风湿痹痛，手足麻木，带下，不孕症。

| 用法用量 |

内服煎汤，10 ~ 30g，鲜品 30 ~ 90g。

多孔菌科 Polyporaceae　拟层孔菌属 *Fomitopsis*

红颊拟层孔菌 *Fomitopsis cytisina* (Berk.) Bond.

| 真菌别名 |

红颊拟层菌、红颊层孔。

| 形态特征 |

子实体无柄，盖扁平，覆瓦状，长 2.5 ～ 7cm，宽 3 ～ 12cm，厚 0.5 ～ 3.5cm；木栓质；初期近白色，渐变为红褐色，盖缘仍近白色，但受伤处变为深色；无毛，往往粗糙并具不明显环纹；盖缘薄至厚，波浪状至瓣裂。菌肉木栓质，新鲜时浅肉色，厚 0.4 ～ 3cm，有环纹。菌管与菌肉相似，单层；管口每 1mm 间 4 ～ 6，近圆形至多角形，近白色、淡粉灰色至浅褐色。菌肉与菌管遇 KOH 溶液即变黑色。孢子无色，卵形，光滑，长 4 ～ 7.5μm，宽 3 ～ 5μm。菌丝无色，直径 5.5 ～ 8μm。

| 生境分布 |

生于栎、洋槐等阔叶树干基部。分布于天津蓟州盘山、九山顶、九龙山、八仙山等地。

| 资源情况 |

野生资源较少。药材来源于野生。

| 附　　注 |

据文献记载，本种具有抗肿瘤活性。

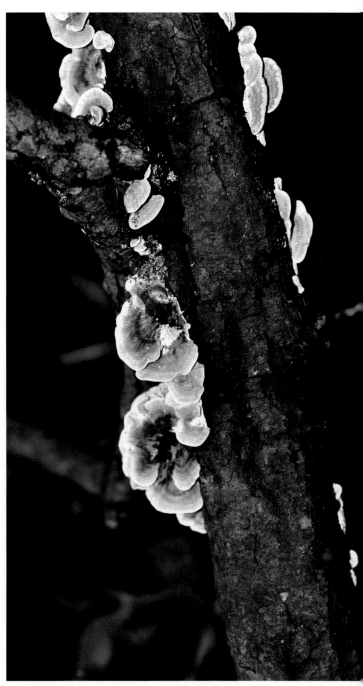

红颊拟层孔菌

多孔菌科 Polyporaceae 灵芝属 Ganoderma

赤芝
Ganoderma lucidum (Leyss. ex Fr.) Karst.

| 真菌别名 | 灵芝、菌灵芝、灵芝草。

| 药 材 名 | 灵芝（药用部位：子实体）。

| 形态特征 | 子实体有柄，菌盖半圆形或肾形，罕近圆形，直径 12 ~ 20cm，厚 0.5 ~ 2cm，木栓质，黄色，渐变为红褐色，皮壳有光泽，有环状棱纹和辐射状皱纹，边缘薄或平截，往往稍内卷。菌柄侧生，罕偏生，长 3 ~ 19cm，直径 0.5 ~ 4cm，紫褐色，其皮壳的光泽比菌盖显著。菌肉近白色至淡褐色，厚 0.2 ~ 1cm。菌管长 0.2 ~ 1cm，近白色，后渐变为浅褐色；管口初期白色，后期呈褐色，平均每 1mm 间 4 ~ 5。孢子褐色，卵形，一端平截，长 8.5 ~ 11.5μm，宽 5 ~ 7μm，外壁平滑，内壁粗糙，中央含 1 大油滴。

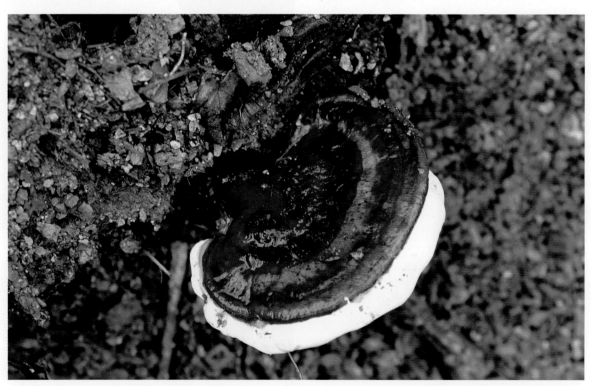

赤芝

| 生境分布 | 生于壳斗科或松科植物根际或枯树桩上。分布于天津蓟州盘山、黄崖关、九山顶、九龙山、八仙山等地。 |

| 资源情况 | 野生资源较丰富。药材来源于野生。 |

| 采收加工 | 全年均可采收，除去杂质，剪除附有朽木、泥沙或培养基质的下端菌柄，阴干或在 40 ～ 50℃的温度下烘干。 |

| 药材性状 | 本品外形呈伞状，菌盖肾形、半圆形或近圆形，直径 12 ～ 18cm，厚 1 ～ 2cm。皮壳坚硬，黄褐色至红褐色，有光泽，具环状棱纹和辐射状皱纹，边缘薄而平截，常稍内卷。菌肉白色至淡棕色。菌柄圆柱形，侧生，少偏生，长 7 ～ 15cm，直径 1 ～ 3.5cm，红褐色至紫褐色，光亮。孢子细小，黄褐色。气微香，味苦、涩。 |

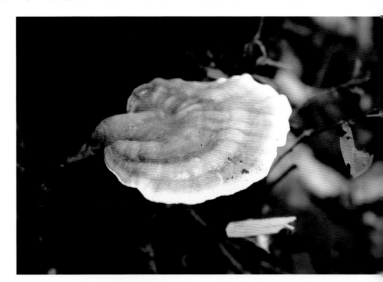

| 功能主治 | 甘，平。归心、肺、肝、肾经。补气安神，止咳平喘。用于心神不宁，失眠心悸，肺虚咳喘，虚劳短气，不思饮食。 |

| 用法用量 | 内服煎汤，6 ～ 12g。 |

| 附　　注 | 有人将本种归并于灵芝科（Ganodermataceae）。 |

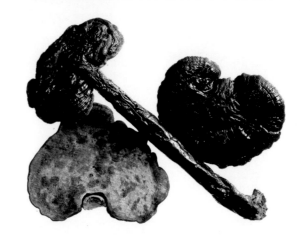

多孔菌科 Polyporaceae　灵芝属 Ganoderma

平盖灵芝 *Ganoderma applanatum* (Pers.) Pat.

| 真菌别名 | 树舌灵芝、木灵芝、老母菌。

| 药 材 名 | 树舌（药用部位：子实体）。

| 形态特征 | 多年生，子实体侧生，无柄，木质或近木栓质。菌盖半圆形或扁平，长 5 ~ 30cm，宽 5 ~ 50cm，厚 1 ~ 12cm，常呈灰色，渐变褐色，有同心环状棱纹，有时具瘤；皮壳脆角质，边缘薄或厚，锐或钝。菌肉浅栗色，有时近皮壳处白色，厚达 8cm。菌管分层显著，每层厚达 1.5cm；管口近白色至浅黄色，受伤处迅速变为暗褐色，圆形，每 1mm 间 4 ~ 6。孢子卵形，褐色，长 6.5 ~ 10μm，宽 4.5 ~ 6.5μm。

| 生境分布 | 生于多种阔叶树的树干上。分布于天津蓟州盘山、黄崖关、九山顶、九龙山、八仙山等地。

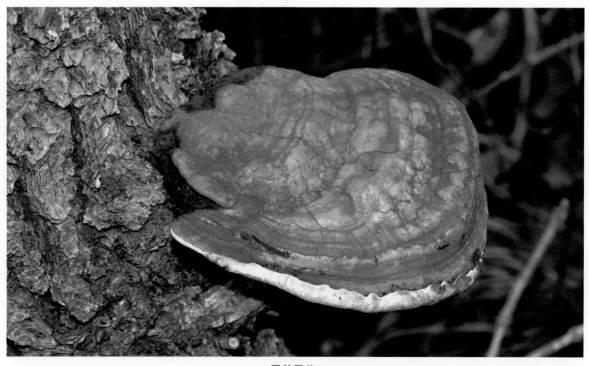

平盖灵芝

| **资源情况** | 野生资源丰富。药材来源于野生。

| **采收加工** | 夏、秋季采收成熟子实体，除去杂质，切片，晒干。

| **药材性状** | 本品子实体无柄；菌盖半圆形，剖面扁半球形或扁平，表面灰色或褐色，具同心性环带及大小不等的瘤状突起，皮壳脆，边缘薄，圆钝。管口面污黄色或暗褐色，管口圆形，每1mm间4~6。纵切面可见菌管1至多层，木质或木栓质。气微，味淡。

| **功能主治** | 消炎，抗肿瘤。用于咽喉炎，食管癌，鼻咽癌。

| **用法用量** | 内服煎汤，10~30g。

| **附　注** | 民间常用本种生于皂角树上者入药。

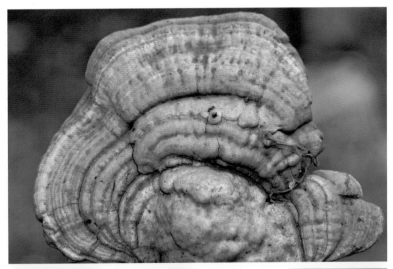

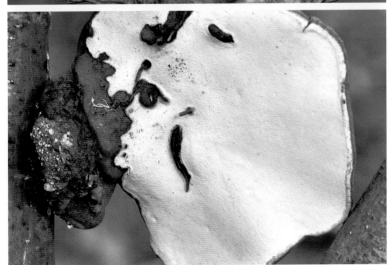

多孔菌科 Polyporaceae 粘褶菌属 *Gloeophyllum*

篱边粘褶菌 *Gloeophyllum saepiarium* (Wulf.) K.

| 真菌别名 | 褐褶孔菌、褐扇。

| 药 材 名 | 褐粘褶菌（药用部位：子实体）。

| 形态特征 | 子实体侧生无柄或平伏反卷，菌盖扇形、半圆形至贝壳状，叠生，长 1 ~ 7cm，宽 2 ~ 12cm，厚 0.3 ~ 1cm，革质至木栓质，深肉桂色至深栗色，后期近黑色，被粗绒毛及宽环带；边缘薄，锐，波浪状。菌肉锈褐色至深咖啡色，厚 0.1 ~ 0.3cm，褶宽 2 ~ 7mm，间距 0.5 ~ 1mm，罕互相交织，深肉桂色至灰褐色，褶缘初期厚，渐薄而呈波浪状。孢子圆柱形，无色，光滑，长 7.5 ~ 10μm，宽 3 ~ 4μm。

| 生境分布 | 生于松、杉、云杉及落叶松等针叶树的倒木上，偶尔也生于桦等阔

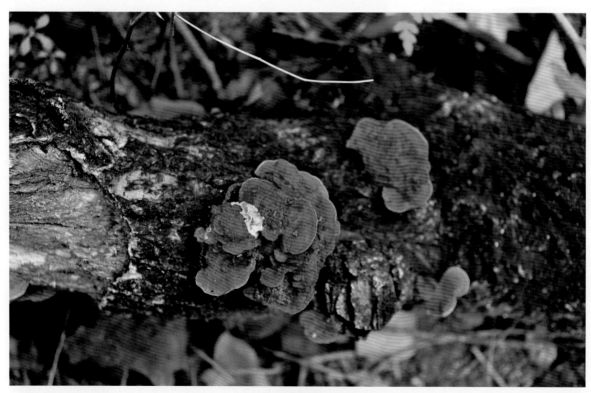

篱边粘褶菌

叶林上，导致木材腐朽。分布于天津蓟州盘山、黄崖关、九山顶、九龙山、八仙山等地。

| **资源情况** | 野生资源丰富。药材来源于野生。

| **功能主治** | 祛风除湿，顺气，抗肿瘤。用于风湿痹痛，胸闷胁胀，肿瘤。

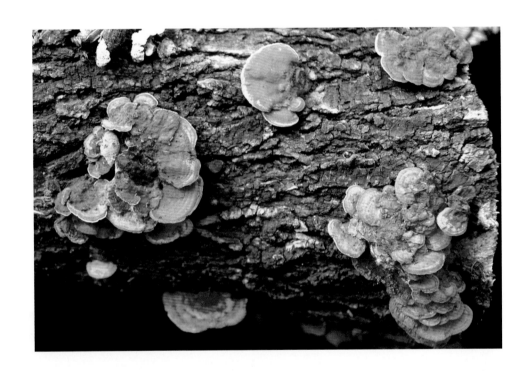

多孔菌科 Polyporaceae 干酪菌属 Tyromyces

硫色干酪菌

Tyromyces sulphureus (Bull.) Donk

| 真菌别名 | 硫黄菌、硫黄多孔菌、树鸡。

| 药 材 名 | 硫黄菌（药用部位：子实体）。

| 形态特征 | 子实体无柄或基部狭窄似柄，菌盖半圆形，往往呈覆瓦状，肉质，老后呈干酪状，长3～28cm，宽3～30cm，厚0.5～2cm，被微细绒毛或光滑，有皱纹，无环带，柠檬黄色或鲜橙色，后期褪色；边缘薄，波浪状至瓣裂。菌肉白色或浅黄色，厚0.4～1.8cm。菌管长1～4mm；管口硫黄色，后期褪色，多角形，平均每1mm间3～4。孢子卵形至近球形，有小尖，无色，光滑，长5～7μm，宽4～5μm。菌丝壁薄，无色，有分枝，无锁状联合，无横隔。

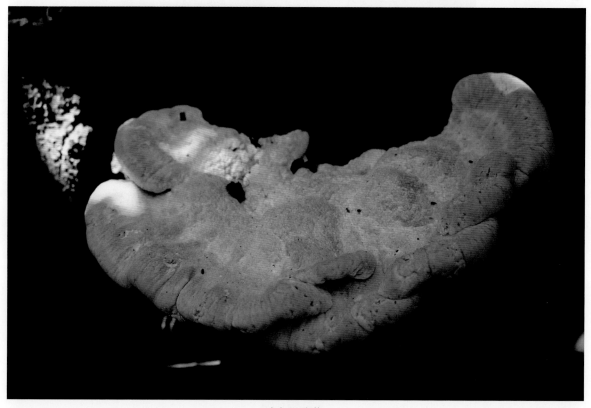

硫色干酪菌

| 生境分布 | 生于栎、桦、李、冷杉及落叶松等的树干及木桩上。分布于天津蓟州盘山、九山顶、九龙山、八仙山等地。 |

| 资源情况 | 野生资源较少。药材来源于野生。 |

| 采收加工 | 全年均可采收，晒干备用。 |

| 药材性状 | 本品子实体无柄；菌盖半圆形，长径3～30cm，短径3～28cm，厚5～20mm；表面柠檬黄色、橙红色或色淡，被毛或无毛，有皱纹，边缘波状或瓣裂。管口面硫黄色或色淡，管口多角形，每1mm间3～4。质硬而脆。气微，味淡。 |

| 功能主治 | 甘，温。益气补血。用于气血不足，体虚，衰弱无力。 |

| 用法用量 | 内服煎汤，9～15g；或作食品。 |

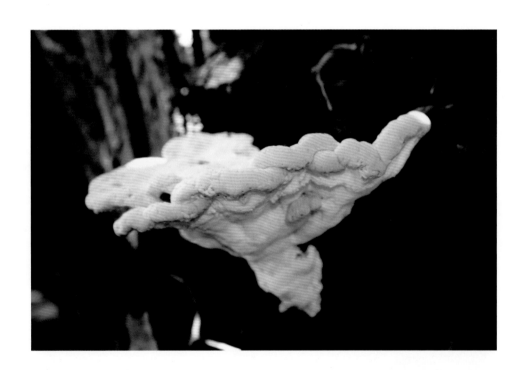

多孔菌科 Polyporaceae 干酪菌属 Tyromyces

毛盖干酪菌 *Tyromyces pubescens* (Schum.) Imaz.

| 真菌别名 | 绒毛栓菌。

| 形态特征 | 子实体无柄，菌盖覆瓦状，半圆形至扁形，罕肾形，常侧面相连，软木栓质，长 2 ～ 5cm，宽 3 ～ 8cm，厚 4 ～ 9mm，近白色、灰白色至淡黄色，被细绒毛，具不明显环带；边缘薄或厚，锐或钝，常内卷。菌肉白色，厚 1 ～ 4mm。菌管白色，长 2 ～ 5mm；管口多角形，白色，常变灰色，每 1mm 间 3 ～ 4，壁薄，全缘至锯齿状。孢子无色，光滑，圆柱形，稍弯曲，长 5 ～ 8μm，宽 2 ～ 3μm。菌丝厚壁，无横隔或锁状联合，直径 3 ～ 6.5μm。

| 生境分布 | 生于阔叶树的腐木上。分布于天津蓟州盘山、黄崖关、九山顶、九龙山、八仙山等地。

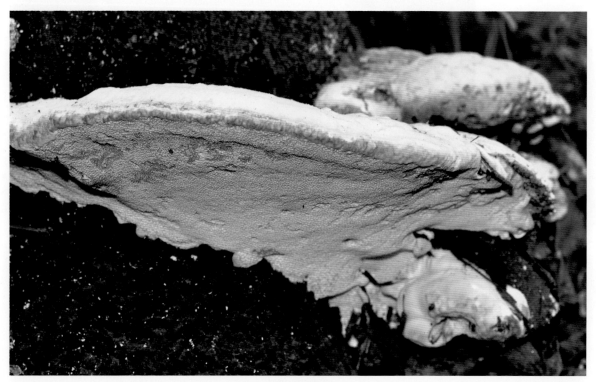

毛盖干酪菌

| **资源情况** | 野生资源较丰富。药材来源于野生。

| **附　　注** | 据文献记载，本种具有抗肿瘤、抗氧化活性。

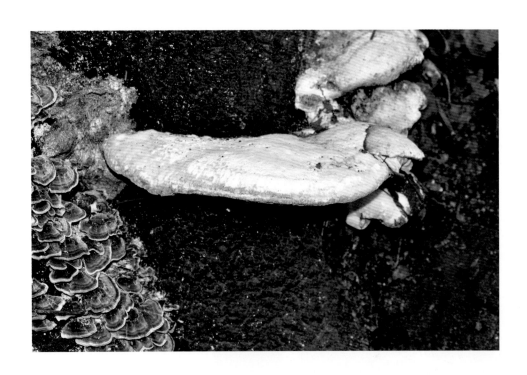

多孔菌科 *Polyporaceae* 革盖菌属 *Coriolus*

彩绒革盖菌 *Coriolus versicolor* (L. ex Fr.) Quel.

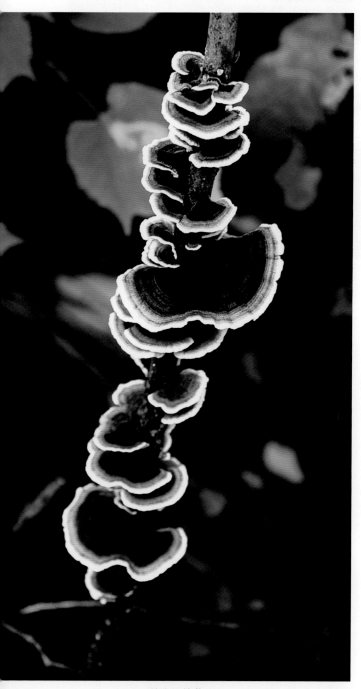

彩绒革盖菌

| 真菌别名 |

彩云革盖菌、云芝、灰芝。

| 药 材 名 |

云芝（药用部位：子实体）。

| 形态特征 |

子实体一年生，革质至半纤维质，侧生无柄，常覆瓦状叠生，往往左右相连，生于伐桩断面或倒木上的子实体常围成莲座状。菌盖半圆形至贝壳形，长 1 ~ 6cm，宽 1 ~ 10cm，厚 1 ~ 3mm；盖面幼时白色，渐变为深色，有密生的细柔毛，长短不一，构成云纹状的同心环纹；盖缘薄而锐，波状，完整，淡色。管口圆形至多角形，每 1mm 间 3 ~ 5，后期开裂；菌管单色，白色，长 1 ~ 2mm。菌肉白色，纤维质，干后近革质。孢子圆筒状，稍弯曲，平滑，无色，长 1.5 ~ 2μm，宽 2 ~ 5μm。

| 生境分布 |

生于多种阔叶树的枯立木、倒木、枯枝及衰老的活立木上。分布于天津蓟州盘山、黄崖关、九山顶、九龙山、八仙山等地。

| **资源情况** | 野生资源丰富。药材来源于野生。

| **采收加工** | 全年均可采收，除去杂质，晒干。

| **药材性状** | 本品菌盖单个呈扇形、半圆形或贝壳形，常数个叠生成覆瓦状或莲座状；直径 1 ~ 10cm，厚 1 ~ 3mm；表面密生灰色、褐色、蓝色、紫黑色等的绒毛（菌丝），构成多色的狭窄同心性环带，边缘薄；腹面灰褐色、黄棕色或淡黄色，无菌管处呈白色，菌管密集，管口近圆形至多角形，部分管口开裂成齿。革质，不易折断，断面菌肉类白色，厚约 1mm；菌管单层，长 1 ~ 2mm，多为浅棕色，管口近圆形至多角形，每 1mm 有 3 ~ 5。气微，味淡。

| **功能主治** | 甘，平。归心、脾、肝、肾经。健脾利湿，清热解毒。用于湿热黄疸，胁痛，纳差，倦怠乏力。

| **用法用量** | 内服煎汤，9 ~ 27g。

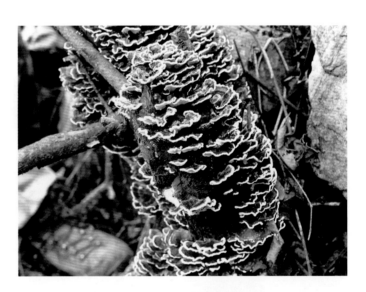

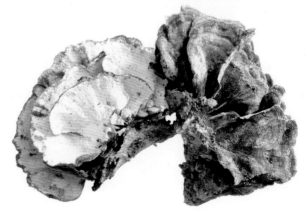

多孔菌科 Polyporaceae 迷孔菌属 Daedalea

粉迷孔菌 Daedalea biennis (Bull.) Fr.

| 形态特征 | 子实体无柄或具侧生至中生的菌柄，菌盖半圆形、扇形，有时不规则的歪曲，长 3 ~ 7cm，宽 3 ~ 12cm，厚 0.3 ~ 1.5cm，肉质至革质，米黄色至浅肉色，无环纹，有柔毛，边缘薄而锐，波浪状至瓣裂。菌肉白色或近白色，厚 0.2 ~ 0.6cm，上层松软，下层木栓质。管口多角形至迷路状，近白色，渐变为淡肉色，深 2 ~ 4mm，宽 0.1 ~ 1mm。孢子广椭圆形、卵形至近球形，光滑，无色，长 5 ~ 7.5μm，宽 3 ~ 5μm。

| 生境分布 | 生于枫、杨、栎、苹果等阔叶树干上或树干周围。分布于天津蓟州盘山、九山顶、九龙山、八仙山等地。

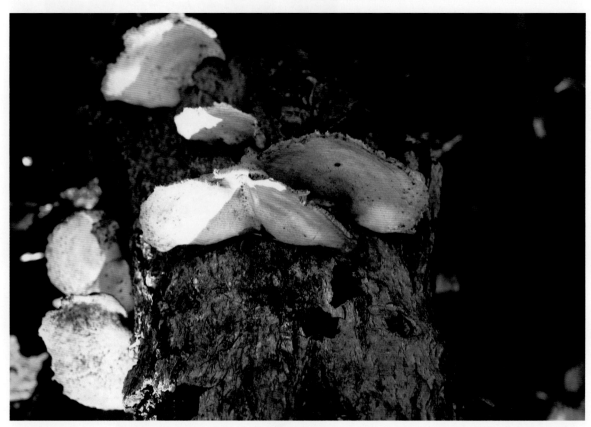

粉迷孔菌

| **资源情况** | 野生资源较少。药材来源于野生。

| **附　　注** | 据文献记载，本种具有抗肿瘤活性。

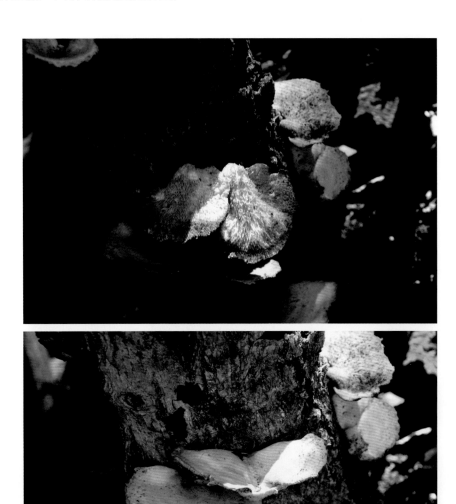

多孔菌科 Polyporaceae 棱孔菌属 Favolus

大孔菌 *Favolus alveolaris* (DC.) Quel.

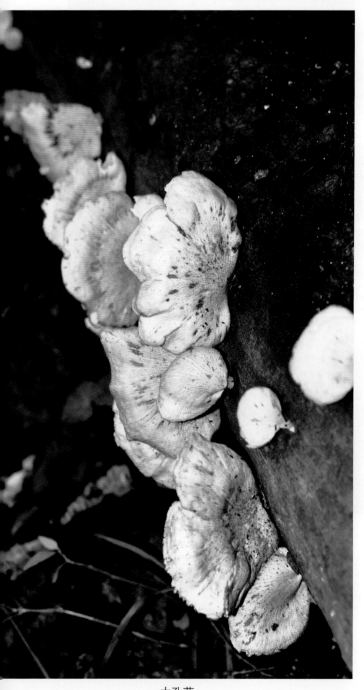

大孔菌

| 真菌别名 |

棱孔菌、蜂窝菌。

| 形态特征 |

子实体有侧生或偏生短柄，菌盖肾形至扇形至圆形，偶呈漏斗状，后期往往下凹，长3 ~ 6cm，宽 1 ~ 10cm，厚 0.2 ~ 0.7cm，新鲜时韧肉质，干后变硬，无环纹，初期浅朽叶色，并有由纤毛组成的小鳞片，后期近白色，光滑；边缘薄，常内卷。菌肉白色，厚 0.1 ~ 0.2cm。菌管长 1 ~ 5mm，近白色至浅黄色；管口辐射状排列，长 1 ~ 3mm，宽 0.5 ~ 2.5mm，管壁薄，常锯齿状。孢子圆柱形，长 9 ~ 12μm，宽 3 ~ 4.5μm。有菌丝柱，无色，长 30 ~ 75μm，宽 15 ~ 25μm。

| 生境分布 |

生于阔叶树枯枝上。分布于天津蓟州盘山、九山顶、九龙山、八仙山等地。

| 资源情况 |

野生资源较少。药材来源于野生。

| **附　注** | 据文献记载，本种具有抗肿瘤活性。

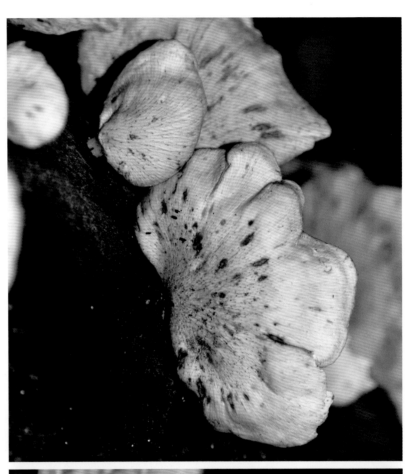

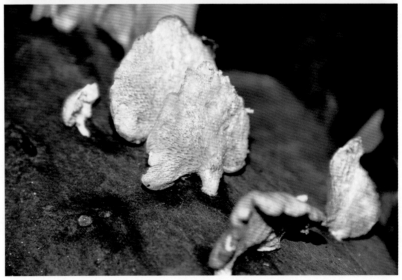

多孔菌科 Polyporaceae 木层孔菌属 Phellinus

裂褐层孔菌
Phellinus rimosus (Berk.) Pilat

| 真菌别名 | 裂蹄层孔菌。

| 药 材 名 | 裂蹄（药用部位：子实体）。

| 形态特征 | 子实体多年生，木质，侧生，无柄，半球形至蹄形，长 3 ~ 20cm，宽 6 ~ 30cm，厚 2 ~ 10cm。菌盖表面初期为灰褐色，渐变为暗褐色至黑褐色，幼时被绒毛，渐脱落至光滑，有较宽的同心环棱和环沟，老时龟裂，粗糙；盖缘钝，深褐色，有细小的龟裂，下侧无子实层，淡土黄色。管口面暗黄色；管口圆形，小，每 1mm 间 5 ~ 6；菌管多层，层次不明显，每层 2 ~ 5mm，黄褐至红褐色，老的菌管中有白色菌丝充塞。菌肉与菌管同色，有丝状光泽，有同心环纹，

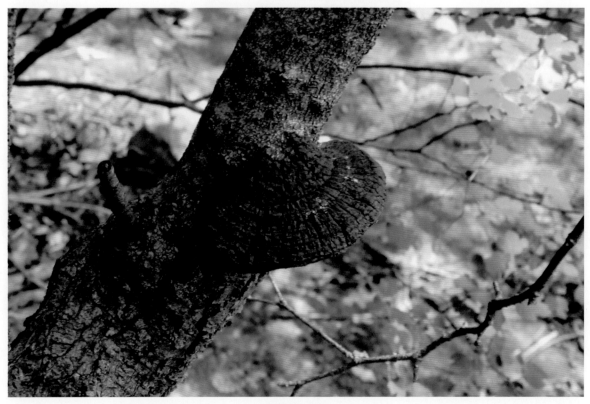

裂褐层孔菌

分层，厚 0.5 ~ 3cm。孢子近球形，黄褐色，平滑，常含 1 油滴，长 5 ~ 6μm，宽 4 ~ 5μm。

| 生境分布 | 生于白桦等阔叶树树干上。分布于天津蓟州盘山、黄崖关、九山顶、九龙山、八仙山等地。

| 资源情况 | 野生资源较丰富。药材来源于野生。

| 采收加工 | 全年均可采收，采后晒干。

| 药材性状 | 本品子实体无柄；菌盖马蹄形或扁半球形，长径 6 ~ 25cm，短径 3 ~ 13cm，厚 2 ~ 10cm；表面灰色、深褐色或黑色，有同心环棱纹，粗糙，龟裂，边缘厚。管口面暗黄色，管口圆形，每 1mm 间 5 ~ 6，有的菌管中充塞有白色菌丝。木质。气微，味淡。

| 功能主治 | 微苦，平。化癥散结，止血止带，健脾止泻。用于癥瘕积聚，崩漏，带下，脾虚泄泻。

| 用法用量 | 内服煎汤，10 ~ 15g；研末，每次 3g，每日 2 ~ 3 次。

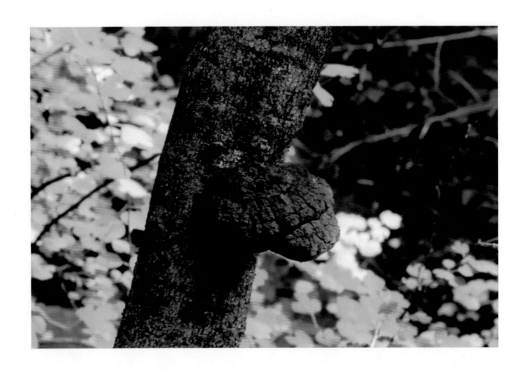

多孔菌科 Polyporaceae 木层孔菌属 Phellinus

鲍姆木层孔菌 *Phellinus baumii* Pilat

| 真菌别名 | 桑黄、丁香层孔菌。

| 形态特征 | 子实体多年生，中等大，木质，无柄。菌盖半圆形，贝壳状，长 4 ～ 10cm，宽 3.5 ～ 15cm，厚 2 ～ 7cm，基部厚达 4 ～ 6cm，幼体表面被微细绒毛，肉桂色带黑色，老后表面粗糙，黑褐色至黑色，有同心环带及放射状环状龟裂，无皮壳；盖边缘钝圆，全缘或稍波状，下侧无子实层，菌肉锈色。管口面栗褐色或带紫色；管口微小，圆形，每 1mm 间 8 ～ 11。刚毛多纺锤状。孢子近球形，淡褐色，平滑，长 3 ～ 4.5μm，宽 3 ～ 3.5μm。

| 生境分布 | 生于多种阔叶树活立木或垂死树木上。本地区较少见，分布于天津

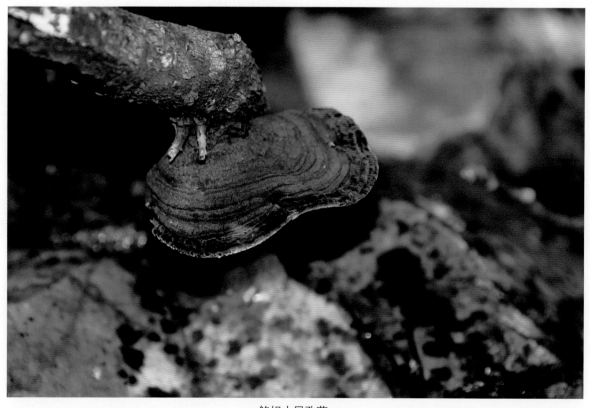

鲍姆木层孔菌

蓟州盘山、九山顶、九龙山、八仙山等地。

| 资源情况 | 野生资源较少。药材来源于野生。

| 附　注 | 据文献记载，本种可作桑黄药用，具有抗肿瘤、抗氧化、抗突变、降血脂活性。

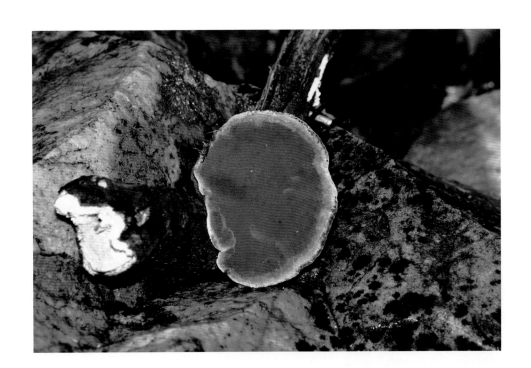

多孔菌科 Polyporaceae 栓菌属 *Trametes*

灰带栓菌 *Trametes orientalis* (Yasuda) Imaz.

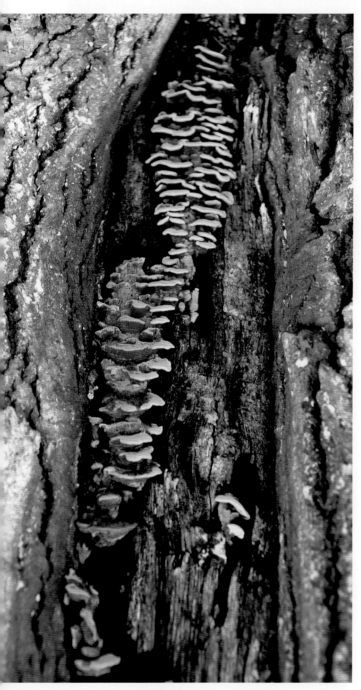

灰带栓菌

| 真菌别名 |

东方栓菌、白鹤菌。

| 药 材 名 |

白鹤菌（药用部位：子实体）。

| 形态特征 |

子实体木栓质，侧生无柄或半平伏至平伏而反卷，常呈覆瓦状叠生，有时左右相连。菌盖半圆形、近贝壳形或近圆形，长 3 ~ 12cm，宽 4 ~ 20cm，厚 3 ~ 10mm，米黄色、红褐色或灰褐色，被细绒毛，后脱落至光滑，常有浅褐色、浅灰褐色至深灰褐色的同心环纹或较宽的同心环棱，并有放射状皱纹，近基部有灰褐色的小疣突，有时基部狭小呈柄状。管口面近白色至淡黄色或淡锈色；管口圆形，每 1mm 间 2 ~ 4，管壁稍厚，不开裂；菌管白色，单层，长 2 ~ 4mm。菌肉白色，干后白色，质韧。孢子长椭圆形，稍弯曲，光滑，无色，有喙突，长 7 ~ 8μm，宽 2.5 ~ 3μm。

| 生境分布 |

生于阔叶树腐木上。分布于天津蓟州盘山、九山顶、九龙山、八仙山等地。

| 资源情况 | 野生资源较少。药材来源于野生。

| 采收加工 | 全年均可采收，晒干。

| 药材性状 | 本品子实体无柄；菌盖半圆形或类贝壳形，长径 4 ~ 12cm，短径 3 ~ 12cm，厚 3 ~ 10mm；表面米黄色，具细毛或无毛，有浅棕灰色或深棕灰色环纹及较宽的同心环棱，并有放射状皱纹，全缘或边缘波状。管口面类白色或浅锈色，管口圆形，每 1mm 间 2 ~ 4。木栓质。气微，味淡。

| 功能主治 | 微辛，平。祛风除湿，清肺止咳。用于风湿痹痛，肺结核，支气管炎，咳嗽痰喘。

| 用法用量 | 内服煎汤，6 ~ 12g。

多孔菌科 Polyporaceae 栓菌属 Trametes

红栓菌 *Trametes cinnabarina* (Jacq.) Fr.

| 真菌别名 | 朱红栓菌、胭脂菌、朱砂菌。

| 药 材 名 | 朱砂菌（药用部位：子实体）。

| 形态特征 | 子实体侧生，无柄，木栓质，单生至覆瓦状叠生，偶有半平伏面反卷；菌盖半圆形至扇形，长 4 ~ 10cm，宽 4 ~ 15cm，厚 0.5 ~ 2cm，干后变硬；盖面朱红色，被细软的短绒毛至无毛，粗糙，无环纹，后期稍平滑，橙红色渐褪至淡红褐色；盖缘薄或稍钝，全缘。菌内淡红色至极红色，木栓质，厚 1 ~ 1.5mm。菌管与菌肉同色，菌管长 4 ~ 9mm；管口面朱红色，后期呈黑色，管口圆形至多角形，每 1mm 间 2 ~ 4。孢子圆筒形，无色至淡黄色，平滑，长 5 ~ 7μm，宽 2 ~ 4μm。

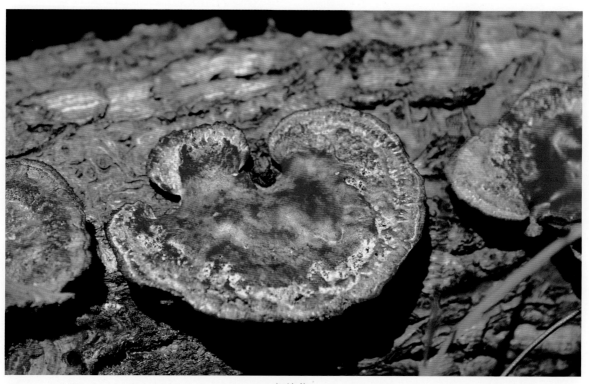

红栓菌

| **生境分布** | 生于多种阔叶树腐木上，偶生于针叶树上。分布于天津蓟州盘山、黄崖关、九山顶、九龙山、八仙山等地。 |

| **资源情况** | 野生资源丰富。药材来源于野生。 |

| **采收加工** | 夏、秋季采收，除去杂质，烘干备用。 |

| **药材性状** | 本品子实体无柄；菌盖扁半圆形或扇形，基部狭小，长径 3 ~ 10cm，短径 4 ~ 7cm，厚 5 ~ 20mm；表面朱红色，有或无毛，微有皱纹。管口面橙红色、朱红色或黑色；管口圆形或多角形，每 1mm 间 2 ~ 4。木栓质。气微，味淡。 |

| **功能主治** | 微辛、涩，温。解毒除湿，止血。用于痢疾，咽喉肿痛，跌打损伤，痈疽肿毒，痒疹，伤口出血。 |

| **用法用量** | 内服煎汤，9 ~ 15g。外用适量，研末，外敷。 |

多孔菌科 Polyporaceae 栓菌属 Trametes

皱褶栓菌 Trametes corrugata (Pers.) B.

| 真菌别名 | 红贝栓菌、樟菌。

| 形态特征 | 子实体一年生，中等至稍大，无柄，木栓质；菌盖平伏而反卷，其反卷部分呈贝壳状，往往覆瓦状着生，长 2 ~ 6.5cm，宽 3 ~ 12cm，厚 2 ~ 8mm，基部厚达 12mm，两侧常相连，宽达 20cm，表面光滑或有皱纹和同心环带及环纹，暗红褐色、红褐色和褐色相间呈环纹；盖缘色浅，呈白色或具白色的环带，薄，锐或钝，波浪状或瓣状浅裂，下层无子实层。菌肉白色，木栓质，有环纹，厚 2 ~ 4mm。菌管 1 层，近白色，长 1 ~ 3mm；管口蛋壳色，多角形，壁厚，每 1mm 间 2 ~ 3。孢子无色，光滑，椭圆形，长 7 ~ 9μm，宽 3 ~ 4μm。

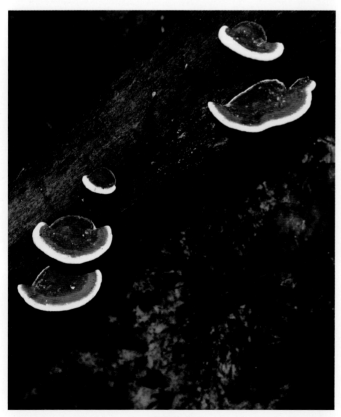

皱褶栓菌

| 生境分布 |

生于阔叶树上。分布于天津蓟州盘山、黄崖关、九山顶、九龙山、八仙山等地。

| 资源情况 |

野生资源较丰富。药材来源于野生。

| 附　　注 |

据文献记载，本种可镇惊、活血、止血、抗痛风。

铆钉菇科 Gompphidiaccae 铆钉菇属 Gomphidius

铆钉菇 *Gomphidius viscidus* (L.) Fr.

| 真菌别名 |　肉蘑、血红铆钉菇。

| 形态特征 |　菌盖宽 3 ~ 6cm，浅棠梨色至咖啡褐色，钟形，后展平，中央凸，光滑，黏，干时有光泽。菌肉带红色。菌柄肉色，颜色与菌盖相近，基部黄色，长 6 ~ 7cm，直径约 1.5cm，圆柱形或往下渐细，稍黏。菌褶延生，稀，初期青黄色并覆有菌幕，后变为紫褐色，其边缘色较浅，菌幕脱落后在柄上遗留 1 易消食菌环。孢子在显微镜下青褐色，近棱形，长 18 ~ 21μm，宽 6 ~ 7μm。囊状体圆柱形，无色，长 100 ~ 135μm，宽 12 ~ 15μm。

| 生境分布 |

生于松林中，单生或群生。分布于天津蓟州盘山、黄崖关、九山顶、九龙山、八仙山等地。

| 资源情况 |

野生资源较丰富。药材来源于野生。

| 附　　注 |

据文献记载，本种用于神经性皮炎。为食用菌。

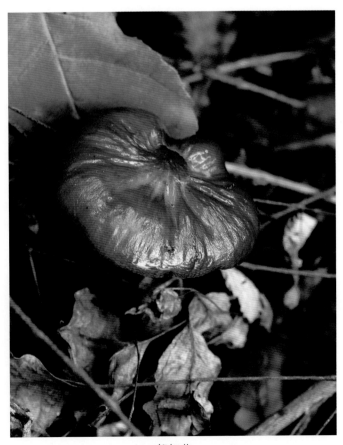

铆钉菇

裂褶菌科 Schizophyllaceae 裂褶菌属 Schizophyllum

裂褶菌 *Schizophyllum commune* Fr.

| 真菌别名 | 白参、树花。

| 药 材 名 | 树花（药用部位：子实体）。

| 形态特征 | 菌盖宽 0.6 ~ 4.2cm，质韧，白色至灰白色，上被绒毛或粗毛，扇形或肾形，具多数裂瓣。菌褶窄，从基部辐射而出，白色或灰白色，有时淡紫色，沿边缘纵裂而反卷。菌柄短或无。孢子印白色；孢子无色，棍状，长5μm，宽2μm。

| 生境分布 | 春至秋季生于阔叶树及针叶树的原木、树桩、枯枝及腐木上。分布于天津蓟州盘山、黄崖关、九山顶、九龙山、八仙山等地。

| 资源情况 | 野生资源较丰富。药材来源于野生。

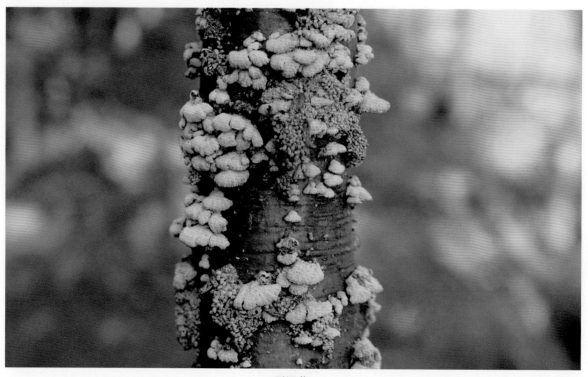

裂褶菌

采收加工	全年均可采收，去除杂质，晒干。
药材性状	本品菌盖卷缩，湿润后呈扇形或肾形，直径 1 ～ 3cm，白色、灰白色或淡紫色，表面被绒毛或粗毛，边缘反卷，并呈瓣裂，裂瓣边缘波状；革质。菌肉薄，类白色。菌褶狭窄，从基部辐射而出，白色、灰白色或淡紫色，边缘纵裂而反卷。无菌柄。气微，味淡。
功能主治	滋补强身，止带。用于体虚气弱，带下。
用法用量	内服煎汤，9 ～ 16g。

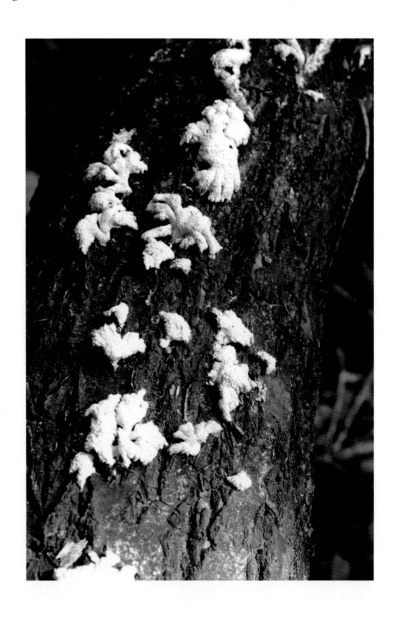

红菇科 Russulaceae 红菇属 Russula

毒红菇 *Russula emetica* (Schaeff.) Pers.

| **真菌别名** | 呕吐红菇。

| **形态特征** | 菌盖初期半圆形，后平展成圆盘形，中央稍凹，直径 4 ~ 10cm；盖面鲜红色至血红色，边缘色浅，具隆起的条纹；表面光滑，湿时稍黏，表皮易剥离，干后有光泽。菌肉白色，近表皮处淡红色，脆，味辣。菌柄圆柱形，白色或浅粉红色。菌褶弯生至狭生，白色，宽，等长，褶缘有齿。孢子印白色；孢子近球形，无色，有刺，长 8 ~ 10μm，宽 7 ~ 9μm。囊状体披针形，长 58 ~ 110μm，宽 7.6 ~ 15μm。

| **生境分布** | 生于林中地上，散生或群生。分布于天津蓟州盘山、九山顶、九龙山、八仙山等地。

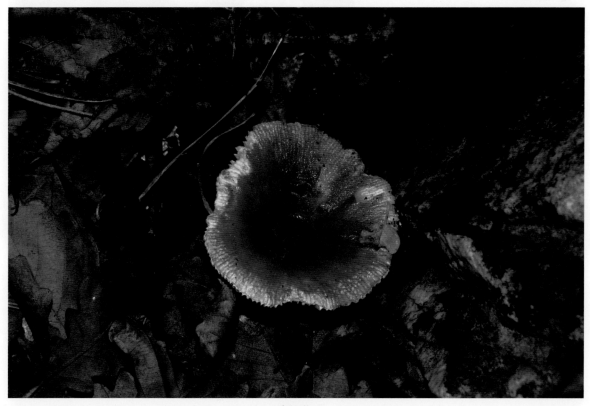

毒红菇

| **资源情况** | 野生资源较少。药材来源于野生。 |

| **附　　注** | 据文献记载，本种具有抗肿瘤活性。本种是一种分布比较广泛的毒菌，毒性高于一般的食用菌，食后主要引起胃肠炎型中毒症状。 |

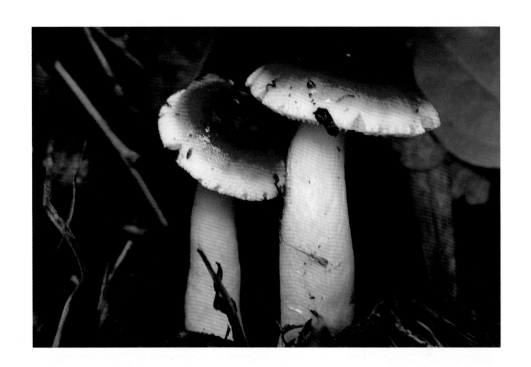

红菇科 Russulaceae 红菇属 Russula

臭黄菇 *Russula foetens* (Pers.) Fr.

| **真菌别名** | 猩红菇、油辣菇、臭红菇。

| **形态特征** | 菌盖宽 8 ~ 15cm，初半球形，后扁平，中部稍凹，土黄色，中部色深呈土褐色，幼小湿时黏滑，边缘由小疣组成很明显的条纹。菌肉白色，脆。菌褶等长，幼时白色，老后灰白色或朽叶色，褶间有横脉。菌柄污白色，空心，长 3 ~ 9cm，直径 1.8 ~ 2.5cm。孢子印白色；孢子近球形，有小刺，8 ~ 11μm。囊状体无色，披针形，有颗粒状内含物，突出子实层部分长 34 ~ 51μm，宽 9 ~ 14μm。

| **生境分布** | 生于松林和杂木林中地上，群生。分布于天津蓟州盘山、黄崖关、九山顶、九龙山、八仙山等地。

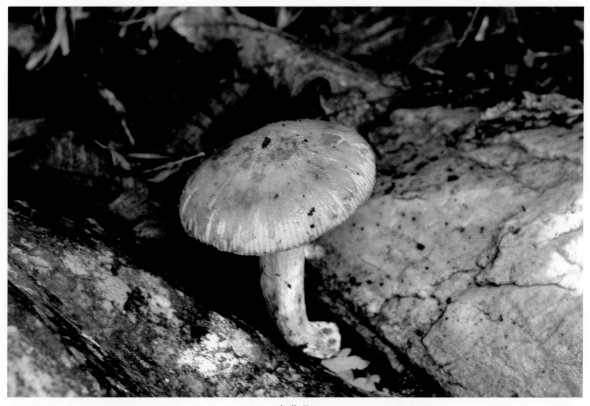

臭黄菇

| **资源情况** | 野生资源较丰富。药材来源于野生。

| **附 注** | 据文献记载，本种具有抗肿瘤活性。本种味辛辣，具臭气味，有毒。在一些地区，人们将本种洗后食用，但食后往往引起中毒，食用者出现恶心、呕吐、腹痛、腹泻等胃肠道疾病的症状，甚至出现精神错乱、昏睡、面部肌肉抽搐。

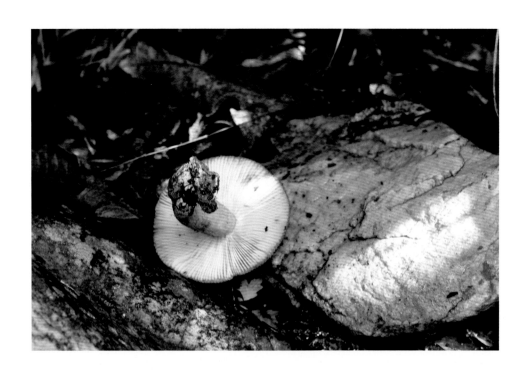

红菇科 Russulaceae 红菇属 Russula

大红菇 *Russula alutacea* (Pers.) Fr.

| **真菌别名** | 革质红菇、红菇。

| **药 材 名** | 革质红菇（药用部位：子实体）。

| **形态特征** | 菌盖宽 6 ~ 16cm，扁半球形，后变平展而下凹，红色，无毛，在湿气下颇黏，边缘平滑，或带有不明显短条纹；菌肉白色。菌柄近圆柱形，长 4 ~ 13cm，直径 1.5 ~ 3.5cm，白色，部分肉色，内部松软。菌褶黄色，稍稀，少数在基部分叉，褶间有横脉，褶前部边缘红色。孢子淡黄色，壁表有小刺，近球形，长 8 ~ 10μm，宽 7 ~ 9μm。囊状体无色，披针形，长 85 ~ 105μm，宽 13 ~ 19μm。

| **生境分布** | 生于混交林及阔叶林地上。分布于天津蓟州盘山、黄崖关、九山顶、九龙山、八仙山等地。

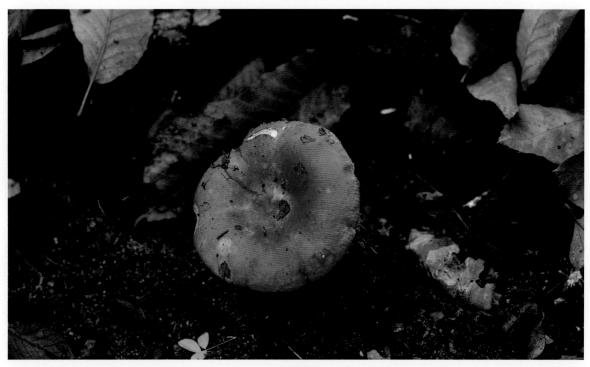

大红菇

| **资源情况** | 野生资源较丰富。药材来源于野生。 |

| **采收加工** | 夏、秋季采摘，洗去泥沙，晒干备用。 |

| **药材性状** | 本品菌盖呈扁半球形或平展，中央下凹，直径 6 ~ 16cm，深苋菜红色，边缘平滑或具不明显的条纹。菌肉白色。菌褶等长，有的基部交叉，褶间有横脉，乳黄色或淡赭黄色，褶的前缘带红色。菌柄类圆柱形，长 3.5 ~ 13cm，直径 1.5 ~ 3.5cm，白色或粉红色。 |

| **功能主治** | 甘，平。追风散寒，舒筋活络。用于腰腿疼痛，手足麻木，筋骨不舒，四肢抽搐。 |

| **用法用量** | 内服煎汤，9 ~ 12g；或入丸、散。 |

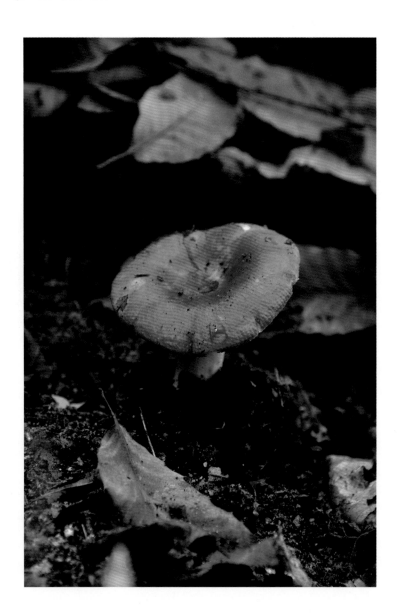

红菇科 Russulaceae 红菇属 Russula

红菇 *Russula lepida* Fr.

| **真菌别名** | 正红菇、真红菇、大红菇。

| **形态特征** | 菌盖幼时半圆形，稍长则为扁半球形，后期中央下凹，宽5～9cm；盖面不黏，深红色或朱红色，后期中央褪为棠梨色，表皮间开裂呈鳞片状，露出平滑淡色的菌肉；盖缘平滑无条纹。菌肉厚，致密，白色，不变色，味温和。菌柄圆柱形，长4～6cm，宽1～2cm，上下同粗，白色往往散布红色，内部充实，松软。菌褶直生，乳白色，长短一致，稍有分叉，褶缘红色。囊状体长方形，先端尖，有时附有短毛，黄褐色，长80～100μm，宽8～10μm。孢子椭圆形至近球形，有小刺，无色，长6.5～8μm，宽8～12μm。

| **生境分布** | 生于林中地上。分布于天津蓟州盘山、九山顶、八仙山等地。

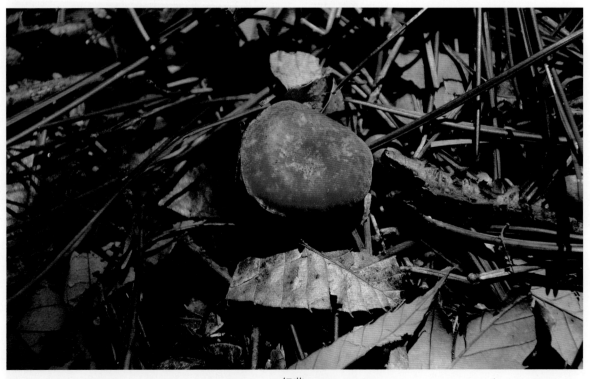

红菇

| **资源情况** | 野生资源较丰富。药材来源于野生。

| **功能主治** | 甘，温。补虚养血，滋阴，清凉解毒，抗肿瘤。

| **附　　注** | 本种有"菇中之王"的美称，系天然营养佳品。

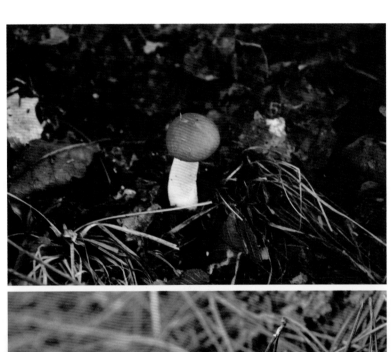

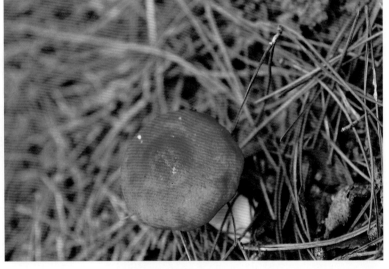

红菇科 Russulaceae 红菇属 Russula

紫红菇 *Russula depallens* (Pers.) Fr.

| **真菌别名** | 紫菌子。

| **药 材 名** | 紫红菇（药用部位：子实体）。

| **形态特征** | 子实体中等大；菌盖直径 6 ~ 12cm，半球形，渐平展后中部下凹，边缘平滑或有短条棱，浅苋菜红色且中央枣红色，干时变暗或变青黄色。菌肉白色，薄，脆。菌褶白色，后变灰色，稍密，长短一致，近凹生，褶间有横脉。菌柄近圆柱形，白色，后变灰色，长 4 ~ 10cm，直径 1 ~ 2.5cm，内部松软。孢子印白色；孢子无色，近球形，有小刺，长 7.8 ~ 9μm，宽 7 ~ 8μm。褶侧囊体梭形，长 50 ~ 68μm，宽 8 ~ 15μm。

紫红菇

| 生境分布 | 夏、秋季生于针叶林或针阔叶混交林，单生、散生或群生。分布于天津蓟州盘山、九山顶、九龙山、八仙山等地。

| 资源情况 | 野生资源较少。药材来源于野生。

| 采收加工 | 夏、秋季采收，洗去泥土，晒干。

| 功能主治 | 甘，平。追风散寒，舒筋活络。用于腰腿疼痛，手足麻木，筋络不舒，四肢抽搐。

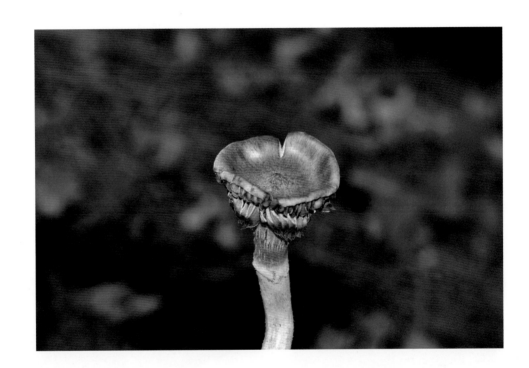

红菇科 Russulaceae 乳菇属 Lactarius

稀褶乳菇 *Lactarius hygrophoroides* Berk.

形态特征 | 菌盖宽 2.5 ~ 9cm，扁半球形，后平展，中部下凹近漏斗形，光滑或稍有细绒毛，有时中部有皱纹，边缘初内卷，后伸展，无环带，虾仁色、蛋壳色至橙红色。菌肉白色，味道柔和，无特殊气味。菌褶直生至稍下延，初白色，后乳黄色至淡黄色，稀疏，不等长，褶间有横脉。菌柄长 2 ~ 5cm，直径 0.7 ~ 1.5cm，中实或松软，圆柱形或向下渐细，蛋壳色或浅橘黄色，或略浅于菌盖。孢子印白色；孢子近球形或广椭圆形，有微细小刺和棱纹，长 8.5 ~ 9.8μm，宽 7.3 ~ 7.9μm。无囊状体。乳汁白，不变色。

生境分布 | 夏、秋季单生或群生于杂木林中地上。分布于天津蓟州盘山、九山顶、九龙山、八仙山等地。

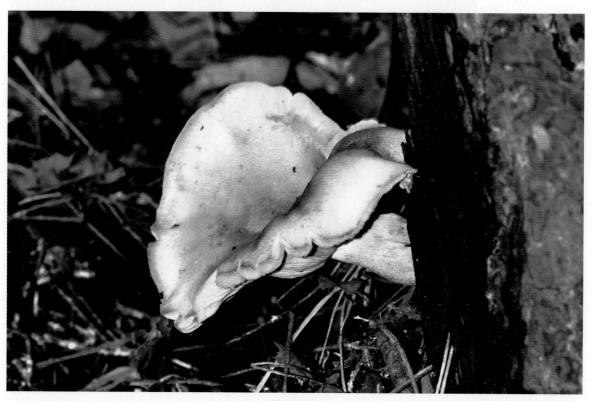

稀褶乳菇

| **资源情况** | 野生资源较少。药材来源于野生。

| **附　注** | 文献记载，本种具有抗肿瘤活性。为食用菌。

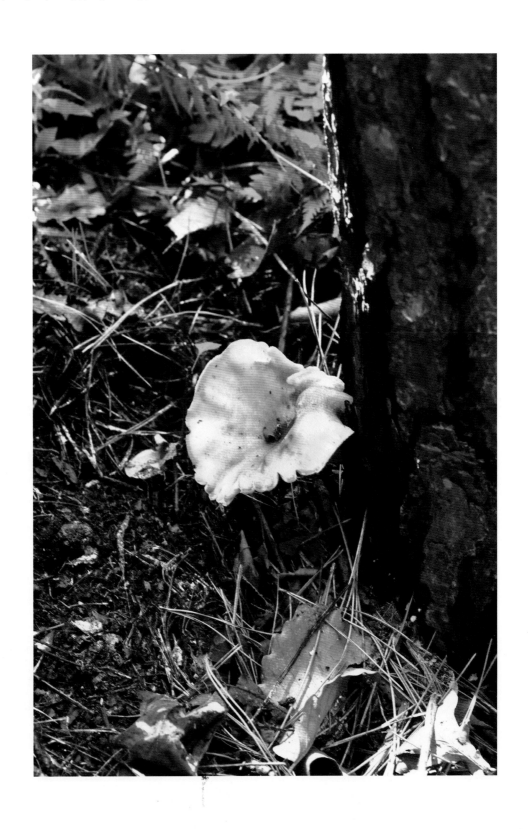

红菇科 Russulaceae 乳菇属 Lactarius

环纹乳菇 *Lactarius insulsus* (Fr.) Fr.

| **真菌别名** | 环纹苦乳菇、劣味乳菇。

| **药 材 名** | 铜钱菌（药用部位：子实体）。

| **形态特征** | 菌盖宽 4 ~ 16cm，扁圆形，后中央下凹，近漏斗形，暗土黄色至污橘黄色，稍黏，有同心环纹。菌肉白色，乳汁白，不变色。菌褶近延生，不等长，密，褶间有横脉。菌柄短粗，白色，黏，纤维质，长 3.5 ~ 6.5cm，直径 1 ~ 1.6cm。孢子印白色；孢子无色，卵圆形或椭圆形，具网纹，长 6.5 ~ 11.5μm，宽 7.8 ~ 10.4μm。无囊状体。

| **生境分布** | 夏、秋季单生或群生于林中。分布于天津蓟州盘山、九山顶、八仙山等地。

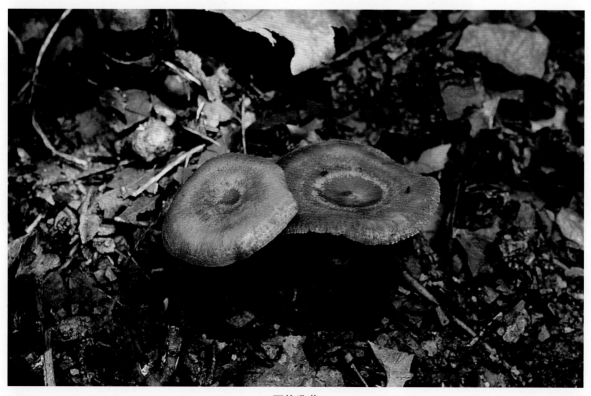

环纹乳菇

资源情况	野生资源较少。药材来源于野生。
采收加工	夏、秋季采摘，晒干备用。
药材性状	本品菌盖呈扁球形，中央脐状，或呈漏斗形，直径 3 ~ 12cm，深土黄色或污橘黄色，具深橙黄色同心环纹。菌肉浅白色。菌褶密，褶间有横脉，白色或黄褐色。菌柄长 3.5 ~ 6.5cm，直径约 1.6cm，类白色或浅肉色，松软或中空。气微，味异、微辣。
功能主治	苦，温；有毒。追风散寒，舒筋活络。用于腰腿酸痛，四肢麻木。
用法用量	内服煎汤，3 ~ 9g。

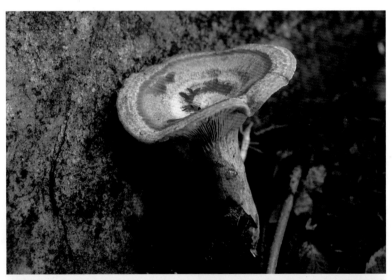

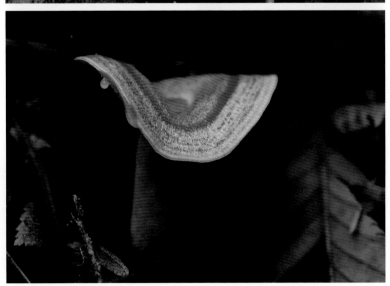

光柄菇科 Pluteaceae 草菇属 Volvariella

草菇 *Volvariella volvacea* (Bull. ex Fr.) Sing.

| **真菌别名** | 稻草菇、兰花菇、麻菇。

| **药 材 名** | 草菇（药用部位：子实体）。

| **形态特征** | 菌盖宽 5 ~ 19cm，近钟形，后伸展且中部稍凸起；表面干燥，灰色至灰褐色，中部色较深，具有辐射状条纹。菌肉白色，松软，中部稍厚。菌褶白色后变粉色，稍密，宽，离生，不等长。菌柄近圆柱形，长 5 ~ 18cm，直径 0.8 ~ 1.5cm，白色或稍带黄色，光滑，中实。菌托较大，苞状，厚，污白色至灰黑色。孢子印粉红色；孢子光滑，椭圆形，长 6 ~ 8.4μm，宽 4 ~ 5.6μm。褶缘囊状体棍棒状，长 95 ~ 100μm，宽 16 ~ 35μm。

| **生境分布** | 生于稻草等草堆上。分布于天津蓟州等地。

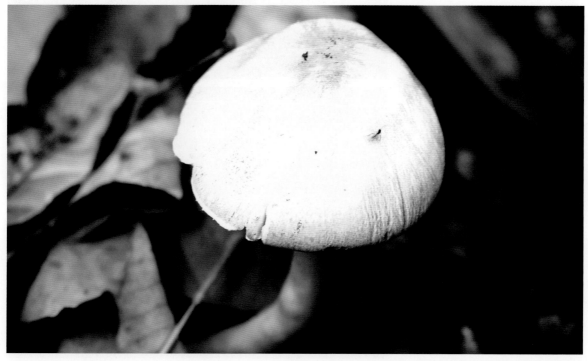

草菇

| **资源情况** | 野生资源较丰富。药材来源于野生。 |

| **采收加工** | 当蛋状菌盖露出，即将破裂前即可采收，切成两半，烘干或晒干后备用。 |

| **药材性状** | 本品子实体多已纵切成 2 瓣，完整者菌盖钟形，或平展后中部微凸起，直径 5 ~ 19cm，灰色或灰黑色，有暗色纤毛，形成辐射条纹。菌肉中部较厚，松软，黄白色。菌褶较密而宽，不等长，白色或粉红色。菌柄近圆柱形，长 5 ~ 18cm，直径 0.8 ~ 1.5cm，黄白色或淡黄色，内实。菌托较大，厚，杯状，污白色，上缘黄黑色。气香，味特异。 |

| **功能主治** | 甘，寒。清热解暑，补益气血，降压。用于暑热烦渴，体质虚弱，头晕乏力，高血压。 |

| **用法用量** | 内服煎汤，9 ~ 15g，鲜品 30 ~ 90g；或作食品常食。 |

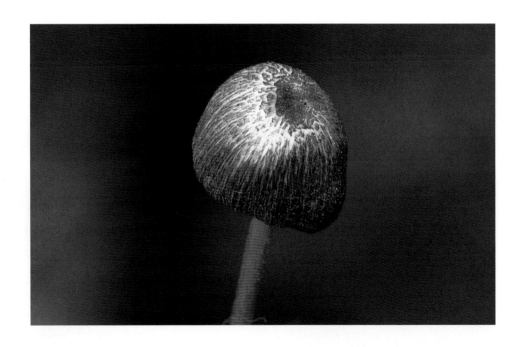

口蘑科 Tricholomataceae 口蘑属 Tricholoma

松蕈
Tricholoma matsutake (S. Ito) Sing.

| **真菌别名** | 松口蘑、松菌、鸡丝菌。

| **药 材 名** | 松蕈（药用部位：子实体）。

| **形态特征** | 菌盖宽 5 ~ 20cm，扁半球形至近平展，污白色，具黄褐色至栗褐色平伏的丝毛状鳞片，表面干燥。菌肉白色，厚。菌褶白色或稍带乳黄色，密，弯生，不等长。菌柄较粗壮，长 6 ~ 13.5cm，直径 2 ~ 3cm，菌环以上污白色，并有粉粒，菌环以下具栗褐色纤毛状鳞片，中实，基部有时稍膨大，菌环以上较平滑；菌环生于柄的上部，膜质，上面白色，下面与柄同色。孢子无色，光滑，宽椭圆形至近球形，长 6.5 ~ 7.5μm，宽 4.5 ~ 6.2μm。

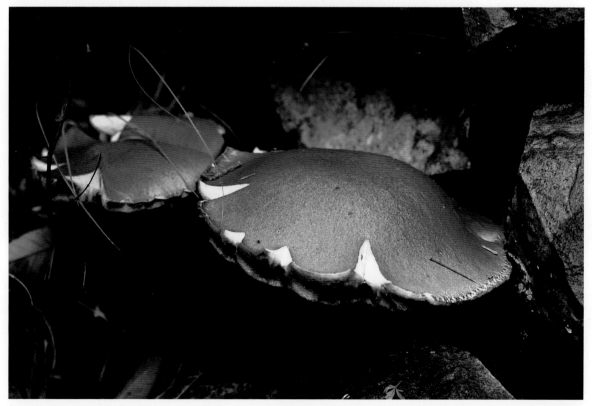

松蕈

| 生境分布 | 生于松林或针阔叶混交林中，秋季单生或形成蘑菇圈。分布于天津蓟州盘山、黄崖关、九山顶、九龙山、八仙山等地。

| 资源情况 | 野生资源较丰富。药材来源于野生。

| 采收加工 | 夏、秋季采收，晒干或烘干。

| 药材性状 | 本品菌盖呈扁半球形或稍平展，直径 5 ~ 20cm，污白色，表面有栗褐色或黄褐色纤毛状鳞片，边缘内卷。菌肉厚，致密，白色或淡褐色。菌褶密，弯生，不等长，白色或浅乳黄色。菌柄长 6 ~ 13.5cm，直径 2 ~ 3cm，基部膨大，菌环以上污白色，被白粉，菌环以下土黄色，有栗褐色纤毛状鳞片，中实。菌环生于菌柄上部，白色或栗褐色，膜质或蛛丝状。气香，味淡。

| 功能主治 | 甘，平。舒筋活络，理气化痰，利湿别浊。用于腰腿疼痛，手足麻木，痰多气短，小便淋浊。

| 用法用量 | 内服煎汤，9 ~ 15g；或研末。

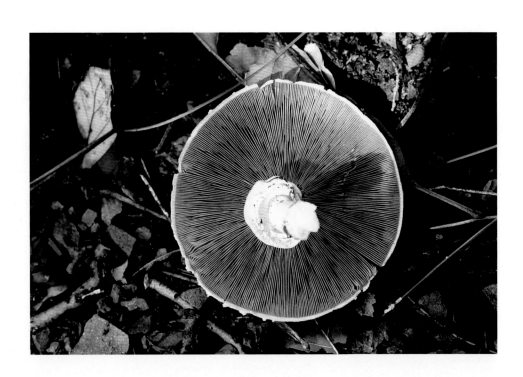

口蘑科 Tricholomataceae 口蘑属 Tricholoma

棕灰口蘑 *Tricholoma terreum* (Schaeff.) Kummer

| 真菌别名 | 小灰蘑。

| 形态特征 | 子实体中等。菌盖宽 2 ~ 9cm，半球形至平展，中部稍凸起，灰褐色至褐灰色，干燥，具暗灰褐色纤毛状小鳞片，老后边缘开裂。菌肉白色，稍厚，无明显气味。菌褶白色变灰色，稍密，弯生，不等长。菌柄柱形，长 2.5 ~ 8cm，直径 1 ~ 2cm，白色至污白色，被细软毛，内部松软至中空，基部稍膨大。孢子印白色；孢子无色，光滑，椭圆形，长 6.2 ~ 8μm，宽 4.7 ~ 5μm。

| 生境分布 | 生于针叶、阔叶林地上。分布于天津蓟州盘山、九山顶、九龙山、八仙山等地。

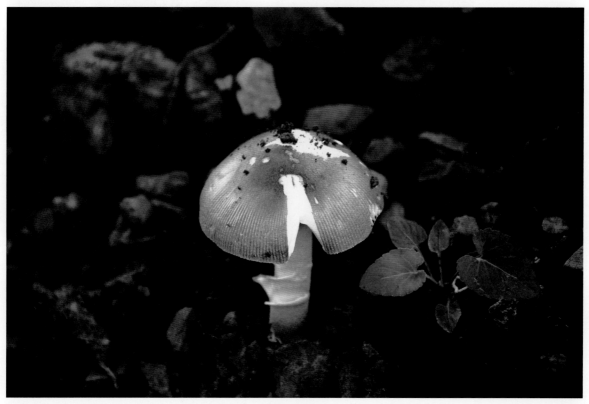

棕灰口蘑

| **资源情况** | 野生资源较丰富。药材来源于野生。

| **附　　注** | 文献记载，本种具有抗氧化活性。为珍贵食用菌。

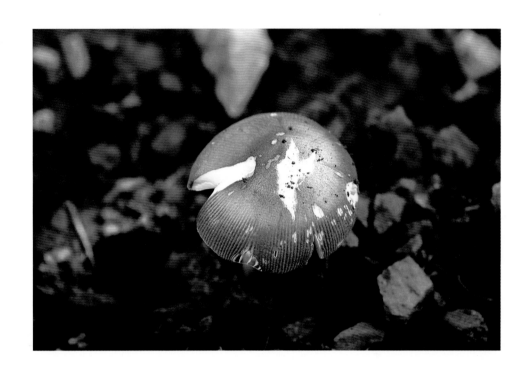

口蘑科 Tricholomataceae 口蘑属 Tricholoma

香杏口蘑 *Tricholoma gambosum* (Fr.) Gill.

| 真菌别名 | 虎皮香杏、虎皮香蕈。

| 药 材 名 | 口蘑（药用部位：子实体）。

| 形态特征 | 菌盖宽6～12cm，半球形至平展，光滑，不黏，带白色或淡土黄色至浅土红色，边缘内卷。菌肉白色，肥厚。菌褶白色或稍带黄色，稠密，窄，弯生，不等长。菌柄长3.5～10cm，直径1.5～3.5cm，白色，或稍带黄色，具条纹，内实。孢子印白色；孢子无色，光滑，椭圆形，长5～6.2μm，宽3～4μm。

| 生境分布 | 生于肥沃土壤，夏、秋季雨后形成蘑菇圈。分布于天津蓟州盘山、九山顶、八仙山等地。

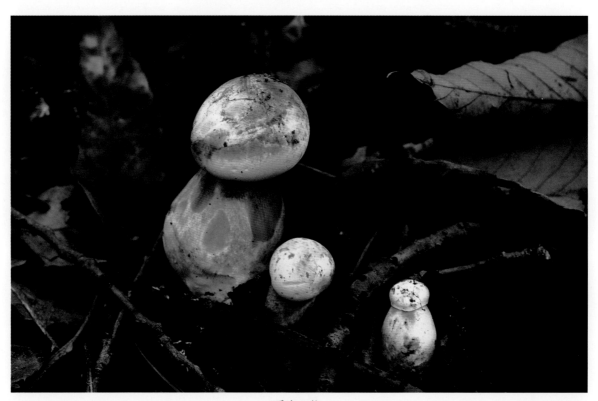

香杏口蘑

| **资源情况** | 野生资源较丰富。药材来源于野生。 |

| **采收加工** | 夏、秋季在子实体幼小时期（蘑菇钉）采摘，除去杂质，晒干。 |

| **药材性状** | 本品菌盖呈半球形或平展，直径 6 ~ 11cm，白色、淡土黄色或深蛋壳色，表面光滑，边缘内卷。菌肉厚，类白色。菌褶稠密，不等长，白色或带淡黄色。菌柄长 3.5 ~ 10cm，直径 1.5 ~ 3.5cm，白色或淡黄色，表面具纵纹，中实。气香，味淡。 |

| **功能主治** | 甘、辛，平。归肺、脾、胃经。健脾补虚，宣肺止咳，透疹。用于头昏乏力，神倦纳呆，消化不良，咳嗽气喘，麻疹欲出不畅，烦躁不安。 |

| **用法用量** | 内服煎汤，6 ~ 9g，鲜品 30 ~ 60g。 |

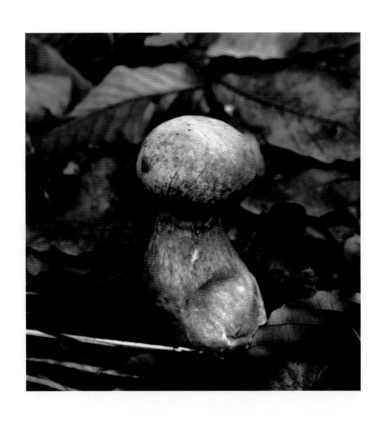

口蘑科 Tricholomataceae 金钱菌属 Collybia

栎金钱菌 *Collybia dryphila* (Bull.) Quel.

| 真菌别名 | 喜栎金钱菇。

| 形态特征 | 子实体群生或近丛生。菌盖直径 1 ~ 4cm，半球形至平展，光滑，黏，黄白色或淡土黄色，中部带黄褐色，周围色淡或白色，边缘具细条纹。菌肉近似菌盖色，薄。菌褶白色，密集，不等长，褶缘平滑或有小锯齿。菌柄长 2.5 ~ 6cm，直径 1 ~ 3mm，淡土黄色，上部色淡，光滑，空心，基部稍膨大且被白色绒毛。孢子印白色；孢子无色，光滑，椭圆形，长 4 ~ 5.5 μm，宽 2.5 ~ 3.5 μm。

| 生境分布 | 春、秋季生于壳斗科树种的枯枝落叶层上。分布于天津蓟州盘山、九山顶、九龙山、八仙山等地。

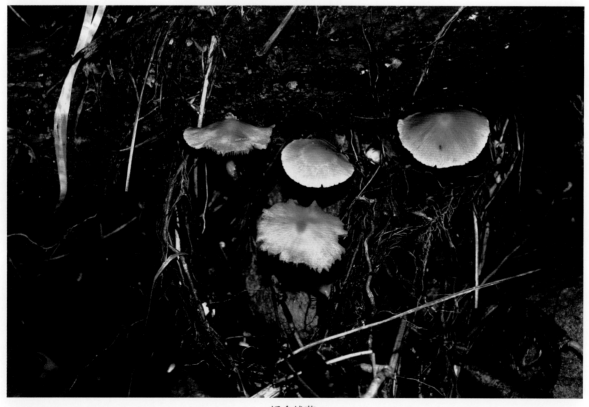

栎金钱菌

| **资源情况** | 野生资源较少。药材来源于野生。

| **附　　注** | 据文献记载，本种具有抗衰老活性。子实体可食用，但品质较差。

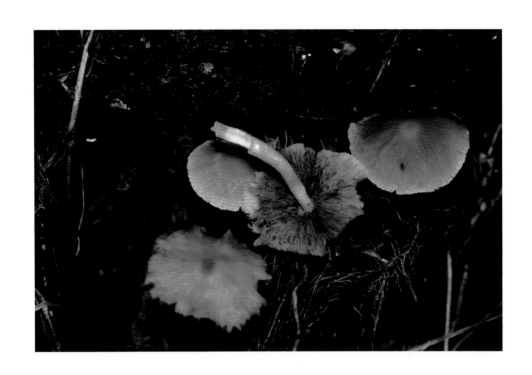

口蘑科 Tricholomataceae 杯伞属 Clitocybe

环带杯伞 Clitocybe rivulosa (Pers. Fr.) Kummer

| **真菌别名** | 假香蕈、出汗蘑菇。

| **形态特征** | 子实体较小。菌盖直径 2.5 ~ 5cm，表面白色或浅肉粉色，并有数圈环带；中部下凹呈漏斗状。菌褶白色而密，直生至延生。菌柄圆柱形，基部有细软毛，长 2 ~ 5cm，直径 0.3 ~ 0.6cm。孢子无色，呈椭圆形，长 5 ~ 6μm，宽 2.8 ~ 3μm。夏、秋季在草地上成群生长。

| **生境分布** | 生于林中地上，成群或分散。分布于天津蓟州盘山、九山顶、九龙山、八仙山等地。

| **资源情况** | 野生资源较丰富。药材来源于野生。

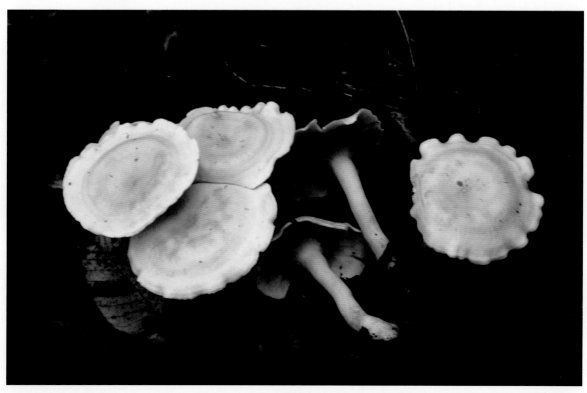

环带杯伞

| 附　注 | 本种因含有毒蕈碱而极具毒性，人食用后中毒的症状为大量出汗，所以本种又被称为"出汗蘑菇"。毒蕈碱可用于治疗青光眼、术后肠梗阻、先天性巨结肠、尿潴留、口干燥症。

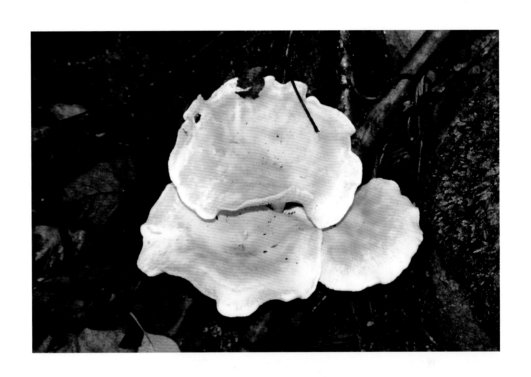

口蘑科 Tricholomataceae 香蘑属 Lepista

灰褐香蘑 *Lepista luscina* (Fr.) Sing.

| **真菌别名** | 林缘口蘑。

| **形态特征** | 菌盖宽 6 ~ 10cm，半球形至近平展，有时中部下凹，灰白色、浅棕灰色，中部浅灰黑色至暗灰褐色，边缘色淡，往往有深色斑点，光滑或有时边缘有条纹。菌肉灰白色。菌褶白色带肉色，密，直生至近离生，不等长。菌柄长 3 ~ 8cm，直径 1.2 ~ 2cm，似菌盖色，具纵条纹，基部稍膨大。孢子印粉红色；孢子无色，粗糙，有时近光滑，椭圆形或卵圆形，长 5 ~ 5.6μm，宽 3.8 ~ 4μm。

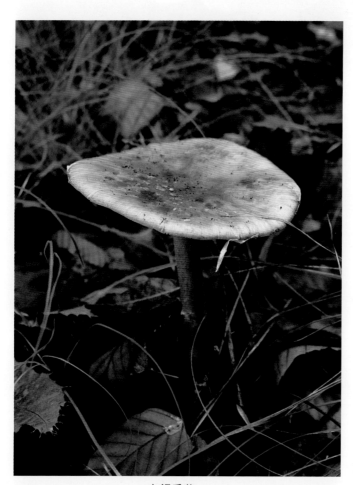

灰褐香蘑

| **生境分布** |

生于林缘草地或稀疏的林中地上，或形成蘑菇圈。分布于天津蓟州盘山、九山顶、八仙山等地。

| **资源情况** |

野生资源较少。药材来源于野生。

| **附　　注** |

据文献记载，本种具有抗肿瘤活性。为食用菌。

口蘑科 Tricholomataceae 奥德蘑属 Oudemansiella

长根菇
Oudemansiella radicata (Relhan) Sing.

| **真菌别名** | 长根金线菌、长根小奥德蘑。

| **形态特征** | 子实体单生或群生。菌盖直径 2.5 ~ 15cm，半球形至平展，中部微凸起，呈脐状，并有辐射状皱纹，光滑，湿时微黏，淡褐色、茶褐色、暗褐色。菌肉白色，薄。菌褶白色，离生或贴生，较厚，稀疏排列，不等长。菌柄近柱状，长 5 ~ 18cm，直径 0.3 ~ 1.1cm，浅褐色，近光滑，有纵条纹，常见扭转，表皮脆骨质，内部纤维质且松软，基部稍膨大且延生成假根。孢子印白色；孢子无色，光滑，近卵圆形至宽椭圆形，有明显芽孔，长 12 ~ 18μm，宽 9 ~ 15μm。囊状体近梭形，长 75 ~ 175μm，宽 10 ~ 29μm。

| **生境分布** |

夏、秋季生于阔叶林中地上。分布于天津蓟州盘山、九山顶、九龙山、八仙山等地。

| **资源情况** |

野生资源较少。药材来源于野生。

| **附　　注** |

据文献记载，本种具有抗肿瘤、降血压、降血脂、改善肠道、抗菌和抗氧化等活性。

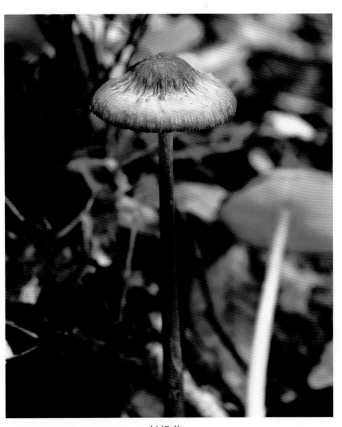

长根菇

口蘑科 Tricholomataceae 白桩菇属 Leucopaxillus

白桩菇 *Leucopaxillus giganteus* (Sow.) Sing.

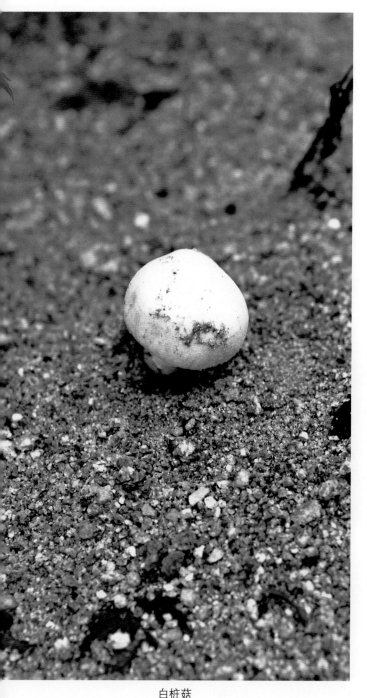

白桩菇

| 真菌别名 |

大白桩菇、青腿子、大青蘑。

| 药 材 名 |

雷蘑（药用部位：子实体）。

| 形态特征 |

子实体大型。菌盖直径 7 ~ 36cm，扁半球形至近平展，中部下凹至漏斗状，污白色、青白色或稍带灰黄色，光滑，边缘内卷至渐伸展。菌肉白色，厚。菌褶白色至污白色，老后青褐色，延生，稠密，窄，不等长。菌柄较粗壮，长 5 ~ 13cm，直径 2 ~ 5cm，白色至青白色，光滑，肉质，基部膨大，可达 6cm。孢子印白色；孢子无色，光滑，椭圆形，长 6 ~ 8μm，宽 4 ~ 6μm。褶缘囊体棍棒状，长 30 ~ 33μm，宽 5.6 ~ 7μm。

| 生境分布 |

夏、秋季生于林中草地上，常形成蘑菇圈。分布于天津蓟州盘山、九山顶、九龙山、八仙山等地。

| 资源情况 |

野生资源较少。药材来源于野生。

| 采收加工 | 夏、秋季在子实体幼小时采摘，晒干。

| 药材性状 | 本品菌盖直径 7 ～ 15cm，类白色，表面光滑，边缘内卷。菌肉白色。菌褶白色。菌柄长 5 ～ 7cm，直径 2 ～ 3cm，类白色，内实。气微，味淡。

| 功能主治 | 甘，平。归肺经。解表清热，透疹，消食，抗痨。用于感冒咳嗽，麻疹透发不畅，食积停滞，脘腹胀满，肺结核。

口蘑科 Tricholomataceae 小皮伞属 Marasmius

硬柄小皮伞 *Marasmius oreades* (Bolt.) Fr.

| **真菌别名** | 硬柄皮伞、仙环小皮伞。

| **药 材 名** | 杂蘑（药用部位：子实体）。

| **形态特征** | 菌盖半肉质，较韧，宽 2 ~ 5cm，扁半球形，后平展，中部平或稍凸起，盖面干，平滑，淡肉色至土黄色，后褪为近白色；盖缘干或湿时稍有条纹。菌肉中部厚，稍强韧，肉质，类白色，味美，有香气。菌褶离生，稍稀，辐宽，往往褶间有横脉，白色或淡色。菌柄长 4 ~ 5.5cm，直径 3 ~ 4mm，圆柱形，平滑或有细绒毛，污白色，甚强韧，非脆骨质，中实或中空。孢子印白色；孢子无色，光滑，卵状锥形，长 7 ~ 9μm，宽 4 ~ 5μm。

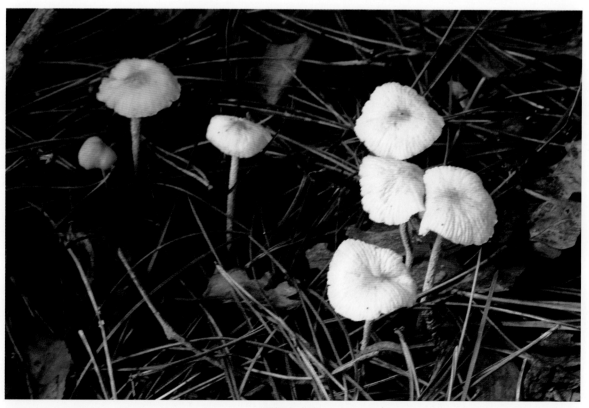

硬柄小皮伞

| **生境分布** | 生于草地或林地上，夏、秋季形成蘑菇圈。分布于天津蓟州。

| **资源情况** | 野生资源较丰富。药材来源于野生。

| **采收加工** | 夏、秋季采摘，洗去泥沙，晒干备用。

| **药材性状** | 本品子实体呈伞状；菌盖扁半球形，平展，中部稍凸，直径 2～5cm，表面浅土黄色或浅肉色，边缘波状，具不明显条纹。菌褶稀而宽，离生，不等长，类白色。菌柄圆柱形，长 4～5cm，直径 2～4mm，内实。质韧。气香，味淡。

| **功能主治** | 微咸，温。追风散寒，舒筋活络。用于腰腿疼痛，手足麻木，筋络不舒。

| **用法用量** | 内服研末，3～9g。

侧耳科 Pleurotaceae 侧耳属 *Pleurotus*

白黄侧耳
Pleurotus cornucopiae (Paul.) Roll.

| **真菌别名** | 美味北风菌、榆侧耳。

| **药 材 名** | 大榆蘑（药用部位：子实体）。

| **形态特征** | 菌盖直径 5 ~ 12cm，凸出型，幼小时边缘内卷，老熟时或多或少下凹；表面光滑，向边缘处增厚且渐狭成 1 短菌柄；菌盖常十分不整齐且边缘呈波状，以老熟时最为明显；十分坚固，颜色变化较大，白色、微黄色、灰色至淡褐色。菌肉白色。菌褶白色，宽，延生。菌柄偏生或侧生，长短不一。孢子印玫瑰紫色；孢子长椭圆形，无色，光滑，长 7 ~ 14μm，宽 4 ~ 5μm。

| **生境分布** | 生于阔叶树腐木上。分布于天津蓟州盘山、九山顶、八仙山等地。

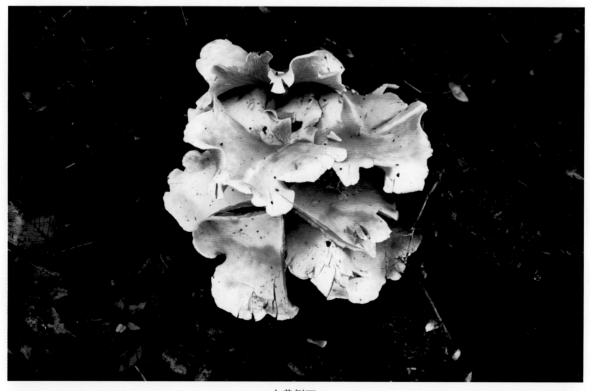

白黄侧耳

| **资源情况** | 野生资源一般。药材来源于野生。

| **采收加工** | 夏、秋季采收子实体，除去杂质，晒干。

| **药材性状** | 本品菌盖呈扁半球形、扇形或漏斗形，直径 5 ～ 12cm，白色、淡黄色或淡褐色，边缘波状，常开裂。菌肉薄，类白色。菌褶宽，类白色，有脉络相连，在菌柄上形成隆纹。菌柄偏生或侧生，长 2 ～ 10cm，直径 0.5 ～ 1.5cm，类白色，光滑或基部被绒毛。气微，味淡。

| **功能主治** | 甘，平。归脾、大肠经。滋补强壮，止痢。用于虚弱痿症，痢疾，肺气肿。

| **用法用量** | 内服煎汤，3 ～ 9g；或泡酒；或研末。

侧耳科 Pleurotaceae 香菇属 Lentinus

香菇 *Lentinus edodes* (Berk.) Sing.

| **真菌别名** | 冬菇。

| **药 材 名** | 香菇（药用部位：子实体）。

| **形态特征** | 菌盖半肉质，宽 5 ~ 12cm，扁半球形，后渐平展，菱色至深肉桂色，上有淡色鳞片。菌肉厚，白色，味美。菌褶白色，稠密，弯生。菌柄中生至偏生，白色，内实，常弯曲，长 3 ~ 5cm，直径 5 ~ 12mm，菌环以下部分往往覆有鳞片，菌环窄而易消失。孢子无色，光滑，椭圆形，长 4.5 ~ 5μm，宽 2 ~ 2.5μm。

| **生境分布** | 生于阔叶树倒木上，多人工栽培。分布于天津蓟州盘山、九山顶、九龙山、八仙山等地。

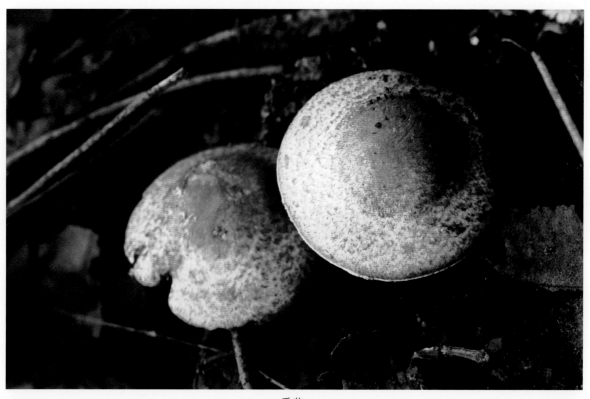

香菇

| 资源情况 | 野生资源较丰富。药材来源于野生。

| 采收加工 | 子实体长到六七分熟，边缘仍向内卷曲、菌盖尚未全展开时采收，然后火烤、电烤或日晒干燥。

| 药材性状 | 本品菌盖半肉质，扁半球形或平展，直径 4 ～ 12cm；表面褐色或紫褐色，有淡褐色或褐色鳞片，具不规则裂纹。菌肉类白色或淡棕色。菌褶类白色或浅棕色。菌柄中生或偏生，近圆柱形或稍扁，弯生或直生，常有鳞片，上部白色，下部白色至褐色，内实；菌柄基部较膨大。气微香，味淡。

| 功能主治 | 甘，平。归肝、胃经。扶正补虚，健脾开胃，祛风透疹，化痰理气，解毒，抗肿瘤。用于正气衰弱，神倦乏力，纳呆，消化不良，贫血，高血压，高脂血症，慢性肝炎，盗汗，小便失禁，水肿，麻疹透发不畅，荨麻疹，毒菇中毒，肿瘤。

| 用法用量 | 内服煎汤，6 ～ 9g，鲜品 15 ～ 30g。

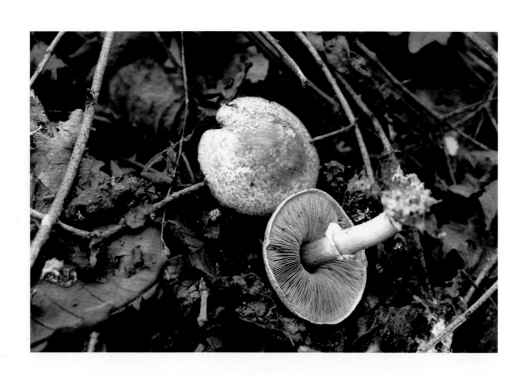

侧耳科 Pleurotaceae 香菇属 Lentinus

洁丽香菇 *Lentinus lepideus* Fr.

| **真菌别名** | 鳞香菇、白香菇。

| **药材名** | 豹皮菇（药用部位：子实体）。

| **形态特征** | 菌盖宽 5 ~ 16cm，半球形，后扁平；盖面干，白色或淡黄色，有红褐色平伏的斑状鳞片，稍呈同心环状排列；盖缘多数波状。菌肉厚，肉质，白色，强韧，味柔和，有树脂气味。菌褶弯生，稍稀，辐宽，不等长，白色，后淡黄色；褶缘锯齿状，常裂开。菌柄偏生或中生，长 2 ~ 10cm，直径 0.7 ~ 2.5cm，圆柱形，与盖面同色，基部黑褐色，常有鳞片或纤毛，往往成假根状，中实。孢子印白色；孢子椭圆形至长方形，光滑，无色，长 8 ~ 13μm，宽 4 ~ 4.5μm。

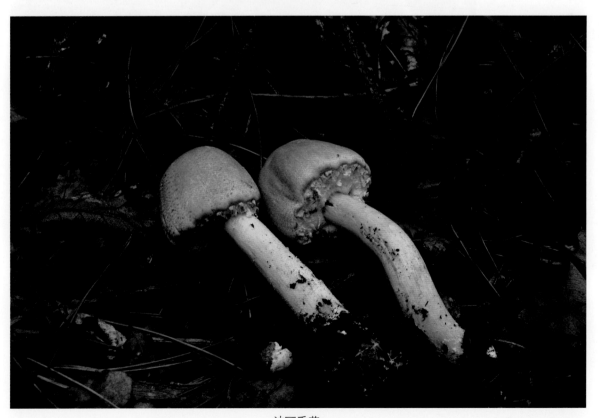

洁丽香菇

| **生境分布** | 生于针叶林的腐木上，夏、秋季近丛生。分布于天津蓟州盘山、九山顶、九龙山、八仙山等地。 |

| **资源情况** | 野生资源较少。药材来源于野生。 |

| **采收加工** | 夏、秋季采收，晒干。 |

| **药材性状** | 本品菌盖呈扁半球形，或平展，中央下凹，直径 5 ~ 15cm，淡黄色，具深褐色平伏斑状鳞片，略呈同心环排列。菌肉白色。菌褶白色，稍稀，宽，不等长，边缘锯齿状开裂。菌柄类圆柱形，长 2 ~ 8cm，直径约 2cm，白色或淡黄色，有鳞片，内实。有的具菌环，白色，絮状。微有松脂香。 |

| **功能主治** | 甘，平。归心、脾经。补气血，益心肝。用于气血不足，心脾两虚，疲乏无力，失眠心悸。 |

| **用法用量** | 内服煎汤，5 ~ 15g。 |

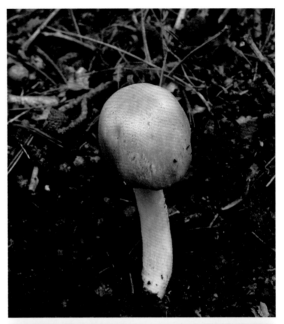

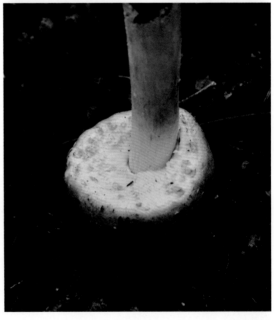

蘑菇科 Agarieaceae 蘑菇属 Agaricus

野蘑菇 *Agaricus arvensis* Schaeff.

| 真菌别名 | 田野蘑菇。

| 药 材 名 | 野蘑菇（药用部位：子实体）。

| 形态特征 | 菌盖初期半球形，后扁半球形至平展，宽 6 ～ 20cm，近白色，光滑。菌肉白色，厚。菌褶初期白色后变粉红色，最后黑褐色至黑色，离生。菌柄近圆柱形，长 4 ～ 15cm，直径 1.5 ～ 3cm，有时基部膨大。菌环双层，白色，膜质较大，生柄上部。孢子印黑褐色；孢子椭圆形，黑褐色，长 7 ～ 8μm，宽 5 ～ 6μm。菌褶囊状体纺锤形或棒状，淡黄色。

| 生境分布 | 生于草地、草原及林缘。分布于天津蓟州盘山、黄崖关、九山顶、九龙山、八仙山等地。

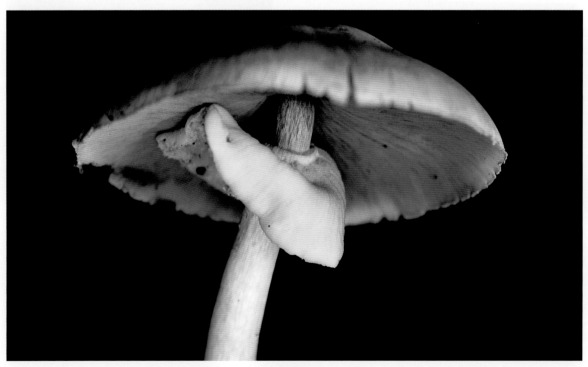

野蘑菇

| 资源情况 | 野生资源较丰富。药材来源于野生。 |

| 采收加工 | 春、夏、秋季采收，洗去泥沙，鲜用或晒干。 |

| 药材性状 | 本品菌盖呈半球形、扁半球形或平展，直径 6 ~ 18cm，白色、乳黄色或淡黄色，表面光滑或微有龟裂，有时亦有不明显的小鳞片。菌肉厚，类白色。菌褶稠密，不等长，白色、粉红色或黑褐色。菌柄圆柱形，长 4 ~ 12cm，直径 1.5 ~ 3cm，白色或乳黄色，中上部有时可见菌环。菌环双层，大，厚。气香，味特异。 |

| 功能主治 | 甘，温。祛风散寒，舒筋活络。用于风寒湿痹，腰腿疼痛，手足麻木。 |

| 用法用量 | 内服研末，6 ~ 9g；或入丸剂。 |

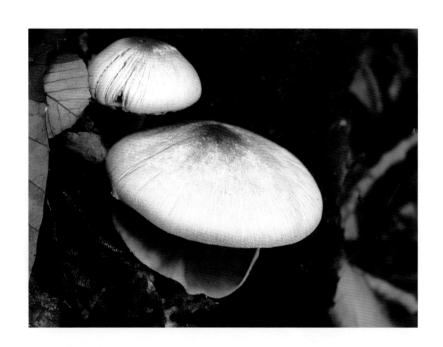

蘑菇科 Agarieaceae 蘑菇属 *Agaricus*

双环蘑菇 *Agaricus placomyces* S.

| **真菌别名** | 双环林地蘑菇。

| **形态特征** | 菌肉白色，较薄，具有双孢蘑菇气味。菌褶初期近白色，很快变为粉红色，后呈褐色至黑褐色，稠密，离生，不等长。菌柄长 4 ~ 10cm，直径 0.4 ~ 1.5cm，白色，光滑，内部松软，后变中空，基部稍膨大，伤处变淡黄色，后恢复原状。菌环边缘呈双层，白色，后渐变为淡黄色，膜质，表面光滑，下面略呈海绵状，生于菌柄中上部，干后有时附着在菌柄上，易脱落。孢子印深褐色；孢子褐色，椭圆形至广椭圆形，光滑，长 5 ~ 6.5μm，宽 3.5 ~ 5μm。褶缘囊体无色至淡黄色，棒状，丛生，长 18.8 ~ 31μm，宽 8 ~ 14μm。

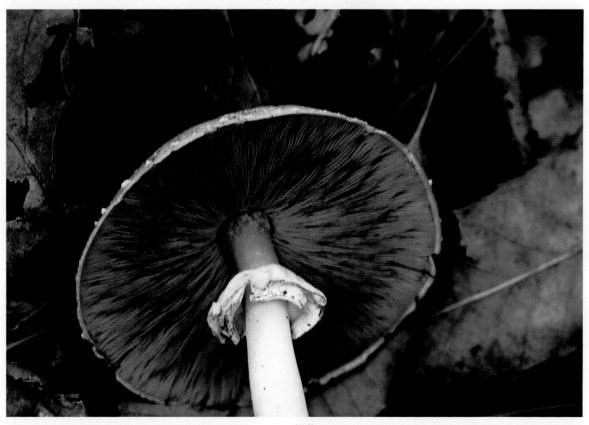

双环蘑菇

| **生境分布** | 秋季生于林中地上及杨树根部,单生、群生或丛生。分布于天津蓟州盘山、九山顶、八仙山等地。

| **资源情况** | 野生资源较少。药材来源于野生。

| **附　注** | 据文献记载,本种具有抗肿瘤活性。本种子实体可食用,味道较鲜美,不过有资料记载其具毒性,应慎食。

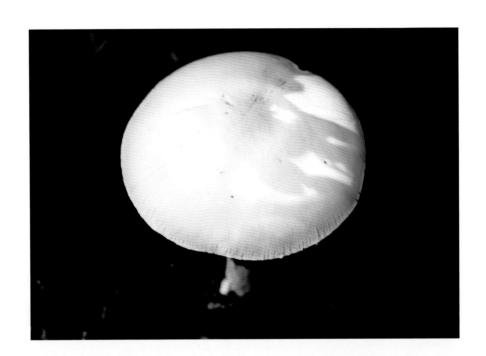

蘑菇科 Agarieaceae 蘑菇属 *Agaricus*

蘑菇 *Agaricus campestris* L.

| 真菌别名 | 四孢蘑菇、雷窝子、洋蘑菇。

| 药材名 | 蘑菇（药用部位：子实体）。

| 形态特征 | 菌盖早期呈球形后变为半球形，后凸出，老熟后平展，直径5～12cm；表面初平滑，呈现柔软、丝状外观，有时多少破裂而显现出1层三角形小鳞片；通常呈白色，有时稍变为淡褐色。菌肉白色，致密。幼小时菌褶白色，渐变淡红色，最后变为暗褐色、紫褐色或近黑色。菌柄柱形，近等粗。菌环残膜质，早落。孢子印紫褐色；孢子椭圆形，光滑，深褐色，长6.5～8.5μm，宽4～5.5μm。

| 生境分布 | 春末至冬初生于草地、路旁、田野、堆肥场及林间空旷地，单生或

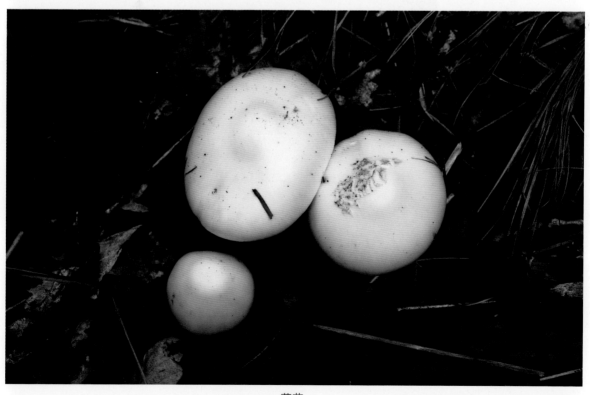

蘑菇

群生。分布于天津蓟州盘山、黄崖关、九山顶、九龙山、八仙山等地。

| 资源情况 | 野生资源较丰富。药材来源于野生。

| 采收加工 | 在现蕾后 5 ~ 7 天采摘，去掉菌柄基部泥土，晒干。子实体菌膜尚未破裂时质量最佳。

| 药材性状 | 本品菌盖呈扁半球形或平展，有时中部下凹，直径 5 ~ 12cm，白色或类白色，表面光滑或有丛毛状鳞片。菌肉厚，白色。菌褶较密，不等长，粉红色、褐色或黑褐色。菌柄长 1 ~ 9cm，直径 0.5 ~ 2cm，白色，近光滑或略有纤毛，中部有时可见单层菌环。气微，味特异。

| 功能主治 | 甘，平。归肠、胃、肺经。健脾开胃，平肝提神。用于饮食不消，纳呆，乳汁不足，高血压，神倦欲眠。

| 用法用量 | 内服煎汤，6 ~ 9g，鲜品 150 ~ 180g。

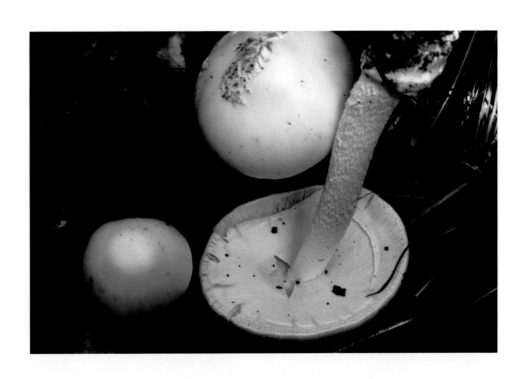

蘑菇科 Agarieaceae 蘑菇属 *Agaricus*

双孢蘑菇 *Agaricus bisporus* (Lange) Sing.

| **真菌别名** | 蘑菇菌、洋蘑菇。

| **药 材 名** | 蘑菇（药用部位：子实体）。

| **形态特征** | 菌盖宽5～12cm，初半球形，后平展，白色，光滑，干时渐变淡黄色，或稍具鳞片，边缘初期内卷。菌肉白色，厚，伤后略带淡红色。菌褶初粉红色，后变为褐色至黑褐色，密，窄，离生，不等长。菌柄长4.5～9cm，直径1.5～3.5cm，白色，光滑，近圆柱形，内部松软或中空。菌环单层，白色，膜质，生于菌柄中部，易脱落。孢子印深褐色；孢子褐色，椭圆形，光滑，担子多生2孢子，罕生1孢子，长6～8μm，宽4～6.5μm。

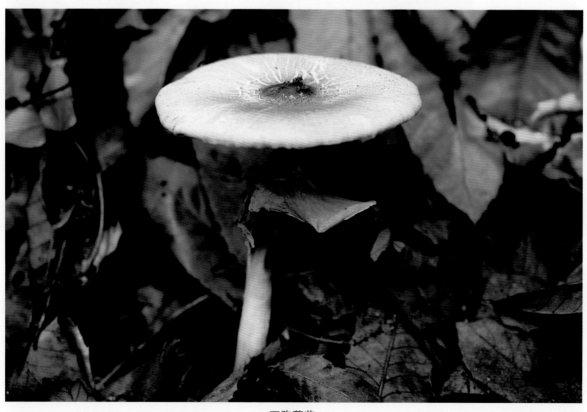

双孢蘑菇

| **生境分布** | 夏、秋季生于林中地上及树根部，单生、群生或丛生。分布于天津蓟州盘山、九山顶、八仙山等地。 |

| **资源情况** | 野生资源较少。天津偶见栽培，栽培资源稀少。药材来源于野生或栽培。 |

| **采收加工** | 见"蘑菇"。 |

| **药材性状** | 本品菌盖呈半球形或平展，直径 5 ～ 12cm，白色或淡黄棕色，表面具淡褐色细绒毛。菌肉厚，白色或淡红色。菌褶密，不等长，粉红色、褐色或黑褐色。菌柄长 4.5 ～ 9cm，直径 1.5 ～ 3cm，类白色，中部有时可见单层菌环。气微，味特异。 |

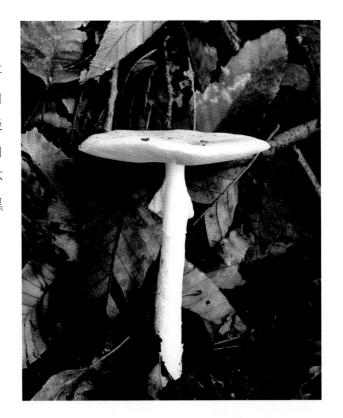

| **功能主治** | 见"蘑菇"。 |

| **用法用量** | 见"蘑菇"。 |

▌网褶菌科▌ Paxillaceae ▌网褶菌属▌ *Paxillus*

卷缘网褶菌 *Paxillus involutus* (Batsch) Fr.

| **真菌别名** | 卷边桩菇、卷边网褶菌、耳状网褶菌。

| **药 材 名** | 卷边桩菇（药用部位：子实体）。

| **形态特征** | 菌盖中央下凹，周边翘起，盖缘向下内卷，直径4～15cm；盖表幼时微黏，成熟后干燥，中央多成龟裂状，褐色、黄褐色、橄榄褐色至黑褐色；后期盖表微被毛绒。菌肉厚，赭褐色，伤后初变红色再变褐黑色。菌褶下延，褐色，伤后初转红色再转黑褐色；褶片近柄处联结成网孔状。菌柄柱状，等粗，一般较短，表面光滑，颜色与菌盖同。孢子黄褐色、褐色，光滑，椭圆形，长7～10μm，宽4～6μm。

| **生境分布** | 生于栎树和桦木等林下树桩上，或由地下的树桩而破土成丛，单生

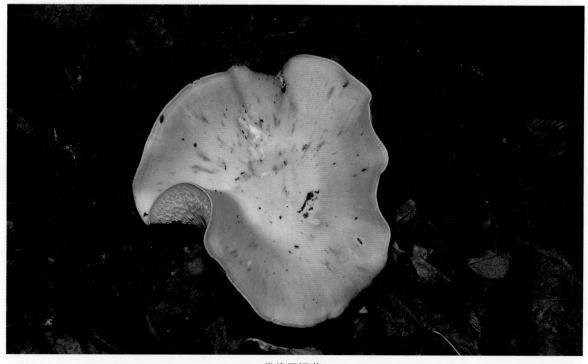

卷缘网褶菌

或群生。分布于天津蓟州盘山、黄崖关、九山顶、九龙山、八仙山等地。

| **资源情况** | 野生资源较丰富。药材来源于野生。

| **采收加工** | 夏、秋季采摘，去掉泥沙，晒干备用。

| **药材性状** | 本品子实体皱缩，湿润后稍黏。菌盖半球形、平展或中央下凹近漏斗状，直径 4 ~ 15cm，土黄色至青褐色，有光泽，边缘内卷或平展。菌肉厚，浅黄色或浅褐色；菌褶宽，青黄色或褐色。菌柄生于菌盖中央或偏生，长 4 ~ 8cm，直径 1 ~ 2cm，光滑，实心。气香，味特异。

| **功能主治** | 微咸，温；有毒。祛风散寒，舒筋活络。用于风寒湿痹，腰腿疼痛，手足麻木，筋络不舒。

| **用法用量** | 内服煎汤，3 ~ 10g；或入丸、散。

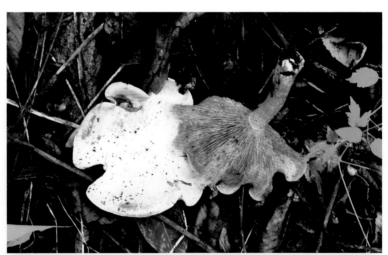

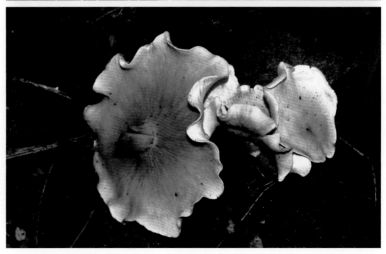

球盖菇科 Srroqhariaceae 环锈伞属 *Pholiota*

多脂鳞伞 *Pholiota adiposa* (Fr.) Quel.

| **真菌别名** | 黄伞、黄柳菇、柳蘑。

| **形态特征** | 子实体一般中等大，黄色。菌盖直径6～14cm，初期扁半球形，后期扁平至平展，中部稍凸，金黄色至橘黄色或锈黄色，湿时黏，干燥时有光泽，具明显的近角状鳞片且成圈分布，中部鳞多而密，向边缘少，老后部分脱落，边缘初期内卷，附有纤毛状菌幕残片。菌肉浅黄色，菌柄基部菌肉带红褐色。菌褶淡黄色或黄褐色至褐黄色，直生至凹生，密。菌柄较细长，长6～15cm，直径0.7～1.5cm，圆柱形或基部稍粗似根状，上部黄色，下部弯曲呈锈褐色，菌环以下具环状排列的反卷鳞片，内实。菌环近丝膜状，生于菌柄上部，易消失。

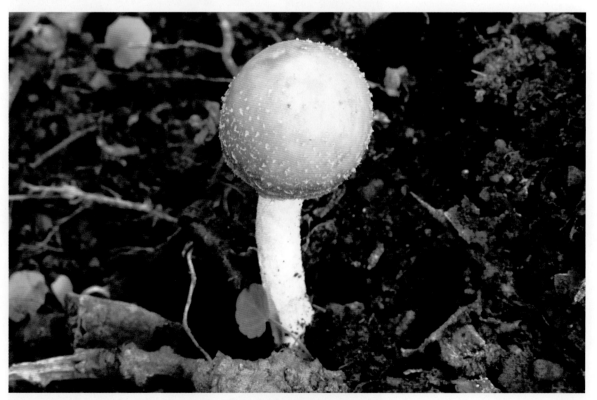

多脂鳞伞

| **生境分布** | 生于杨、柳等多种阔叶树活木、倒木、腐朽木上。分布于天津蓟州盘山、九山顶、八仙山等地。

| **资源情况** | 野生资源较少。药材来源于野生。

| **附　　注** | 据文献记载，本种具有抗肿瘤、提高免疫力、镇痛、抗炎等活性。

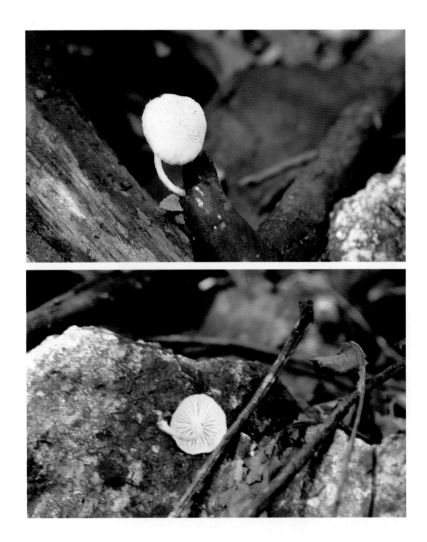

球盖菇科 Srroqhariaceae 韧伞属 Naematoloma

鳞盖韧伞
Naematoloma squamosum (Pers.) Sing.

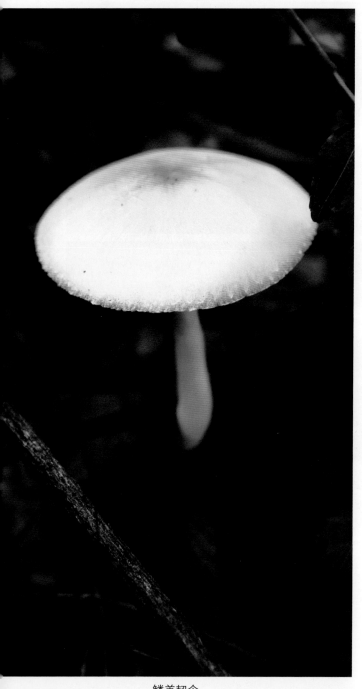

鳞盖韧伞

真菌别名

多鳞韧伞。

形态特征

子实体较小。菌盖表面有毛状鳞片，黏，直径 3 ~ 6.5cm，半球形至扁半球形，表面黄褐色至橙褐色，纤毛黄色，边缘鳞片呈白色。菌褶白色，直生至离生，后变浅黄色至紫褐色，边缘具细小的白色絮状物，不等长。菌柄长 7 ~ 12cm，直径 0.6 ~ 0.8cm，菌环以上有白色小鳞片，菌环以下密被浅黄色至橙黄褐色小鳞片，有时基部膨大并有许多纤毛。菌环膜质易碎，浅黄色，往往在菌柄悬挂菌环残物。孢子印紫褐色；孢子椭圆形，光滑，长 11 ~ 15μm，宽 6 ~ 8μm。褶缘囊体宽棍棒状。

生境分布

生于腐木或腐熟的马粪上，单生或簇生。分布于天津蓟州盘山、九山顶、九龙山、八仙山等地。

资源情况

野生资源较少。药材来源于野生。

| 附　注 | 据文献记载，本种具有抗肿瘤活性。据资料记载，本种子实体有毒，不宜食用。有人将本种归并于粉褶菌科（Entolomataceae）沿丝伞属（*Naematoloma*）。

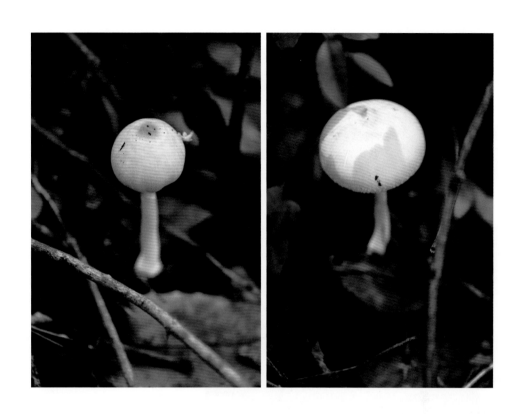

鹅膏菌科 Amanitaceae 鹅膏属 Amanita

黄盖鹅膏菌 *Amanita gemmata* (Fr.) Gill.

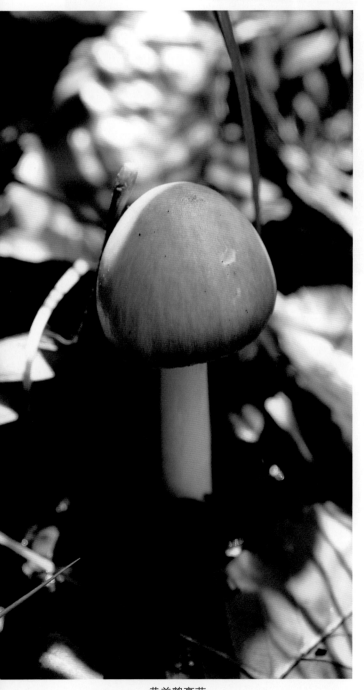

黄盖鹅膏菌

真菌别名

白柄黄盖鹅膏、黄盖伞。

形态特征

子实体中等大。菌盖直径 3 ～ 10cm，初期近球形或半球形，后期近平展，黄色或污黄色，光滑或附有污白色不规则的小鳞片，湿润时黏；菌盖边缘有条纹。菌肉白黄色。菌褶离生，稍密，不等长，白色带黄色。菌柄长 7 ～ 14cm，直径 0.8 ～ 1cm，靠近基部膨大，呈近球形，光滑或稍有鳞片，白色带奶油黄色。菌环膜质，白色或黄色，生于菌柄的上部，易消失。菌托呈小鳞片或附于菌盖表面或菌柄基部，或在菌柄基部形成领口状。孢子印白色；孢子宽椭圆形，光滑，无色，长 8.7 ～ 11μm，宽 3.5 ～ 5.5μm。

生境分布

生于针阔叶混交林中地上，单生或群生。分布于天津蓟州盘山、九山顶、九龙山等地。

资源情况

野生资源较少。药材来源于野生。

附 注

毒菌。据文献记载，本种具有抗肿瘤活性。子实体泡酒后外涂，治疗脚气病。

豹斑毒伞
Amanita pantherina (DC.) Schrmm.

| 真菌别名 |

豹斑毒鹅膏菌、白籽麻菌。

| 形态特征 |

子实体中等大。菌盖初期扁半球形，后期渐平展，直径 7.5 ~ 14cm，表面褐色或棕褐色，有时污白色，散布白色至污白色的小斑块或颗粒状鳞片，老后部分脱落；边缘有明显的条棱，湿润时表面黏。菌肉白色。菌褶白色，离生，不等长。菌柄圆柱形，长 5 ~ 17cm，直径 0.8 ~ 2.5cm，表面有小鳞片，内部松软至空心，基部膨大，有几圈环带状的菌托。菌环一般生长在中下部。孢子印白色；孢子光滑无色，宽椭圆形，长 10 ~ 12.5μm，宽 7.2 ~ 9.3μm，非糊性反应。

| 生境分布 |

生于阔叶林或针叶林中。分布于天津蓟州盘山、九山顶、九龙山、八仙山等地。

| 资源情况 |

野生资源较少。药材来源于野生。

| 附　　注 |

毒菌，含有蟾蜍素成分。蟾蜍素可以治疗脑血栓，并具有清热解毒、消肿止痛之功效。

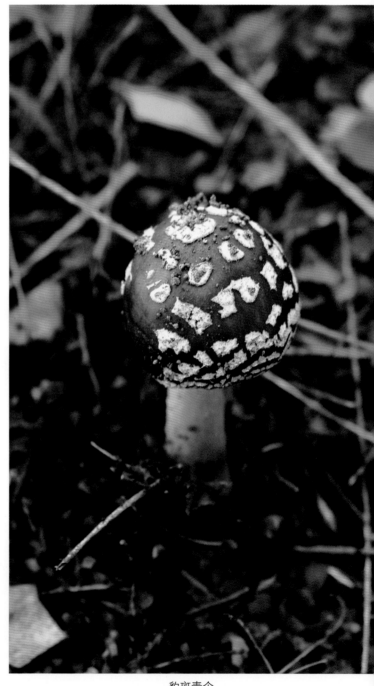

豹斑毒伞

丝膜菌科 Cortinariaceae 丝膜菌属 Cortinarius

黄盖丝膜菌 *Cortinarius latus* (Pers.) Fr.

| 真菌别名 | 侧丝膜菌。

| 形态特征 | 菌盖宽 6 ~ 10cm，扁半球形，后平展，稍黏，有纤毛，渐变光滑，浅土黄色，中央色较深。菌肉白色。菌柄白色，内实，纤维质，圆柱形，基部膨大，长 5 ~ 7cm，直径 1.5 ~ 2cm。菌褶密或稍密，凹生，淡色，后变为土黄色。孢子淡锈色，长椭圆形，微粗糙，长 10 ~ 13μm，宽 6 ~ 7μm。

| 生境分布 | 生于杉树林中地上。分布于天津蓟州盘山、九山顶、八仙山等地。

| 资源情况 | 野生资源较少。药材来源于野生。

| 附 注 | 据文献记载，本种具有抗肿瘤活性。为食用菌。

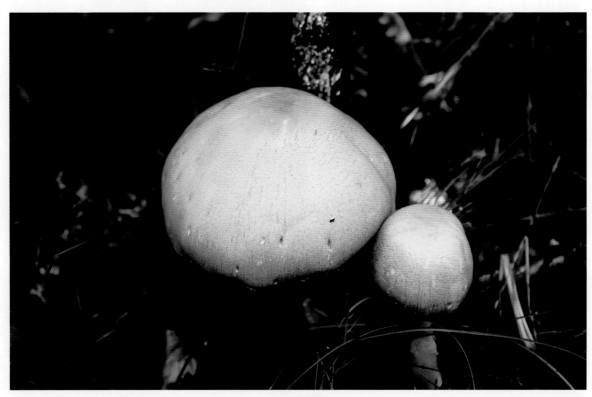

黄盖丝膜菌

丝膜菌科 Cortinariaceae 裸伞属 *Gymnopilus*

条缘裸伞 *Gymnopilus liquiritiae* (Pers.) Karst.

| 形态特征 | 菌盖直径 3.5 ~ 4.5cm，初期半球形至近钟形，稍平展，表面光滑，边缘有细条纹，淡黄色至玉米黄色。菌肉黄色，薄。菌褶黄锈色，窄，密，近直生，不等长。菌柄细长，稍弯曲，淡黄色或近污白色，长 4.5 ~ 7cm，直径 0.4 ~ 0.5cm，中空，具纵条纹，基部稍膨大。菌环膜质，易脱落。孢子粗糙，椭圆形，浅锈色，长 6.3 ~ 8.4 μm，宽 4.2 ~ 5.6 μm。囊状体棍棒状至近梭形。

| 生境分布 | 夏、秋季生于腐木，群生或近丛生。分布于天津蓟州盘山、九山顶、九龙山、八仙山等地。

| 资源情况 | 野生资源一般。药材来源于野生。

| 附 注 | 据文献记载，本种具有抗肿瘤活性。为食用菌。

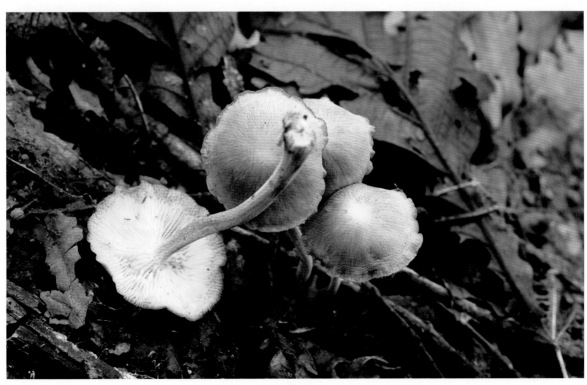

条缘裸伞

鬼伞科 Coprinaceae 鬼伞属 Coprinus

墨汁鬼伞 *Coprinus atramentarius* (Bull.) Fr.

| **真菌别名** | 柳树蘑、狗尿苔。

| **药 材 名** | 鬼盖（药用部位：子实体）。

| **形态特征** | 菌盖初期卵形，展开后呈草帽形，直径 4 ~ 11cm；表面初期灰白色，渐变为灰褐色或污褐色，有微细鳞片；边缘有辐射状棱纹。菌肉初期白色，后期煤烟色，较薄。菌柄圆柱形，长 10 ~ 15cm。菌环生于菌柄下部，易消失。菌褶离生，初期白色，渐变成黑色，最后融化成墨汁状。孢子黑褐色，椭圆形。

| **生境分布** | 生于杨、柳等阔叶树根旁或附近地上。分布于天津蓟州盘山、黄崖关、九山顶、九龙山、八仙山等地。

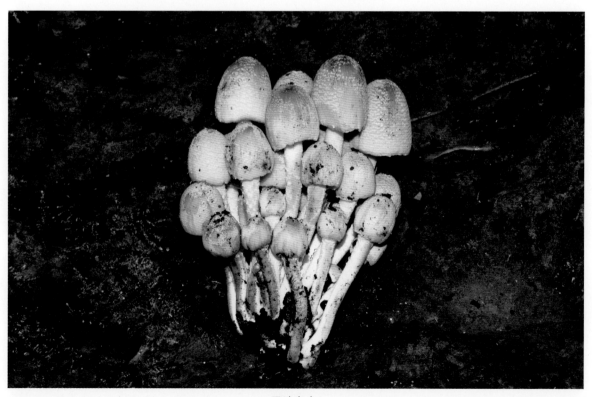

墨汁鬼伞

| 资源情况 | 野生资源较丰富。药材来源于野生。

| 采收加工 | 春、夏、秋季采摘后立即放热水中煮熟，捞出晒干。不可鲜晒，否则子实体潮解成墨汁。

| 药材性状 | 本品菌盖呈卵形或钟形，直径 4～11cm，灰褐色或污褐色，中部具细小鳞片，边缘灰紫色或黑色，开裂呈不规则花瓣状。菌肉薄，类白色或黄白色。菌褶密，不等长，白色。菌柄长可达 20cm，直径约 2cm，污白色，下部有时可见菌托。气香，味特异；有毒。

| 功能主治 | 甘，平；有小毒。益肠胃，化痰理气，解毒消肿。用于食欲不振，痰多咳嗽，小儿痫病，气滞胀痛，疔肿疮疡。

| 用法用量 | 内服煎汤，3～9g，鲜品 15～30g；或入丸、散。外用适量，研末调敷。

| 附　注 | 有人将本种归并于蘑菇科（Agarieaceae）。

鬼伞科 Coprinaceae 鬼伞属 Coprinus

晶粒鬼伞 *Coprinus micaceus* (Bull.) Fr.

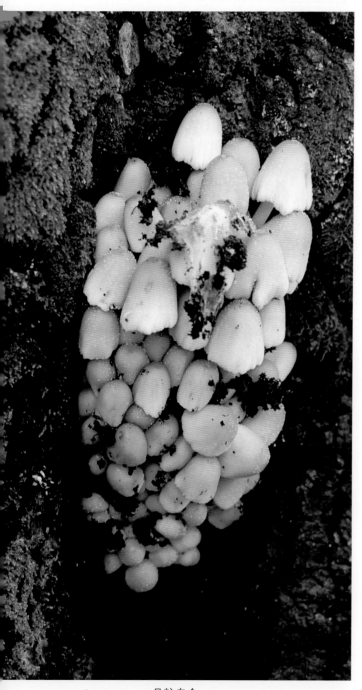

晶粒鬼伞

真菌别名

晶鬼伞、狗尿苔。

药材名

鬼盖（药用部位：子实体）。

形态特征

子实体小。菌盖直径 2 ~ 4cm，或稍大，初期卵圆形、钟形、半球形、斗笠形，污黄色至黄褐色，表面有白色颗粒状晶体，中部红褐色，边缘有显著的条纹或棱纹，后期可平展而反卷，有时瓣裂。菌肉白色，薄。菌褶初期黄白色，后变黑色而与菌盖同时自溶为墨汁状，离生，密，窄，不等长。菌柄白色，具丝光，较韧，中空，圆柱形，长 2 ~ 11cm，直径 0.3 ~ 0.5cm。孢子印黑色；孢子黑褐色，卵圆形至椭圆形，光滑，长 7 ~ 10μm，宽 5 ~ 5.5μm。褶侧和褶缘囊体无色，透明，短圆柱形，有时呈卵圆形，长 61 ~ 200μm，宽 40 ~ 60μm。

生境分布

生于杨、柳、榆等树的基部及附近地上。本地区常见，分布于天津蓟州盘山、黄崖关、九山顶、九龙山、八仙山等地。

| **资源情况** | 野生资源丰富。药材来源于野生。 |

| **采收加工** | 见"墨汁鬼伞"。 |

| **功能主治** | 见"墨汁鬼伞"。 |

| **附　　注** | 有人将本种归并于蘑菇科（Agarieaceae）。 |

毛头鬼伞 *Coprinus comatus* (Muell. ex Fr.) Gray

| **真菌别名** | 毛鬼伞、毛头鬼盖。

| **药材名** | 鸡腿蘑（药用部位：子实体）。

| **形态特征** | 菌盖初期圆柱形，先端圆，高 8 ~ 12cm，渐成钟形，最后开展成伞形，宽 6 ~ 10cm；盖面初期光滑，后期表皮裂开，形成平伏而反卷的羊毛状鳞片，鳞片先端黄褐色，带红色，盖面初期白色，中央淡锈色，后期变为褐色，边缘平坦，后期有条纹，最后反卷。菌肉白色，中央厚，四周薄。菌柄白色，圆柱形，基部稍膨大。菌环白色，膜质，狭，生于菌柄中部，可移动，易消失。菌褶密，离生，白色，渐变为黑色，孢子成熟时自边缘向中央逐渐融化。孢子印黑色；孢子黑色，光滑，椭圆形，长 12 ~ 16μm，宽 7 ~ 9μm。囊状体袋状，

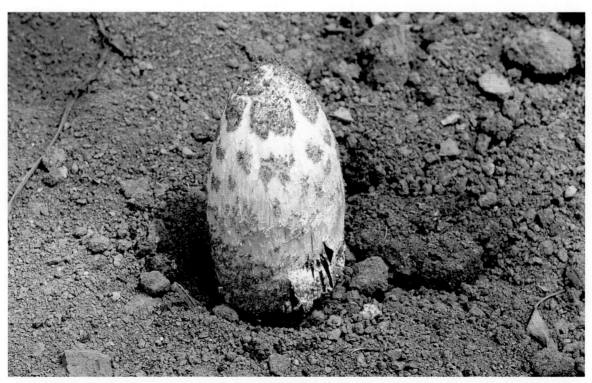

毛头鬼伞

长 $40 \sim 60 \mu m$，宽 $18 \sim 28 \mu m$。

| **生境分布** | 夏、秋季生于草地、林中地上、路旁或田野上，群生或单生。分布于天津蓟州、静海、滨海、武清、宁河等地。

| **资源情况** | 野生资源较丰富。药材来源于野生。

| **采收加工** | 夏、秋季全体呈白色时采收，洗去泥沙，立即放于水中煮沸 3min 捞出，晒干备用。

| **药材性状** | 本品菌盖呈类圆柱形或钟形，直径 $4 \sim 6cm$，白色、淡土黄色或深土黄色，表面具淡褐色平伏而反卷的鳞片，边缘纵裂。菌肉薄，类白色。菌褶白色或粉灰色。菌柄长 $7 \sim 25cm$，直径约 2cm，类白色，有时可见菌环。气香，味特异。

| **功能主治** | 甘，平。益胃，清神，消痔。用于食欲不振，神疲，痔疮。

| **用法用量** | 内服煎汤，$30 \sim 60g$；或入丸、散。

| **附　　注** | 有人将本种归并于蘑菇科（Agarieaceae）。

鬼笔科 Phallaccuc 鬼笔属 Phallus

红鬼笔
Phallus rubicundus (Bosc.) Fr.

| **真菌别名** | 细皱鬼笔、蛇卵菇。

| **药 材 名** | 鬼笔（药用部位：子实体）。

| **形态特征** | 子实体高 6 ~ 20cm，幼期包于白色的肉质膜内。菌盖钟形，高 1.5 ~ 3.3cm，宽 1 ~ 1.5cm，先端平截，中央有 1 穿孔，外表具网 纹络和凹巢，表面覆盖以青褐色、黏而有臭气的孢体。菌柄圆柱状， 橘红色，向下色渐淡，中空，海绵质。孢子椭圆形，透明，长 4 ~ 4.5μm， 宽 2μm。

| **生境分布** | 生于竹林或混交林地、路边或田野中。分布于天津蓟州盘山、黄崖关、 九山顶、九龙山、八仙山等地。

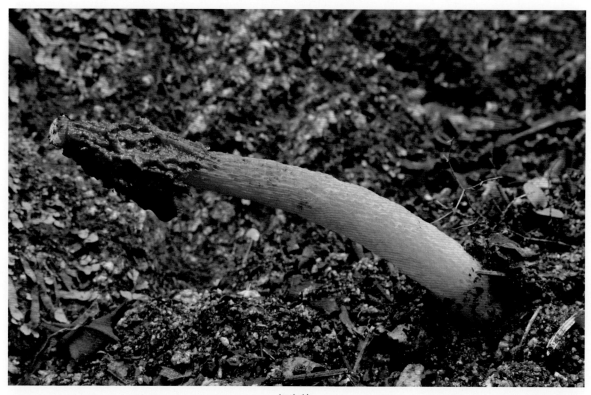

红鬼笔

| **资源情况** | 野生资源较丰富。药材来源于野生。

| **采收加工** | 夏、秋季采收，洗净，晒干。

| **功能主治** | 苦，寒；有毒。清热解毒，消肿生肌。用于恶疮，痈疽，喉痹，刀伤，烫伤。

| **用法用量** | 外用适量，研末敷或香油调涂。

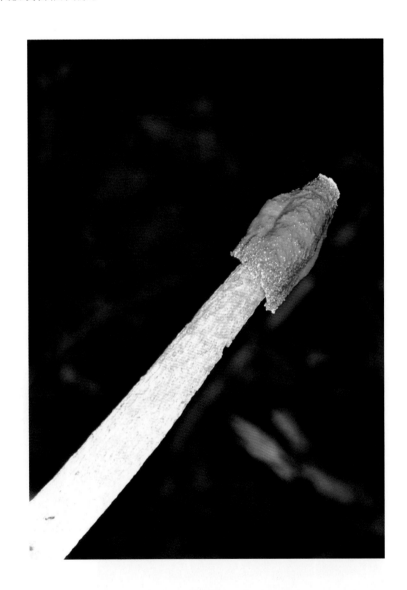

笼头菌科 Clathraceae 柄笼头菌属 Simblum

黄柄笼头菌 *Simblum gracile* Berk.

| **真菌别名** | 田头格柄笼头菌。

| **形态特征** | 子实体高 7 ~ 13cm。菌托白色，高约 3cm。菌柄黄色，中空，直径 1.3 ~ 2.2cm，先端开口，基部尖削，海绵状；头部橘黄色，近球形，窗格状，直径 2 ~ 4cm，具 12 ~ 18 格，格直径 0.01 ~ 1cm。孢子体暗色，稍臭，着生于格的内侧。孢子椭圆形，无色，光滑，长 4.5 ~ 5.1μm，宽 1.9 ~ 2μm。

| **生境分布** | 生于林中、田地上。分布于天津蓟州盘山、九山顶、九龙山、八仙山等地。

| **资源情况** | 野生资源较少。药材来源于野生。

| **附 注** | 据文献记载，本种具有抗肿瘤活性。

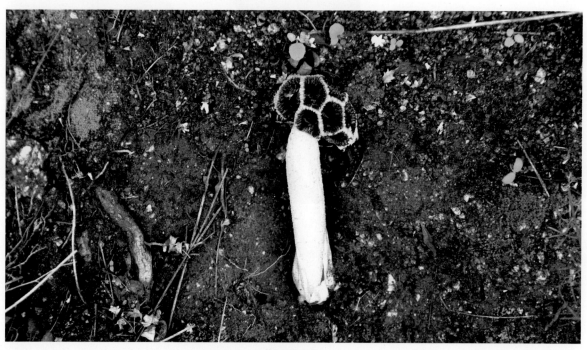

黄柄笼头菌

笼头菌科 Clathraceae **散尾鬼笔属** *Lysurus*

棱柱散尾菌

Lysurus mokusin (L. ex Pers.) Fr.

| 真菌别名 | 棱柱散尾鬼笔、五棱鬼笔。

| 形态特征 | 担子果高 5 ~ 12cm，先端分裂为 4 ~ 5。菌托白色，高 2 ~ 4cm。菌柄柱状，中空，直径 6 ~ 13mm，淡肉色，具明显纵行的凹槽，成 4 ~ 5 棱，壁海绵状。裂片尖，长 1.5 ~ 3cm，先期联结在一起，后期分裂，红色，其上有凹槽。孢体着生于裂片上的凹槽内，暗色，有臭味。孢子半透明，椭圆形，长 3.5 ~ 5μm，宽 1.5μm。

| 生境分布 | 生于地上。分布于天津蓟州盘山、八仙山等地。

| 资源情况 | 野生资源较少。药材来源于野生。

| 附 注 | 据文献记载，本种具有抗肿瘤、抑菌活性。

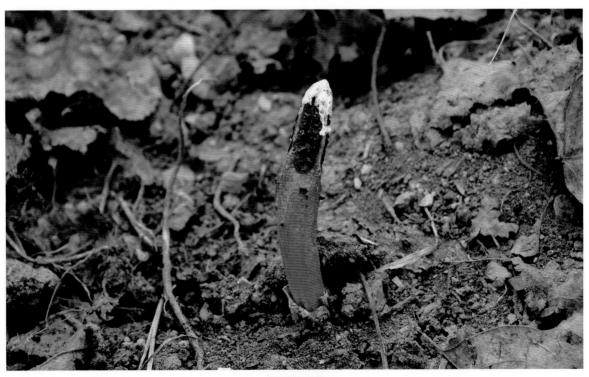

棱柱散尾菌

灰包科 Lycoperdaceae 毛球马勃属 Lasiosphaera

毛球马勃
Lasiosphaera nipponica (Kawam) Y.

| 真菌别名 | 东洋毛球马勃。

| 药 材 名 | 毛球马勃（药用部位：子实体）。

| 形态特征 | 腐生菌。子实体球形或略扁，直径 10 ~ 30cm，最大者可达 50cm；幼时内外纯白色，内部肉质，稍带黏性，皮厚如纸；鲜时表面平滑，成熟时有水液浸出，干后呈灰棕色，形如丝绵，软而质轻，具弹性，触之散出灰褐色孢子。孢子细小，呈粉状。

| 生境分布 | 生于原野、林边、疏竹林下湿度大和腐殖质多的地方。分布于天津蓟州盘山、九山顶、九龙山、八仙山等地。

| 资源情况 | 野生资源较少。药材来源于野生.

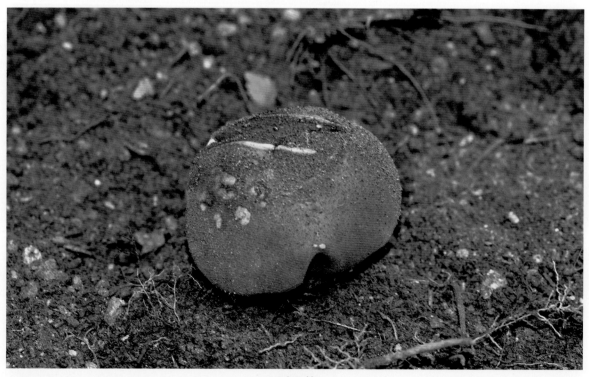

毛球马勃

| **采收加工** | 7～9月采集。未成熟者称"白马勃"，成熟者称为"灰马勃"，采后晒干。白马勃也可切成薄片，晒干。 |

| **功能主治** | 辛，平。清肺解热，利咽止血。用于咳嗽失音，咽喉肿痛，衄血，外伤出血。 |

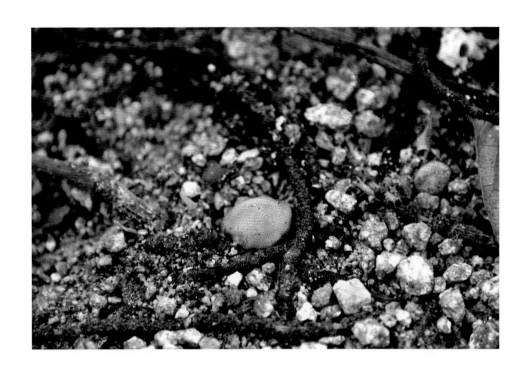

灰包科 Lycoperdaceae 毛球马勃属 Lasiosphaera

脱皮马勃
Lasiosphaera fenzlii Reich

| 真菌别名 | 脱被毛球马勃。

| 药 材 名 | 马勃（药用部位：子实体）。

| 形态特征 | 子实体近球形至长圆形，直径15～20cm，无不孕基部。包被2层，薄且易消失，外包被呈块状脱落，内包被纸状，浅烟色。孢体紧密有弹性，灰褐色，渐褪至浅烟色，当包被全部消失后，遗留成团的孢体随风滚动。孢丝长，分枝，相互交织，浅褐色，直径2～4.5μm。孢子褐色，球形，有小刺，直径6～8μm。

| 生境分布 | 夏、秋季生于开阔的草地上。分布于天津蓟州盘山、黄崖关、九山顶、九龙山、八仙山等地。

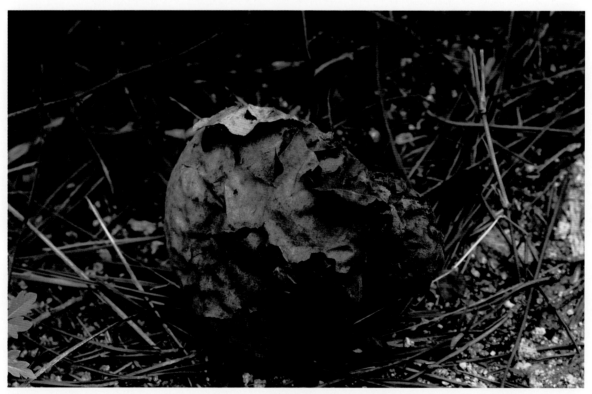

脱皮马勃

| **资源情况** | 野生资源一般。药材来源于野生。

| **采收加工** | 夏、秋季子实体成熟时及时采收，除去泥沙，干燥。

| **药材性状** | 本品呈扁球形或类球形，直径 15 ～ 18cm 或更大，无不孕基部。包被灰棕色或褐黄色，纸质，菲薄，大部分已脱落，留下少部分包皮。孢体黄棕色或棕褐色。体轻泡，柔软，有弹性，呈棉絮状，轻轻捻动即有孢子飞扬，手捻有细腻感。气味微弱。

| **功能主治** | 辛，平。归肺经。清肺利咽，解毒止血。用于咽喉肿痛，咳嗽失音，吐血，衄血，诸疮不敛。

| **用法用量** | 内服煎汤，2 ～ 6g。外用适量，敷患处。

灰包科 Lycoperdaceae 灰包属 Lycoperdon

梨形灰包 *Lycoperdon pyriforme* Schaeff.

| 真菌别名 | 梨形马勃。

| 形态特征 | 子实体小型，高 2 ~ 3.5cm，梨形至近球形，不孕基部发达，由白色菌丝束固定于基物上；初期包被色淡，后呈茶褐色至浅烟色，外包被形成微细颗粒状的小疣；内部橄榄褐色，后变为褐色。孢子球形，橄榄褐色，平滑，直径 3.5 ~ 4.5μm，含 1 大油珠。孢丝线形，分枝少，无隔膜，青褐色，直径 3.5 ~ 5.2μm，末梢部直径约 2μm。

| 生境分布 | 夏、秋季生于腐木及树干基部，稀生地上，丛生、散生或密集群生。分布于天津蓟州盘山、九山顶、九龙山、八仙山等地。

| 资源情况 | 野生资源较少。药材来源于野生。

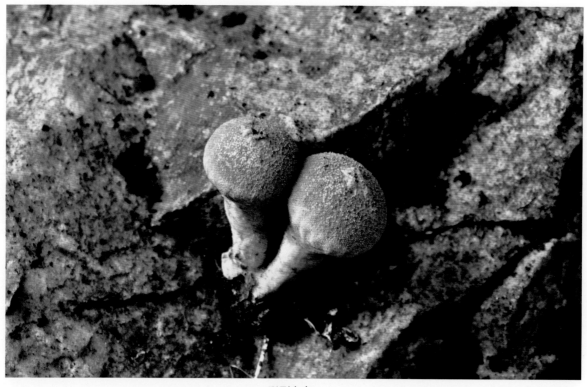

梨形灰包

| 附　　注 | 本种在分布区作"马勃"入药。

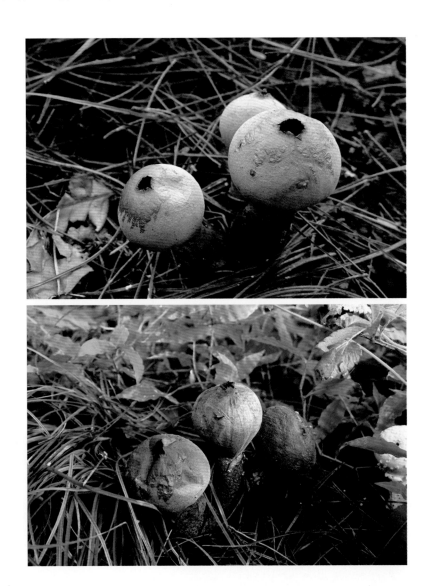

灰包科 Lycoperdaceae 灰包属 *Lycoperdon*

网纹灰包
Lycoperdon perlatum Pers.

| 真菌别名 | 网纹马勃。

| 形态特征 | 子实体倒卵形至陀螺形，宽2～5cm，高3～7cm，通常顶部稍凸起，初期白色，后变为灰黄色至褐色，不育的基部发达，有时伸长如柄，外包被密生小疣，疣间混有较大易脱落的刺。孢子成熟时小疣脱落，出现网状痕迹，包被先端开1口。孢体青黄色，后变为褐色，有时稍带紫色。孢子球形，淡黄色，具微细小疣，3.5～5μm。孢丝长，分枝少，淡黄色至浅黄褐色，直径3.5～5.5μm。

| 生境分布 | 夏、秋季群生于林中地上，有时生于腐木上。分布于天津蓟州盘山、九山顶、九龙山、八仙山等地。

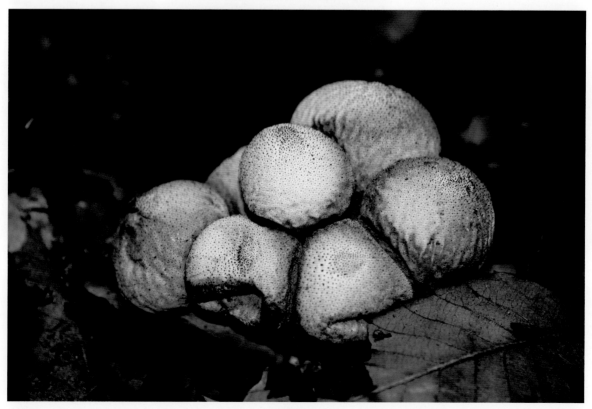

网纹灰包

| **资源情况** | 野生资源较少。药材来源于野生。

| **附　　注** | 本种在分布区作"马勃"入药。

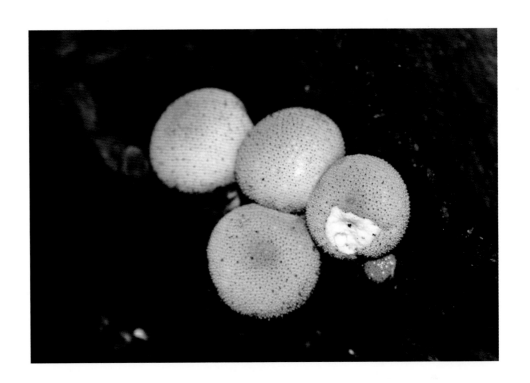

灰包科 Lycoperdaceae 灰包属 Lycoperdon

粒皮灰包 *Lycoperdon umbrinum* Pers.

| 真菌别名 | 粒皮马勃。

| 药 材 名 | 粒皮灰包（药用部位：子实体）。

| 形态特征 | 子实体小。近梨形或陀螺形，直径 2.5 ~ 4.5cm，高 3 ~ 5.5cm，不孕基部发达，初期白色，后呈浅褐色，蜜黄色至茶褐色及浅烟色，外包被粉粒状或具小刺粒，不易脱落，老时仅有部分脱落露出光滑的内包被。孢体青黄色，最后呈栗色。孢子球形，青黄色，3.7 ~ 6μm，有小刺和短柄。孢丝长，褐色，不分枝，直径 3 ~ 7μm。

| 生境分布 | 生于林地或草原，偶生于腐木上。分布于天津蓟州盘山、九山顶、九龙山、八仙山等地。

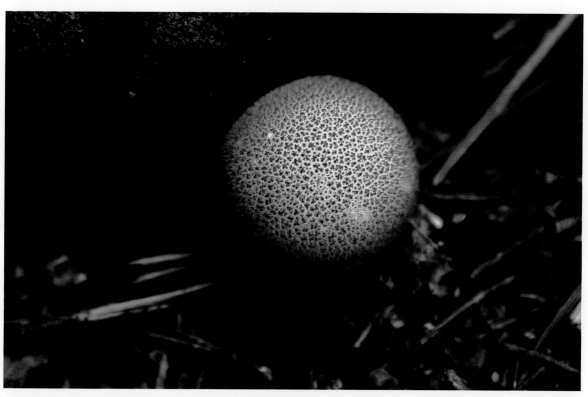

粒皮灰包

| **资源情况** | 野生资源较少。药材来源于野生。

| **采收加工** | 包被未破时采摘，晒干。

| **功能主治** | 辛，平。清肺利咽，消肿解毒，止血。用于咽喉肿痛，热毒痈肿，喉痹，外伤出血，吐血，衄血，咳嗽失音。

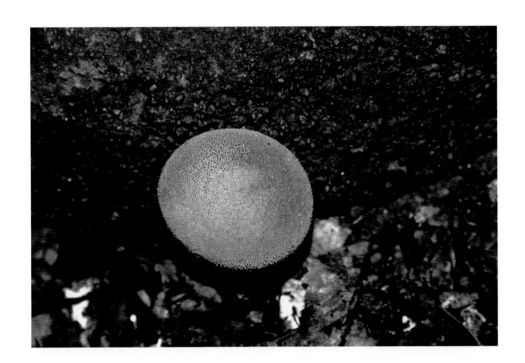

灰包科 Lycoperdaceae 马勃属 Calvatia

头状马勃 Calvatia craniiformis (Schw.) Fr.

| **真菌别名** | 头状秃马勃、灰包。

| **形态特征** | 子实体陀螺形或倒卵形，高4～15cm，宽3.5～8cm，不孕基部发达。包被2层均为膜质，很薄，紧贴在一起，淡褐色至酱色，初期具细绒毛，后逐渐光滑，成熟后上部开裂，菌柄成片脱落。孢子体成熟后蜜黄色、黄褐色。孢子球形，具不明显小疣，淡褐色，2.8～5μm，有短柄。孢丝淡褐色，少分枝，直径2～3.5μm。

| **生境分布** | 夏、秋季生于林中地上，单生或散生至丛生。分布于天津蓟州盘山、黄崖关、九山顶、九龙山、八仙山等地。

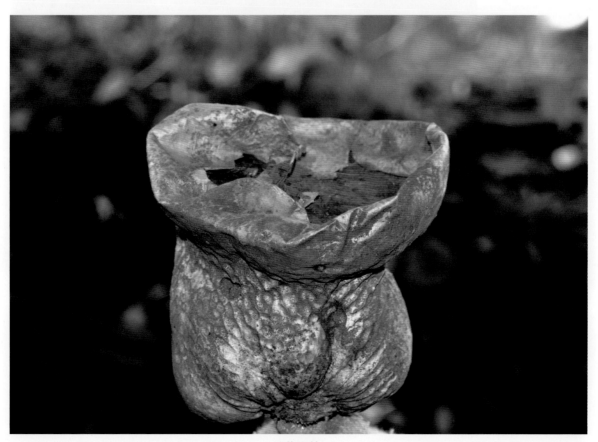

头状马勃

资源情况 野生资源较丰富。药材来源于野生。

附　注 本种在分布区作"马勃"入药。

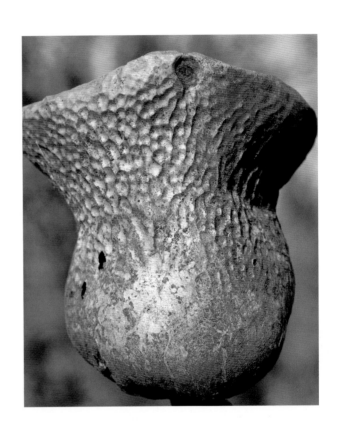

灰包科 Lycoperdaceae 马勃属 Calvatia

粗皮马勃 Calvatia tatrensis Hollos.

| 真菌别名 | 粗皮秃马勃。

| 形态特征 | 子实体较小，近球形至陀螺形，直径 3～5cm，白色至淡黄色。外包被粉末状，或具有成簇的短刺；内包被较坚硬，脆；有不孕的基部，但常小，下部有皱褶。孢子球形，青黄色，稍粗糙至近光滑，4.5～6μm。孢丝与孢子同色，有分枝，无隔，直径 4～6.5μm。

| 生境分布 | 生于林缘草地或旷野上。分布于天津蓟州盘山、九山顶、九龙山、八仙山等地。

| 资源情况 | 野生资源较少。药材来源于野生。

| 附　　注 | 本种在民间用于外伤止血。

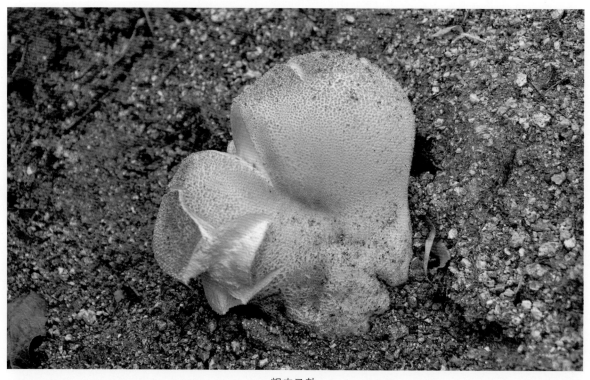

粗皮马勃

灰包科 Lycoperdaceae 栓皮马勃属 *Mycenastrum*

栓皮马勃
Mycenastrum corium (Guers.) Desv.

| 真菌别名 | 树皮丝马勃。

| 形态特征 | 子实体大，近球形，白色，有时不规则形，5 ~ 15cm，基部窄尖，有皱褶。外包被软，白色，渐脱落，残留物鳞片状；内包被厚，栓皮质，厚约2mm，上部不规则开裂。孢体初期青黄色，后变为浅烟色。孢子黄褐色，球形，有网纹，直径7.5 ~ 12μm。孢丝短，分枝，淡黄色，直径6 ~ 12μm，有粗刺。

| 生境分布 | 生于空旷草地上。分布于天津蓟州盘山、九山顶、九龙山、八仙山等地。

| 资源情况 | 野生资源较少。药材来源于野生。

| 附　　注 | 本种在分布区作"马勃"入药。

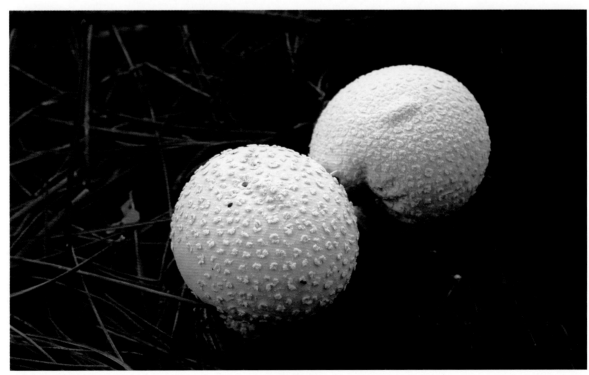

栓皮马勃

地星科 Geastraceae 地星属 Geastrum

尖顶地星 *Geastrum triplex* (Jungh.) Fisch.

| 真菌别名 | 土星菌、米屎疏、地星。

| 药 材 名 | 地星（药用部位：子实体）。

| 形态特征 | 外包被基部浅袋形，上部分裂为 4 ~ 8 尖瓣片，裂片反卷，外表光滑，蛋壳色，内层肉质，干后变薄，栗褐色，往往与纤维质的中层分离而部分脱落，仅基部连接；内包被无柄，球形，粉灰色至烟灰色，直径 1.7 ~ 3.5cm，嘴部凸起成宽圆锥形。孢子球形，褐色，有小疣，3.5 ~ 6μm。孢丝浅褐色，不分枝，直径 5 ~ 10μm。

| 生境分布 | 生于草地或灌丛，亦生于落叶层和腐殖质上。本地区较少见。分布于天津蓟州盘山、九山顶、九龙山、八仙山等地。

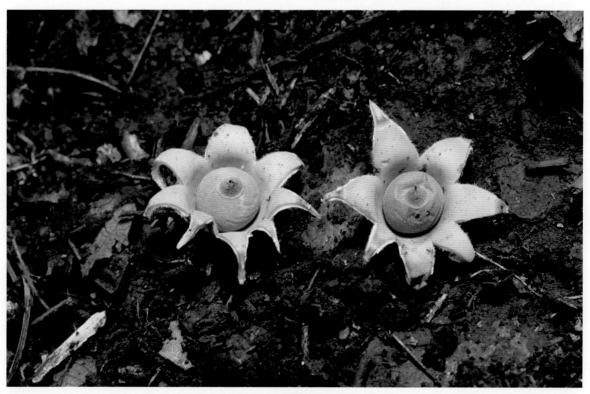

尖顶地星

| **资源情况** | 野生资源较少。药材来源于野生。 |

| **采收加工** | 夏、秋季采收，去除杂质，晒干。 |

| **药材性状** | 本品内包被呈球形，直径 1.7 ~ 3.5cm，嘴部明显，宽圆锥形，粉灰色至灰色，膜质。孢体锈褐色。 |

| **功能主治** | 辛，平。清肺，利咽，解毒，消肿，止血。用于咳嗽，咽喉肿痛，痈肿疮毒，冻疮流水，吐血，衄血，外伤出血。 |

| **用法用量** | 内服煎汤，3 ~ 6g。外用适量，研末敷。 |

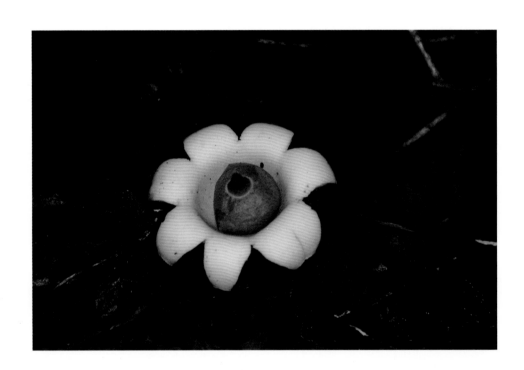

苔藓植物

瘤冠苔科 Aytoniaceae 石地钱属 *Reboulia*

石地钱
Reboulia hemisphaerica (L.) Raddi

| **植物别名** | 石蛤蟆。

| **药 材 名** | 石地钱（药用部位：叶状体）。

| **形态特征** | 苔藓。植物体为暗绿色的叶状体，扁平带状，叉状分枝，长 2 ~ 4cm，宽 0.5 ~ 0.7cm，先端心形。背面深绿色，近于草质，无光泽。气孔单一型，凸起，由 5 ~ 6 列细胞构成。气孔呈不规则的六边形，无隔丝，腹面沿中轴有 1 假根槽，槽的两侧密生覆瓦状排列的紫红色鳞片。雌雄同株。雄托无柄，贴生于叶状体背面中部，呈圆盘状。雌托生于叶状体的先端，托柄长 1 ~ 2cm，托顶半球形，绿色，4 瓣裂，每瓣腹面有 2 无色透明的总苞。孢蒴圆球形，黑色，成熟后自顶部1/3 处盖裂。

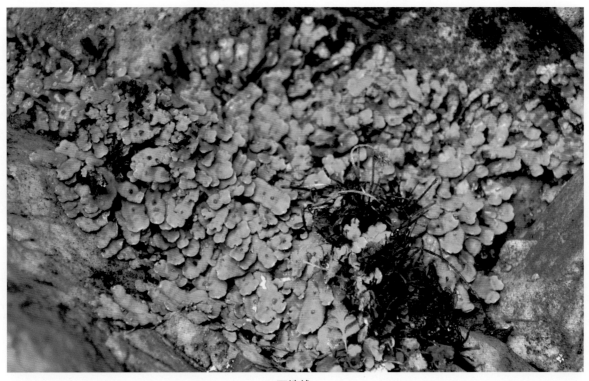

石地钱

| **生境分布** | 生于石壁和土坡上。分布于天津蓟州盘山、黄崖关、九山顶、九龙山、八仙山等地。

| **资源情况** | 野生资源较丰富。药材来源于野生。

| **采收加工** | 夏、秋季采收，洗净，鲜用或晒干。

| **功能主治** | 淡、涩，凉。清热解毒，消肿止血。用于疮疖肿毒，烫火伤，跌打肿痛，外伤出血。

| **用法用量** | 内服煎汤，12 ~ 15g。外用适量，研粉敷；或捣敷。

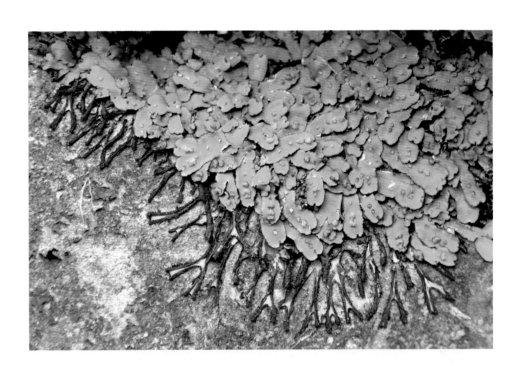

地钱科 Marchantiaceae 地钱属 Marchantia

地钱 *Marchantia polymorpha* L.

| **植物别名** | 地浮萍、地龙皮、地梭罗。

| **药 材 名** | 地钱（药用部位：叶状体）。

| **形态特征** | 苔藓。叶状体较大，扁平，绿色阔带状，多回叉状分枝，长 5 ~ 10cm，宽 1 ~ 2cm，边缘呈波曲状，背面具六边形、整齐排列的气室分隔；每室中央具 1 气孔，孔口烟囱型；孔边细胞 4 列，呈 "十" 字形排列。气室内具多数直立的营养丝；下部的基本组织由 12 ~ 20 层细胞构成；腹面具紫红色的鳞片，以及平滑和带有花纹的 2 种假根。雌雄异株。雄托圆盘状，波状浅裂成 7 ~ 8 瓣；精子器生于托的背面；托柄长约 2cm。雌托扁平，深裂成 9 ~ 11 指状瓣；孢蒴着生于托的腹面；托柄长约 6cm。叶状体背面前端往往具杯状的无性芽胞杯。

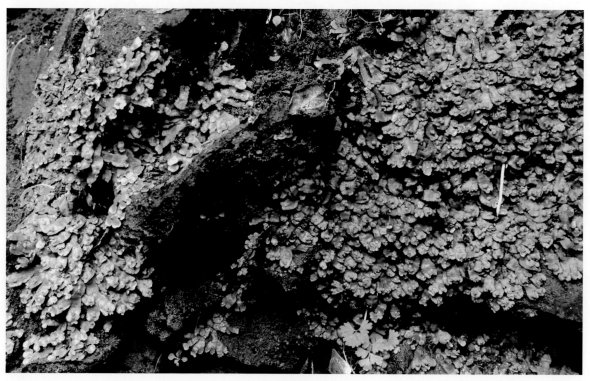

地钱

| **生境分布** | 生于阴湿的土坡、墙下、岩石或沼泽的湿土上。分布于天津蓟州盘山、黄崖关、九山顶、九龙山、八仙山等地。

| **资源情况** | 野生资源较丰富。药材来源于野生。

| **采收加工** | 夏、秋季采收，洗净，鲜用或晒干。

| **药材性状** | 本品叶状体呈皱缩的片状或小团块。湿润后展开呈扁平阔带状，多回二歧分叉，表面暗褐绿色，可见明显的气孔和气孔区划，下面带褐色，有多数鳞片和成丛的假根。气微，味淡。

| **功能主治** | 淡，凉。清热利湿，解毒敛疮。用于湿热黄疸，疮痈肿毒，毒蛇咬伤，烫火伤，骨折，刀伤。

| **用法用量** | 内服煎汤，5 ~ 15g；或入丸、散。外用适量，捣敷；或研末调敷。

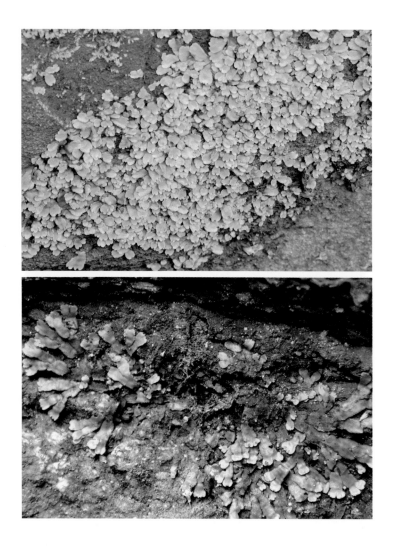

蕨类植物

卷柏科 Selaginellaceae 卷柏属 Selaginella

旱生卷柏 *Selaginella stauntoniana* Spr.

| 植物别名 | 薄扇卷柏、史唐卷柏、蒲扇卷柏。

| 药 材 名 | 干蕨鸡（药用部位：全草）。

| 形态特征 | 多年生草本。根茎横走，匍匐生根，密被棕红色鳞片状叶；地上茎直立，高 15 ～ 25cm，圆柱状形，下部无分枝，被鳞片状叶，先端长锐尖，具长刚毛，与下部茎均为棕红褐色；上部茎有互生分枝，排列为聚伞圆锥形，密生叶，呈扁平形，灰绿色，侧叶斜卵形，开展，基部楔形，先端急尖具刺尖，外侧全缘，厚，内侧膜质，具不整齐小锯齿，长 1.3mm，宽 0.8 ～ 0.9mm，中叶卵状披针形，先端渐尖，具小刺尖，全缘，长 1 ～ 3.2mm，宽约 0.6mm。孢子囊穗生于小枝先端，呈四棱形；孢子叶紧密附生，三角状卵形，先端长渐尖，具刺尖，宽膜质

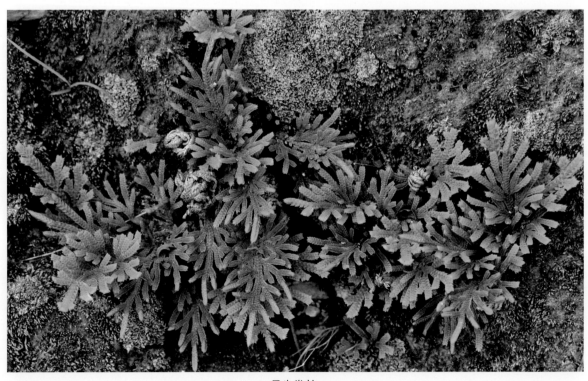

旱生卷柏

缘，具不整齐小锯齿，背面中部隆起；大孢子囊与小孢子囊各为 2 纵列。

| **生境分布** | 生于山坡岩石或悬崖上，是组成岩生植被的主要成分。分布于天津蓟州盘山、黄崖关、九山顶、九龙山、八仙山等地。

| **资源情况** | 野生资源丰富。药材来源于野生。

| **采收加工** | 全年均可采收，晒干。

| **功能主治** | 辛、涩，凉。散瘀止痛，凉血止血。用于跌打损伤，瘀血疼痛，便血，尿血，功能失调性子宫出血。

| **用法用量** | 内服煎汤，9 ~ 15g。外用适量，研末敷。

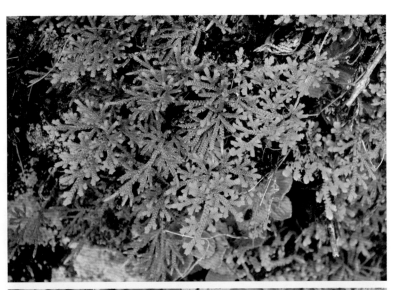

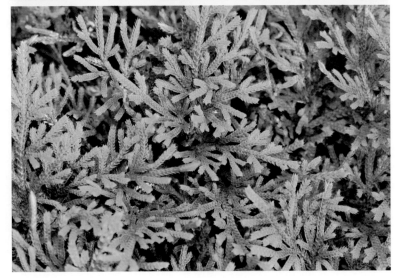

卷柏科 Selaginellaceae 卷柏属 Selaginella

中华卷柏 *Selaginella sinensis* (Desv.) Spr.

植物别名	地柏。
药 材 名	中华卷柏（药用部位：全草）。
形态特征	多年生草本。绿色或灰绿色，茎细圆柱形，禾秆色或黄褐色，匍匐，随处生根；枝互生，二叉分枝。主茎及侧枝基部的叶疏生，贴伏于茎，卵状椭圆形，钝头，全缘，边缘有长纤毛；上部叶二型，排成4列，侧叶长圆形或长卵形，基部楔形，先端有短刺尖，边缘膜质，有细锯齿；中叶长卵形，基部宽楔形，先端钝尖，边缘厚膜质，有疏细锯齿或几无。叶草质，两面光滑。孢子囊穗单生小枝先端，四棱形，长约1cm；孢子叶卵状三角形，边缘膜质，有微锯齿；孢子囊圆肾形，大、小孢子囊同穗，大孢子囊每穗常只有1，生于

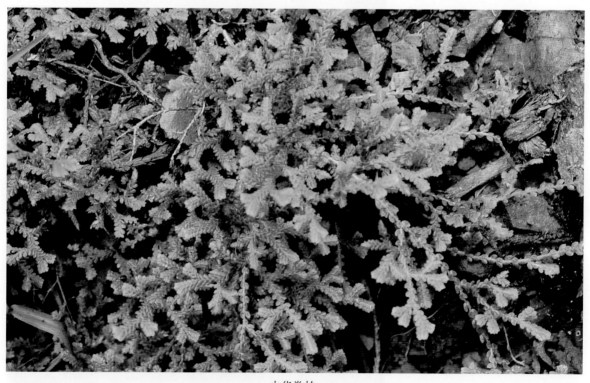

中华卷柏

孢子囊穗基部。

| **生境分布** | 生于林缘、山地岩石、干旱山坡上。分布于天津蓟州盘山、黄崖关、九山顶、九龙山、八仙山等地。

| **资源情况** | 野生资源丰富。药材来源于野生。

| **采收加工** | 夏、秋季采收，晒干或鲜用。

| **功能主治** | 微苦，凉。清热利湿，止血。用于黄疸性肝炎，胆囊炎，肾炎，痢疾，下肢湿疹，烫火伤，外伤流血。

| **用法用量** | 内服煎汤，9 ~ 15g，大剂量可用 30 ~ 60g。外用适量，研末敷。

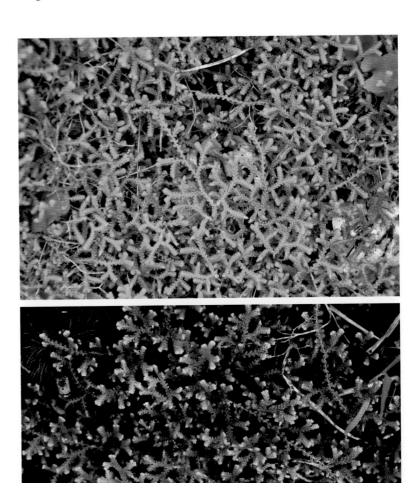

木贼科 Equisetaceae 木贼属 Equisetum

问荆

Equisetum arvense L.

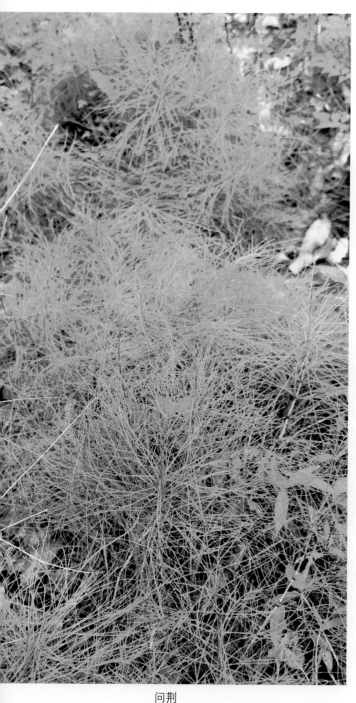

问荆

| 植物别名 |

接续草、公母草、空心草。

| 药 材 名 |

问荆（药用部位：全草）。

| 形态特征 |

地上茎一年生，二型。根茎横生，有黑褐色小球茎。孢子茎春季（4～5月）由根茎发出，常为棕褐色，无叶绿素，肉质，不分枝，高10～30cm，直径2～5mm，节间有12～14不明显的棱脊；叶鞘长而大，长10～20mm。孢子囊穗顶生，长椭圆形，钝头，有柄，孢子叶六角形，盾状着生，螺旋排列，边缘着生长形孢子囊。孢子成熟散落后此茎即枯萎，另由根茎上生出绿色分枝的营养茎，高20～50（～60）cm，有棱脊6～15，脊背上有横的波状隆起，沟中有气孔带。叶鞘筒漏斗状，鞘齿三角状披针形或由2～3齿连接成阔三角形，棕褐色，质厚，具膜质白色狭边；分枝轮生，每节7～11（～13），细长，具3～4棱，叶鞘齿阔披针形，先端具膜质白色小尖头。

| 生境分布 | 生于田边、沟旁及山坡石缝中。分布于天津蓟州、静海、滨海、武清、宁河等地。

| 资源情况 | 野生资源一般。药材来源于野生。

| 采收加工 | 夏、秋季采收，割取全草，置通风处阴干，或鲜用。

| 药材性状 | 本品全草长约30cm，多干缩或枝节脱落。茎呈略扁圆形或圆形，淡绿色，有细纵沟，节间长，每节有退化的鳞片叶，鞘状，先端齿裂，硬膜质。小枝轮生，梢部渐细，基部有时带有部分根，呈黑褐色。气微，味稍苦、涩。

| 功能主治 | 甘、苦，平。归肺、胃、肝经。止血，利尿，明目。用于鼻衄，吐血，咯血，便血，崩漏，外伤出血，淋证，目赤翳膜。

| 用法用量 | 内服煎汤，3～15g。外用适量，鲜品捣敷；或干品研末撒。

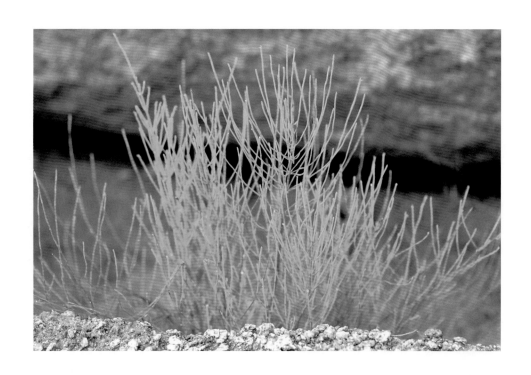

木贼科 Equisetaceae 木贼属 Equisetum

节节草

Equisetum ramosissimum Desf.

| 植物别名 | 通气草、眉毛草、笔杆草。

| 药 材 名 | 笔筒草（药用部位：全草）。

| 形态特征 | 地上茎常绿，多年生，一型。根茎横走，黑褐色。地上茎高
20 ~ 100cm 或更高，直径 1 ~ 3mm，直立，较硬，灰绿色，基部
分枝，各分枝中空，有棱脊 6 ~ 20，狭而粗糙，各有硅质的疣状突
起 1 行，或有小横纹，沟内有气孔线 1 ~ 4 行。节间基部的叶鞘筒状，
长约 2 倍于直径，鞘片背上无棱脊；鞘齿短三角形，褐色，近膜质，
有易落的膜质尖尾；每节有小枝 2 ~ 5（很少不生小枝或仅有 1 小
枝）。孢子囊穗生于分枝先端（有时生小枝先端），长圆形，长
0.5 ~ 2cm，有小尖头，无柄。

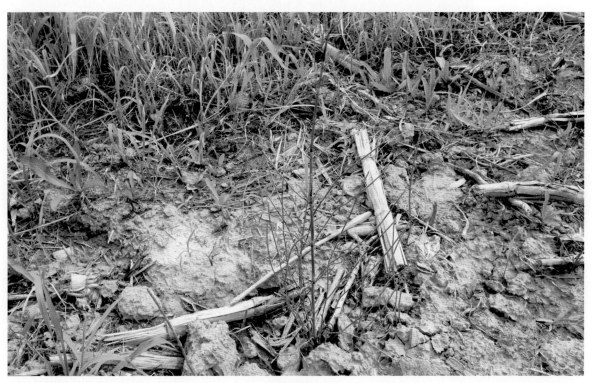

节节草

| **生境分布** | 生于潮湿路旁、沙地、低山砾石地或溪边。分布于天津蓟州、静海、滨海、武清、宁河等地。 |

| **资源情况** | 野生资源一般。药材来源于野生。 |

| **采收加工** | 夏、秋季采挖，洗净，鲜用或晾通风处阴干。 |

| **药材性状** | 本品茎呈灰绿色，基部多分枝，长短不等，直径 1 ~ 2mm，中部以下节处有 2 ~ 5 小枝，表面粗糙，有肋棱 6 ~ 20，棱上有 1 列小疣状突起。叶鞘筒似漏斗状，长为直径的 2 倍，叶鞘背上无棱脊，先端有尖三角形裂齿，黑色，边缘膜质，常脱落。质脆，易折断，断面中央有小孔洞。气微，味淡、微涩。 |

| **功能主治** | 甘、苦，微寒。清热，利尿，明目，止血。用于风热感冒，咳嗽，目赤肿痛，云翳，鼻衄，尿血，肠风下血，淋证，黄疸，带下，骨折。 |

| **用法用量** | 内服煎汤，9 ~ 30g，鲜品 30 ~ 60g。外用适量，捣敷；或研末撒。 |

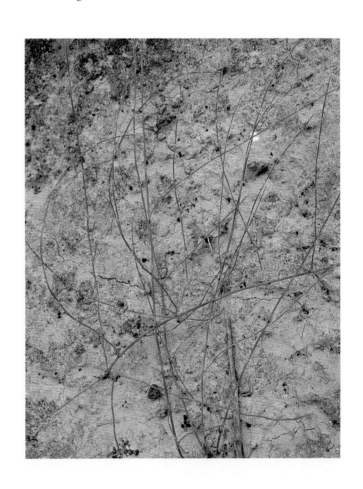

碗蕨科 Dennstaedtiaceae 碗蕨属 Dennstaedtia

溪洞碗蕨
Dennstaedtia wilfordii (Moore) Christ

| 植物别名 | 光叶碗蕨、金丝蕨、孔雀尾。

| 形态特征 | 蕨类，植物体高 40 ～ 60cm。根茎长而横走，密被棕色节状长毛。叶疏生，叶柄长 15 ～ 25cm，禾秆色，基部栗黑色，被与根茎同样的毛；叶片长圆状披针形，长 25 ～ 35cm，宽 6 ～ 10cm，2 ～ 3 回羽状深裂；羽片 10 ～ 14 对，互生，三角形，下部的较大，基部不对称，2 回羽状深裂；小羽片约 5 对，长圆卵形，上先出，基部 1 对最大，羽状深裂；裂片（末回小羽片）倒卵形，长、宽几乎相等，边缘粗齿状。叶脉羽状分枝，末回小羽片为 2 ～ 3 次分叉或为羽状分枝，每锯齿有 1 小脉，不达叶缘。叶薄草质，无毛。孢子囊群圆形，沿叶缘着生，顶生于小脉上；囊群盖浅杯状，绿色，向下弯曲，形似烟斗。

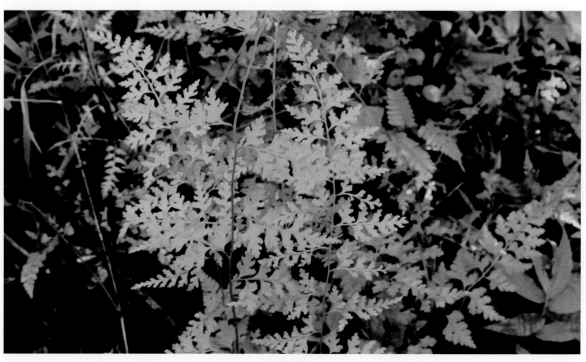

溪洞碗蕨

| **生境分布** | 生于林缘荒山、路旁、水沟旁石缝间或乱石堆中，成丛生长。分布于天津蓟州盘山、黄崖关、九山顶、九龙山、八仙山等地。

| **资源情况** | 野生资源稀少。药材来源于野生。

| **功能主治** | 祛风解表。用于风湿痹痛，筋骨劳伤疼痛。

蕨科 Pteridiaceae 蕨属 Pteridium

蕨

Pteridium aquilinum var. *latiusculum* (Desv.) Underw. ex Heller

| **植物别名** | 蕨菜、拳头菜、凤凰草。

| **药材名** | 蕨（药用部位：嫩叶）、蕨根（药用部位：根茎）。

| **形态特征** | 植株高约 1m。根茎长而横走，有黑褐色茸毛。叶疏生，近革质；小羽轴及主脉下面有疏毛，其余无毛；叶片宽三角形或长圆状三角形，长 30 ~ 60cm，宽 20 ~ 45cm，3 回羽状或 4 回羽状分裂；末回小羽片或裂片长圆形，圆钝头，全缘或基部 1 ~ 3 对浅裂片或呈波状圆齿；侧脉二叉。孢子囊群生于小脉先端的联结脉上，沿叶缘分布；囊群盖线形。

| **生境分布** | 生于石缝、田边或灌木林下。分布于天津蓟州盘山、黄崖关、九山顶、九龙山、八仙山等地。

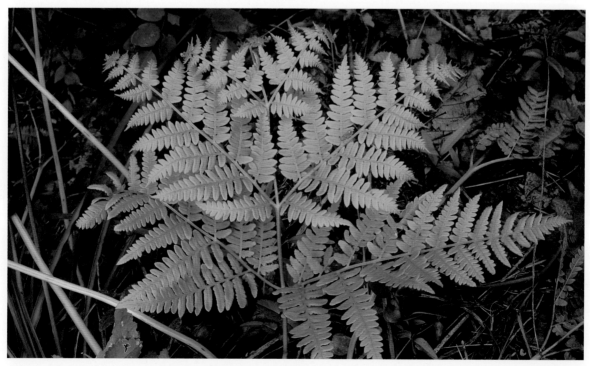

蕨

| 资源情况 | 野生资源一般。药材来源于野生。

| 采收加工 | 蕨：秋、冬季采收嫩叶，晒干或鲜用。
蕨根：秋、冬季采挖，洗净、晒干。

| 功能主治 | 蕨：甘，寒。归肝、胃、大肠经。清热利湿，降气化痰，止血。用于感冒发热，黄疸，痢疾，带下，噎膈，肺结核咯血，肠风便血，风湿痹痛。
蕨根：甘，寒；有毒。归肺、肝、脾、大肠经。清热利湿，平肝安神，解毒消肿。用于发热，咽喉肿痛，腹泻，痢疾，黄疸等。

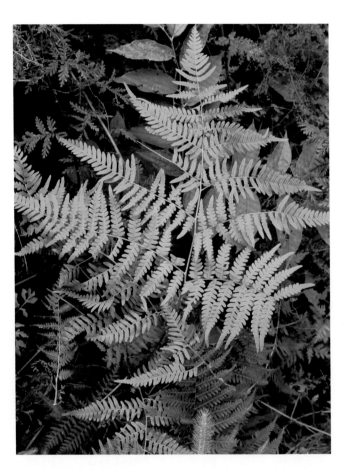

| 用法用量 | 蕨：内服煎汤，9～15g。外用适量，捣敷；或研末撒。
蕨根：内服煎汤，9～15g。外用适量，研粉或炙灰调敷。

| 附　注 | 民间常把本种嫩叶当作野菜食用。本种嫩叶不宜生食、久食，脾胃虚寒及生疥疮者慎服。

中国蕨科 Sinopteridaceae 粉背蕨属 Aleuritopteris

银粉背蕨 *Aleuritopteris argentea* (Gmel.) Fee

| 植物别名 | 铜丝草、紫背金牛。

| 药 材 名 | 通经草（药用部位：全草）。

| 形态特征 | 陆生小型蕨类，植株高 10 ~ 25cm。根茎直立或斜升，密生黑色或棕黑色、披针形、边缘白色的鳞片。叶柄长 5 ~ 15cm，棕褐色，无毛，基部疏生鳞片，有光泽；叶丛生，厚纸质或亚革质；叶片三角状五角形，上面暗绿色，下面有淡黄色或略带乳白色的蜡质粉末（幼叶常无粉末），长、宽均 3 ~ 6cm，有 3 片基部彼此相连或分离的羽裂的羽片；顶生羽片近菱形，基部羽片多少浅裂，侧生羽片三角形，羽轴下侧的裂片较上侧的为长，基部 1 片最长，浅裂，裂片钝尖头，边缘有小圆齿；叶脉纤细，下面不凸起，羽状分叉。孢子囊群生于

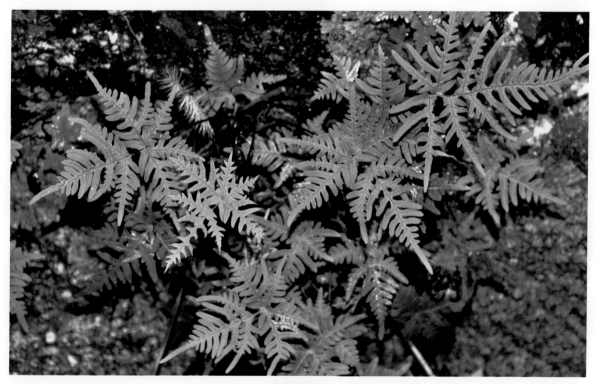

银粉背蕨

小脉先端，成熟时汇合成条形；囊群盖沿叶缘连续着生，厚膜质，全缘。

| **生境分布** | 生于含有石灰质的岩石缝里，在高山、平地皆可生长。分布于天津蓟州盘山、黄崖关、九山顶、九龙山、八仙山等地。

| **资源情况** | 野生资源较丰富。药材来源于野生。

| **采收加工** | 夏、秋季采收，去除泥土，捆成小把，晒干。

| **药材性状** | 本品根茎短小，密被红棕色鳞片。叶数枚簇生；叶柄细长，长 10 ~ 15cm，栗棕色，有光泽；叶片卷缩，展开后呈近五角形，长、宽均 5 ~ 6cm，掌状羽裂，细裂片宽窄不一，叶上表面绿色，下表面被银白色或淡黄色粉粒。孢子囊群集生于叶缘，成条形，质脆，易折断。气微，味淡。

| **功能主治** | 辛、甘，平。归肝、肺经。活血调经，止咳，利湿，解毒消肿。用于月经不调，闭经腹痛，赤白带下，肺痨咯血，大便泄泻，小便涩痛，乳痈，风湿关节痛，跌打损伤，肋间神经痛，疮肿。

| **用法用量** | 内服煎汤，9 ~ 15g。外用适量，煎汤熏洗；或捣敷。

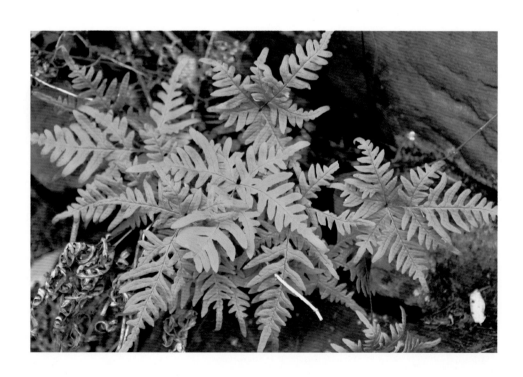

中国蕨科 Sinopteridaceae 粉背蕨属 Aleuritopteris

陕西粉背蕨 *Aleuritopteris shensiensis* Ching

| **植物别名** | 无银粉背蕨。

| **药 材 名** | 通经草（药用部位：全草）。

| **形态特征** | 陆生小型蕨类，植株高约15cm。根茎短而直立，须根多，先端密被
黑色、质厚、披针形鳞片。叶簇生，叶柄长 8 ~ 12cm，直径约 1.5mm，
栗黑色，基部疏生鳞片；叶片五角形，长、宽几相等，5 ~ 6cm，
基部 3 回羽状，中部 2 回羽状，先端 1 回羽状；羽片 4 ~ 6 对，对
生，基部 1 对最大，近三角形，2 回羽状；1 回小羽片 4 ~ 5 对，下
先出，基部下侧 1 片特长，斜向下，羽状深裂；裂片线状镰形，长
8 ~ 10mm，宽约 1mm；从第 2 对小羽片向上各对减小，除第 2 对
羽裂外，通常不裂，单一，由下而上长 1.5 ~ 3mm，宽约 1mm，线

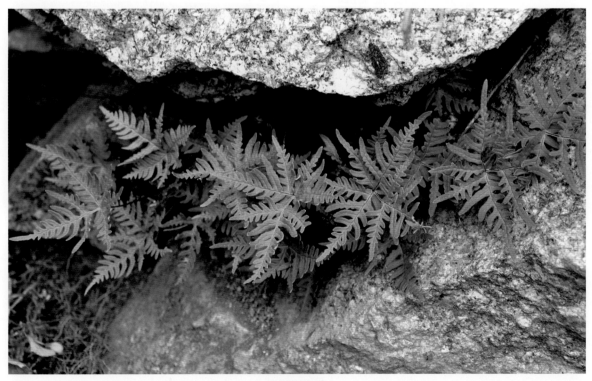

陕西粉背蕨

状镰形，近全缘；叶纸质，叶脉不显，无粉末，羽轴两侧有狭翅。孢子囊群成熟后为线形，沿裂片边缘分布，连续；囊群盖深棕色，膜质，全缘，不断裂，彼此靠合。

| **生境分布** | 生于石缝中。分布于天津蓟州盘山、黄崖关、九山顶、九龙山、八仙山等地。

| **资源情况** | 野生资源较少。药材来源于野生。

| **附　　注** | 本种全草亦作通经草药用。FOC 将本种归并为银粉背蕨的变种，修订其拉丁学名为 *Aleuritopteris argentea* var. *obscura* (Christ) Ching。本种为钙质土壤的指示植物。

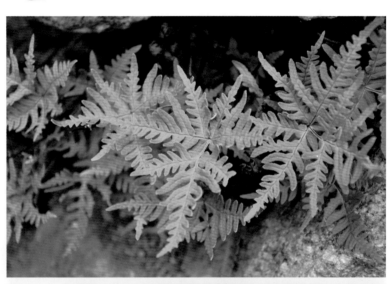

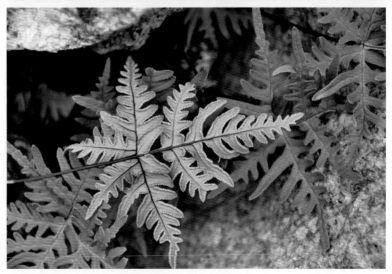

铁线蕨科 | Adiantaceae 铁线蕨属 | Adiantum

普通铁线蕨 *Adiantum edgewothii* Hook.

| **植物别名** | 猪鬃草。

| **药 材 名** | 猪毛参（药用部位：全草）。

| **形态特征** | 蕨类，植株高 10 ~ 30cm。根茎短而直立，顶部有黑褐色披针形鳞片。叶簇生，纸质，无毛；叶柄棕褐色，有光泽，基部有鳞片；一回羽状复叶，长 10 ~ 30cm，宽 2 ~ 3cm，叶轴先端有 1 小叶或有时叶轴延伸成鞭状，先端着地生根，再长出茎叶成一新植物体；羽片 10 ~ 14 对，不对称三角形，几无柄，长 1 ~ 1.5cm，宽 4 ~ 6mm，先端钝，基部几成直角，生孢子囊的叶有缺刻，不生孢子囊的叶多半裂，裂片 3 ~ 5，长圆形，圆头；叶薄草质，无毛；叶脉扇形分叉。每羽片着生孢子囊群数枚，为反卷叶缘形成的囊群盖所包被，囊群

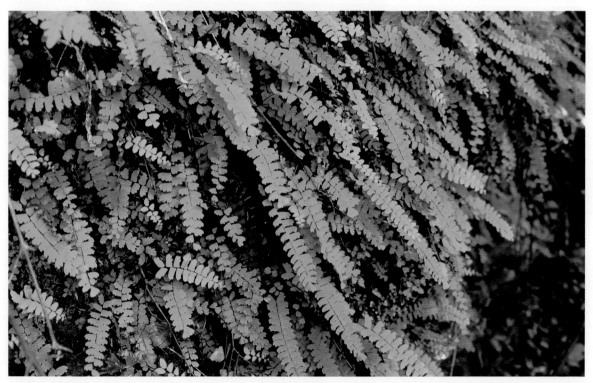

普通铁线蕨

盖横长圆形或圆肾形，棕色，纸质，无毛，近全缘。

| **生境分布** | 生于林下湿地或岩石上。分布于天津蓟州盘山、黄崖关、九山顶、九龙山、八仙山等地。

| **资源情况** | 野生资源一般。药材来源于野生。

| **采收加工** | 夏、秋季采收，洗净，晒干或鲜用。

| **功能主治** | 苦，凉。利尿通淋，止血。用于热淋，血淋，刀伤出血。

| **用法用量** | 内服煎汤，10 ～ 15g。外用适量，鲜品捣敷。

| **附　　注** | 本种可作为酸性土壤的指示植物。

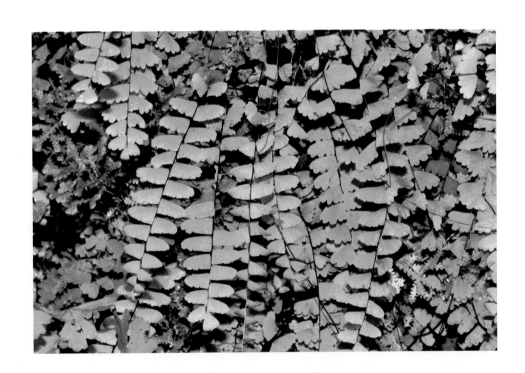

日本蹄盖蕨 *Athyrium niponicum* (Mett.) Hance

| 植物别名 | 华东蹄盖蕨。

| 药 材 名 | 华东蹄盖蕨（药用部位：全草）。

| 形态特征 | 蕨类，植株高达 80cm。根茎短粗斜升，顶部被棕色披针形的鳞片，鳞片全缘。叶簇生；叶柄长 15 ~ 35cm，禾秆色，基部黑色，密布鳞片，向上近光滑；叶片卵圆形或椭圆形，长 25 ~ 40cm，宽 20 ~ 30cm，2 回羽状或 3 回羽状深裂；羽片 10 ~ 15 对，互生，具柄，基部的稍大，2 回羽状深裂；小羽片 15 ~ 20 对，稍斜上，柄极短，披针形，中部的稍大，羽状深裂；裂片披针形，钝头，边缘有粗锯齿或偶为浅裂；叶脉羽状，侧脉一或二叉，下面粗而显著隆起，伸达齿端；叶厚纸质，叶轴和各羽轴无翅，带紫红色。孢子

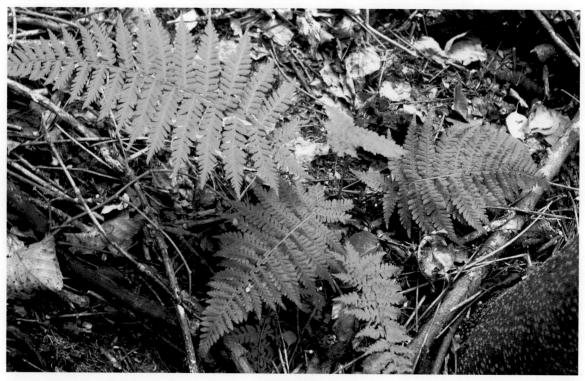

日本蹄盖蕨

囊群椭圆形，每裂片有 4 ~ 5 对，成熟时满布叶背；囊群盖浅棕色，膜质，边缘啮蚀状。

| **生境分布** | 生于林下、山谷、溪边、阴坡岩石缝中或大岩石下。分布于天津蓟州盘山、黄崖关、九山顶、九龙山、八仙山等地。

| **资源情况** | 野生资源一般。药材来源于野生。

| **采收加工** | 全年或夏、秋季采收，洗净，鲜用或晒干。

| **功能主治** | 苦，凉。清热解毒，止血，驱虫。用于疮毒疔肿，痢疾，衄血，蛔虫病。

| **用法用量** | 内服煎汤，15 ~ 30g。外用适量，鲜叶捣敷。

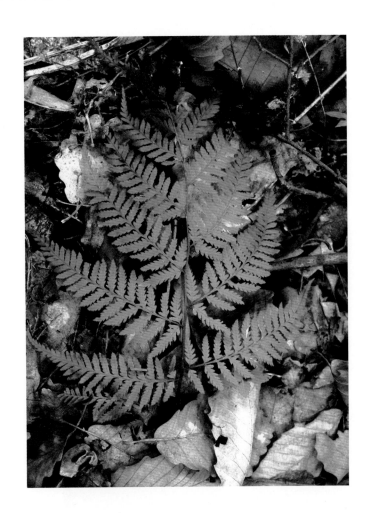

铁角蕨科 Aspleniaceae 铁角蕨属 Asplenium

北京铁角蕨 *Asplenium pekinense* Hance

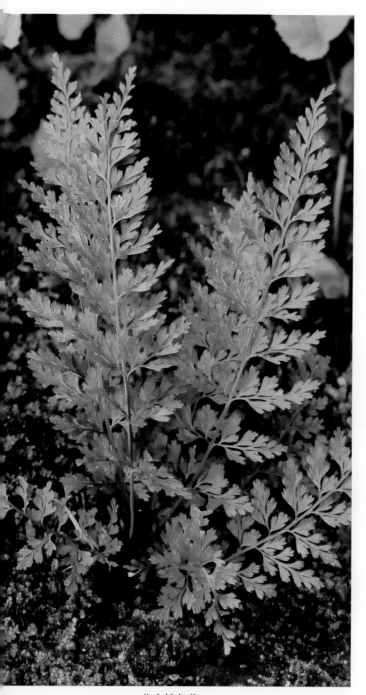

北京铁角蕨

| 植物别名 |

地柏枝。

| 药材名 |

铁杆地柏枝（药用部位：全草）。

| 形态特征 |

蕨类，植株高 8 ~ 20cm。根茎短而直立，密生披针形鳞片。叶丛生，绿色；叶柄淡绿色，细弱，疏生纤维状小鳞片；叶片披针形，厚草质或亚草质，灰绿色或深绿色，长 6 ~ 12cm，中部宽 2 ~ 3cm，无毛，2 回羽状或 3 回羽裂，羽轴和叶轴两侧都有狭翅，基部羽片缩短，先端渐尖；羽片三角状长圆形；裂片线形，先端有 2 ~ 3 锐齿，每齿有小脉 1。孢子囊群每裂片 1 ~ 2，线形，成熟时往往布满叶下面；囊群盖同形，灰白色，膜质，全缘。

| 生境分布 |

生于山沟阴湿处、潮湿的墙缝中或石缝中。分布于天津蓟州盘山、九山顶、九龙山、八仙山等地。

| **资源情况** | 野生资源一般。药材来源于野生。

| **采收加工** | 4 月采挖带根茎全草,洗净,晒干或鲜用。

| **功能主治** | 甘、微辛,平。化痰止咳,利膈,止血。用于感冒咳嗽,肺结核,痢疾,腹泻,热痹,肿毒,疮痈,跌打损伤,外伤出血。

| **用法用量** | 内服煎汤,15 ～ 30g。外用适量,捣敷;或研末敷。

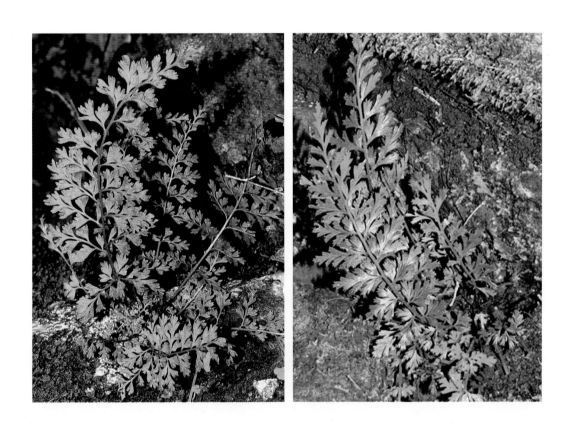

铁角蕨科 Aspleniaceae 过山蕨属 Camptosorus

过山蕨 *Camptosorus sibiricus* Rupr.

| **植物别名** | 马蹬草、过桥草、还阳草。

| **药材名** | 马蹬草（药用部位：全草）。

| **形态特征** | 小草本，高约 10cm。根茎短而直立，顶部密生黑褐色、膜质、具粗筛孔的狭披针形小鳞片，长约 3mm。叶数枚，簇生；叶柄长 2 ~ 6cm，不等长，绿色；叶二型，草质，两面无毛；不育叶较短，长约 5cm，叶片披针形或长圆形，长 1 ~ 2cm，宽 5 ~ 8mm；能育叶叶柄长 2 ~ 5cm，叶片长 5 ~ 15cm，宽 5 ~ 10mm，长披针形，先端尾状长达 5cm，着地生根，产生新株，基部楔形下延；叶脉网状，沿主脉两侧各有 1 ~ 2（~ 3）行网眼，近主脉的 1 行狭长而平行于主脉。孢子囊群线形，开裂后成长圆形，沿主脉两侧各 1 ~ 3 行，

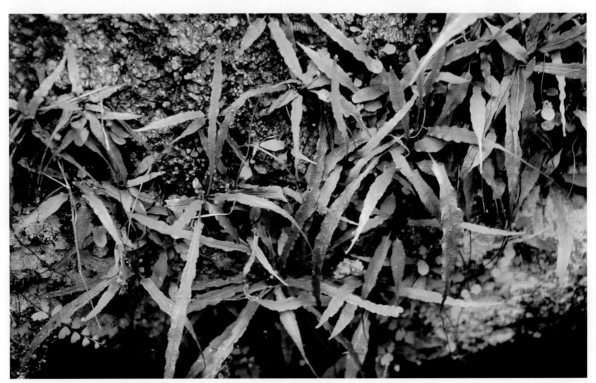

过山蕨

近主脉的 1 行与主脉平行，规则，其余各行斜向上，不规则；囊群盖同形，膜质，灰绿色，近主脉的 1 行向主脉开口，其余有的向主脉开口，有的向叶缘开口。

| 生境分布 | 生于阴湿山坡的石缝中或岩石上。分布于天津蓟州盘山、九山顶、九龙山、八仙山等地。

| 资源情况 | 野生资源稀少。药材来源于野生。

| 采收加工 | 夏、秋季采收，洗净，晒干。

| 功能主治 | 淡，平。活血化瘀，止血，解毒。用于血栓闭塞性脉管炎，偏瘫，功能失调性子宫出血，神经性皮炎，下肢溃疡。

| 用法用量 | 内服煎汤，3 ~ 6g；研末，每次 1g，每日 3 次。外用适量，研末敷。

| 附　注 | （1）FOC 将本种归并于铁角蕨属 *Asplenium*，修订其拉丁学名为 *Asplenium ruprechtii* Sa. Kurata。

（2）本种在民间用于治疗外伤、胃溃疡。

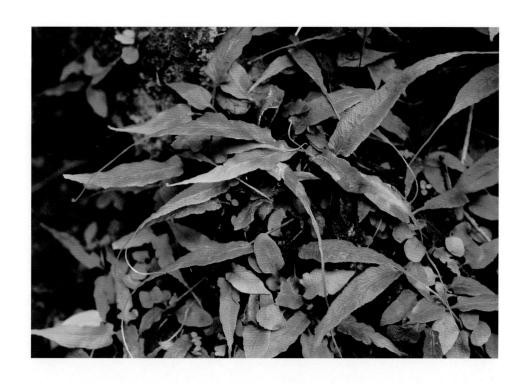

岩蕨科 Woodsiaceae 岩蕨属 Woodsia

耳羽岩蕨 *Woodsia polystichoides* Eaton

| 植物别名 | 耳羽草。

| 药 材 名 | 蜈蚣旗根（药用部位：根茎）。

| 形态特征 | 蕨类，植株高达 30cm。根茎短而直立，密被棕色、膜质、披针形的鳞片。叶丛生，叶柄长 4 ~ 12cm，直径约 1.5mm，1 回羽状，羽片20 ~ 30 对；羽片镰形，长 0.8 ~ 1.5cm，宽 0.4 ~ 0.6cm，无柄，基部斜楔形，上方呈耳状，全缘或具波状或钝齿状；叶两面被疏毛，毛之间常混生少数鳞片。孢子囊群着生于叶缘细脉先端，每羽片 2行；囊群盖碗形，具不整齐的浅裂。

| 生境分布 | 生于山坡林下或岩石缝中。分布于天津蓟州盘山、黄崖关、九山顶、九龙山、八仙山等地。

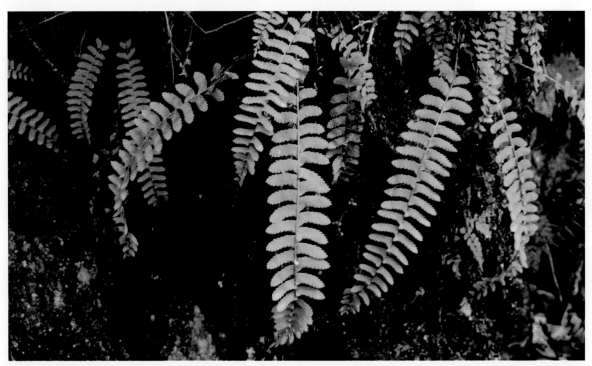

耳羽岩蕨

| **资源情况** | 野生资源稀少。药材来源于野生。 |

| **采收加工** | 全年均可采收，洗净，鲜用。 |

| **功能主治** | 舒筋活络。用于筋伤疼痛，活动不利。 |

| **用法用量** | 外用适量，鲜品捣敷。 |

鳞毛蕨科 Dryopteridaceae 鳞毛蕨属 *Dryopteris*

粗茎鳞毛蕨 *Dryopteris crassirhizoma* Nakai

| 植物别名 | 绵马鳞毛蕨、贯众、东绵马。

| 药 材 名 | 绵马贯众（药用部位：根茎、叶柄残基）。

| 形态特征 | 蕨类，植株高达 1m。根茎粗大，被鳞片。叶丛生，叶柄长 10 ~ 25cm，基部密被鳞片；叶片倒披针形，2 回羽状深裂，草质，长 60 ~ 100cm；羽片无柄，长圆形，两面具纤维状的鳞毛，边缘具细锯齿；叶脉分离。孢子囊群着生于叶中部以上的羽片上，生于叶背小脉中部以下；囊群盖圆肾形，棕色。

| 生境分布 | 生于林下阴湿处。分布于天津蓟州盘山、黄崖关、九山顶、九龙山、八仙山等地。

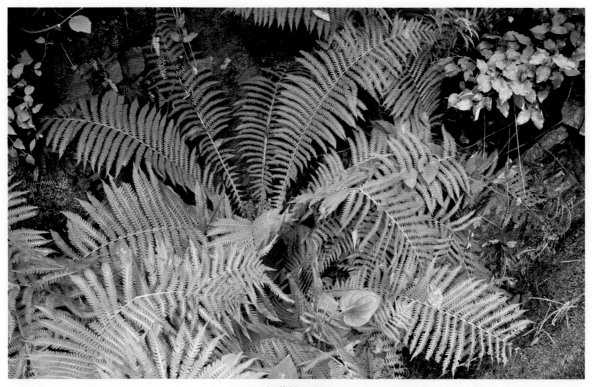

粗茎鳞毛蕨

| 资源情况 | 野生资源一般。药材来源于野生。

| 采收加工 | 秋季采收，将全株挖起，除去地上部分及须根，洗净，晒干。

| 药材性状 | 本品根茎呈长倒卵形，略弯曲，上端钝圆或截形，下端较尖，有的纵剖为两半，长 7 ~ 20cm，直径 4 ~ 8cm。表面黄棕色至黑褐色，密被排列整齐的叶柄残基及鳞片，并有弯曲的须根。叶柄残基呈扁圆形，长 3 ~ 5cm，直径 0.5 ~ 1cm；表面有纵棱线，质硬而脆，断面略平坦，棕色，有黄白色维管束 5 ~ 13，环列；每个叶柄残基的外侧常有 3 条须根，鳞片条状披针形，全缘，常脱落。质坚硬，断面略平坦，深绿色至棕色，有黄白色维管束 5 ~ 13，环列，其外散有较多的叶迹维管束。气特异，味初淡而微涩，后渐苦、辛。

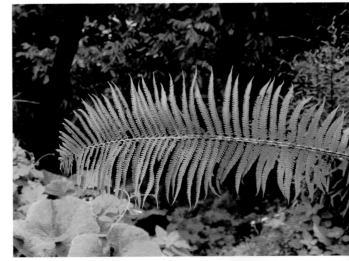

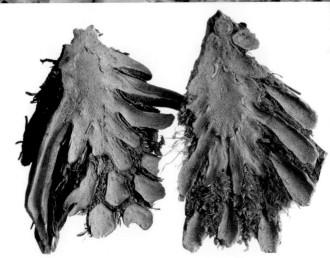

| 功能主治 | 苦，微寒；有小毒。归肝、胃经。清热解毒，凉血止血，杀虫。用于风热感冒，温热斑疹，吐血，咯血，衄血，崩漏，便血，血痢，带下，钩、蛔、绦虫等肠道寄生虫病。

| 用法用量 | 内服煎汤，12 ~ 30g。

鳞毛蕨科 Dryopteridaceae 鳞毛蕨属 Dryopteris

华北鳞毛蕨 Dryopteris goeringiana (Kunze) Koidz.

| 植物别名 | 美丽鳞毛蕨、马牙贯众。

| 药 材 名 | 花叶狗牙七（药用部位：根茎）。

| 形态特征 | 蕨类，植株高 60 ~ 90cm。根茎长而粗大，横生，与叶柄同有披针形的鳞片。叶柄丛生，有沟，长 30 ~ 40cm，禾秆色，基部膨大，棕褐色，除基部外几无毛；叶片披针状卵圆形或长圆状卵圆形，顶部渐尖，长 30 ~ 50cm，宽 20 ~ 28cm，薄草质，3 回羽状分裂；第 1 回羽片长圆状披针形，有短柄，长 18 ~ 20cm，宽 7 ~ 8cm；第 2 回羽片椭圆形或披针形，先端渐尖，有深裂，裂片有锐齿，末端为针刺状，叶片上面光滑无毛；叶脉不分明，分离。孢子囊群大，圆肾形，着生于侧脉上；囊群盖圆形，弯曲处附着，边缘有齿。

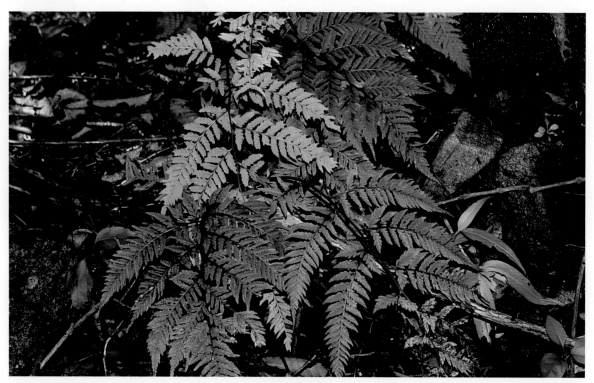

华北鳞毛蕨

| **生境分布** | 生于林下阴湿处或阴湿的石缝中。分布于天津蓟州盘山、黄崖关、九山顶、九龙山、八仙山等地。

| **资源情况** | 野生资源一般。药材来源于野生。

| **采收加工** | 全年均可采收，挖出后除去叶及须根，洗净，晒干。

| **药材性状** | 本品根茎呈细长圆柱形，直径 2 ～ 4cm，表面有棕色叶柄残基，被棕色阔披针形鳞片。质坚硬，断面棕红色，可见数个类白色小点排列成环（分体中柱）。气微，味微涩。

| **功能主治** | 涩、苦，平。归肝、肾经。祛风湿，强腰膝，降血压。用于腰膝酸痛，头晕，高血压。

| **用法用量** | 内服煎汤，12 ～ 30g。

鳞毛蕨科 Dryopteridaceae 耳蕨属 Polystichum

戟叶耳蕨 *Polystichum tripteron* (Kunze) Presl

| 植物别名 | 三叶耳蕨、三叉耳蕨。

| 形态特征 | 蕨类，植株高 40 ~ 65cm。根茎短而直立，须根发达。叶丛生，叶柄长 15 ~ 25cm，基部被褐色卵形鳞片，叶轴疏被小鳞片；叶片戟状披针形，长 30 ~ 45cm，宽 10 ~ 20cm，呈三出状，基部具 1 对长的呈 1 回羽状裂的羽片，羽片镰状披针形，长 3 ~ 4cm，基部上侧呈三角状耳形，边缘浅裂，且具尖刺。孢子囊群着生于叶背牙齿的基部，排列为 2 行；囊群盖圆盾形，边缘不整齐，早落。

| 生境分布 | 生于林下或阴处石缝中。分布于天津蓟州盘山、黄崖关、九山顶、九龙山、八仙山等地。

| 资源情况 | 野生资源稀少。药材来源于野生。

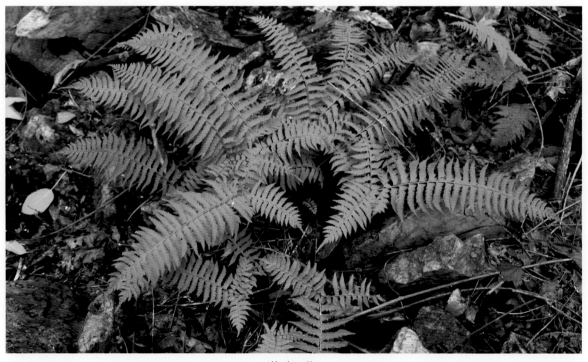

戟叶耳蕨

| 附　注 |　文献记载本种的根及叶柄残基可入药，用于治疗腹痛、痢疾、淋浊等。

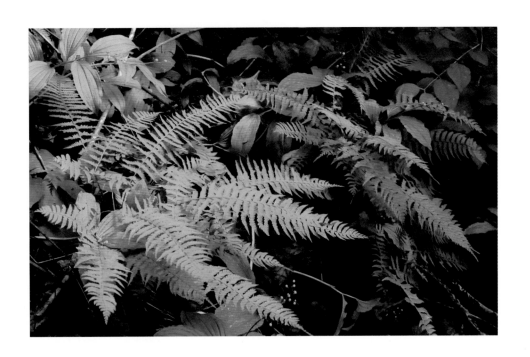

水龙骨科 Polypodiaceae 石韦属 Pyrrosia

有柄石韦 Pyrrosia petiolosa (Christ) Ching

| **植物别名** | 独叶草、石英革、长柄石韦。

| **药 材 名** | 石韦（药用部位：叶）。

| **形态特征** | 多年生草本，植株高 5 ～ 10cm。根茎长而横走，密被深棕褐色披针形鳞片。叶远生，单叶，二型，厚革质；营养叶叶柄较孢子叶叶柄为短，叶柄长 2 ～ 4cm；叶片卵圆形，长 3 ～ 5cm，宽 0.5 ～ 2cm，钝头，全缘，干后内卷成筒形，叶上面有疏生的星状毛，并有小凹点，叶下面密生棕色的星状鳞毛；孢子叶卵圆形，有长柄，顶部锐尖或钝尖，基部略下延；叶脉不明显。孢子囊群成熟时布满叶背，孢子囊深棕色。

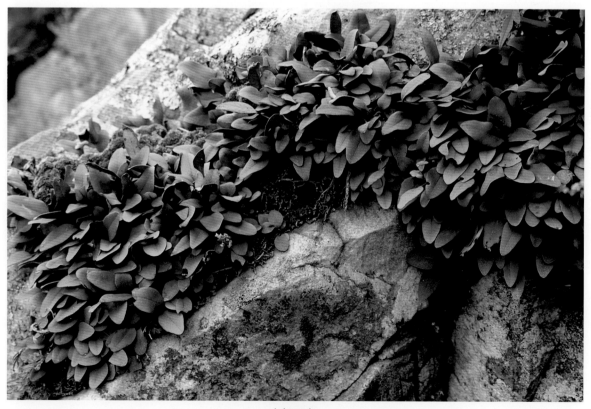

有柄石韦

| 生境分布 | 生于山坡岩石上。分布于天津蓟州盘山、黄崖关、九山顶、九龙山、八仙山等地。

| 资源情况 | 野生资源较丰富。药材来源于野生。

| 采收加工 | 全年均可采收，除去根茎和根，晒干或阴干。

| 药材性状 | 本品叶片多卷曲成筒状，展平后呈长圆形或卵状长圆形，长 3 ~ 5cm，宽 1 ~ 2cm。基部楔形，对称；下表面侧脉不明显，布满孢子囊群。叶柄长 2 ~ 4cm，直径约 1mm。

| 功能主治 | 甘、苦，微寒。归肺、膀胱经。利尿通淋，清肺止咳，凉血止血。用于热淋，血淋，石淋，小便不通、淋沥涩痛，肺热喘咳，吐血，衄血，尿血，崩漏。

| 用法用量 | 内服煎汤，6 ~ 12g。

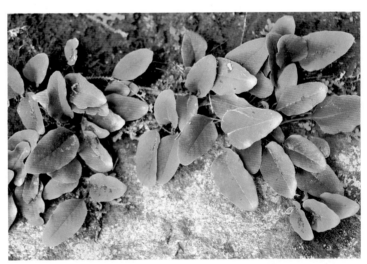

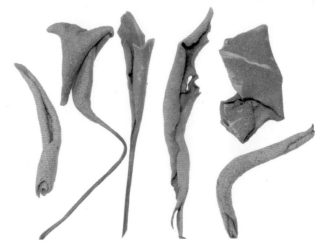

水龙骨科 Polypodiaceae 石韦属 Pyrrosia

华北石韦
Pyrrosia davidii (Baker) Ching

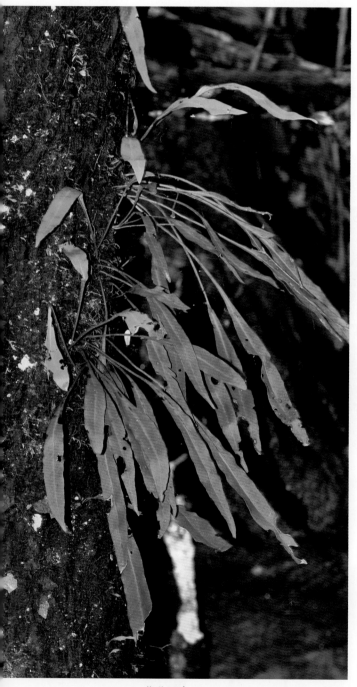

华北石韦

| 植物别名 |

北京石韦。

| 药 材 名 |

石韦（药用部位：全草）。

| 形态特征 |

多年生草本，植株高 5 ～ 20cm。根茎长而横走，密被披针形鳞片。叶柄密生鳞片，以关节着生于根茎上，长 3 ～ 7cm；叶一型，近革质，长披针形，向两端渐变狭，有时向下延伸几达叶柄基部，全缘，长 4 ～ 9cm，宽 0.6 ～ 1.5cm，幼时叶上面疏生星状毛，老时无毛，有凹点，下面密生短而细棕色的星状毛；叶脉不明显。孢子囊群散布于叶的背面，无盖，圆形，密接。叶干后稍内卷。

| 生境分布 |

生于山坡岩石上或石缝内。分布于天津蓟州盘山、黄崖关、九山顶、九龙山、八仙山等地。

| 资源情况 |

野生资源较少。药材来源于野生。

| **采收加工** | 全年均可采收，洗净，晒干。

| **药材性状** | 本品叶向内卷成筒状或平展，一型，软革质。叶片披针形或线状披针形，向两端渐狭，长 3 ~ 8cm，宽 0.6 ~ 1.5cm；下表面密生短而细的星状毛。叶柄长 2 ~ 5cm，直径 1.5 ~ 3mm。孢子囊群多行。

| **功能主治** | 苦、甘，寒。归肺、肾、膀胱经。利水通淋，清肺化痰，凉血止血。用于淋证，水肿，小便不利，痰热咳喘，咯血，吐血，衄血，崩漏及外伤出血。

| **用法用量** | 内服煎汤，9 ~ 15g；或研末。外用适量，研末涂敷。

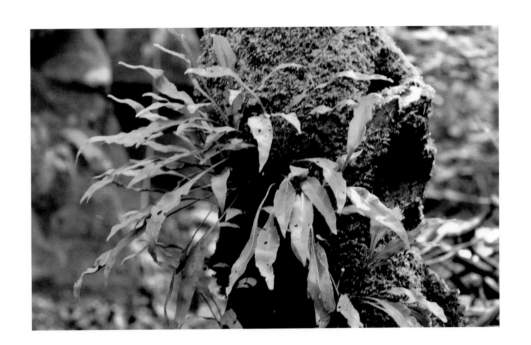

裸子植物

苏铁科 Cycadaceae 苏铁属 Cycas

苏铁
Cycas revoluta Thunb.

| **药 材 名** | 苏铁根（药用部位：根）、苏铁叶（药用部位：叶）、苏铁花（药用部位：大孢子叶）、苏铁果（药用部位：种子）。

| **形态特征** | 常绿乔木。树干粗壮，不分枝，圆柱形，有明显螺旋排列的菱形叶柄痕迹。羽状复叶，螺旋排列于茎顶，似簇生，长75～200cm，羽裂片坚硬，边缘显著地向下反卷，先端有刺状尖头，上面深绿色，中脉显著隆起，两侧有疏毛或无毛；叶柄两侧有刺。雌雄异株，雄球花圆柱形，长30～70cm，直径8～15cm，有短梗；小孢子叶（雄蕊）楔形，先端宽平，其两角近圆形，有急尖头，直立，下面中肋及先端密生黄褐色毛，小孢子囊通常3个聚生；大孢子叶（雌蕊）密生淡黄色绒毛，上部卵形至长卵形，边缘羽状分裂，裂片条状钻形，先端有刺状尖头，胚珠2～6生于大孢子叶柄的两侧，有绒毛。种子卵圆形，橘红色，初有绒毛，后变光滑，骨质，前端刺状。花期7～8

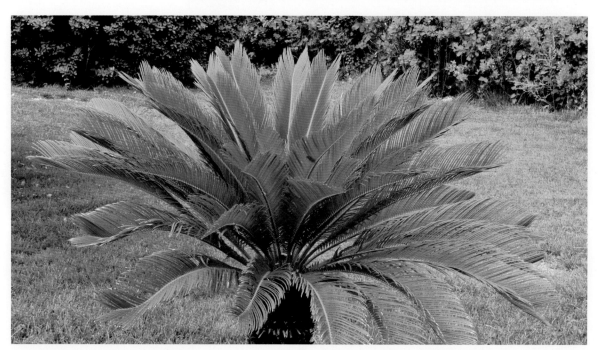

苏铁

月，种子 10 月成熟。

| **生境分布** | 生于花坛、路边、庭院、公园，为观赏植物。天津各地均有栽培。

| **资源情况** | 栽培资源一般。药材来源于栽培。

| **采收加工** | 苏铁根：全年均可采挖，晒干备用。
苏铁叶：全年均可采收，鲜用或晒干。
苏铁花：夏季采摘，鲜用或阴干备用。
苏铁果：秋、冬季采收，晒干备用。

| **药材性状** | 苏铁根：本品呈细长圆柱形，略弯曲，长 10 ~ 35cm，直径约 2mm。表面灰黄色至灰棕色，具瘤状突起；外皮易横断成环状裂纹。质略韧，不易折断，断面皮部灰褐色，木部黄白色。气微，味淡。
苏铁叶：本品大形，1 回羽状，叶轴扁圆柱形，叶柄基部两侧具刺，黄褐色。质硬，断面纤维性。羽片线状披针形，长 9 ~ 18cm，宽 4 ~ 6mm，黄色或黄褐色，边缘向背面反卷，背面疏生褐色柔毛。质脆，易折断，断面平坦。气微，味淡。
苏铁花：本品略呈匙状，上部扁宽，下部圆柱形，长 10 ~ 20cm，宽 5 ~ 8cm。全体密被褐黄色绒毛，扁宽部分两侧羽状深裂为细条形，下部圆柱部分两侧各生 1 ~ 5 近球形的胚珠。气微，味淡。

| **功能主治** | 苏铁根：甘、淡、平；有小毒。祛风通络，活血止血。用于风湿麻木，筋骨疼痛，跌打损伤，腰痛，带下，口疮。
苏铁叶：甘、淡、平；有小毒。归肝、胃经。理气止痛，散瘀止血，消肿解毒。用于肝胃气滞疼痛，经闭，吐血，便血，痢疾，肿痛，跌打损伤。
苏铁花：甘，平。理气祛湿，活血止血，益肾固精。用于胃痛，慢性肝炎，风湿疼痛，跌打损伤，咯血等。
苏铁果：苦、涩、平；有毒。归肺、肝、大肠经。平肝降压，镇咳祛痰，收敛固涩。用于高血压，慢性肝炎，咳嗽痰多，痢疾，遗精，带下，跌打损伤，刀伤。

| **用法用量** | 苏铁根：内服煎汤，10 ~ 15g；或研末。外用适量，煎汤含漱。
苏铁叶：内服煎汤，9 ~ 15g；或烧存性，研末。外用适量，烧灰；或煅存性，研末敷。
苏铁花：内服煎汤，15 ~ 60g。
苏铁果：内服煎汤，9 ~ 15g；或研末。外用适量，研末敷。

银杏科 Ginkgoaceae 银杏属 Ginkgo

银杏 *Ginkgo biloba* L.

| 植物别名 | 公孙树、白果树。

| 药 材 名 | 白果（药用部位：种子）、银杏叶（药用部位：叶）、白果根（药用部位：根、根皮）。

| 形态特征 | 落叶大乔木，高达 30 ～ 40m，胸径 3 ～ 5m。分枝繁茂；有长枝和短枝之分。叶扇形，在长枝上螺旋状排列散生，在短枝成簇生状，有长柄；叶片光滑，淡绿色，全缘或略波状，先端中部常 2 裂；叶脉平行，先端分二叉。球花单性，雌雄异株，生于短枝顶，雄球花柔荑状，下垂，雄蕊排列疏松，有短梗，花药 2，长椭圆形，药室纵裂，花丝很短；雌球花有长梗，梗端常分二叉，每叉顶生 1 盘状珠座，胚珠着生其上，通常只有 1 胚珠发育成种子。种子

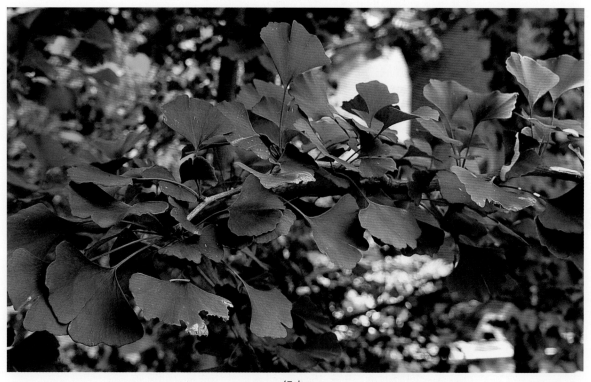

银杏

椭圆形，有 3 层种皮，外种皮肉质，成熟时黄色或橙黄色，外有白粉；中种皮骨质，白色；内种皮膜质，淡红褐色，胚乳肉质，略有苦味，子叶 2，少 3。花期 4 ~ 5 月，种子 9 ~ 10 月成熟。

| **生境分布** | 栽培于公园、庭院及寺庙内。天津各地均有栽培。

| **资源情况** | 栽培资源丰富。药材来源于栽培。

| **采收加工** | 白果：秋季种子成熟时采收，除去肉质外种皮，洗净，稍蒸或略煮后，烘干。
银杏叶：秋季叶尚绿时采收，及时干燥。
白果根：全年均可采收，除去杂质，洗净，晒干或鲜用。

| **药材性状** | 白果：本品略呈椭圆形，一端稍尖，另一端钝，长 1.5 ~ 2.5cm，宽 1 ~ 2cm，厚约 1cm。表面黄白色或淡棕黄色，平滑，具 2 ~ 3 棱线。中种皮（壳）骨质，坚硬。内种皮膜质，种仁宽卵球形或椭圆形，一端淡棕色，另一端金黄色，横断面外层黄色，胶质样，内层淡黄色或淡绿色，粉性，中间有空隙。气微，味甘、微苦。
银杏叶：本品多皱折或破碎，完整者呈扇形，长 3 ~ 12cm，宽 5 ~ 15cm。黄绿色或浅棕黄色，上缘呈不规则的波状弯曲，有的中间凹入，深者可达叶长的 4/5。具二叉状平行叶脉，细而密，光滑无毛，易纵向撕裂。叶基部楔形，叶柄长 2 ~ 8cm。体轻。气微，味微苦。
白果根：本品呈圆柱形，稍弯曲，有分枝，长可达 1m，直径 0.5 ~ 3cm，表面灰黄色，有纵皱纹、横向皮孔及侧根痕。质硬，断面黄白色，有菊花心，呈放射状环。皮部带纤维性。气微，味淡。

| **功能主治** | 白果：甘、苦、涩，平；有毒。归肺、肾经。敛肺定喘，止带缩尿。用于痰多喘咳，带下白浊，遗尿尿频。
银杏叶：甘、苦、涩，平。归心、肺经。活血化瘀，通络止痛，敛肺平喘，化浊降脂。用于瘀血阻络，胸痹心痛，中风偏瘫，肺虚咳喘，高脂血症。
白果根：甘，温。益气补虚。用于遗精，遗尿，夜尿频多，带下，石淋。

| **用法用量** | 白果：内服煎汤，5 ~ 10g。
银杏叶：内服煎汤，9 ~ 12g。
白果根：内服煎汤，15 ~ 60g。

| **附　　注** | 本种种子常作保健食品用，生食有毒。

松科 Pinaceae 云杉属 Picea

白扦

Picea meyeri Rehd. et Wils.

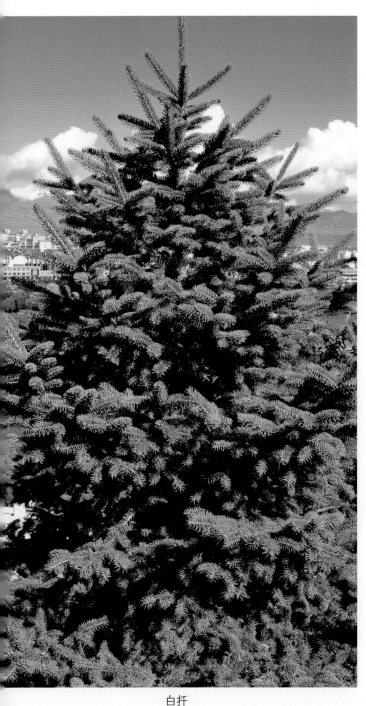

白扦

| 植物别名 |

云杉、刺儿松、麦氏云杉。

| 药 材 名 |

扦木（药用部位：枝干结节、针叶）。

| 形态特征 |

常绿乔木，高达30m。树皮灰褐色，裂成不规则薄块片脱落。大枝近平展，树冠尖塔形，灰绿色；小枝淡黄色或稍褐色，常有柔毛，少近光滑，并有显著木钉状叶枕。叶长1～1.8cm，先端钝或微钝，常弯曲，蓝绿色。球果长圆筒形，长8～10cm，果实倒卵形，先端圆并全缘，球果下垂。花期4月，球果成熟期9月下旬至10月上旬。

| 生境分布 |

生于花坛、路边、庭院、公园，为观赏植物。

| 资源情况 |

栽培资源稀少。药材来源于栽培。

| 采收加工 |

全年均可采收，阴干备用。

药材性状	本品小枝有木钉状叶枕，有毛或近无毛，节处膨大成瘤状，外表面灰褐色。叶条状，有棱，稍弯曲，长 1.3 ~ 1.8cm，宽 1.2 ~ 1.8mm，先端微钝或钝头，四面有粉白色气孔线；横切面菱形。气微；结节味稍苦，叶味淡。
功能主治	苦，叶兼涩，温。祛风除湿，活络止痛，叶兼能明目安神。用于风湿关节痛，跌打肿痛，高血压，夜盲。
用法用量	内服煎汤，9 ~ 15g。外用适量，捣敷；或煎汤熏洗。

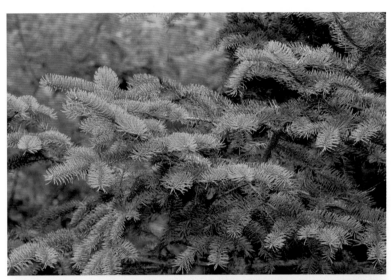

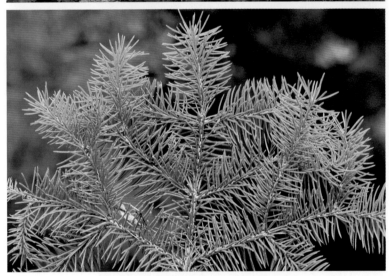

松科 Pinaceae 雪松属 Cedrus

雪松 *Cedrus deodara* (Roxb.) G. Don

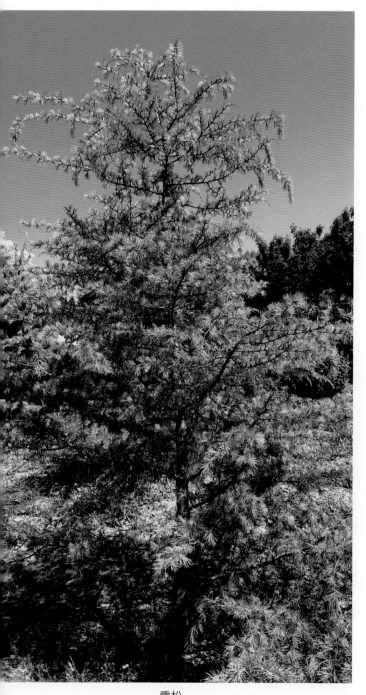

雪松

| 药 材 名 |

香柏（药用部位：叶、木材）

| 形态特征 |

常绿乔木，高达 50m。树皮深灰色，裂成不规则的鳞状片；树冠圆锥形，枝平展，幼枝常下垂，有毛。叶蓝绿色，在长枝上辐射伸展，短枝上簇生，针形，常成三棱状，幼时有白粉，长 2.5 ~ 5cm，先端锐尖。球果卵形或长卵形，顶部平，长 7 ~ 10cm，幼时蓝绿色，成熟时为红褐色，果鳞多数，木质，扇形，先端扁平，长、宽均 5 ~ 6cm，外部有毛，排列紧密，成熟时从中轴脱落；种子三角形，种翅淡褐色。

| 生境分布 |

生于花坛、路边、庭院、公园。天津各地均有栽培。

| 资源情况 |

栽培资源丰富。药材来源于栽培。

| 采收加工 |

全年均可采收叶；伐木时采收木材，去皮晒干。

| **功能主治** | 苦。清热利湿，散瘀止血。用于痢疾，肠风便血，水肿，风湿痹痛，麻风病。

| **用法用量** | 内服煎汤，10 ~ 15g。

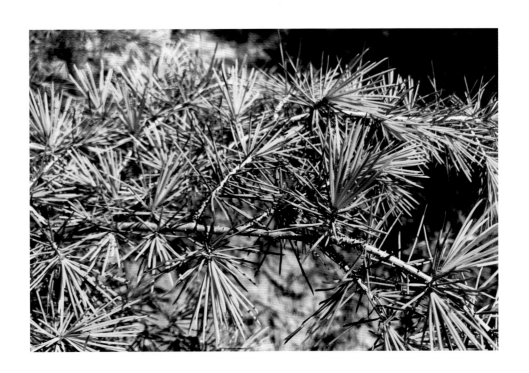

松科 Pinaceae 松属 Pinus

白皮松 *Pinus bungeana* Zucc. ex Endl.

| 植物别名 | 白松、蟠龙松、白果松。

| 药 材 名 | 白松塔（药用部位：球果）。

| 形态特征 | 常绿乔木，高达30m。枝细长，灰绿色，光滑，斜展，形成宽塔形至伞形树冠。老树皮白色，呈不规则薄片状剥落。叶3针1束，粗硬，长5～10cm，先端尖，边缘有细锯齿，叶鞘脱落。雄球花椭圆形，长1cm，多数聚生新枝基部。球果常单生，卵圆形，长5～7cm，有短梗或无梗，成熟前淡绿色，成熟时淡黄褐色，果鳞先端厚，鳞盾多为菱形，有横脊，鳞脐生于鳞盾的中央，有刺尖；种子卵圆形，暗褐色，长1cm，有翅。花期4～5月，球果翌年10～11月成熟。

| 生境分布 | 生于花坛、路边、庭院、公园。

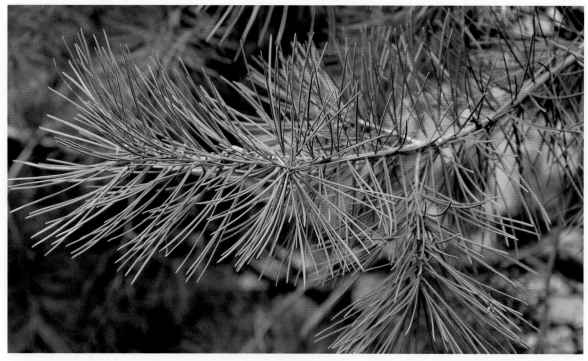

白皮松

| **资源情况** | 栽培资源较少。药材来源于栽培。 |

| **采收加工** | 冬初采收球果。 |

| **药材性状** | 本品呈卵圆形，长 5 ~ 7cm，淡黄褐色或棕褐色。种鳞先端厚，鳞盾多为菱形，有横脊，鳞脐生于鳞盾中央，具刺尖。种子倒卵圆形，长约 1cm，种皮棕褐色，胚乳白色，气香，味甜，富油质；种翅长 5mm，有关节，易脱落。 |

| **功能主治** | 苦，温。祛痰，止咳，平喘。用于慢性气管炎，哮喘，咳嗽，气短，痰多。 |

| **用法用量** | 内服煎汤，30 ~ 60g。 |

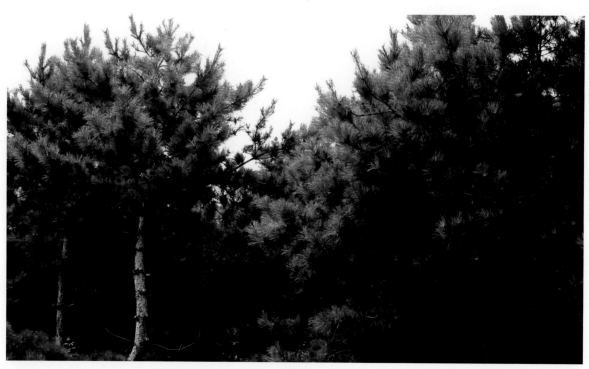

松科 Pinaceae 松属 Pinus

油松
Pinus tabuliformis Carr.

| 植物别名 | 短叶松、红皮松。

| 药材名 | 松花粉（药用部位：花粉）、油松节（药用部位：瘤状节、分枝节）、松节油（药材来源：挥发油）。

| 形态特征 | 常绿乔木，高达 25m。枝条平展或微向下伸，树冠近平顶状，似伞形，树皮灰褐色；小枝粗壮，无毛。冬芽长圆形，红褐色。叶 2 针 1 束，深绿色，粗硬，长 10 ～ 15cm，叶鞘宿存。雄球花圆柱形，聚生在新枝基部；球果卵圆形，有短梗，成熟后宿存，暗褐色；果鳞的鳞盾肥厚，横脊显著，鳞脐凸起，有刺尖；种子长 6 ～ 8mm，种翅长 10mm。花期 4 ～ 5 月，球果 10 月翌年成熟。

| 生境分布 | 生于花坛、路边、庭院、公园或山区。分布于天津蓟州盘山、黄崖

油松

关、九山顶、九龙山、八仙山等地。

| **资源情况** | 野生资源丰富，栽培资源丰富。药材来源于野生或栽培。

| **采收加工** | 松花粉：春季花刚开时采摘花穗，晒干，收集花粉，除去杂质。
油松节：全年均可采收，锯取后阴干。
松节油：树干中渗出的油树脂经蒸馏或提取所得挥发油，所余固体树脂即松香。

| **药材性状** | 松花粉：本品为淡黄色的细粉。体轻，易飞扬，手捻有滑润感。气微，味淡。
油松节：本品呈扁圆节段状或不规则的块状，长短、粗细不一。外表面黄棕色、灰棕色或红棕色，有时带有棕色至黑棕色油斑，或有残存的栓皮。质坚硬。横截面木部淡棕色，心材色稍深，可见明显的年轮环纹，显油性；髓部小，淡黄棕色。纵断面具纵直或扭曲纹理。有松节油香气，味微苦、辛。
松节油：本品无色至微黄色的澄清液体；臭特异。久贮或暴露空气中，臭渐增强，色渐变黄。易燃，燃烧时产生浓烟。在乙醇中易溶，与三氯甲烷、乙醚或冰醋酸能任意混溶，在水中不溶。

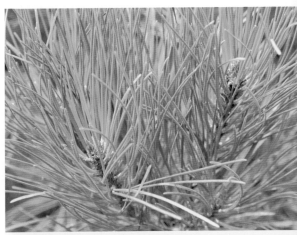

| **功能主治** | 松花粉：辛、微苦，平。归肺、脾经。收敛止血，燥湿敛疮。用于外伤出血，湿疹，黄水疮。
油松节：苦、辛，温。归肝、肾经。祛风除湿，通络止痛。用于风寒湿痹，历节风痛，转筋挛急，跌打伤痛。
松节油：活血通络，消肿止痛。用于关节肿痛，肌肉痛，跌打损伤。

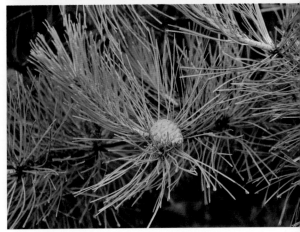

| **用法用量** | 松花粉：1 ~ 3g，入丸、散。外用适量。
油松节：内服煎汤，9 ~ 15g。
松节油：外用适量，涂擦。

| **附　注** | 据有关资料记载，本种的幼根或根皮（松根）、树皮（松木皮）、嫩枝尖端（松笔头）、叶（松针）、球果（松球）、油树脂（松油）、固体树脂（松香）均可入药。

柏科 Cupressaceae 侧柏属 Platycladus

侧柏
Platycladus orientalis (L.) Franco

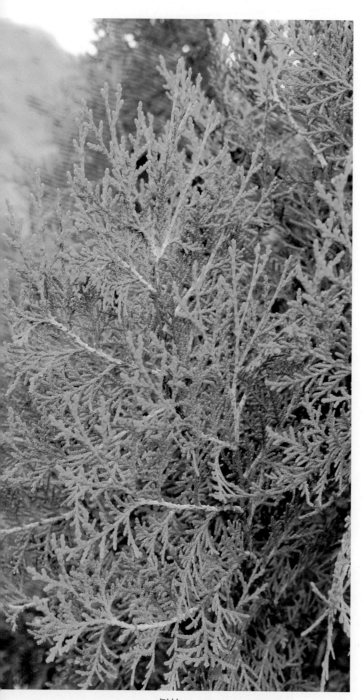

侧柏

| 植物别名 |

柏树、扁柏。

| 药 材 名 |

侧柏叶（药用部位：枝梢、叶）、柏子仁（药用部位：种仁）

| 形态特征 |

常绿乔木或灌木，高达 20m。树皮薄，浅灰褐色，纵裂成条片。小枝扁平，枝条向上伸展或斜展，幼树树冠尖塔形，老树树冠广圆形。叶鳞形，鲜绿色，交叉对生。雌雄同株，雄球花黄色，卵圆形；雌球花近球形，蓝绿色，被白粉。球果近卵形，成熟前近肉质，蓝绿色，被白粉，成熟后木质较硬，开裂，红褐色；种子褐色，卵圆形，先端微尖，无翅。花期 3 ~ 4 月，球果 10 月成熟。

| 生境分布 |

生于山区、花坛、路边、庭院、公园。天津各地均有分布。

| 资源情况 |

野生资源丰富，栽培资源丰富。药材来源于野生或栽培。

| **采收加工** | 侧柏叶：多在夏、秋季采收，阴干。
| | 柏子仁：秋、冬季采收成熟种子，晒干，除去种皮，收集种仁。

| **药材性状** | 侧柏叶：本品多分枝，小枝扁平。叶细小鳞片状，交互对生，贴伏于枝上，深绿色或黄绿色。质脆，易折断。气清香，味苦、涩、微辛。

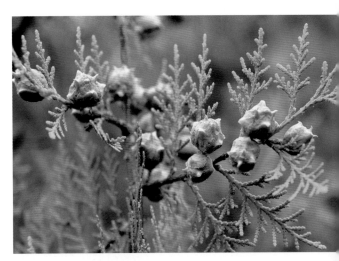

柏子仁：本品呈长卵形或长椭圆形，长 4 ~ 7mm，直径 1.5 ~ 3mm。表面黄白色或淡黄棕色，外包膜质内种皮，先端略尖，有深褐色的小点，基部钝圆。质软，富油性。气微香，味淡。

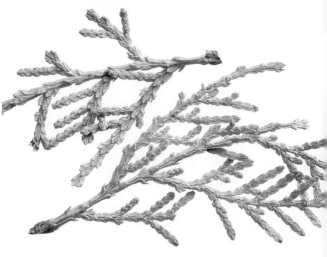

| **功能主治** | 侧柏叶：苦、涩，寒。归肺、肝、脾经。凉血止血，化痰止咳，生发乌发。用于吐血，衄血，咯血，便血，崩漏下血，肺热咳嗽，血热脱发，须发早白。

柏子仁：甘，平。归心、肾、大肠经。养心安神，润肠通便，止汗。用于阴血不足，虚烦失眠，心悸怔忡，肠燥便秘，阴虚盗汗。

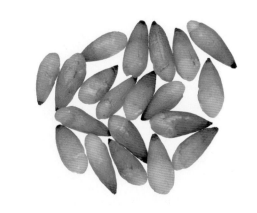

| **用法用量** | 侧柏叶：内服煎汤，6 ~ 12g。外用适量。
| | 柏子仁：内服煎汤，3 ~ 10g。

| **附　　注** | 据有关资料记载，本种的根皮（柏根白皮）、枝条（柏枝节）、树脂（柏脂）均可入药。柏根白皮凉血，解毒，敛疮。柏枝节祛风除湿，解毒疗疮。用于风寒湿痹等。

柏科 Cupressaceae 圆柏属 Sabina

圆柏

Sabina chinensis (L.) Ant.

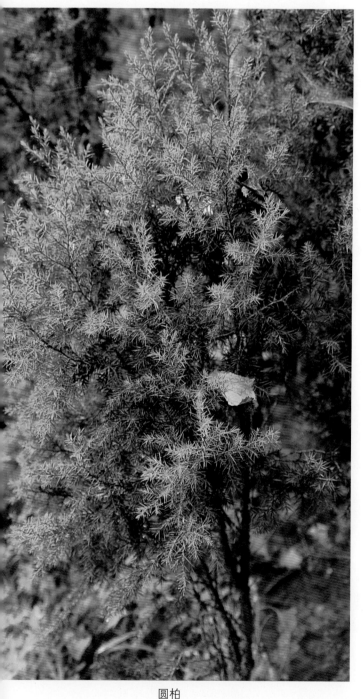

圆柏

│植物别名│

桧、刺柏、桧柏。

│药材名│

桧叶（药用部位：叶）。

│形态特征│

常绿乔木，高可达 30m。树冠圆锥形或尖塔形，随树龄的加大树冠逐渐变为圆钝；树皮赤褐色，纵裂，小枝圆形，斜上伸展而密集。叶二型，即刺叶及鳞叶，刺叶生于幼树上，老龄树则为鳞叶；鳞叶交互对生，刺叶 3 叶轮生，长 5 ~ 12mm，宽约 1mm，上面凹陷，中脉微凸，有 2 条灰白色气孔带，下面深绿色。雌雄异株，稀同株，雌、雄球花均着生于枝顶；雄球花椭圆形，黄色，雄蕊 5 ~ 7对，常有 3 ~ 4 花药。球果近球形，成熟时肉质，黑紫色，外有白粉；种子 1 ~ 4，无翅，卵圆形，褐色，有光泽。花期 4 月。

│生境分布│

生于花坛、路边、庭院、公园、山区。天津各地均有栽培。

| **资源情况** | 栽培资源丰富。药材来源于栽培。

| **采收加工** | 全年均可采收，洗净，鲜用或晒干。

| **药材性状** | 本品生鳞叶的小枝近圆柱形或近四棱形。叶二型，即刺状叶及鳞叶，生于不同枝上，鳞叶 3 叶轮生，直伸而紧密，近披针形，先端渐尖，长 2.5 ~ 5mm；刺叶 3 叶交互轮生，斜展，疏松，披针形，长 6 ~ 12mm。气微香，味微涩。

| **功能主治** | 辛、苦，温；有小毒。祛风散寒，活血解毒。用于风寒感冒，风湿关节痛，荨麻疹，阴疽肿毒初起，尿路感染。

| **用法用量** | 内服煎汤，鲜品 15 ~ 30g。外用适量，捣敷；煎汤熏洗或烧烟熏。

| **附 注** | FOC 将本种归并于刺柏属 *Juniperus*，修订其拉丁学名为 *Juniperus chinensis* L.。

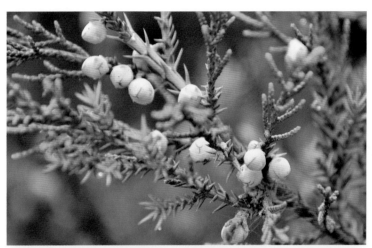

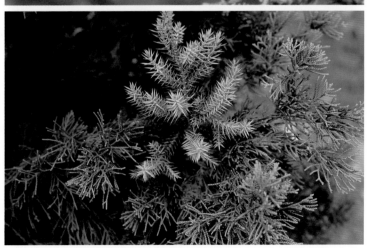

被子植物

胡桃科 Juglandaceae 胡桃属 Juglans

胡桃 *Juglans regia* L.

| 植物别名 | 核桃、羌桃。

| 药 材 名 | 核桃仁（药用部位：种子）。

| 形态特征 | 落叶乔木，高达 20 ～ 25m。树皮幼时平滑，灰绿色，老时灰白色而浅纵裂。奇数羽状复叶，长 22 ～ 40cm；小叶 7 ～ 9，椭圆状卵形至长椭圆形，通常全缘，光滑。花单性，雌雄同株；雄性柔荑花序长 5 ～ 15cm，雄蕊 6 ～ 30；雌性穗状花序通常具 1 ～ 4 花。核果近球形，直径 4 ～ 6cm，外果皮肉质，不规则开裂，果核直径 2.8 ～ 3.7cm，内果皮骨质，具 2 纵棱，表面有不规则凹凸纹或皱折，先端有短尖头，隔膜较薄。花期 4 ～ 5 月，果熟期 9 ～ 10 月。

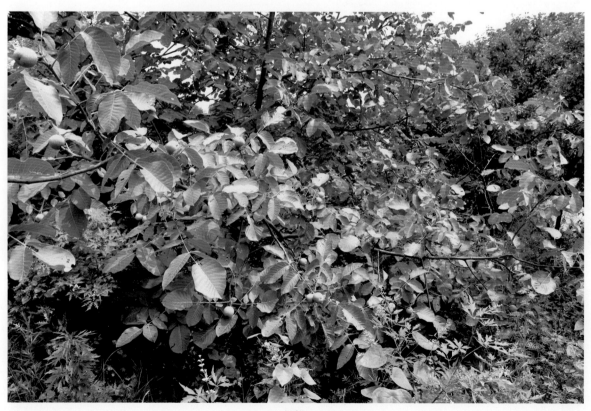

胡桃

| 生境分布 | 栽培于山区。分布于天津蓟州盘山、黄崖关、九山顶、九龙山、八仙山等地。

| 资源情况 | 栽培资源丰富。药材来源于栽培。

| 采收加工 | 秋季果实成熟时采收，除去肉质果皮，晒干，再除去核壳和木质隔膜。

| 药材性状 | 本品多破碎，为不规则的块状，有皱曲的沟槽，大小不一；完整者类球形，直径 2 ~ 3cm。种皮淡黄色或黄褐色，膜状，维管束脉纹深棕色。子叶类白色。质脆，富油性。气微，味甘；种皮味涩、微苦。

| 功能主治 | 甘，温。归肾、肺、大肠经。补肾，温肺，润肠。用于肾阳不足，腰膝酸软，阳痿遗精，虚寒喘嗽，肠燥便秘。

| 用法用量 | 内服煎汤，6 ~ 9g。

| 附　　注 | 据有关资料记载，本种的根或根皮（胡桃根）、树皮（胡桃树皮）、嫩枝（胡桃枝）、叶（胡桃叶）、花（胡桃花）、未成熟的果实（青胡桃果）、未成熟果实外果皮（胡桃青皮）、成熟果实的内果皮（胡桃壳）、果核内的木质隔膜（分心木）、种仁脂肪油（胡桃油）、种仁返油而成黑色者（油胡桃）均可药用。胡桃根止泻，止痛，乌须发，用于腹泻，牙痛，须发早白。胡桃枝杀虫止痒，解毒散结，用于疥疮，瘰疬，肿块。胡桃青皮止痛，止咳，止泻，解毒，用于脘腹疼痛，顽癣，秃疮，白癜风等。

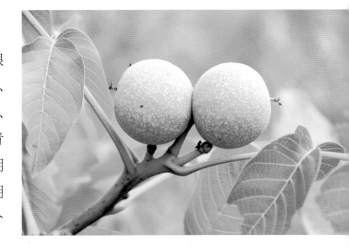

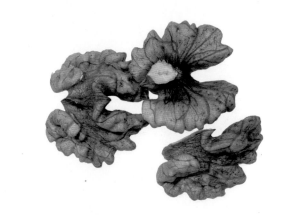

胡桃科 Juglandaceae 胡桃属 Juglans

胡桃楸
Juglans mandshurica Maxim.

| 植物别名 | 核桃楸。

| 药 材 名 | 核桃楸果（药用部位：未成熟果实、果皮）、核桃楸皮（药用部位：树皮）。

| 形态特征 | 落叶乔木，高达 20m。树皮灰色，浅纵裂；幼枝被短毛。奇数羽状复叶，长 27 ~ 50cm；小叶 9 ~ 17，长椭圆形至长椭圆状披针形，长 6 ~ 18cm，基部歪斜或圆形，边缘有细锯齿，幼时有短柔毛及星状毛，下面色较淡，被柔毛及星状毛。雄性柔荑花序长 9 ~ 27cm，腋生下垂，先叶开放；雌性穗状花序顶生，具 5 ~ 10 雌花，与叶同时开放。果序具 5 ~ 7 果实；果实卵形或近球形，长 3.5 ~ 7.5cm，直径 3 ~ 5cm；果核长卵形或长椭圆形，暗褐色，长 2.5 ~ 5cm，先端锐尖，表面有 8 棱脊，各棱间具不规则皱曲及凹穴。花期 5 月，果熟期 9 月。

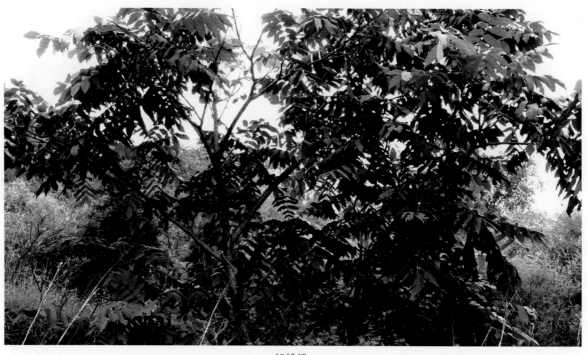

胡桃楸

| **生境分布** | 生于山坡、山沟或杂木林中。分布于天津蓟州盘山、黄崖关、九山顶、九龙山、八仙山等地。 |

| **资源情况** | 野生资源一般。药材来源于野生。 |

| **采收加工** | 核桃楸果：夏、秋季采收未成熟绿色果实或成熟果皮，鲜用或晒干。
核桃楸皮：春、秋季采收，剥取树皮，晒干。 |

| **药材性状** | 核桃楸果：本品果实呈类卵圆形。鲜品直径3.5～4cm，长4.5～5cm，表面灰绿色，密被浅灰绿色茸毛。干品直径3～3.5cm，长3.5～4cm，表面褐色，密被浅黄褐色茸毛，并具8纵棱，棱间有不规则深纵纹。一端稍大，有凸起的花柱基，花柱基长1.5～2mm，另一端有凹陷果柄痕。果皮稍坚硬，不易碎裂，断面褐色，略呈颗粒状。种子皱褶如脑状，黄白色，外被黄棕色种皮。气清香，味涩。
核桃楸皮：本品呈卷筒状或扭曲成绳状，长短不一，直径约2cm，厚2～4mm。外表面平滑，有细纵纹，灰棕色，有少数圆形突起的皮孔及三角状叶痕；内表面暗棕色，质坚韧，不易折断，易纵裂，断面纤维性。气微，味微苦、涩。 |

| **功能主治** | 核桃楸果：辛、微苦，平；有毒。归胃经。行气止痛，杀虫止痒。用于脘腹疼痛，牛皮癣。
核桃楸皮：苦、辛，微寒。清热燥湿，泻肝明目。用于湿热下痢，目赤肿痛，麦粒肿等。 |

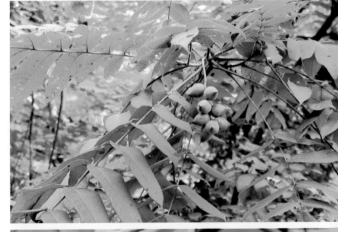

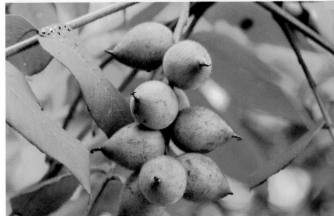

| **用法用量** | 核桃楸果：内服浸酒，6～9g。外用适量，鲜品捣搽患处。
核桃楸皮：内服煎汤，3～9g。外用煎汤洗眼，9～15g。 |

| **附　注** | 据有关资料记载，本种种仁亦作药用，称核桃楸果仁，可敛肺平喘，温补肾阳，润肠通便，用于肺虚咳喘，肾虚腰痛，大便秘结。 |

杨柳科 Salicaceae 杨属 Populus

山杨

Populus davidiana Dode

| 植物别名 | 大叶杨、白杨。

| 药 材 名 | 白杨树根皮（药用部位：根皮）、白杨树皮（药用部位：树皮）、白杨枝（药用部位：树枝）。

| 形态特征 | 乔木，高达 20m。树冠圆形；树皮灰绿色或灰白色，幼时光滑，老时下部色暗，粗糙，开裂。叶芽圆锥形或长卵形。萌发枝叶大，三角状卵圆形，基部微心形，叶柄较短；长枝及短枝的叶形多变化，三角状圆形、卵圆形、菱状圆形至近圆形，长 3.5 ~ 6cm，宽 3 ~ 3.5cm，先端短尖，基部钝圆形或微截形，边缘有波状浅齿，上面绿色，下面色较淡；叶柄扁，细长，长 4 ~ 5cm。柔荑花序轴常有毛，苞片棕褐色，掌状条裂，边缘密被白色长毛；雄蕊 4 ~ 12，

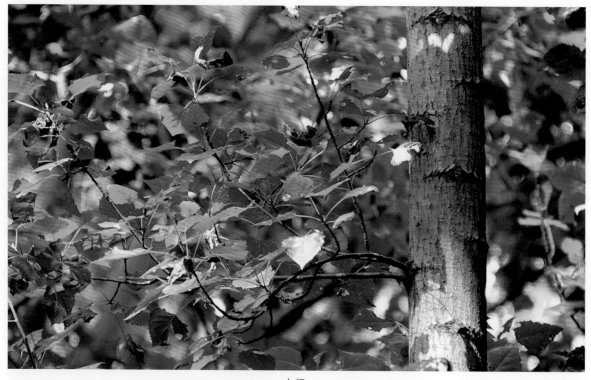

山杨

花药暗红紫色；雌花序长 4 ~ 7cm。蒴果卵状圆锥形，长约 5mm，有短柄，2 瓣裂。花期 4 ~ 5 月，果期 5 ~ 6 月。

| 生境分布 | 生于向阳坡。分布于天津蓟州盘山、黄崖关、九山顶、九龙山、八仙山等地。

| 资源情况 | 野生资源一般。药材来源于野生。

| 采收加工 | 白杨树根皮：冬、春季采挖，剥取根皮，晒干。

白杨树皮：全年均可采收，但多在秋、冬季栽培、伐木时采收，趁鲜剥皮，晒干。

白杨枝：秋、冬季采收枝条，除去粗皮，锯成段，干燥。

| 功能主治 | 白杨树根皮：苦，平。清热，止咳，利湿，驱虫。用于肺热咳喘，淋证等。

白杨树皮：苦，寒。祛风活血，清热利湿，驱虫。用于风痹，脚气，仆损瘀血等。

白杨枝：苦，寒。行气消积，解毒敛疮。用于腹痛，腹胀，癥块，口吻疮。

| 用法用量 | 白杨树根皮：内服煎汤，9 ~ 18g。外用适量，煎汤洗。

白杨树皮：内服煎汤，10 ~ 30g；或研末；或浸酒。外用适量，煎汤含漱；或浸洗；或研末调敷。

白杨枝：内服煎汤，9 ~ 15g；或浸酒。外用适量，捣敷，或烧灰，研末调敷。

| 附 注 | 据有关资料记载，本种的叶（白杨叶）、雄花序（杨树花）可入药。白杨叶祛风止痛，解毒敛疮，用于龋齿疼痛，骨疽，臁疮。杨树花清热解毒，化湿止痢，用于细菌性痢疾，肠炎。

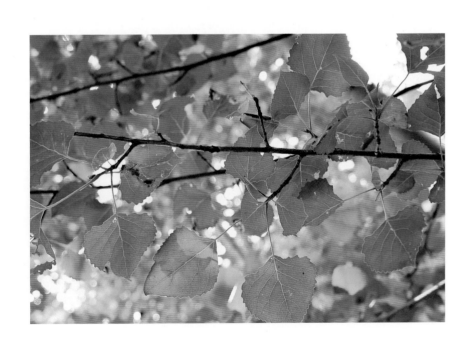

杨柳科 Salicaceae 杨属 Populus

毛白杨 *Populus tomentosa* Carr.

| **植物别名** | 白杨、笨白杨、独摇。

| **药 材 名** | 毛白杨（药用部位：树皮、嫩枝）、杨树花（药用部位：雄花序）。

| **形态特征** | 落叶乔木，树干耸直，高达30m。树皮幼时光滑，青白色，老时色变暗，开裂；芽卵状锥形，较大，有褐色短绒毛。长枝上的叶为三角状卵形，先端渐尖，基部稍心形、截形或近圆形，边缘有锯齿；幼树上的叶片较大，长15cm，老树上的叶片较小，波状锯齿，下面稍有绒毛；在短枝上的叶片更小，卵形或三角状卵形。雌雄同株，柔荑花序下垂，雄蕊6～10，花药红色；雌花苞片和雄花相似，花盘杯状，子房椭圆形，柱头2裂。蒴果长卵形，成熟时2瓣裂。花期3月下旬至4月上旬，果期4月下旬至5月上旬。

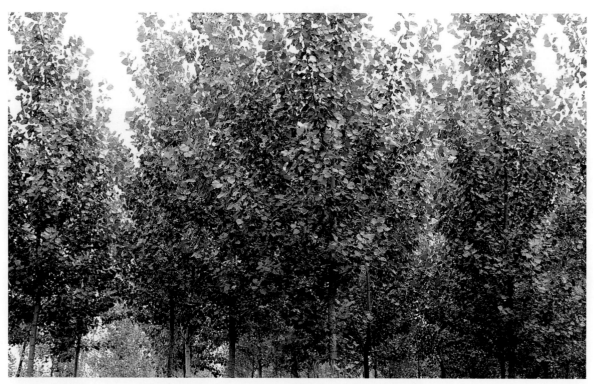

毛白杨

| **生境分布** | 天津各地均有栽培。

| **资源情况** | 栽培资源丰富。药材来源于栽培。

| **采收加工** | 毛白杨：秋、冬季或伐木时采剥树皮，鲜用或晒干。
杨树花：春季现蕾、开花时分批摘取雄花序，鲜用或晒干。

| **药材性状** | 毛白杨：本品树皮呈板片状或卷筒状，厚 2 ~ 4mm，外表面鲜时暗绿色，干后棕黑色，常残存银灰色的栓皮，皮孔明显，菱形，长 2 ~ 14.5mm，宽 3 ~ 13mm；内表面灰棕色，有细纵条纹理。质地坚韧，不易折断。断面显纤维性及颗粒性。气微，味微。

杨树花：本品呈长条状圆柱形，长 6 ~ 10cm，直径 0.4 ~ 1cm，多破碎，表面红棕色或深棕色；芽鳞多紧抱而成杯状，单个鳞片宽卵形，长 0.3 ~ 1.3cm，边缘有细毛，表面略光滑。花序轴上具多数带雄蕊的花盘，花盘扁，半圆形或类圆形，深棕褐色；每雄花有雄蕊 6 ~ 12，有的脱落，花丝短，花药 2 室，棕色。苞片卵圆形或宽卵圆形，边缘深尖裂，具长白柔毛。体轻。气微，味微苦、涩。

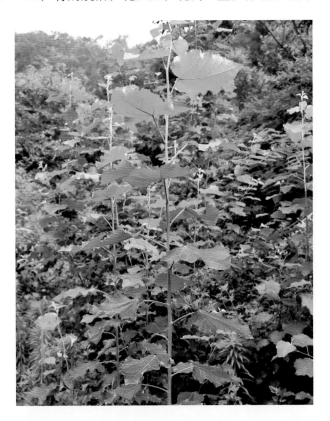

| **功能主治** | 毛白杨：苦、甘，寒。清热利湿，止咳化痰。用于肝炎，痢疾，淋浊，咳嗽痰喘。

杨树花：苦，寒。归大肠经。清热解毒，化湿止痢。用于细菌性痢疾，肠炎。

| **用法用量** | 毛白杨：内服煎汤，10 ~ 15g。外用适量，捣敷。

杨树花：内服煎汤，9 ~ 15g。外用适量，热熨。

杨柳科 Salicaceae 杨属 Populus

小青杨 *Populus pseudosimonii* Kitag.

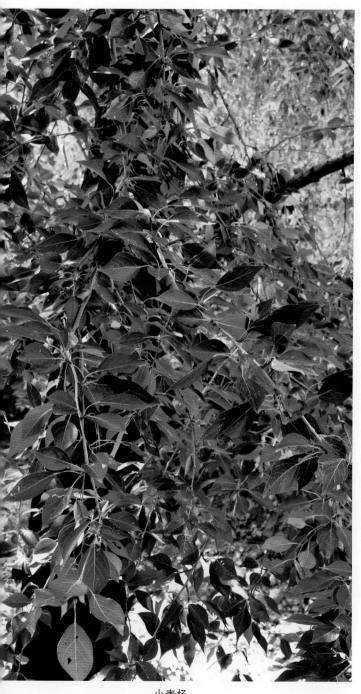

小青杨

| 植物别名 |

东北杨。

| 药 材 名 |

小青杨（药用部位：树皮）。

| 形态特征 |

乔木，高达 20m，胸径 50cm。树冠宽卵形，树皮灰白色，老时基部有沟裂；小枝圆柱形，有棱，淡黄灰色或灰褐色，萌发枝棕褐色，棱明显；芽棕褐色，圆锥形，有黏质。叶狭卵圆形、菱状卵圆形、卵状长圆形或卵状披针形，长 5 ~ 8cm，宽 3 ~ 5cm，先端渐尖，基部楔形，上面深绿色，有光泽，下面带白色，边缘具腺齿；叶脉隆起，稍带红色；叶柄长 1.5 ~ 3.6cm；萌发枝上的叶亮绿色，长椭圆形，较大，边缘呈波状皱曲，叶柄较短。雄花序长 5 ~ 8cm，雄蕊 16 ~ 25；雌花序长 5 ~ 8cm，花轴及子房无毛。蒴果近无柄或具短柄，卵圆形，先端渐尖，2 ~ 3 瓣裂。花期 4 月，果期 4 ~ 5 月。

| 生境分布 |

生于山坡、沟谷。分布于天津蓟州盘山、九山顶、八仙山等地。

| **资源情况** | 野生资源较少。药材来源于野生。

| **采收加工** | 春、夏季采收树枝嫩皮，鲜用或晒干。

| **功能主治** | 苦，寒。解毒。用于顽癣疮毒。

| **用法用量** | 外用适量，研末调敷。

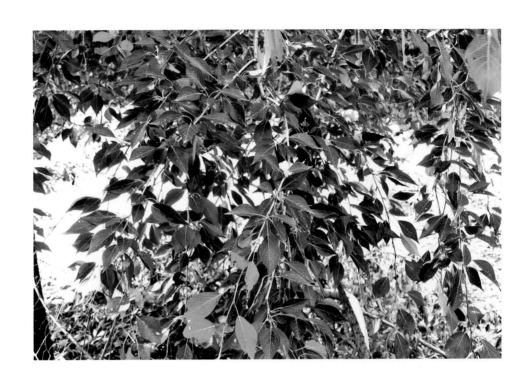

杨柳科 Salicaceae 柳属 Salix

旱柳
Salix matsudana Koidz.

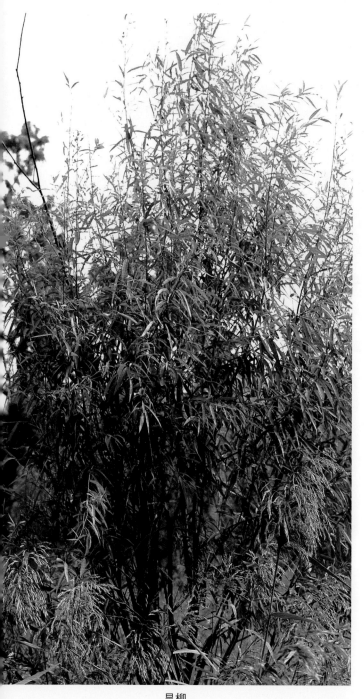

旱柳

植物别名

柳树。

药 材 名

旱柳（药用部位：嫩叶、枝、树皮）。

形态特征

乔木，高达 15m，胸径可达 1m。树干粗壮，树冠广圆形，树皮粗糙，深裂，暗灰黑色；枝直立或开展，小枝黄色或绿色，光滑，幼枝有毛。叶披针形，长 5 ~ 10cm，宽 1 ~ 1.5cm，先端长渐尖，基部楔形或近圆形，边缘有明显的细锯齿，上面绿色，有光泽，下面带灰白色；叶柄短，常具柔毛；托叶呈披针形，早落。雄花序长 1.5 ~ 2.5cm，花序轴有毛；雄蕊 2，腺体 2，花丝基部有长柔毛。雌花序长约 1.2cm，花序轴具柔毛；苞片长卵形；子房无柄，光滑，无花柱或极短，柱头 2 裂；腺体 2。蒴果 2 瓣裂；种子极小，暗褐色，具极细的丝状毛。花期 4 月，果期 5 月。

生境分布

生于花坛、路边、庭院、公园。天津各地均有栽培。

| **资源情况** | 栽培资源丰富。药材来源于栽培。

| **采收加工** | 春季采收嫩叶及枝条，鲜用或晒干。

| **药材性状** | 本品嫩叶多纵向卷曲，完整叶展平呈披针形，上表面黄绿色，下表面灰绿色，幼叶有丝状柔毛，薄纸质；叶柄短，亦有柔毛。气微，味微苦、涩。嫩枝圆柱形，浅褐黄色，表面略具纵棱，有光泽，节上有芽或脱落后呈三角形的瘢痕。质轻，易折断，横断面皮部极薄，木部黄白色，疏松，中央有白色髓部。气微，味微苦。

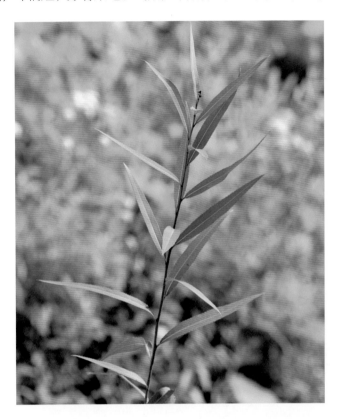

| **功能主治** | 苦，寒。清热祛湿，祛风止痛。用于黄疸，急性膀胱炎，小便不利，关节炎，黄水疮，疮毒，牙痛。

| **用法用量** | 内服煎汤，9 ~ 15g。外用适量，捣敷。

杨柳科 Salicaceae 柳属 Salix

垂柳
Salix babylonica L.

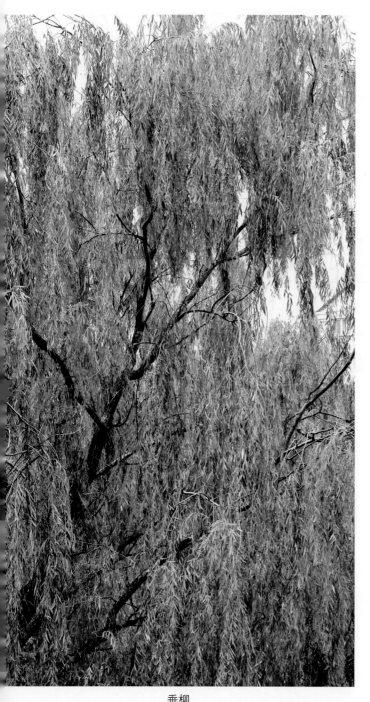

垂柳

| 植物别名 |

杨柳、垂丝柳、清明柳。

| 药 材 名 |

柳枝（药用部位：枝条）、柳白皮（药用部位：树皮、根皮）。

| 形态特征 |

乔木，高达 15m。枝多下垂，小枝褐色，无毛。叶狭披针形或条状披针形，长 8 ~ 16cm，宽 5 ~ 15mm，先端长渐尖，基部楔形，边缘有细锯齿，两面无毛，上面绿色，下面带白色；叶柄长 4 ~ 10mm，有短柔毛；托叶仅生长萌发枝上，卵状披针形。花序具短梗，弯曲，花轴有短柔毛。雄花序长 1 ~ 2cm，生于短枝顶，苞片条状披针形，雄蕊 2。雌花序长至 2cm，苞片披针形，基部具绒毛；子房椭圆形，腺体 1，花柱短，长约为子房的 1/3，柱头 2 ~ 4 裂。蒴果 2 瓣裂，内有种子 2 ~ 4；成熟种子细小，外被白色柳絮。花期 3 ~ 4 月，果期 4 月。

| 生境分布 |

生于花坛、路边、庭院、公园。天津各地均有栽培。

| **资源情况** | 栽培资源丰富。药材来源于栽培。

| **采收加工** | 柳枝：春季采取嫩枝条，鲜用或晒干。

柳白皮：多在冬、春季采收，趁鲜剥取树皮或根皮，除去粗皮，鲜用或晒干。

| **药材性状** | 柳枝：本品嫩枝呈圆柱形，直径5 ~ 10mm，表面微有纵皱纹，黄色。节间长0.5 ~ 5cm，上有交叉排列的芽或残留的三角形瘢痕。质脆易断，断面不平坦，皮部薄而呈浅棕色，木部宽而呈黄白色，中央有黄白色髓部。气微，味微苦、涩。

柳白皮：本品树皮呈槽状或扭曲的卷筒状，或片状，厚0.5 ~ 1.5mm，外表面淡黄色、灰褐色，有残留的棕黄色木栓，粗糙，具纵向皱纹及长圆形结节状疤痕；内表面灰黄色，有纵皱纹，易纵向撕裂。体轻，不易折断，断面裂片状。气微，味微苦、涩。根皮表面深褐色，粗糙，有纵沟纹，栓皮剥落后露出浅棕色木部。质脆，易折断，断面纤维性。气微，味涩。

| **功能主治** | 柳枝：苦，寒。归胃、肝经。祛风利湿，解毒消肿。用于风湿痹痛，小便淋浊等。

柳白皮：苦，寒。祛风利湿，消肿止痛。用于风湿骨痛，风疹瘙痒，黄疸，淋浊等。

| **用法用量** | 柳枝：内服煎汤，15 ~ 30g。外用适量，煎汤含漱；或熏洗。

柳白皮：内服煎汤，15 ~ 30g。外用适量，煎汤洗；酒煮或炒热温熨。

| **附　　注** | 据有关资料记载，本种的根及须次根（柳根）、茎枝蛀孔中的蛀屑（柳屑）、带毛种子（柳絮）、叶（柳叶）、花序（柳花）均可入药。柳絮凉血止血，解毒消痈，用于吐血，创伤出血，痈疽。柳叶清热，解毒，利尿，平肝，止痛，透疹，用于慢性气管炎，尿道炎，膀胱炎，膀胱结石，高血压等。

桦木科 Betulaceae　榛属 Corylus

榛

Corylus heterophylla Fisch. ex Trautv.

| 植物别名 | 平榛、榛子。

| 药 材 名 | 榛子（药用部位：种仁）、榛子花（药用部位：雄花）。

| 形态特征 | 落叶灌木，高 0.8 ～ 2m。树皮灰褐色，有光泽；枝红褐色或灰白色，有圆形的髓心，被纤毛。叶片长圆形或宽倒卵形，长 4 ～ 10cm，宽 2.5 ～ 10cm，先端近截形，中央具三角形凸尖，基部圆形，边缘有不规则的大小锯齿或小裂片，上面无毛，下面沿脉有柔毛；侧脉 7 ～ 8 对，在下面隆起。雄花序单生或 2 ～ 3 簇生，圆柱形，长约 4cm；雄蕊 8，花药黄色；雌花无梗，2 ～ 6 簇生枝端；子房平滑无毛。坚果 1 ～ 4 簇生，扁球形，淡褐色，上部露出总苞；总苞钟形，外具细条棱，密被短柔毛，兼有疏生长柔毛，总苞长于果体，上部浅裂，

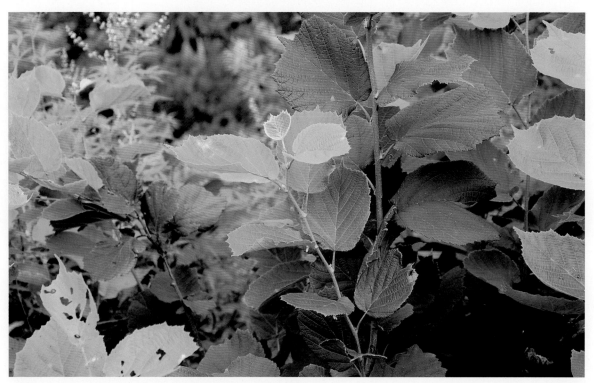

榛

裂片三角形，全缘或边缘有齿牙。

| **生境分布** | 生于荒山坡阔叶林中以及被破坏的林地上。分布于天津蓟州盘山、黄崖关、九山顶、九龙山、八仙山等地。

| **资源情况** | 野生资源较丰富。药材来源于野生。

| **采收加工** | 榛子：秋季果实成熟后及时采摘，晒干后除去总苞及果壳，即得种仁。
榛子花：清明前后采收，晾干，或加工制成干粉。

| **功能主治** | 榛子：甘，平。归脾、胃经。健脾和胃，润肺止咳。用于病后体弱，脾虚泄泻，食欲不振，咳嗽。
榛子花：止血，消肿，敛疮。用于外伤出血，冻伤，疮疖。

| **用法用量** | 榛子：内服煎汤，30 ～ 60g；或研末。
榛子花：外用适量，研粉外敷。

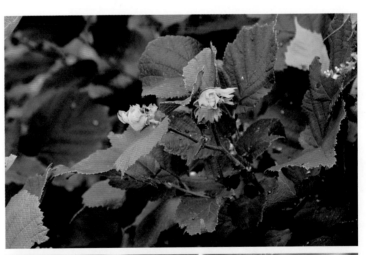

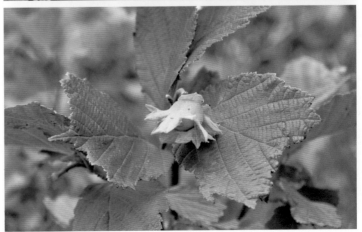

壳斗科 Fagaceae 栗属 Castanea

栗
Castanea mollissima Bl.

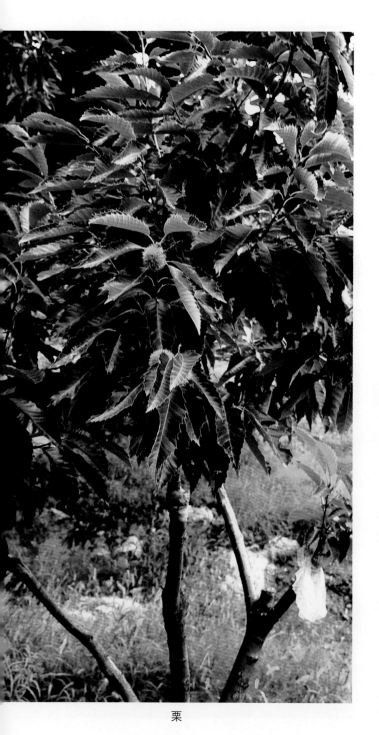

栗

| 植物别名 |

板栗、中国板栗。

| 药 材 名 |

栗子（药用部位：种仁）、栗花（药用部位：花、花序）。

| 形态特征 |

落叶乔木，高 15 ～ 20m。树皮灰色，具深沟；小枝具粗长毛。单叶互生，椭圆形至椭圆状披针形，长 8 ～ 20cm，先端渐尖，基部圆形或楔形，边缘有锯齿，齿端芒状，表面深绿色，有光泽，背面生灰白色绒毛。雄花成直立柔荑花序，长 8 ～ 15cm，花被常 6 裂，裂片卵圆形，雄蕊 8 ～ 10，花丝细长，约为花被 3 倍；雌花生于雄花序基部，常 2 ～ 3 集生总苞内，苞片针刺形，有紧贴星状绒毛，子房下位，6 室，花柱 6。坚果栗褐色，通常 2 ～ 3 聚生多刺的总苞内，果实成熟时总苞 2 ～ 4 裂。花期 5 ～ 6 月，果熟期 9 ～ 10 月。

| 生境分布 |

生于向阳、干燥的砂壤土。分布于天津蓟州盘山、黄崖关、九山顶、九龙山、八仙山等地。

| 资源情况 | 栽培资源丰富。药材来源于栽培。

| 采收加工 | 栗子：总苞由青色转黄色、微裂时采收，放冷凉处散热，打棚遮阴，棚四周夹墙，地面铺河沙，堆栗高 30cm，覆盖湿沙，经常洒水保湿。10 月下旬至 11 月入窖贮藏；或剥出种子，晒干。

栗花：春季采集，鲜用或阴干。栗壳于剥取种仁时收集。根或根皮全年均可采收，鲜用或晒干。

| 药材性状 | 栗子：本品呈半球形或扁圆形，先端短尖，直径 2 ～ 3cm。外表面黄白色，光滑，有时具浅纵沟纹。质实稍重，碎断后内部富粉质。气微，味微甜。

栗花：本品雄花序呈穗状，平直，长 9 ～ 15cm；花被片 6，圆形或倒卵圆形，淡黄褐色；雄蕊 8 ～ 10，花丝长约为花被的 3 倍。雌花无梗，生于雄花序下部，每 2 ～ 3（～ 5）聚生于有刺的总苞内；花被 6 裂；子房下位，花柱 6。气微，味微涩。

| 功能主治 | 栗子：甘、微咸，平。归脾、肾经。益气健脾，补肾强筋，活血消肿，止血。用于脾虚泄泻，反胃呕吐，脚膝酸软。

栗花：微苦、涩，平。清热燥湿，止血，散结。用于泄泻，带下，便血，瘰疬。

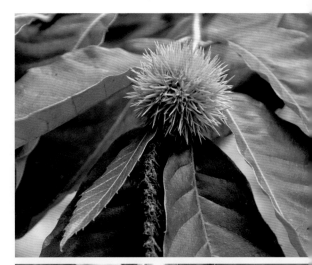

| 用法用量 | 栗子：内服适量，生食或煮食；或炒存性，研末服，30 ～ 60g。外用适量，捣敷。

栗花：内服煎汤，9 ～ 15g；或研末。

| 附　注 | 据有关资料记载，本种的树根或根皮（栗树根）、树皮（栗树皮）、叶（栗叶）、总苞（栗毛球）、外果皮（栗壳）、内果皮（栗荴）均可入药。栗树根可行气止痛，活血调经，用于疝气偏坠，牙痛，风湿关节痛，月经不调。栗壳可降逆生津，化痰，清热散结，止血，用于反胃，消渴，咳嗽痰多，腮腺炎，衄血。

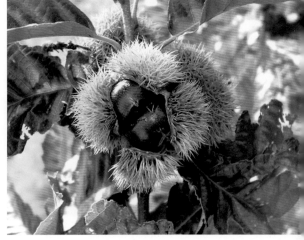

壳斗科 Fagaceae 栎属 Quercus

麻栎
Quercus acutissima Carr.

| 植物别名 | 橡树。

| 药 材 名 | 橡实（药用部位：果实）。

| 形态特征 | 落叶乔木，高 15 ~ 20m。树皮暗灰色，不规则深裂。叶椭圆状披针形或椭圆形，长 9 ~ 20cm，宽 3 ~ 7cm，先端渐尖，基部圆形或宽楔形，边缘锯齿刺芒状；叶脉在下面隆起，侧脉 13 ~ 18 对，直达齿端；叶柄长 2 ~ 3cm，有毛。雄花序通常集生于新枝叶腋。花被通常 5 裂；雄蕊 4，偶有较多者；雌花 1 ~ 3 集生于老枝的叶腋，子房 3 室。壳斗杯形，包坚果约 1/2，直径 2 ~ 3cm，高约 1cm；苞片狭披针形，反曲，有灰白色密毛。坚果卵球形或长卵形，淡褐色，直径 1.5 ~ 2cm；果脐凸起。花期 5 月，果期翌年 10 月。

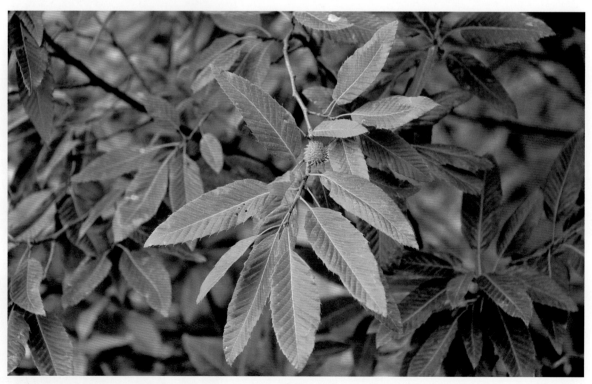

麻栎

| 生境分布 | 生于土质深厚肥沃的山地、丘陵地带。分布于天津蓟州盘山、黄崖关、九山顶、九龙山、八仙山等地。 |

| 资源情况 | 野生资源丰富。药材来源于野生。 |

| 采收加工 | 冬季果实成熟后采收，连壳斗摘下，晒干后除去壳斗，再晒至足干，贮放于通风干燥处。 |

| 药材性状 | 本品坚果呈卵球形至长卵形，长约2cm，直径1.5 ~ 2cm；表面淡褐色，果脐凸起。种仁白色。气微，味淡、微涩。 |

| 功能主治 | 苦、涩，微温。归脾、大肠、肾经。收敛固涩，止血，解毒。用于泄泻，痢疾，脱肛，疮痈久溃不敛。 |

| 用法用量 | 内服煎汤，3 ~ 10g；或入丸、散，每次1.5 ~ 3g。外用适量，炒焦，研末调涂。 |

| 附　注 | 据有关资料记载，本种的根皮或树皮（橡木皮）、壳斗（橡实壳）均可入药。橡木皮解毒利湿，涩肠止泻，用于泄泻，痢疾，疮疡。橡实壳涩肠止泻，止带，敛疮，用于赤白下痢，脱肛，带下，崩中。 |

壳斗科 Fagaceae 栎属 Quercus

栓皮栎 *Quercus variabilis* Bl.

| 植物别名 | 粗皮栎、白麻栎。

| 药 材 名 | 青杠碗（药用部位：果壳、果实）。

| 形态特征 | 落叶乔木，高达 25m。树皮条状纵裂，木栓层特别发达。幼枝有稀疏细毛，后变无毛。叶长椭圆形或长椭圆状披针形，长 8 ～ 15cm，先端渐尖，基部广楔形，边缘有锯齿，齿端刺芒状，侧脉 14 ～ 18 对，平行，叶背面密生灰白色星状短绒毛。坚果圆形或卵圆形，近无柄。壳斗杯形，包围坚果 2/3 以上；苞片锥形，向外反卷。花期 5 月，果熟期翌年 10 月。

| 生境分布 | 生于向阳的山谷及近山的平原。分布于天津蓟州盘山、九山顶、八仙山等地。

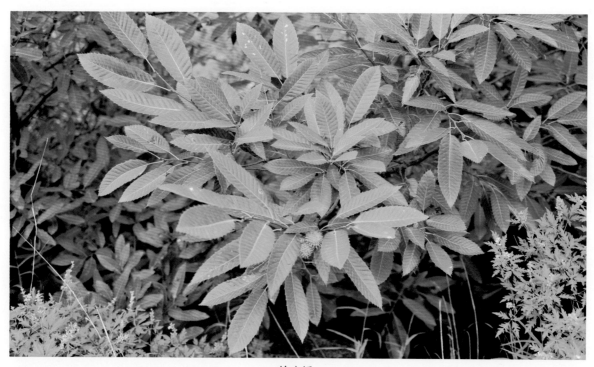

栓皮栎

| 资源情况 | 野生资源丰富。药材来源于野生。

| 采收加工 | 秋季采收，晒干。

| 功能主治 | 苦、涩，平。止咳，止泻，止血，解毒。用于咳嗽，久泻，久痢，痔漏出血，头癣。

| 用法用量 | 内服煎汤，10 ~ 15g。外用适量，研末调敷。

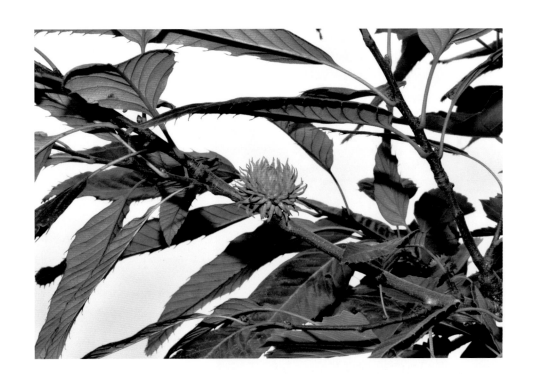

壳斗科 Fagaceae 栎属 Quercus

槲树
Quercus dentata Thunb.

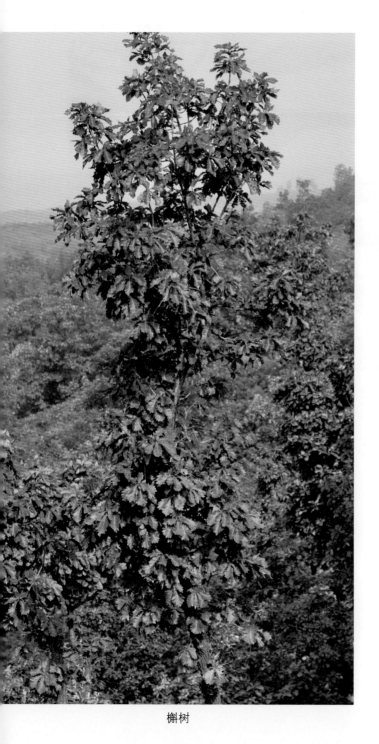

槲树

| 植物别名 |

柞栎、大叶波罗。

| 药 材 名 |

槲皮（药用部位：树皮）。

| 形态特征 |

落叶乔木，高达 25m。树皮暗灰色，粗糙，具深沟；小枝粗壮，有灰黄色星状柔毛。叶倒卵形或倒卵状楔形，长 10 ~ 20cm，宽 6 ~ 13cm，先端钝，基部耳形，有时楔形，边缘具深波状大齿牙 4 ~ 10 对，侧脉 4 ~ 10 对；背面有灰色柔毛和星状毛；具短柄，叶柄长 2 ~ 5mm。雄花序下垂，长 8 ~ 12cm，生于新枝基部；花被通常 7 ~ 8 裂，裂片披针形；雄蕊 8 ~ 10。雌花数朵集生于枝梢，子房 3 室。坚果卵圆形，无柄，壳斗杯形，包坚果 1/2 以上；苞片披针形，红褐色，向外反卷。花期 5 月，果期 10 月。

| 生境分布 |

生于向阳、干旱的山坡上。分布于天津蓟州盘山、黄崖关、九山顶、九龙山、八仙山等地。

| **资源情况** | 野生资源丰富。药材来源于野生。

| **采收加工** | 全年均可采收，剥取树皮，洗净，切片，晒干。

| **功能主治** | 苦、涩，平。解毒消肿，涩肠，止血。用于疮疡肿痛，瘰疬，痢疾，肠风下血。

| **用法用量** | 内服煎汤，5 ~ 10g；熬膏或烧灰研末。外用适量，煎汤洗；或熬膏敷。

| **附　　注** | 据有关资料记载，本种的叶（槲叶）、种子（槲实仁）均可入药。槲叶可止血，通淋，用于吐血，衄血，小便淋痛。槲实仁可涩肠止泻，用于腹泻，痢疾。

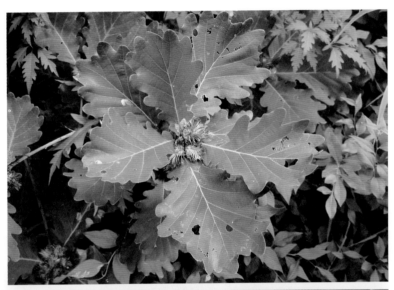

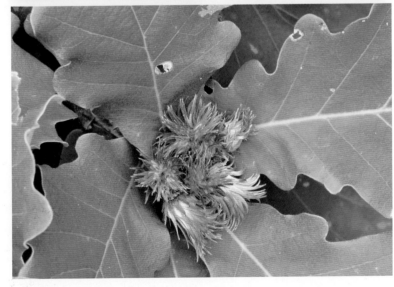

蒙古栎

Quercus mongolica Fisch. ex Ledeb.

| 植物别名 | 蒙栎、柞树、青刚栎。

| 药 材 名 | 柞树皮（药用部位：树皮）、柞树叶（药用部位：叶）。

| 形态特征 | 落叶乔木，高可达 30m，胸径达 60cm。树冠卵圆形；树皮暗灰色，深纵裂，小枝粗壮，栗褐色，无毛，幼枝具棱。叶常集生枝端，倒卵形或倒卵状长椭圆形，长 7 ~ 20cm，先端短钝或短凸尖，基部窄圆或近耳形，叶缘具深波状缺刻，具 7 ~ 10 对圆钝齿或粗齿，幼时沿叶脉有毛，后渐脱落，仅背面脉上有毛，侧脉 7 ~ 11 对；叶柄短，疏生绒毛。雄花序腋生新枝上；雄花萼片 7 ~ 9，裂片线形或三角状线形，先端锐尖；雄蕊 8。雌花 1 ~ 3 生于枝梢；萼片 6，半圆形。壳斗杯形，包坚果 1/3 ~ 1/2，直径 1.5 ~ 2cm，高 0.8 ~ 1.5cm，壁厚；

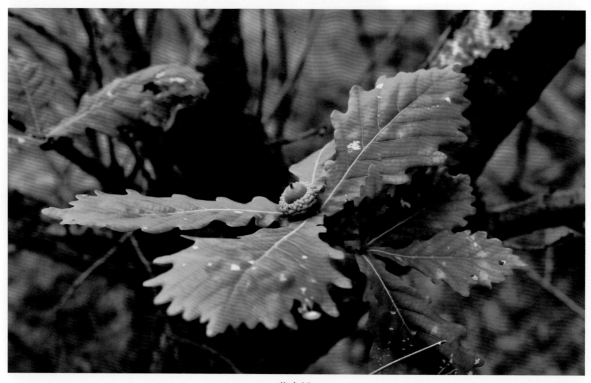

蒙古栎

苞片覆瓦状，背面有瘤状突起。花期 5 月，果期 10 月。

| **生境分布** | 生于阳坡、半阳坡，形成小片纯林或组成混交林。分布于天津蓟州八仙山等地。

| **资源情况** | 野生资源一般。药材来源于野生。

| **采收加工** | 柞树皮：春、秋季采收，刮去外层粗皮，晒干或煅灰。
柞树叶：夏、秋季采摘嫩叶，鲜用或晒干。

| **药材性状** | 柞树皮：本品外表面呈暗灰色，具纵深裂；内面灰白色，平滑。气微，味苦、涩。
柞树叶：本品多破碎，完整叶片倒卵形至长椭圆状倒卵形，长 7 ~ 17cm，宽 4 ~ 10cm，先端钝或急尖，基部耳形，边缘具 7 ~ 10 对深波状钝齿，幼叶脉有毛，老叶无毛，侧脉 7 ~ 11 对；叶柄长 2 ~ 5mm。气微，味淡、微涩。

| **功能主治** | 柞树皮：微苦、涩，平。清热利湿，解毒消肿。用于肠炎，痢疾，小儿消化不良，气管炎，黄疸，痔疮。
柞树叶：微苦、涩，平。清热止痢，止咳，解毒消肿。用于痢疾，肠炎，消化不良，支气管炎，痈肿，痔疮。

| **用法用量** | 柞树皮：内服煎汤，5 ~ 10g；或入丸、散。外用适量，煎汤熏洗；或捣敷。
柞树叶：内服煎汤，3 ~ 10g；研末，每次 1 ~ 1.5g，小儿酌减。外用适量，捣敷。

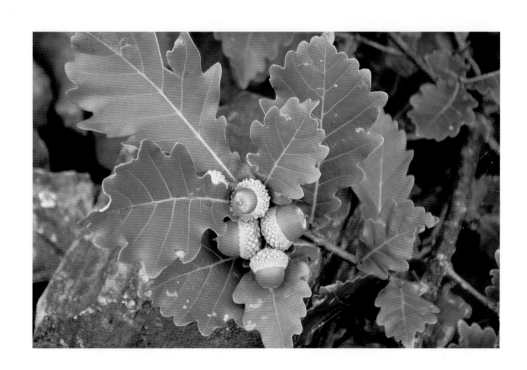

榆科 Ulmaceae 榆属 Ulmus

大果榆

Ulmus macrocarpa Hance

| **植物别名** | 山榆、毛榆、黄榆。

| **药材名** | 芜荑（药材来源：果实加工品）。

| **形态特征** | 落叶小乔木或灌木。树皮灰褐色，枝有木栓质翅。叶宽倒卵形或椭圆状倒卵形，粗厚，先端常凸尖，边缘为钝重锯齿，表面粗糙，背面有毛。花 5 ~ 9，簇生枝的叶腋。翅果宽倒卵形，长 2.5 ~ 3.5cm，有短柔毛；种子位于翅果中央。花期 4 月，果期 5 月。

| **生境分布** | 生于向阳山坡及岩石缝间。分布于天津蓟州盘山、黄崖关、九山顶、九龙山、八仙山等地。

| **资源情况** | 野生资源一般。药材来源于野生。

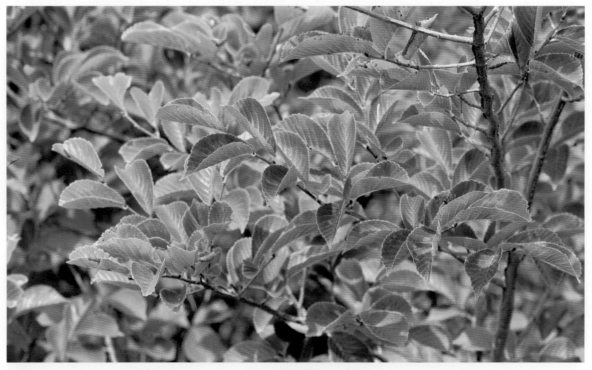

大果榆

| 采收加工 | 夏季当果实成熟时采下，晒干，搓去膜翅，取出种子，将 55kg 种子浸入水中，待发酵后，加入家榆树皮面 5kg，红土 15kg，菊花末 2.5kg，加适量温开水混合成糊状，放板上摊平约 1.3cm 厚，切成直径约 6.7cm 的方块，晒干，即为成品。亦可在 5 ~ 6 月采实取仁，用种子（占 60%），异叶败酱（占 20%），家榆树皮（占 10%），灶心土（占 10%），混合制成扁平方形，晒干。

| 药材性状 | 本品加工品呈扁平方块状，表面黄褐色，有多数小孔和空隙，杂有纤维和种子。体质松脆而粗糙，断面黄黑色，易成鳞片状剥离。气特异，味微酸、涩。

| 功能主治 | 苦、辛，温。归脾、胃经。杀虫消积，除湿止痢。用于虫积腹痛，小儿疳积，久泻久痢，疮疡，疥癣。

| 用法用量 | 内服煎汤，3 ~ 10g；或入丸、散。外用适量，研末调敷。

| 附　注 | 据有关资料记载，本种果实与面曲等加工制成的酱称为芜荑酱，可杀虫，用于虫积腹痛、疮癣。

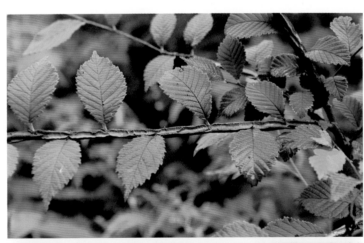

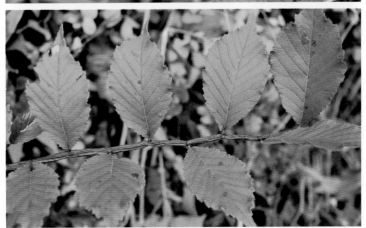

榆科 Ulmaceae 榆属 Ulmus

榆树 *Ulmus pumila* L.

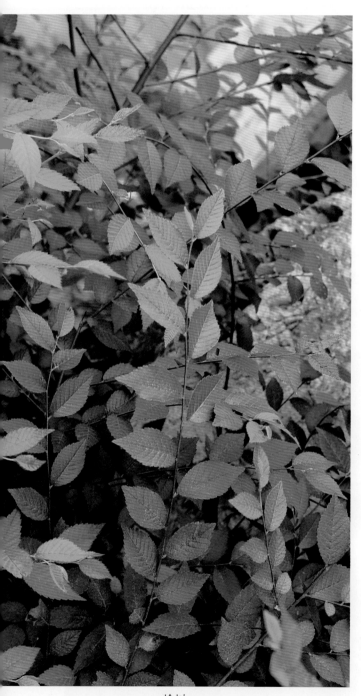

榆树

| 植物别名 |

榆、白榆、家榆。

| 药 材 名 |

榆白皮（药用部位：树皮、根皮）、榆荚仁（药用部位：果实、种子）。

| 形态特征 |

落叶乔木，高达 15m。树皮灰褐色，粗糙纵裂；小枝黄褐色，有短柔毛或近无毛。叶椭圆状卵形或椭圆状披针形，长 2 ~ 9cm，宽 1.2 ~ 3.5cm，先端锐尖或渐尖，基部圆形，或楔形，两边近对称，两面均无毛，叶缘多为单锯齿，侧脉 9 ~ 16 对；叶柄长 2 ~ 10mm，有毛。花先叶开放，多数呈簇状聚伞花序；花被片 4 ~ 5 裂，雄蕊 4 ~ 5，花药紫色，花丝细长，伸出花被外；雌蕊 2 心皮结合成 1 室子房，花柱 2。翅果扁平，近圆形，先端凹陷，俗称榆钱；种子位于翅果的中央，无胚乳。花期 3 月，果熟期 4 ~ 5 月。

| 生境分布 |

生于平原或丘陵地带。天津各地均有分布。

| **资源情况** | 野生资源丰富，栽培资源丰富。药材来源于野生或栽培。

| **采收加工** | 榆白皮：根皮于春、秋季采收。树皮于春季或 8 ~ 9 月采收，剥取内皮晒干。
榆荚仁：果实于 4 ~ 6 月成熟时采收，除去果翅，晒干。

| **药材性状** | 榆白皮：本品呈板片状或浅槽状，长短不一，厚 3 ~ 7mm。外表面浅黄白色或灰白色，较平坦，皮孔横生，嫩皮较明显，有不规则的纵向浅裂纹，偶有残存的灰褐色粗皮；内表面黄棕色，具细密的纵棱纹。质柔韧，纤维性。气微，味稍淡，有黏性。
榆荚仁：本品翅果呈类圆形或倒卵形，直径 1.2 ~ 1.5cm；先端有缺口，基部有短柄，长约 2mm。果翅类圆形而薄，表面光滑，可见放射状脉纹。种子长椭圆形或卵圆形，长 1 ~ 1.5cm，直径约 5mm，位于翅果上部或近上部，与缺口的底缘密接。

| **功能主治** | 榆白皮：甘，微寒。归肺、脾、膀胱经。利水通淋，祛痰，消肿解毒。用于水肿，淋浊，咳喘痰多，失眠，秃疮，疥癣。
榆荚仁：甘、微辛，平。健脾安神，清热利水。用于失眠，食欲不振，带下，疮癣。

| **用法用量** | 榆白皮：内服煎汤，9 ~ 15g；或研末。外用适量，煎汤洗；或捣敷；或研末调敷。
榆荚仁：内服煎汤 10 ~ 15g。外用适量，研末调敷。

| **附　注** | 据有关资料记载，本种的枝（榆枝）、茎皮部的涎汁（榆皮涎）、叶（榆叶）、花（榆花）、果实或种子和面粉等制成的酱（榆仁酱）均可入药。榆叶可清热利尿，安神，用于水肿，小便不利，失眠，痰多咳嗽。榆花可清热定惊，利尿疗疮，用于小儿惊痫，小便不利，头疮。

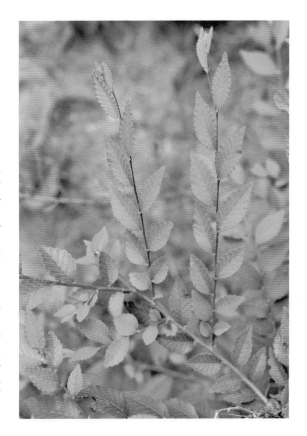

榆科 Ulmaceae 朴属 Celtis

朴树
Celtis sinensis Pers.

| 植物别名 | 黄果朴、垂珠树、木瓜娘。

| 药 材 名 | 朴树皮（药用部位：树皮）。

| 形态特征 | 落叶乔木，高达 18m。小枝有黄色绒毛，后边无毛。叶卵状椭圆形至长椭圆形，先端渐尖，基部斜圆形，叶缘中部以上有锯齿，上面暗绿色，粗糙，疏生短柔毛，下面色较淡或黄褐色，脉上密生短毛；叶柄长 5 ~ 8mm。核果，通常 2 ~ 3，聚生叶腋，近球形，直径约7mm，果梗长 5 ~ 8mm，与叶柄近等长，果熟时为橙黄色；果核有凹点。花期 4 ~ 5 月，果期 9 ~ 10 月。

| 生境分布 | 生于向阳山坡或岩石间。分布于天津蓟州盘山、小港、八仙山。

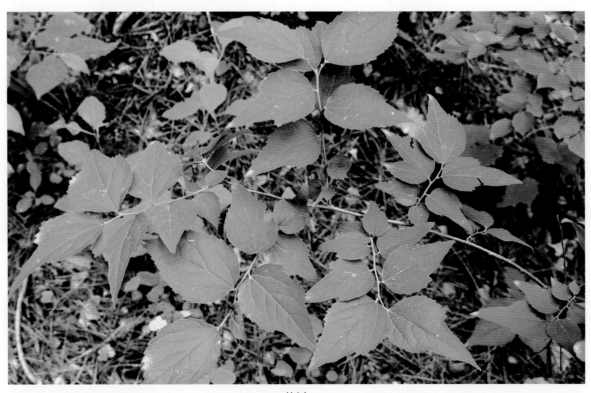

朴树

| **资源情况** | 野生资源较少。药材来源于野生。

| **采收加工** | 全年均可采收，洗净，切片，晒干。

| **药材性状** | 本品呈板块状，表面棕灰色，粗糙而不开裂，有白色皮孔；内表面棕褐色。气微，味淡。

| **功能主治** | 辛、苦，平。祛风透疹，消食化滞。用于麻疹透发不畅，消化不良。

| **用法用量** | 内服煎汤，15 ～ 60g。

| **附　注** | 据有关资料记载，本种的根皮（朴树根皮）、叶（朴树叶）、果实（朴树果）均可入药。朴树根皮可祛风透疹，消食止泻，用于麻疹透发不畅，消化不良，食积泄泻，跌打损伤。朴树叶可清热，凉血，解毒，用于漆疮，荨麻疹。朴树果可清热利咽，用于感冒，咳嗽，喑哑。

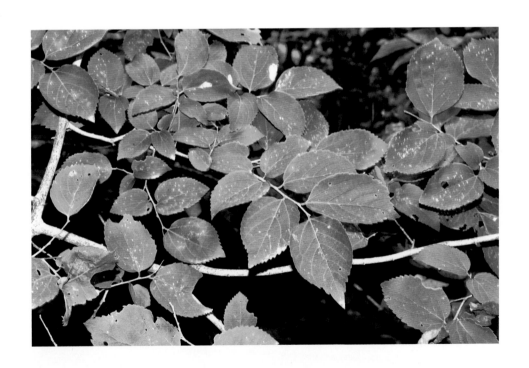

榆科 Ulmaceae 朴属 Celtis

黑弹树
Celtis bungeana Bl.

| 植物别名 | 小叶朴、光皮朴、白麻树。

| 药 材 名 | 棒棒木（药用部位：树干、枝条）。

| 形态特征 | 落叶乔木，高达 15m。树皮浅灰色，平滑；一年生小枝褐色，无毛，有光泽。叶卵形或卵状椭圆形，长 5 ~ 11cm，高 2 ~ 4cm，先端渐尖，基部偏斜或近圆形，叶缘中部以上有锯齿，有时近全缘，叶上面浓绿色，有光泽，下面淡绿色，两面无毛，或脉腋间有柔毛；叶柄长 5 ~ 10mm。萌发枝的叶形变异较大，先端可具尾尖且有糙毛。核果，单生叶腋，近球形，直径 4 ~ 7mm，黑紫色；果柄较叶柄长，达 1.2 ~ 1.8cm；果核白色，近平滑。花期 4 月，果熟期 9 月。

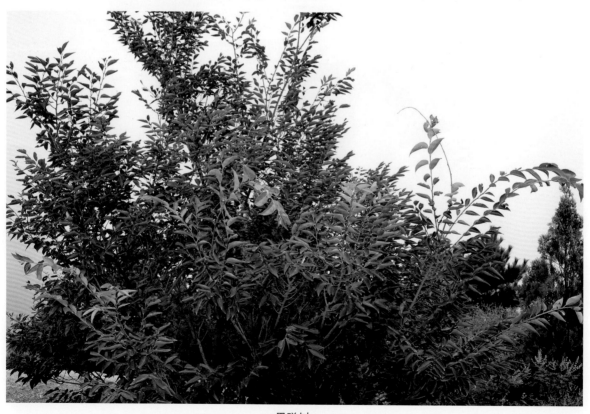

黑弹树

| 生境分布 | 生于向阳山坡和丘陵上。分布于天津蓟州八仙山等地。

| 资源情况 | 野生资源较少。药材来源于野生。

| 采收加工 | 夏季砍割枝条，切薄片，或取树干刨成薄片，晒干。

| 药材性状 | 本品树干多刨成薄片状，外表面灰色，平滑。茎枝圆柱形，灰褐色，有光泽；断面色白，纹理致密，质坚硬。气微香，味微苦。

| 功能主治 | 辛、微苦，凉。祛痰，止咳，平喘。用于慢性咳嗽，哮喘。

| 用法用量 | 内服煎汤，30 ~ 60g。

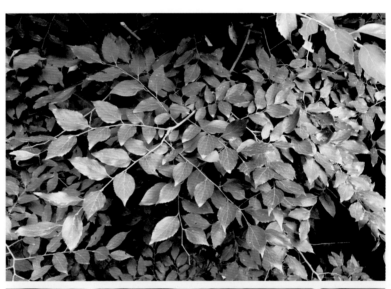

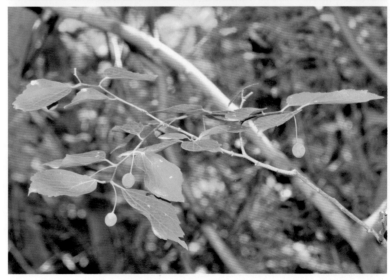

杜仲科 Eucommiaceae 杜仲属 Eucommia

杜仲
Eucommia ulmoides Oliv.

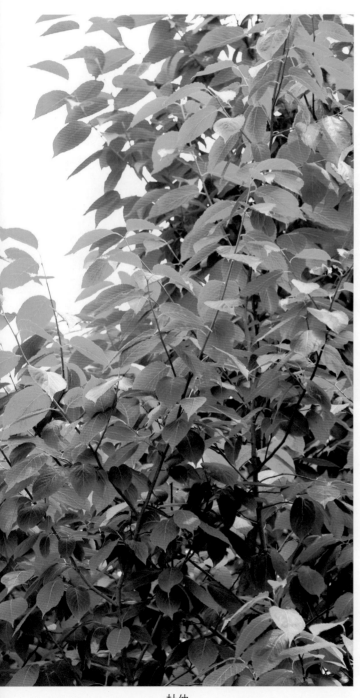
杜仲

| 植物别名 |

丝绵树。

| 药 材 名 |

杜仲（药用部位：树皮）、杜仲叶（药用部位：叶）、櫹芽（药用部位：嫩叶）。

| 形态特征 |

落木乔木，高达 20m。树皮灰色，折断时可见银白色细胶丝，小枝无毛，淡褐色或黄褐色，枝具片状髓。单叶互生，卵状椭圆形或长圆状卵形，叶片长 6 ~ 16cm，宽 3 ~ 7cm，纸质，先端锐尖，叶基部宽楔形或圆形，叶缘有锯齿，表面无毛，背面脉上有长柔毛，侧脉 6 ~ 9 对；叶柄长 1 ~ 2cm。花单性，雌雄异株，无花被，常先叶开放，生于小枝基部；雄花有短梗，雄蕊 4 ~ 10，花药线形，花丝极短；雌花有短花梗，子房狭长，先端有二叉状花柱，子房 1 室，胚珠 2。果实为具翅小坚果，长 3 ~ 4cm（连柄），宽约 1cm，先端有凹口；翅革质，包围着小坚果；坚果扁平，内含 1 种子。花期 4 ~ 5 月，果期 9 ~ 10 月。

| **生境分布** | 生于花坛、路边、庭院、公园。天津各地均有栽培。 |

| **资源情况** | 栽培资源一般。药材来源于栽培。 |

| **采收加工** | 杜仲：4 ~ 6 月剥取，刮去粗皮，堆置"发汗"至内皮呈紫褐色，晒干。
杜仲叶：夏、秋季枝叶茂盛时采收，晒干或低温烘干。
樗芽：春季嫩叶初生时采摘，鲜用或晒干。 |

| **药材性状** | 杜仲：本品板片状或两边稍向内卷，大小不一，厚 3 ~ 7mm。外表面淡棕色或灰褐色，有明显的皱纹或纵裂槽纹，有的树皮较薄，未去粗皮，可见明显的皮孔。内表面暗紫色，光滑。质脆，易折断，断面有细密、银白色、富弹性的橡胶丝相连。气微，味稍苦。
杜仲叶：本品多破碎，完整叶片展平后呈椭圆形或卵形，长 7 ~ 15cm，宽 3.5 ~ 7cm。表面黄绿色或黄褐色，微有光泽，先端渐尖，基部圆形或广楔形，边缘有锯齿，具短叶柄。质脆，搓之易碎，折断面有少量银白色橡胶丝相连。气微，味微苦。 |

| **功能主治** | 杜仲：甘，温。归肝、肾经。补肝肾，强筋骨，安胎。用于肝肾不足，腰膝酸痛，筋骨无力，头晕目眩，妊娠漏血，胎动不安。
杜仲叶：微辛，温。归肝、肾经。补肝肾，强筋骨。用于肝肾不足，头晕目眩，腰膝酸痛，筋骨痿软。
樗芽：甘，平。补虚生津，解毒，止血。用于身体虚弱，口渴，脚气，痔疮肿痛，便血。 |

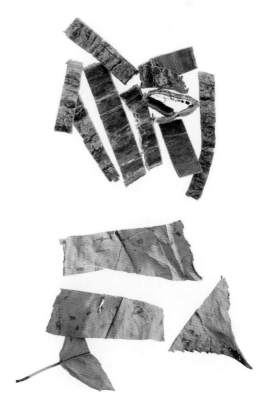

| **用法用量** | 杜仲：内服煎汤，6 ~ 10g。
杜仲叶：内服煎汤，10 ~ 15g。
樗芽：内服煎汤，3 ~ 10g；或研末，1 ~ 3g。 |

| **附　　注** | 本种喜温暖湿润气候，耐寒性较强，以阳光充足、土层深厚肥沃、富含腐殖质的砂壤土、黏壤土栽培为宜。 |

桑科 Moraceae 水蛇麻属 Fatoua

水蛇麻 *Fatoua villosa* (Thunb.) Nakai

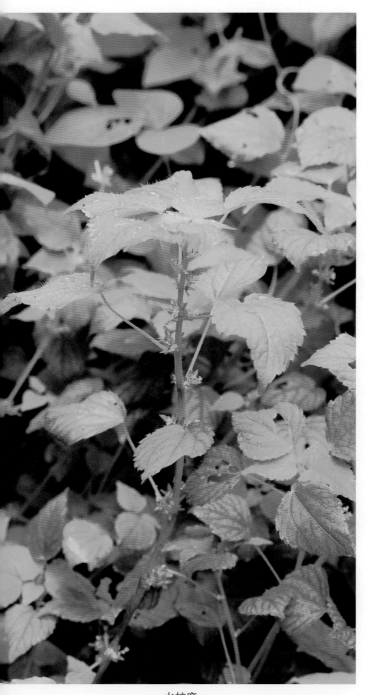

水蛇麻

| 植物别名 |

桑麻、桑草。

| 形态特征 |

一年生草本，高约 40cm。基部木质，有微柔毛。单叶互生，卵形或卵状披针形，长 6 ~ 10cm，宽 1 ~ 4cm，先端渐尖，基部近圆形或浅心形，缘有锯齿，两面有疏毛；叶柄长 0.5 ~ 5cm；托叶早落。花小，单性，雌雄同株，雌雄花混生，呈腋生复聚伞花序，球形，单花或成对；雄花被片 4，雄蕊 4，花丝内弯；雌花被片 4 ~ 6，宿存，子房斜卵圆形，花柱侧生，向上延伸成丝状，柱头有毛。瘦果小，斜卵球形，红褐色，外面有瘤状突起。

| 生境分布 |

生于园地、荒地或山道岩石旁及灌丛中。分布于天津蓟州八仙山。

| 资源情况 |

野生资源较少。药材来源于野生。

| 附　注 | 文献记载本种的根可入药，具有清热解毒、凉血止血的功效，用于喉炎、流行性腮腺炎、无名肿毒、刀伤出血。

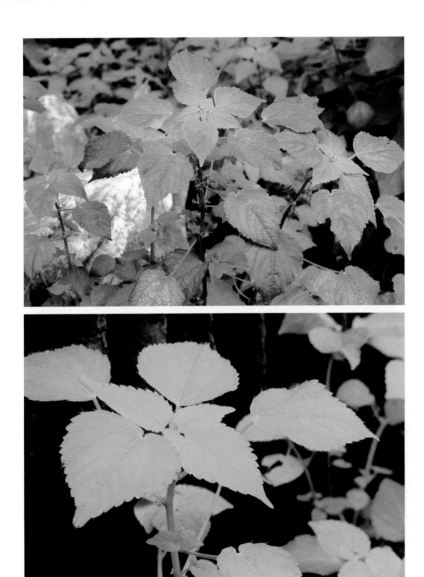

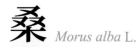

桑科 Moraceae 桑属 Morus

桑 *Morus alba* L.

| 植物别名 |

白桑、家桑。

| 药 材 名 |

桑白皮（药用部位：根皮）、桑枝（药用部位：嫩枝）、桑叶（药用部位：叶）、桑椹（药用部位：果穗）。

| 形态特征 |

落叶乔木。单叶，互生，卵形或宽卵形，长5～15cm，宽4～13cm，先端急尖或钝，基部近心形，叶缘有锯齿，有时不规则分裂，上面鲜绿色，近光滑，下面脉上有疏毛，脉腋有簇生毛；托叶披针形，早落。花单性，雌雄异株；雌、雄花均呈柔荑花序；雄花序长1～2.5cm，雌花序长0.5～1.2cm；雄花花被片4，结果时肉质化，雌蕊无花柱或极不明显，柱头2裂，宿存。聚花果成熟时黑紫色或白色。花期5月，果期7～8月。

| 生境分布 |

天津各地均有栽培。

| 资源情况 |

栽培资源丰富。药材来源于栽培。

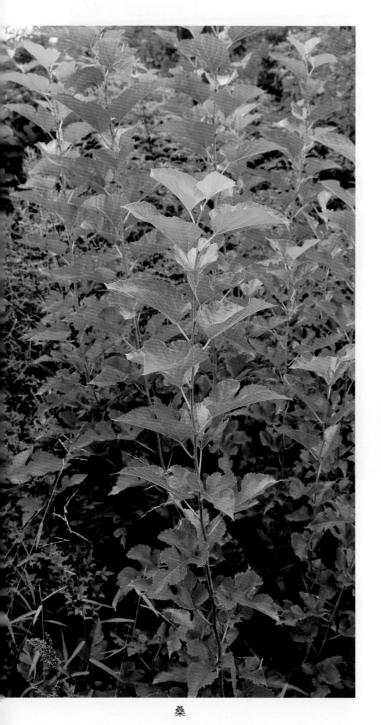

桑

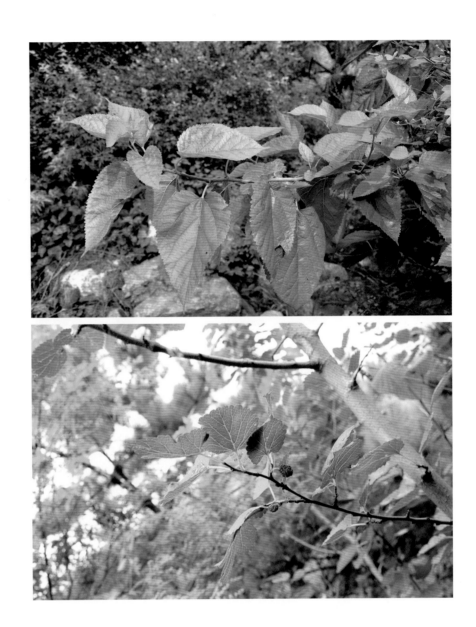

| **采收加工** | 桑白皮：秋末叶落时至次春发芽前采挖根部，刮去黄棕色粗皮，纵向剖开，剥取根皮，晒干。
桑枝：春末夏初采收，去叶，晒干，或趁鲜切片，晒干。
桑叶：初霜后采收，除去杂质，晒干。
桑椹：4～6月果实变红时采收，晒干，或略蒸后晒干。

| **药材性状** | 桑白皮：本品呈扭曲的卷筒状、槽状或板片状，长短、宽窄不一，厚1～4mm。外表面白色或淡黄白色，较平坦，有的残留橙黄色或棕黄色鳞片状粗皮；内表面黄白色或灰黄色，有细纵纹。体轻，质韧，纤维性强，难折断，易纵向撕裂，撕裂时有粉尘飞扬。气微，味微甘。

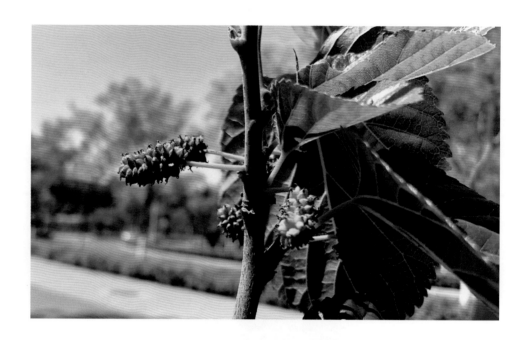

桑枝：本品呈长圆柱形，少有分枝，长短不一，直径 0.5 ～ 1.5cm。表面灰黄色或黄褐色，有多数黄褐色点状皮孔及细纵纹，并有灰白色、略呈半圆形的叶痕和黄棕色的腋芽。质坚韧，不易折断，断面纤维性。切片厚 0.2 ～ 0.5cm，皮部较薄，木部黄白色，射线放射状，髓部白色或黄白色。气微，味淡。

桑叶：本品多皱缩、破碎。完整者有柄，叶片展平后呈卵形或宽卵形，长 8 ～ 15cm，宽 7 ～ 13cm。先端渐尖，基部截形、圆形或心形，边缘有锯齿或钝锯齿，有的不规则分裂。上表面黄绿色或浅黄棕色，有的有小疣状突起；下表面颜色稍浅，叶脉凸出，小脉网状，脉上被疏毛，脉基具簇毛。质脆。气微，味淡、微苦涩。

桑椹：本品为聚花果，由多数小瘦果集合而成，呈长圆形，长 1 ～ 2cm，直径 0.5 ～ 0.8cm，黄棕色、棕红色或暗紫色，有短果序梗。小瘦果卵圆形，稍扁，长约 2mm，宽约 1mm，外具肉质花被片 4。气微，味微酸而甜。

| **功能主治** | 桑白皮：甘，寒。归肺经。泻肺平喘，利水消肿。用于肺热喘咳，水肿胀满，尿少，面目肌肤浮肿。

桑枝：微苦，平。归肝经。祛风湿，利关节。用于风湿痹痛，肩臂、关节酸痛麻木。

桑叶：甘、苦，寒。归肺、肝经。疏散风热，清肺润燥，清肝明目。用于风热感冒，肺热燥咳，头晕头痛，目赤昏花。

桑椹：甘、咸，平。归肝、肾经。滋阴补血，生津润燥。用于肝肾阴虚，眩晕耳鸣，心悸失眠，须发早白，津伤口渴，内热消渴，肠燥便秘。

| 用法用量 | 桑白皮：内服煎汤，6 ~ 12g。

桑枝：内服煎汤，9 ~ 15g。

桑叶：内服煎汤，5 ~ 10g。

桑椹：内服煎汤，9 ~ 15g。

| 附　　注 | （1）据有关资料记载，本种根（桑根）、茎枝烧成的灰（桑柴灰）、老树上的结节（桑瘿）、叶的蒸馏液（桑叶露）、鲜叶的乳汁（桑叶汁）等均可入药。

（2）本种喜温暖湿润气候，稍耐阴，耐旱，不耐涝，耐贫瘠，对土壤的适应性强。

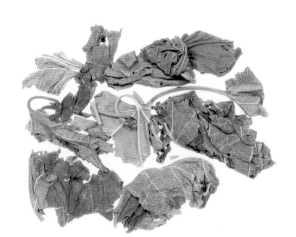
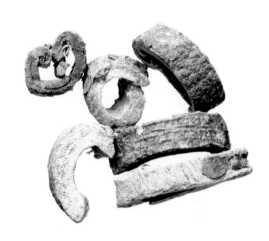

桑科 Moraceae 桑属 Morus

华桑

Morus cathayana Hemsl.

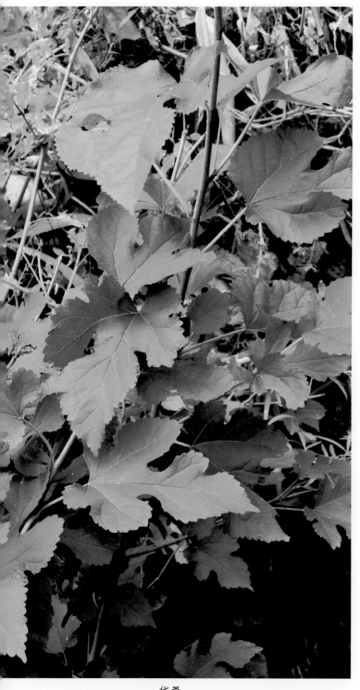

华桑

| 植物别名 |

花桑。

| 形态特征 |

落叶小乔木，高达 8m。树皮灰色近光滑，小枝微有毛。叶互生，卵形或宽卵形，长 5 ~ 10（~ 20）cm，先端短尖或长渐尖，基部心形，叶缘有粗锯齿，齿端钝，常不裂，少有裂，上面疏生粗伏毛，下面密生短绒毛；叶柄有毛。花单性，雌雄同株而异枝，均为柔荑花序，有柔毛；雄花序 3 ~ 5cm，雌花序长 2cm，花被片均为 4，雄蕊 4，与花被片对生；雌花柱很短，柱头 2 裂，较花柱长，有毛。聚花果长 2 ~ 3cm，成熟后白色、红色或黑紫色。花期 5 月，果期 6 ~ 7 月。

| 生境分布 |

生于向阳山坡。分布于天津蓟州盘山等地。

| 资源情况 |

野生资源较少。药材来源于野生。

| 附　　注 |（1）本种的叶在部分地区亦用作桑叶。

（2）本种抗旱，耐碱。

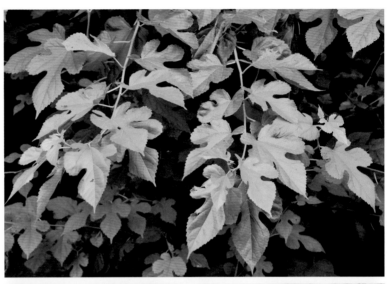

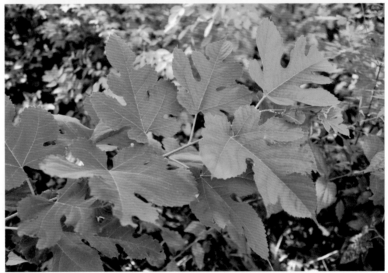

桑科 Moraceae 桑属 Morus

蒙桑

Morus mongolica (Bur.) Schneid.

| **植物别名** | 岩桑、刺叶桑。

| **形态特征** | 落叶小乔木或灌木，高 3 ~ 8m。树皮灰褐色，纵裂；小枝暗红色，常有白粉，老枝黑褐色。叶卵形或椭圆状卵形，长 8 ~ 16cm，宽 4 ~ 8cm，先端长渐尖或尾状渐尖，基部心形，不裂或有 3 ~ 5 裂，边缘有粗锯齿，齿端有刺芒尖，两面无毛或稍有细毛，上面有光泽；叶柄长 4 ~ 6cm。雄花序长约 3cm，雌花序长 1.5cm；雄花被片 4，雄蕊 4；雌花被片 4，花柱明显，柱头 2 裂。聚花果圆柱形，红色或紫黑色。

| **生境分布** | 生于向阳山坡、平原、低地。分布于天津蓟州山区。

| **资源情况** | 野生资源一般。药材来源于野生。

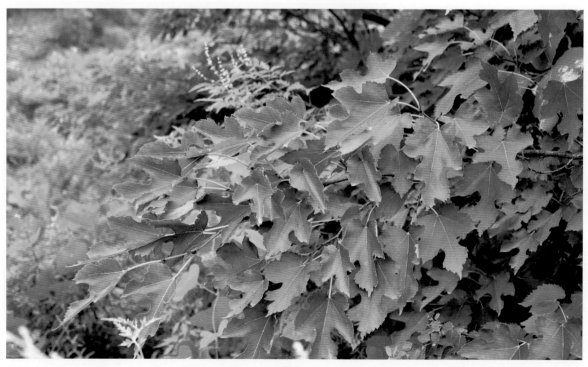

蒙桑

| 附　注 | 本种的叶在部分地区亦用作桑叶。

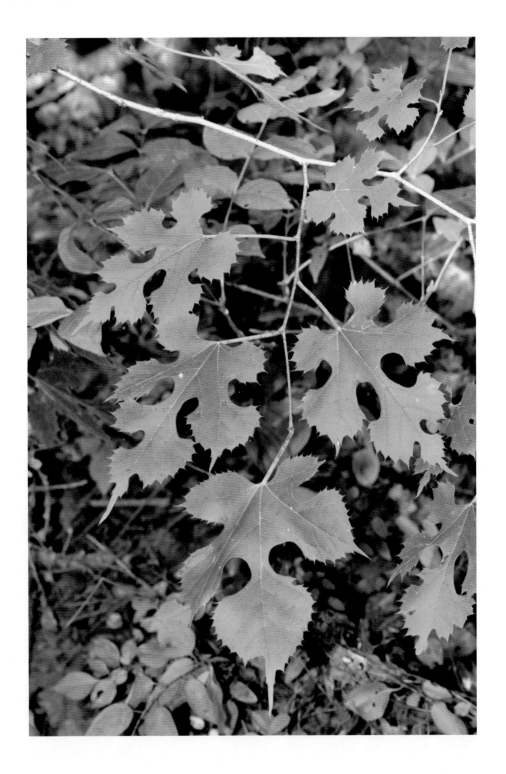

桑科 Moraceae 桑属 Morus

鸡桑

Morus australis Poir.

| **植物别名** | 小叶桑、野桑、小岩桑。

| **药 材 名** | 鸡桑根（药用部位：根、根皮）、鸡桑叶（药用部位：叶）。

| **形态特征** | 落叶灌木或小乔木。树皮灰褐色，纵裂，嫩枝有毛。叶互生，卵圆形，长 6 ~ 17cm，宽 6 ~ 13cm，先端渐尖或尾状渐尖，基部近心形，叶缘有钝或锐的锯齿，有时 3 ~ 5 裂，上面粗糙，有时有短毛，下面疏生短柔毛，无腋生簇毛；叶柄长 1.5 ~ 3.5cm；托叶早落。花单性，雌雄异株；雄花序长 1.5 ~ 3cm，雌花序长 1cm；雄花的花被片 4，雄蕊与花被片同数且对生，中央有退化的雌蕊；雌花花被片 4，雌蕊由 2 心皮合生，柱头 2 裂，与花柱等长，宿存。聚花果长 1 ~ 1.5cm，成熟时为暗紫色。花期 4 ~ 5 月，果期 6 ~ 7 月。

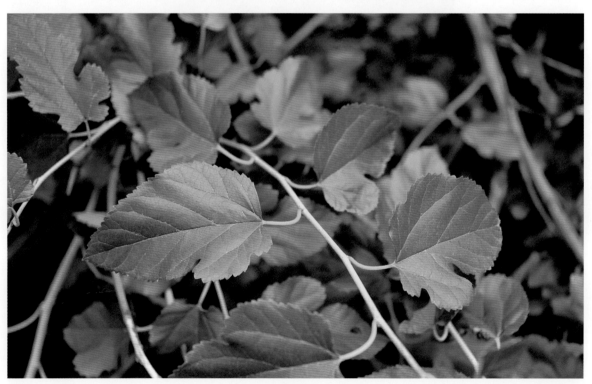

鸡桑

| **生境分布** | 生于向阳山坡。分布于天津蓟州盘山等地。 |

| **资源情况** | 野生资源较少。药材来源于野生。 |

| **采收加工** | 鸡桑根：秋、冬季采挖，趁鲜刮去栓皮，洗净；或剥取白皮，晒干。 |
| | 鸡桑叶：夏季采收，鲜用或晒干。 |

| **功能主治** | 鸡桑根：甘、辛，寒。清肺，凉血，利湿。用于肺热咳嗽，鼻衄，水肿，腹泻，黄疸。 |
| | 鸡桑叶：甘、辛，寒。归肺经。清热解表，宣肺止咳。用于风热感冒，肺热咳嗽，头痛，咽痛。 |

| **用法用量** | 鸡桑根：内服煎汤，6 ~ 15g。 |
| | 鸡桑叶：内服煎汤，3 ~ 9g。 |

| **附　　注** | 本种的叶在部分地区亦用作桑叶。 |

桑科 Moraceae 构属 Broussonetia

构树

Broussonetia papyrifera (L.) L' Hért. ex Vent.

| 植物别名 | 构、酱黄木、沙纸树。

| 药 材 名 | 楮实子（药用部位：果实）。

| 形态特征 | 乔木。树皮浅灰色，平滑或浅裂；小枝粗壮，密生绒毛。叶宽卵形或长圆状卵形，长 7 ~ 20cm，宽 6 ~ 15cm，不分裂或不规则的 2 ~ 5 深裂，幼枝或小树的叶更明显，先端渐尖，基部圆形或浅心形；叶缘有锯齿，上面深绿色，有粗糙伏毛，下面灰绿色，密被柔毛。花单性，雌雄异株；雄花呈柔荑花序，腋生，下垂；雌花序头状；雄花被片 4，基部合生，雄蕊 4；雌花苞片棒状，先端有毛，花被管状，花柱侧生，丝状。聚花果球形，肉质，橘红色，有 1 种子。花期 5 月，果期 9 ~ 10 月。

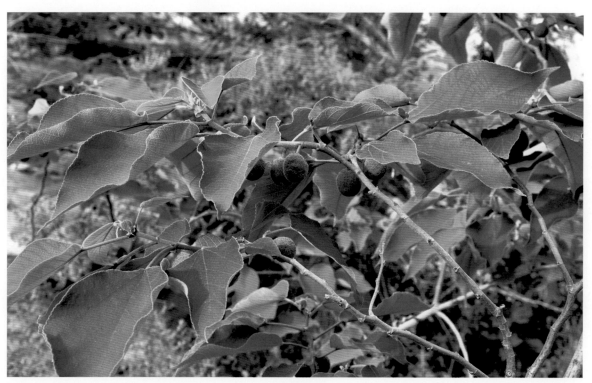

构树

| 生境分布 | 生于公园、庭院。天津各地均有分布。

| 资源情况 | 野生资源较丰富，栽培资源较丰富。药材来源于野生或栽培。

| 采收加工 | 秋季果实成熟时采收，洗净，晒干，除去灰白色膜状宿萼和杂质。

| 药材性状 | 本品呈球形或卵圆形，稍扁，直径约 1.5mm。表面红棕色，有网状皱纹或颗粒状突起，一侧有棱，一侧有凹沟，有的具果梗。质硬而脆，易压碎。胚乳类白色，富油性。气微，味淡。

| 功能主治 | 甘，寒。归肝、肾经。补肾清肝，明目，利尿。用于肝肾不足，腰膝酸软，虚劳骨蒸，头晕目昏，目生翳膜，水肿胀满。

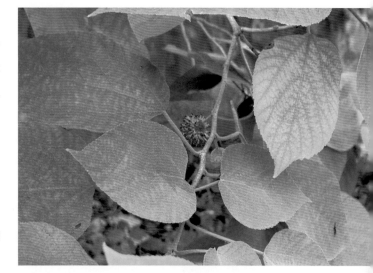

| 用法用量 | 内服煎汤，6 ~ 12g。

| 附　注 | 据有关资料记载，本种的嫩根或根皮（楮树根）、枝条（楮茎）、除去外皮的内皮（楮树白皮）、茎皮部的乳汁（楮皮间白汁）、叶（楮叶）均可入药。楮树根可凉血散瘀，清热利湿，用于咳嗽吐血，跌打损伤。楮树白皮可利水，止血，用于小便不利，崩漏。楮叶可凉血止血，利尿，解毒，用于吐血，衄血，毒疮。

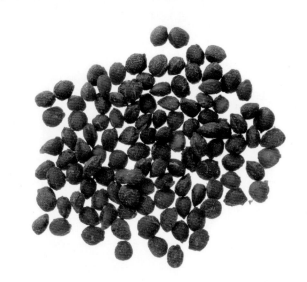

桑科 Moraceae 榕属 Ficus

无花果 *Ficus carica* L.

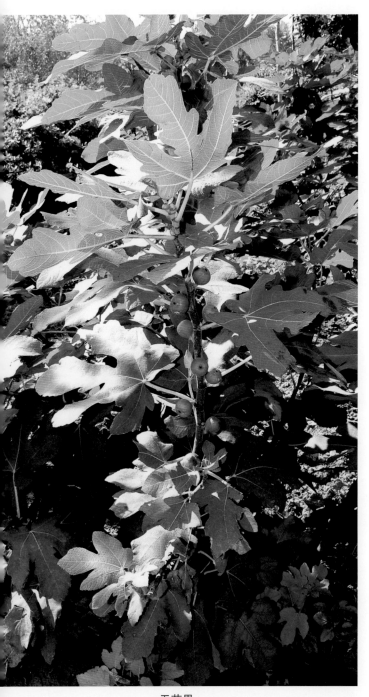

无花果

| 植物别名 |

映日果、树地瓜。

| 药 材 名 |

无花果（药用部位：果实）、无花果根（药用部位：根）、无花果叶（药用部位：叶）。

| 形态特征 |

落叶灌木或小乔木，高 1 ~ 4m。植物体有乳汁。分枝多，树皮暗褐色，皮孔明显；小枝直立，粗壮，无毛。叶质厚，近革质，宽卵形或近圆形，长 10 ~ 24cm，宽 9 ~ 22cm，掌状 3 ~ 5 裂，少有不裂的，上面粗糙，下面有短柔毛，有粗壮的掌状脉，先端钝，基部心形。花小，多数生于肉质中空的花序托内，呈隐头花序，有短梗，单生叶腋；雄花和虫瘿花同生于 1 花序托内；雌花生于另 1 花序托内；隐头花序梨形，直径 2.5 ~ 4cm，肉质，绿色，成熟时黑紫色。果实为瘦果。花期 6 ~ 8 月，果期 8 ~ 9 月。

| 生境分布 |

天津偶见栽培。

| **资源情况** | 栽培资源稀少。药材来源于栽培。

| **采收加工** | 无花果：果实呈绿色时，分批采摘；或拾取落地的未成熟果实，将鲜果用开水烫后，晒干或烘干。

无花果根：全年均可采收，鲜用或晒干。

无花果叶：夏、秋季采收，鲜用或晒干。

| **药材性状** | 无花果：本品干燥的花序托呈倒圆锥形或类球形，长约2cm，直径1.5 ~ 2.5cm；表面淡黄棕色至暗棕色、青黑色，有波状弯曲的纵棱线；先端稍平截，中央有圆形突起，基部渐狭，带有果柄及残存的苞片。质坚硬，横切面黄白色，内壁着生众多细小瘦果，有时壁的上部尚见枯萎的雄花。瘦果卵形或三棱状卵形、长1 ~ 2mm，淡黄色，外有宿萼包被。气微，味甜、略酸。

| **功能主治** | 无花果：甘，凉。归肺、胃、大肠经。清热生津，健脾开胃，解毒消肿。用于咽喉肿痛，乳汁稀少，肠热便秘，食欲不振。

无花果根：甘，平。清热解毒，散瘀消肿。用于肺热咳嗽，咽喉肿痛，筋骨疼痛。

无花果叶：甘、微辛，平；有小毒。清湿热，解疮毒，消肿止痛。用于湿热泄泻，痈肿疼痛。

| **用法用量** | 无花果：内服煎汤，9 ~ 15g，大剂量可用30 ~ 60g；或生食鲜果1 ~ 2枚。外用适量，煎汤洗；研末调敷或吹喉。

无花果根：内服煎汤，9 ~ 15g。外用适量，煎汤洗。

无花果叶：内服煎汤，9 ~ 15g。外用适量，煎汤熏洗。

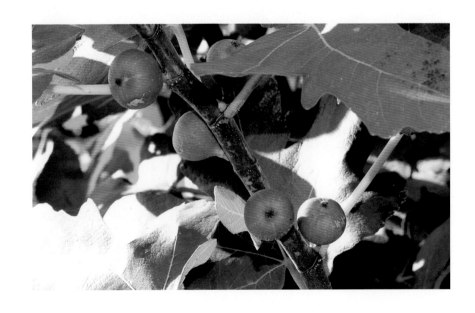

桑科 Moraceae 葎草属 Humulus

葎草
Humulus scandens (Lour.) Merr.

| **植物别名** | 拉拉秧、勒草、五爪龙。

| **药 材 名** | 葎草（药用部位：全草）。

| **形态特征** | 一年生缠绕草本。茎和叶柄密生倒钩刺。叶掌状 5 ～ 7 深裂，叶缘有粗锯齿，两面有粗糙的刺毛，下面有稀疏黄色小腺点。花单性，雌雄异株。雄花小，淡黄色，排列成圆锥形，腋生或顶生，花被片 5；雄蕊 5，比花被片短。雌花序近球形，腋生，直径约 1cm；苞片卵状披针形，有白色刺毛和黄色小腺点，每个苞片内有 2 雌花，花被退化为 1 全缘的膜质片，紧包子房，柱头 2，红褐色。瘦果淡黄色，扁圆形。花期 7 ～ 8 月，果期 9 ～ 10 月。

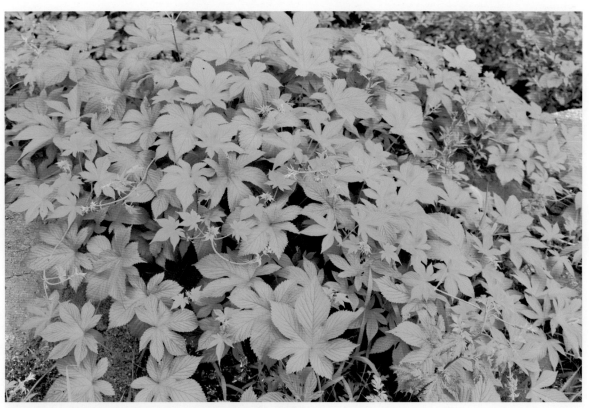

葎草

| **生境分布** | 生于沟边、路旁和荒地。分布于天津蓟州、静海、滨海、武清、宁河等地。

| **资源情况** | 野生资源丰富。药材来源于野生。

| **采收加工** | 9 ~ 10 月选晴天的时候收割地上部分，除去杂质，晒干。

| **药材性状** | 本品叶皱缩成团。完整叶片展平后为近肾形五角状，掌状深裂，裂片 5 ~ 7，边缘有粗锯齿，两面均有毛茸，下面有黄色小腺点；叶柄长 5 ~ 20cm，有纵沟和倒刺。茎圆形，有倒刺和毛茸。质脆易碎，茎断面中空，不平坦，皮、木部易分离。有的可见花序或果穗。气微，味淡。

| **功能主治** | 甘、苦，寒。归肺、肾经。清热解毒，利尿通淋。用于肺热咳嗽，肺痈，虚热烦渴，热淋，水肿，小便不利，湿热泻痢，热毒疮疡，皮肤瘙痒。

| **用法用量** | 内服煎汤，10 ~ 15g，鲜品 30 ~ 60g；或捣汁。外用适量，捣敷；或煎汤熏洗。

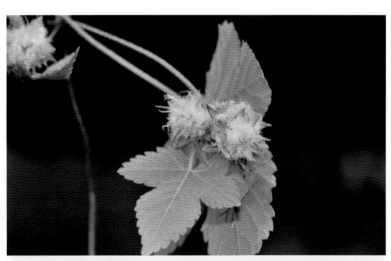

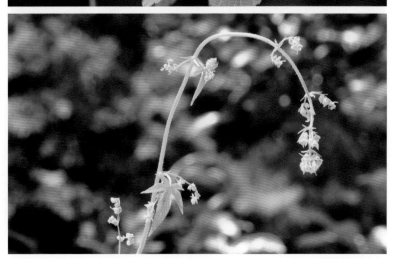

桑科 Moraceae 大麻属 Cannabis

大麻 Cannabis sativa L.

| 植物别名 | 火麻、线麻。

| 药 材 名 | 火麻仁（药用部位：果实）。

| 形态特征 | 一年生直立草本。有特殊气味。茎灰绿色，有纵沟，密生柔毛。叶互生或下部的叶对生，掌状 3 ~ 9 全裂，裂片披针形，长 7 ~ 15cm，先端渐尖，基部渐狭，叶缘有锯齿，上面深绿色，有短毛；叶柄长 4 ~ 13cm，有糙毛。花单性，雌雄异株；雄花序圆锥形，花被片 5，长卵形，雄蕊 5，花丝短，花药纵裂；雌花序短，腋生，球形或穗状，每苞片内生 1 雌花，花被退化，膜质，紧包子房，子房球形，柱头 2。瘦果扁卵形，两面凸，灰色。花期 6 ~ 8 月，果期 9 ~ 10 月。

| 生境分布 | 天津各地均有分布。

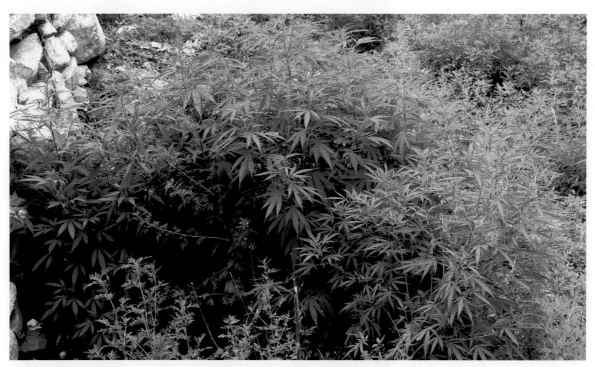

大麻

| **资源情况** | 野生资源较少，栽培资源稀少。药材来源于野生或栽培。 |

| **采收加工** | 秋季果实成熟时采收，除去杂质，晒干。 |

| **药材性状** | 本品呈卵圆形，长 4 ~ 5.5mm，直径 2.5 ~ 4mm。表面灰绿色或灰黄色，有微细的白色或棕色网纹，两边有棱，先端略尖，基部有 1 圆形果梗痕。果皮薄而脆，易破碎。种皮绿色，子叶 2，乳白色，富油性。气微，味淡。 |

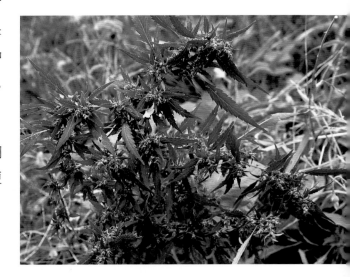

| **功能主治** | 甘，平。归脾、胃、大肠经。润肠通便。用于血虚津亏，肠燥便秘。 |

| **用法用量** | 内服煎汤，10 ~ 15g。 |

| **附　注** | 据有关资料记载，本种的根（麻根）、茎皮纤维（麻皮）、叶（麻叶）、雄花（麻花）、雌花序及幼嫩果序（麻蕡）均可入药。麻皮可活血，利尿，用于跌打损伤，热淋胀痛。麻叶可驱蛔，定喘，用于疟疾，蛔虫病，气喘。麻花可祛风，活血，生发，用于风病肢体麻木，眉发脱落，妇女经闭。 |

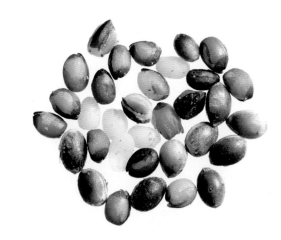

荨麻科 Urticaceae 蝎子草属 Girardinia

蝎子草

Girardinia suborbiculata C. J. Chen

| 植物别名 | 红藿毛草、火麻草。

| 药 材 名 | 蝎子草（药用部位：全草）。

| 形态特征 | 一年生草本。茎直立，高25～100cm，有棱槽，上生短伏毛及蛰毛，蛰毛直而开展，长约6mm。叶圆卵形或近圆形，长4～17cm，宽3～15cm，先端渐尖或尾状尖，基部楔形或圆形，边缘有缺刻状大牙齿，上面深绿色，密生小球状钟乳体，两面伏生粗硬毛和蛰毛，下面主脉上疏生蛰毛；基出脉3，主脉有时带红色。花单性，雌雄同株，花序腋生，单一或分枝，雄花序生于茎上部；雄花花被片4，雄蕊4；雌花花被片2，不等大，上方1片椭圆形，先端有不明显的3齿裂，下方1片线形且小，花序轴上有长蛰毛。瘦果宽卵形，表

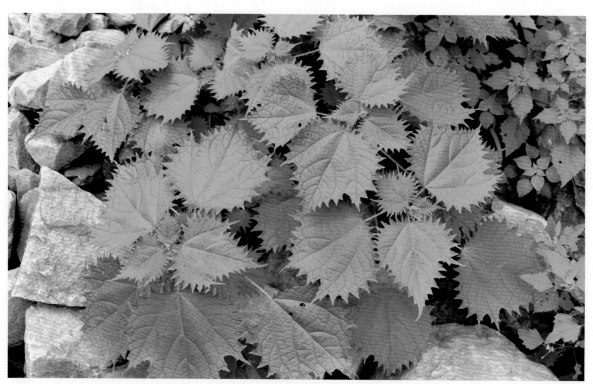

蝎子草

面光滑或有小瘤状突起。花期7~8月。果期8~10月。

| 生境分布 | 生于沟边、林缘、路旁和阔叶林下岩石间。分布于天津蓟州八仙山。

| 资源情况 | 野生资源较少。药材来源于野生。

| 采收加工 | 夏、秋季采收，多鲜用。

| 功能主治 | 辛，温；有毒。止痛。用于风湿痹痛。

| 用法用量 | 外用适量。用鲜草在痛处刷打数次，至局部发红、发热、起疙瘩。

| 附　注 | FOC 修订本种的拉丁学名为 *Girardinia diversifolia* subsp. *suborbiculata* (C. J. Chen) C. J. Chen et Friis。

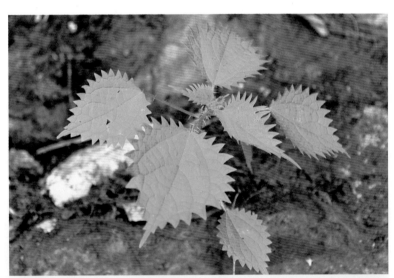

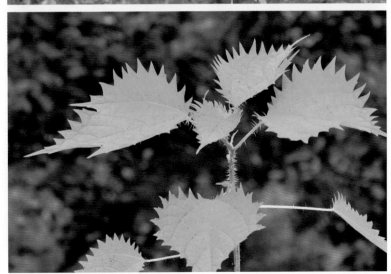

荨麻科 Urticaceae 冷水花属 Pilea

透茎冷水花
Pilea pumila (L.) A. Gray

| **植物别名** | 蒙古冷水花、冰糖草、肥肉草。

| **药 材 名** | 透茎冷水花（药用部位：全草或根茎）。

| **形态特征** | 一年生草本，高 20 ~ 50cm。茎直立，有棱，鲜时肉质，透明，光滑无毛，下部的节间长，基部稍膨大。叶对生，托叶小；叶片卵形或卵状椭圆形，长 1 ~ 8.5cm，宽 0.8 ~ 6cm，先端渐尖或尾尖，基部楔形，叶缘有三角状粗钝锯齿，两面散生短毛和排列不规则的短棒状两头尖的钟乳体；基出脉 3，下面叶脉隆起；叶柄细。花单性，雌雄同株，雌雄花混生于同一花序上，聚伞花序腋生，无总花梗；雄花无梗，花被片 2，雄蕊 2；雌花有短梗，花被片 3，条形，子房卵形，柱头画笔头状。瘦果扁卵形，长约 1.5mm，与宿存花被等长

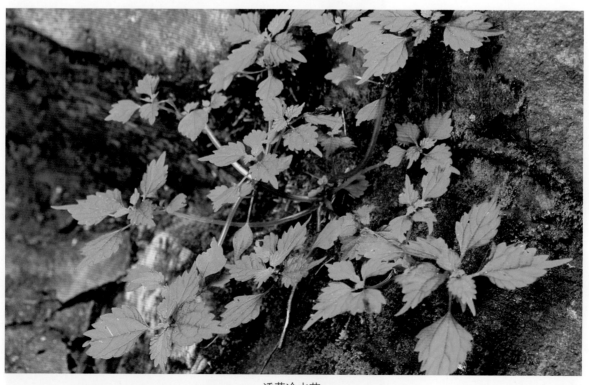

透茎冷水花

或稍短，表面散生有褐色斑点。花期 7 ~ 8 月。果期 8 ~ 9 月。

| 生境分布 | 生于阴湿的水沟边或河岸边。分布于天津蓟州盘山、黄崖关、九山顶、九龙山、八仙山等地。

| 资源情况 | 野生资源一般。药材来源于野生。

| 采收加工 | 夏、秋季采收，洗净，鲜用或晒干。

| 功能主治 | 甘，寒。清热，利尿，解毒。用于尿路感染，急性肾炎，子宫内膜炎，子宫脱垂，赤白带下，跌打损伤，痈肿初起，虫蛇咬伤。

| 用法用量 | 内服煎汤，15 ~ 30g。外用适量，捣敷。

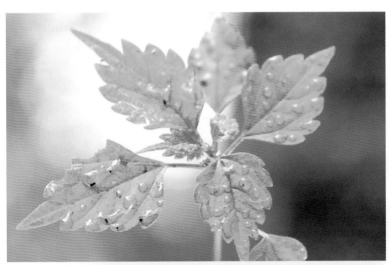

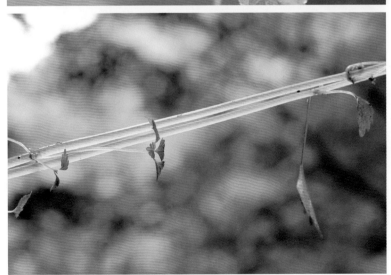

荨麻科 Urticaceae 苎麻属 Boehmeria

悬铃叶苎麻 *Boehmeria tricuspis* (Hance) Makino

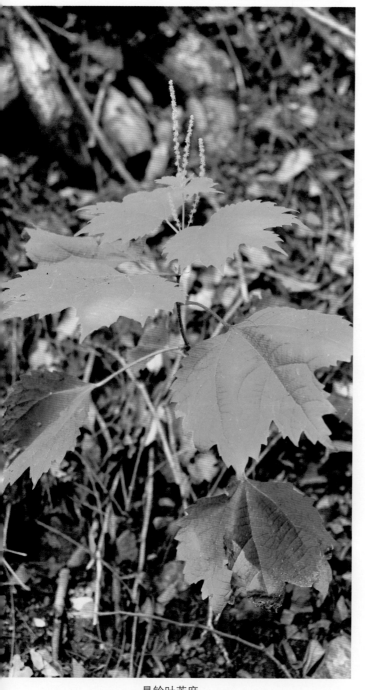

悬铃叶苎麻

| 植物别名 |

悬铃木叶苎麻、火麻、八角麻。

| 药 材 名 |

赤麻（药用部位：根、嫩茎叶）、山麻根（药用部位：根）。

| 形态特征 |

多年生草本。茎直立，高 1 ~ 1.5m，丛生，密生褐色细柔毛和短粗毛。叶对生，近圆形至卵形，叶长 6 ~ 15cm，宽 5 ~ 17cm，先端 3 浅裂，基部圆形至楔形，叶缘有不规则的粗锯齿或重锯齿，两面均被覆硬毛，基出脉 3；叶柄长 1 ~ 9cm，有柔毛；托叶披针形。花单性，雌雄同株，组成腋生穗状或穗状圆锥花序，雄花序生于下部叶腋；雄花花被片 4，长圆形，绿色，外面有毛，雄蕊 4，与花被对生；雌花序生于上部叶腋；雌花被管状，被柔毛，花柱线形，宿存。瘦果扁倒卵形或窄椭圆形，花期 6 ~ 8 月，果期 7 ~ 9 月。

| 生境分布 |

生于沟边灌丛或林下阴湿处。分布于天津蓟州盘山等地。

| 资源情况 | 野生资源较少。药材来源于野生。

| 采收加工 | 赤麻：春、秋季采根，夏、秋季采叶，晒干。
山麻根：秋季采收，晒干或鲜用。

| 功能主治 | 赤麻：涩、微苦，平。收敛止血，清热解毒。用于咯血，尿血，便血，跌打损伤，无名肿毒。
山麻根：微苦、辛，平。活血止血，解毒消肿。用于跌打损伤，胎漏下血，痔疮肿痛，疖肿。

| 用法用量 | 赤麻：内服煎汤，6 ～ 15g。外用适量，捣敷；或研末调涂。
山麻根：内服煎汤，6 ～ 15g；或浸酒。外用适量，鲜品捣敷；或煎汤洗。

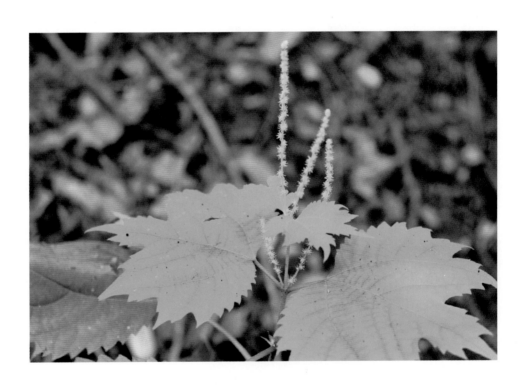

荨麻科 Urticaceae 苎麻属 Boehmeria

细野麻
Boehmeria gracilis C. H. Wright

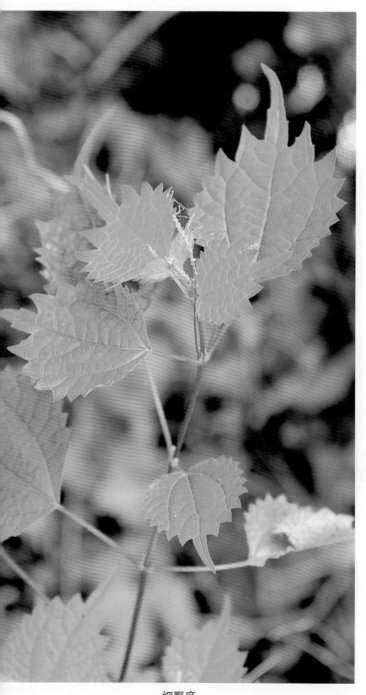

细野麻

| 植物别名 |

细穗苎麻、小赤麻、野苎麻。

| 药 材 名 |

麦麸草（药用部位：地上部分）、麦麸草根
（药用部位：根）。

| 形态特征 |

多年生草本。茎高约 1m，疏生短伏毛，常
分枝。叶对生，宽卵形，长 3 ~ 12cm，宽
1.5 ~ 8cm，先端尾状渐尖，基部圆形或宽
楔形，叶缘具粗锯齿，两面生短糙状毛；叶
柄长 2 ~ 9cm。花雌雄异株或同株，穗状花
序，腋生，长达 20cm，花序轴疏生白色短毛；
雌花簇生，球形，直径约 2mm，先端具 3 ~ 4
齿裂；雄花花被 4 裂，雄蕊 4。瘦果小，长
0.5 ~ 1mm，先端具宿存花柱。花期 7 ~ 8 月，
果期 8 ~ 10 月。

| 生境分布 |

生于山坡草地或灌丛中。分布于天津蓟州盘
山、八仙山。

| 资源情况 |

野生资源较少。药材来源于野生。

| **采收加工** | 麦麸草：秋季采收地上部分，晒干。
麦麸草根：秋季采收，鲜用或晒干。

| **药材性状** | 麦麸草：本品茎有分枝，表面有短伏毛。叶对生，多皱缩，展平后叶片卵形或宽卵形，长 2 ~ 10cm，宽 1.5 ~ 7cm，先端尾尖，基部宽楔形，边缘有粗锯齿，两面均有短粗毛；叶柄长 1 ~ 8cm。果实倒卵形，上部有少量短毛。宿存柱头丝状。气微，味涩、微苦。

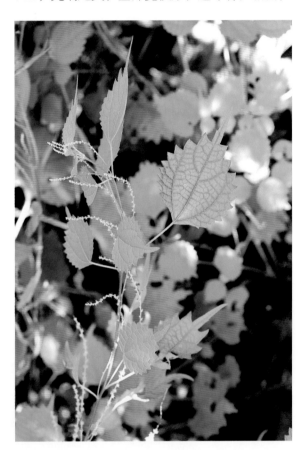

| **功能主治** | 麦麸草：辛、微苦，平。祛风止痒，解毒利湿。用于皮肤瘙痒，湿毒疮疹。
麦麸草根：辛、微苦，平。活血消肿。用于跌打伤肿，疮疡肿痛。

| **用法用量** | 内服煎汤，6 ~ 9g。外用适量，煎汤洗。

| **附　注** | FOC 修订本种的拉丁学名为 *Boehmeria spicata* (Thunb.) Thunb.，归并于小赤麻。

荨麻科 Urticaceae 苎麻属 Boehmeria

赤麻
Boehmeria silvestrii (Pamp.) W. T. Wang

| 植物别名 | 三裂苎麻、线麻。

| 形态特征 | 多年生草本。茎高 40 ~ 90cm，常丛生，不分枝，具 4 棱，红褐色，基部光滑，上部疏生短伏毛。叶对生，卵形或宽卵圆形，长 4 ~ 20cm，宽 3 ~ 15cm，先端通常 3 尖裂，中央裂片长尾状，基部宽楔形，叶缘具粗锯齿，两面脉上具细柔毛，基出脉 3；叶柄长 1 ~ 8cm。花单性，雌雄同株或异株；穗状花序腋生，细长；雄花序生于较下部的叶腋，雄花小，淡黄绿色，花被 4 ~ 5 裂，雄蕊 4 ~ 5；雌花序生于上部叶腋，雌花淡红色，花被管状，柱头线形，长达 2mm，宿存。瘦果倒卵形，长 0.5 ~ 1mm，上端具细柔毛。花期 6 ~ 8 月，果期 8 ~ 10 月。

| 生境分布 | 生于沟边草地或林下。分布于天津蓟州。

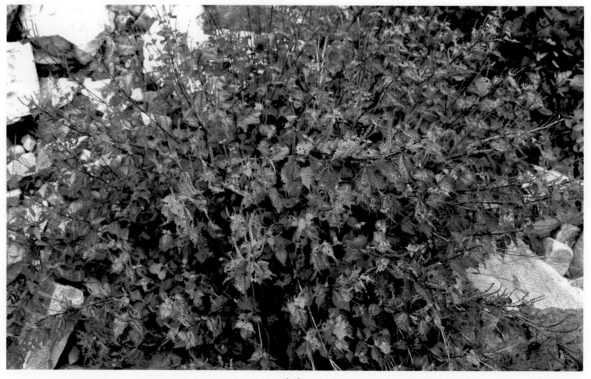

赤麻

| **资源情况** | 野生资源较少。药材来源于野生。

| **附　　注** | 文献记载本种的全草入药，可祛风止痒，清热，降逆，活血，用于风疹、皮肤瘙痒、痔疮、风湿麻木、跌打损伤、高血压等。

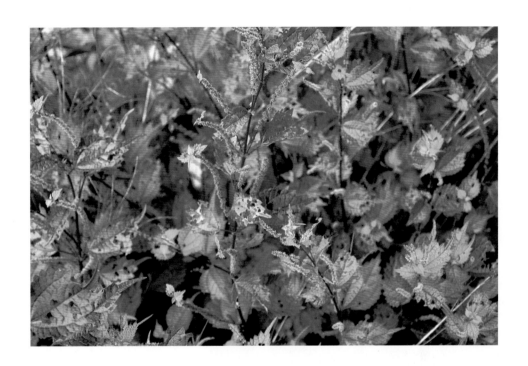

荨麻科 Urticaceae 墙草属 Parietaria

墙草
Parietaria micrantha Ledeb.

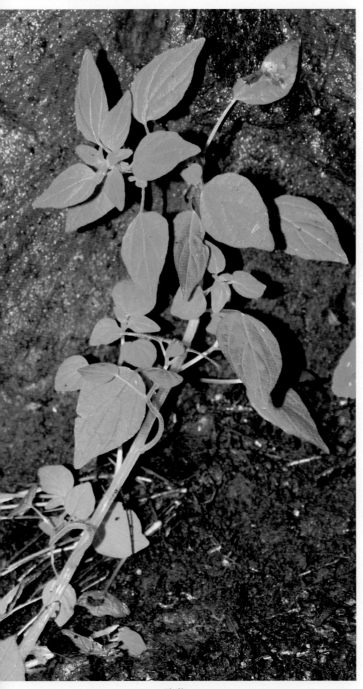

墙草

| 植物别名 |

白石薯、细叶贯菜子。

| 药 材 名 |

墙草根（药用部位：根）。

| 形态特征 |

一年生草本。茎肉质，细弱，近直立或平卧，无蜇毛。叶互生，叶柄长 0.2 ~ 1.5cm；叶片椭圆形或菱状椭圆形，长 0.5 ~ 3cm，宽 0.3 ~ 2cm，先端微尖，基部宽楔形或圆形，全缘，深绿色，两面疏生短毛，钟乳体点状。花杂性，雌雄同株，聚伞花序腋生，两性花位于花序下部，其余为雌花。两性花直径约 1mm，花被片 4；雄蕊 4，与花被裂片对生。雌花的花被呈筒状锥形，上端 4 裂。瘦果卵形，稍扁，长约 1.5mm，有光泽，包于宿存的花被内；种子椭圆形，两端尖。花期 7 ~ 8 月。果期 8 ~ 10 月。

| 生境分布 |

生于阴湿的墙缝、石缝和沟边。分布于天津蓟州。

| 资源情况 | 野生资源一般。药材来源于野生。

| 采收加工 | 全年均可采收，多鲜用。

| 功能主治 | 苦、酸，平。归肝经。清热解毒，消肿，拔脓。用于痈疽疔疖，乳腺炎，睾丸炎，深部脓肿，多发性脓肿，秃疮。

| 用法用量 | 内服煎汤，15 ~ 30g。外用适量，鲜品捣敷。

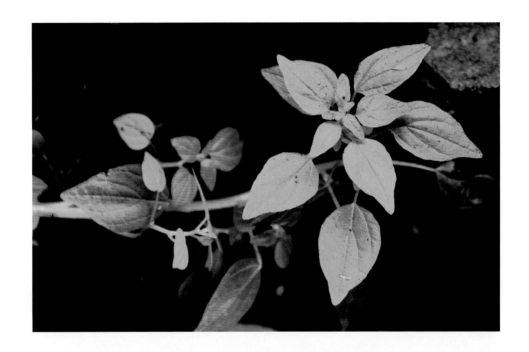

蓼科 Polygonaceae 蓼属 Polygonum

萹蓄
Polygonum aviculare L.

| 植物别名 | 鸟蓼、萹蓄蓼、铁绵草。

| 药 材 名 | 萹蓄（药用部位：地上部分）。

| 形态特征 | 一年生草本。茎直立或平卧，高 10 ~ 70cm，绿色，有条纹，分枝多。叶椭圆形或窄椭圆形，有时长圆状倒卵形或线状披针形，长 5 ~ 40mm，宽 1.5 ~ 15mm，具钝头，灰绿色，两面无毛；叶柄极短；托叶鞘膜质，透明，淡白色，有明显的脉。花生于叶腋，1 ~ 5 簇生；花被 5 裂，裂深达半，下部收缩，淡绿色，裂片具狭窄、白色或粉红的边缘；雄蕊 8，花丝短；花柱 3，分离。瘦果比花被稍长，三棱状卵形，黑褐色，表面有不明显浅纹，包于宿存花被内。花期 5 ~ 7 月，果期 6 ~ 8 月。

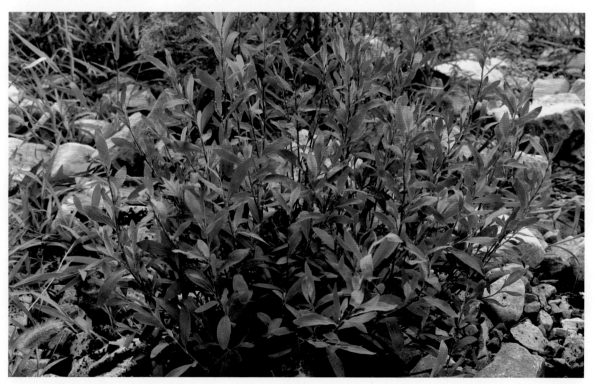

萹蓄

| **生境分布** | 生于向阳坡、路边、荒地、田边以及沟边湿地。分布于天津蓟州、静海、滨海、武清、宁河等地。 |

| **资源情况** | 野生资源丰富。药材来源于野生。 |

| **采收加工** | 夏季叶茂盛时采收，除去根和杂质，晒干。 |

| **药材性状** | 本品茎呈圆柱形而略扁，有分枝，长15～40cm，直径0.2～0.3cm。表面灰绿色或棕红色，有细密微凸起的纵纹；节部稍膨大，有浅棕色膜质的托叶鞘，节间长约3cm；质硬，易折断，断面髓部白色。叶互生，近无柄或具短柄，叶片多脱落或皱缩、破碎，完整者展平后呈披针形，全缘，两面均呈棕绿色或灰绿色。气微，味微苦。 |

| **功能主治** | 苦，微寒。归膀胱经。利尿通淋，杀虫，止痒。用于热淋涩痛，小便短赤，虫积腹痛，皮肤湿疹，阴痒带下。 |

| **用法用量** | 内服煎汤，9～15g。外用适量，煎汤洗患处。 |

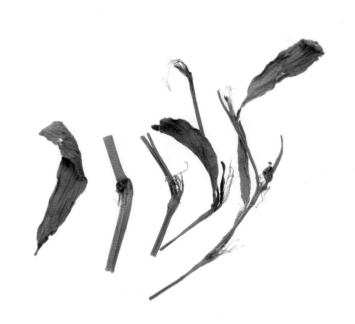

蓼科 Polygonaceae 蓼属 Polygonum

酸模叶蓼

Polygonum lapathifolium L.

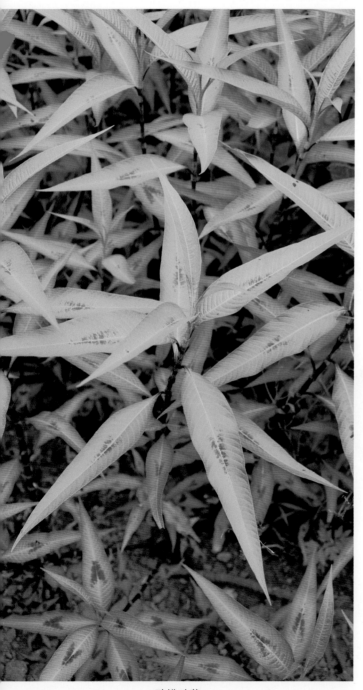

酸模叶蓼

| 植物别名 |

斑蓼、大马蓼、旱苗蓼。

| 药 材 名 |

鱼蓼（药用部位：全草）。

| 形态特征 |

一年生草本。茎直立，细或较粗壮，高
20 ~ 120cm，绿色或红色，上部有分枝，节
微膨大。叶片披针形至宽披针形，有时宽短
或线状披针形，多变化，长 4 ~ 20cm，宽
1 ~ 5.5cm，先端渐尖或急尖，基部楔形，
上面绿色，有黑褐色斑块，有时不显，无毛，
下面主脉有硬毛，散生腺点，边缘有伏硬
毛；叶柄短，被短刺毛；托叶鞘圆筒形，膜
质，无毛，口部截形，常无缘毛。花序圆锥形，
顶生，由数个花穗组成，苞片膜质，有短缘
毛，生数花；花淡红色或绿白色，花被常 4
深裂，偶 5 深裂，裂片椭圆形，钝头；雄蕊
6，花柱 2。瘦果扁卵圆形，两面平，黑褐色，
有光泽，包于宿存花被内。花期 6 ~ 7 月，
果期 7 ~ 9 月。

| 生境分布 |

生于水沟边、浅水中、湿草地或荒地。分布

于天津蓟州、静海、滨海、武清、宁河等地。

| 资源情况 | 野生资源丰富。药材来源于野生。

| 采收加工 | 夏、秋季采收，晒干备用。

| 药材性状 | 本品茎呈圆柱形，褐色或浅绿色，无毛，常具紫色斑点。叶片卷曲，展平后呈披针形或长圆状披针形，长 7 ~ 15cm，宽 1 ~ 3cm，先端渐尖，基部楔形，主脉及叶缘具刺伏毛；托叶鞘筒状，膜质，无毛。花序圆锥形，由数个花穗组成；苞片漏斗状，内具数花；花被通常 4 裂，淡绿色或粉红色，具腺点；雄蕊 6；花柱 2，向外弯曲。瘦果卵圆形，侧扁，两面微凹，黑褐色，有光泽，直径 2 ~ 3mm，包于宿存花被内。气微，味微涩。

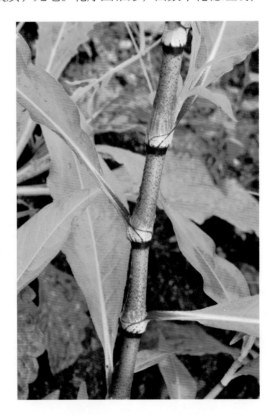

| 功能主治 | 辛、苦，微温。解毒，除湿，活血。用于疮疡肿痛，瘰疬，痢疾，湿疹，疳积，风湿痹痛，跌打损伤，月经不调。

| 用法用量 | 内服煎汤，3 ~ 10g。外用适量，捣敷；或煎汤洗。

| 附　注 | FOC 修订本种的中文学名为马蓼。

蓼科 Polygonaceae 蓼属 Polygonum

红蓼
Polygonum orientale L.

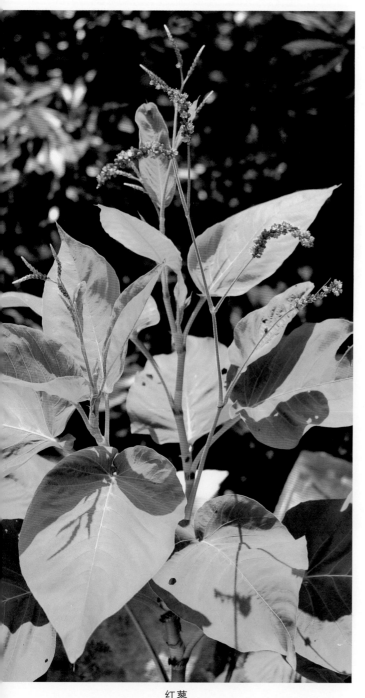

红蓼

| 植物别名 |

东方蓼、狗尾巴花、荭蓼。

| 药 材 名 |

水红花子（药用部位：果实）、荭草（药用部位：茎叶）、荭草根（药用部位：根茎）、荭草花（药用部位：花序）。

| 形态特征 |

一年生草本。茎高达 2m，粗壮，上部分枝多，密生柔毛。叶宽椭圆形、宽卵形或近圆形，先端渐尖或锐尖，基部圆形或略呈心形，长 10 ~ 20cm，宽 5 ~ 10cm，两面有疏毛，脉上毛较密，侧脉两面均凸出；茎下部叶有长柄；托叶鞘膜质，有明显的脉，被毛，上端有时带草质绿色翅。顶生圆锥花序，或少有腋生，花穗下垂，花密集，苞片鞘状，被疏长毛；花两性，粉红色、深红色或白色，花被 5 深裂，裂片椭圆形，圆头；雄蕊 7，比花被长；花盘明显；花柱 2，柱头头状。瘦果圆形，稍扁，黑色，有光泽，包于宿存花被内。花期 7 ~ 9 月。

| 生境分布 |

生于荒地、水沟边或住房附近。天津各地均有分布。

| **资源情况** | 野生资源丰富，栽培资源较少。药材来源于野生或栽培。 |

采收加工	水红花子：秋季果实成熟时割取果穗，晒干，打下果实，除去杂质。
	荭草：晚秋霜后采割茎叶，洗净，茎切成小段，晒干；叶置通风处阴干。
	荭草根：夏、秋季挖取根部，洗净，晒干或鲜用。
	荭草花：夏季开花时采收，鲜用或晒干。

| **药材性状** | 水红花子：本品呈扁圆形，直径2～3.5mm，厚1～1.5mm。表面棕黑色，有的红棕色，有光泽，两面微凹，中部略有纵向隆起，先端有凸起的柱基，基部有浅棕色略凸起的果梗痕，有的有膜质花被残留。质硬。气微，味淡。 |

功能主治	水红花子：咸，微寒。归肝、胃经。散血消癥，消积止痛，利水消肿。用于癥瘕痞块，瘿瘤，食积不消，胃脘胀痛，水肿腹水。
	荭草：辛，平；有小毒。归肝、脾经。祛风除湿，清热解毒，活血，截疟。用于风湿痹痛，痢疾，水肿，脚气，跌打损伤。
	荭草根：辛，凉；有毒。清热解毒，除湿通络，生肌敛疮。用于痢疾，肠炎，水肿，风湿痹痛，跌打损伤，荨麻疹，疮痈肿痛。
	荭草花：辛，温。行气活血，消积，止痛。用于头痛，腹中痞积，痢疾，小儿疳积。

用法用量	水红花子：内服煎汤，15～30g。外用适量，熬膏敷患处。
	荭草：内服煎汤，9～15g；浸酒；或研末。外用适量，研末或捣敷；或煎汤洗。
	荭草根：内服煎汤，9～15g。外用适量，煎汤洗。
	荭草花：内服煎汤，3～6g；或研末；熬膏。外用适量，熬膏贴。

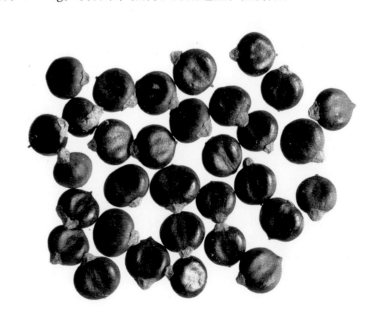

蓼科 Polygonaceae 蓼属 Polygonum

水蓼
Polygonum hydropiper L.

| **植物别名** | 辣蓼。

| **药 材 名** | 水蓼（药用部位：地上部分）、水蓼根（药用部位：根）、蓼实（药用部位：果实）。

| **形态特征** | 一年生草本。茎直立，高 30 ~ 80cm，分枝多或少，绿色或带红色，无毛，节部有时膨大。叶片披针形，长 4 ~ 8.5cm，宽 0.5 ~ 1.6cm，先端渐尖，基部楔形，全缘，两面密生腺点；叶柄短；托叶鞘圆筒状，膜质，褐色，缘毛长 1 ~ 4mm，或短而不显。花序穗状，顶生和腋生，常下垂，花排列稀疏，下部花间断；苞片钟状，浅绿色，口部紫红色，有短缘毛或无；苞内疏生花 3 ~ 4，淡绿色或粉红色，花被 5 深裂，外面密布腺点；雄蕊 6；花柱 2 ~ 3。瘦果常扁卵形，少三棱形，暗

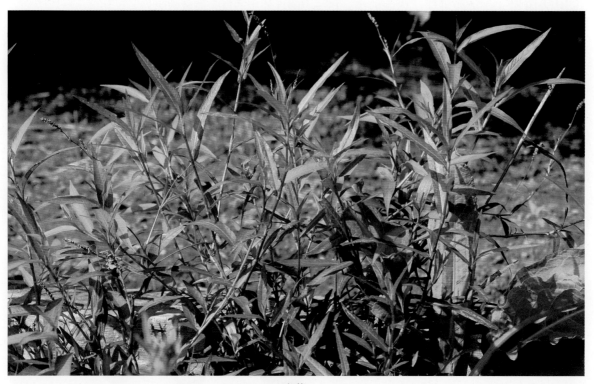

水蓼

褐色，微有光泽，包于宿存花被内。花期 7 ~ 8 月。

| **生境分布** | 生于山沟水边，平原地区在水沟边、河边、水田边可见，常成片。天津各地均有分布。

| **资源情况** | 野生资源丰富。药材来源于野生。

| **采收加工** | 水蓼：7 ~ 8 月花期采收地上部分，晒干或鲜用。

水蓼根：秋季花开时采挖，洗净，鲜用或晒干。

蓼实：秋季成熟时采收，除去杂质，阴干。

| **药材性状** | 水蓼：本品茎呈圆柱形，有分枝，长 30 ~ 70cm；表面灰绿色或棕红色，有细棱线，节膨大；质脆，易折断，断面浅黄色，中空。叶互生，有柄；叶片皱缩或破碎，完整者展平后呈披针形或卵状披针形，长 5 ~ 8.5cm，宽 0.5 ~ 1.6cm，先端渐尖，基部楔形，全缘，上表面棕褐色，下表面褐绿色，两面有棕黑色斑点及细小的腺点；托叶鞘筒状，长 0.8 ~ 1.1cm，紫褐色，缘毛长 1 ~ 3mm。总状穗状花序长 4 ~ 10cm，花被稀疏间断；花被淡绿色，5 裂，密被腺点。气微，味辛、辣。

| **功能主治** | 水蓼：辛、苦，平。归脾、胃、大肠经。行滞化湿，散瘀止血，祛风止痒，解毒。用于湿滞内阻，痢疾，血滞经闭，跌打损伤，风湿痹痛，足癣。

水蓼根：辛，温。活血调经，健脾利湿，解毒消肿。用于月经不调，小儿疳积，肠炎，跌打肿痛。

蓼实：辛，温。化湿利水，破瘀散结，解毒。用于吐泻腹痛，水肿，癥积痞胀，痈肿疮疡。

| **用法用量** | 水蓼：内服煎汤，15 ~ 30g，鲜品 30 ~ 60g；或捣汁。外用适量，煎汤浸洗；或捣敷。

水蓼根：内服煎汤，15 ~ 20g；或泡酒。外用，鲜品适量，捣敷；或煎汤洗。

蓼实：内服煎汤，6 ~ 15g；或研末，或绞汁。外用适量，煎汤浸洗；或研末调敷。

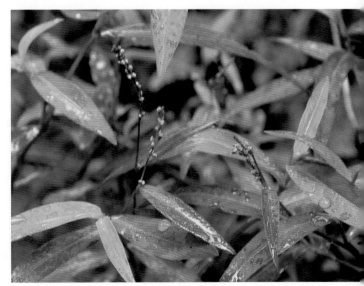

蓼科 Polygonaceae 蓼属 Polygonum

长鬃蓼

Polygonum longisetum De Br.

| 植物别名 | 蓼子草、马蓼、假长尾叶蓼。

| 药材名 | 白辣蓼（药用部位：全草）。

| 形态特征 | 一年生草本。茎多斜生或直立，下部多分枝，高达 60cm，无毛。叶窄长披针形或长圆状披针形，稀宽披针形，长 4 ~ 12.5cm，宽 1.3 ~ 2.5cm，变化较多，先端渐尖，基部楔形或窄楔形，全缘，上面近无毛，下面沿叶脉具短伏毛，边缘具缘毛，两面有小白点，下面沿脉有疏伏毛；叶柄短或几无；托叶鞘筒状，膜质，长 7 ~ 8mm，外有稀疏伏毛，缘毛长。花序穗状，顶生或腋生，花稀疏，下部间断，苞片漏斗状，浅绿色，口斜，有长缘毛，每苞内有花 3 ~ 4；

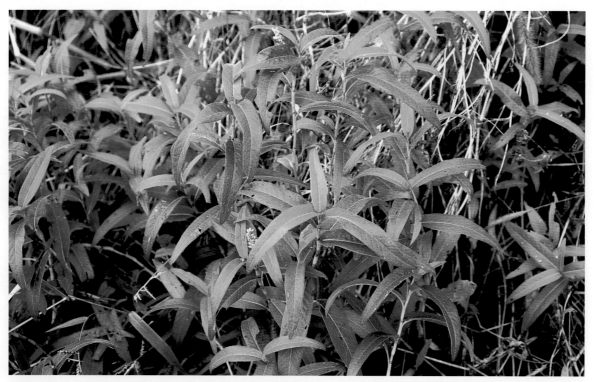

长鬃蓼

花被粉红色或淡白色，5深裂，裂片卵形，无腺点；雄蕊8，偶6～7；花柱3，花盘齿裂。瘦果三棱形，黑色，有光泽，包于宿存花被内。花期7～8月。

| 生境分布 | 生于沟泉水边、湿草地、溪流边，常成片。分布于天津蓟州盘山、九山顶、九龙山、八仙山等地。

| 资源情况 | 野生资源较少。药材来源于野生。

| 采收加工 | 夏、秋间采收，晾干。

| 功能主治 | 辛，温。归大肠经。解毒，除湿。用于肠炎，菌痢，无名肿痛，阴疮，瘰疬，毒蛇咬伤，风湿痹痛。

| 用法用量 | 内服煎汤，9～30g。外用适量，捣敷；或煎汤洗。

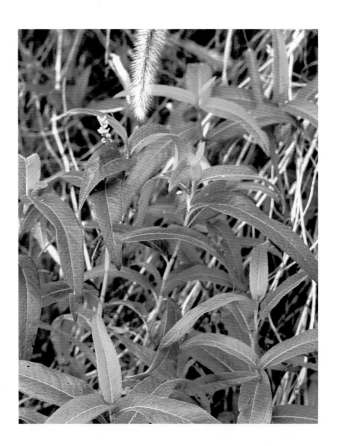

蓼科 Polygonaceae 蓼属 Polygonum

尼泊尔蓼 *Polygonum nepalense* Meisn.

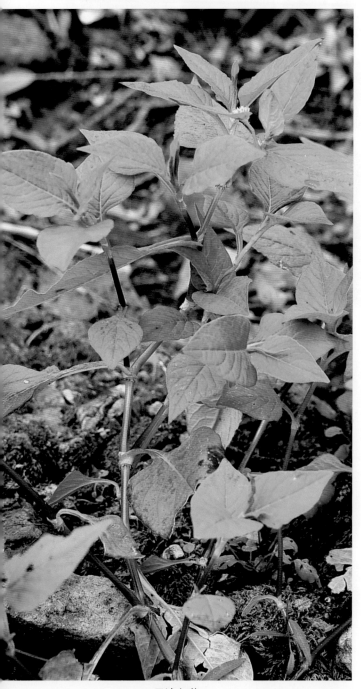

| 植物别名 |

头花蓼、野荞菜。

| 药 材 名 |

猫儿眼睛（药用部位：全草）。

| 形态特征 |

一年生草本。茎直立或斜生，有分枝，高40 ~ 70cm，无毛。茎下部叶卵形或三角状卵形，或卵状披针形，长 3 ~ 4.5cm，宽1.5 ~ 3cm，先端尖或钝，基部渐窄成有翅的柄，常无毛，下面有密腺点；茎上部叶较窄，无叶柄，略抱茎；托叶鞘筒状，膜质，斜截形，无缘毛，基部具刺毛。花序头状，下有叶状总苞，顶生或腋生；苞片无毛，有1花；花白色或淡红色，后变蓝紫色；花被4深裂；雄蕊 5 ~ 6，与花被约等长，花药暗紫色；花柱 2 裂，柱头头状。瘦果卵圆形，包于宿存花被内。花期 5 ~ 8 月。

| 生境分布 |

生于山沟泉水边或湿地。分布于天津蓟州盘山、九山顶、九龙山、八仙山等地。

尼泊尔蓼

| **资源情况** | 野生资源丰富。药材来源于野生。 |

| **采收加工** | 夏、秋季采收，晾干。 |

| **功能主治** | 苦、酸，寒。清热解毒，除湿通络。用于咽喉肿痛，目赤，牙龈肿痛，赤白痢疾，风湿痹痛。 |

| **用法用量** | 内服煎汤，9 ~ 15g。 |

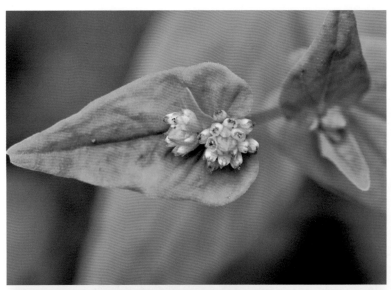

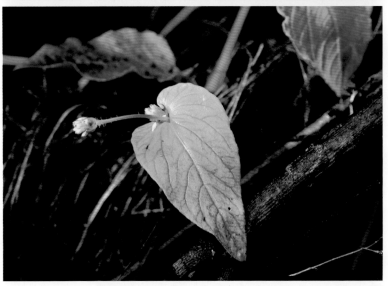

蓼科 Polygonaceae 蓼属 Polygonum

杠板归 *Polygonum perfoliatum* L.

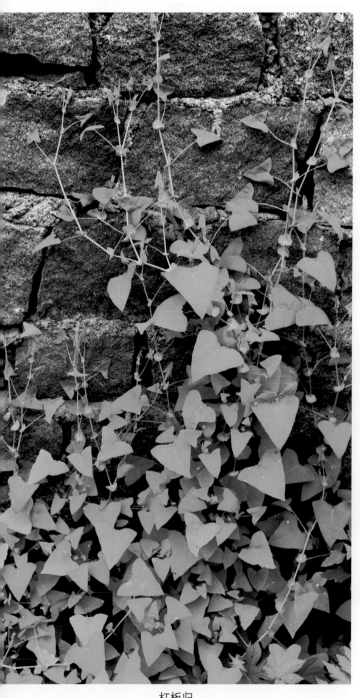

杠板归

| 植物别名 |

犁头刺、贯叶蓼、蛇倒退。

| 药 材 名 |

杠板归（药用部位：地上部分）、杠板归根（药用部位：根）。

| 形态特征 |

一年生蔓性草本，攀附于其他植物上。茎有棱，棱上有倒刺。叶近正三角形，全缘，长2～6cm，底边宽3～8cm，先端微尖或钝，基部截形或稍心形，叶质薄，上面无毛，下面沿叶脉有钩刺；叶柄长，盾状着生，长3～6cm，有倒刺；托叶鞘叶状，绿色，近圆形，抱茎。短穗状花序，顶生或腋生，苞片圆形，有花2～4；花白色或淡红色，花被5深裂，裂片在果时变厚，近肉质，深蓝色，雄蕊8，花柱3。瘦果球形，黑色，有光泽，包于宿存花被内。花果期6～9月。

| 生境分布 |

生于山地水沟边，常攀附于灌丛上。分布于天津蓟州盘山、九山顶、九龙山、八仙山等地。

| **资源情况** | 野生资源较丰富。药材来源于野生。

| **采收加工** | 杠板归：夏季开花时采割，晒干。
杠板归根：夏季采挖，鲜用或晒干。

| **药材性状** | 杠板归：本品茎略呈方柱形，有棱角，多分枝，直径可达 0.2cm；表面紫红色或紫棕色，棱角上有倒生钩刺，节略膨大，节间长 2 ~ 6cm，断面纤维性，黄白色，有髓或中空。叶互生，有长柄，盾状着生；叶片多皱缩，展平后是近等边三角形，灰绿色至红棕色，下表面叶脉和叶柄均有倒生钩刺；托叶鞘包于茎节上或脱落。短穗状花序顶生或生于上部叶腋，苞片圆形，花小，多萎缩或脱落。气微，茎味淡，叶味酸。

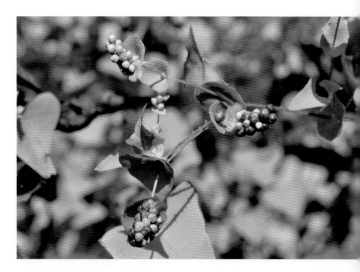

| **功能主治** | 杠板归：酸，微寒。归肺、膀胱经。清热解毒，利水消肿，止咳。用于咽喉肿痛，肺热咳嗽，小儿顿咳，水肿尿少，湿热泻痢，湿疹，疔肿，蛇虫咬伤。
杠板归根：酸、苦，平。解毒消肿。用于口疮，痔疮，肛瘘。

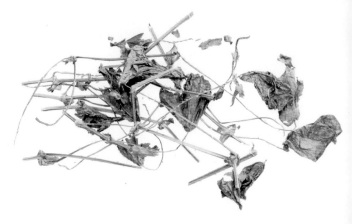

| **用法用量** | 杠板归：内服煎汤，15 ~ 30g。外用适量，煎汤熏洗。
杠板归根：内服煎汤，9 ~ 15g，鲜品 15 ~ 30g。外用适量，捣敷。

蓼科 Polygonaceae 蓼属 Polygonum

戟叶蓼

Polygonum thunbergii Sieb. et Zucc.

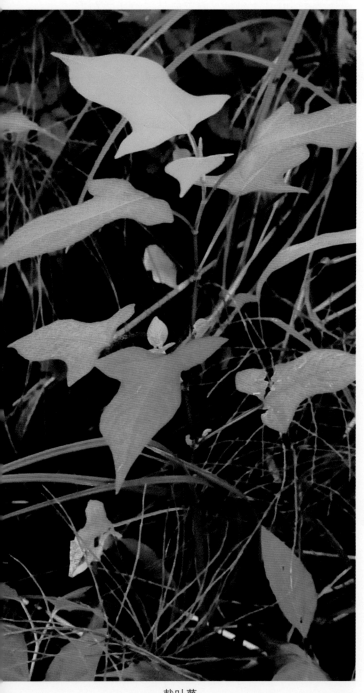

戟叶蓼

| 植物别名 |

凹叶蓼、拉拉草。

| 药 材 名 |

水麻芀（药用部位：全草）。

| 形态特征 |

一年生草本。茎直立或斜上，高 25 ~ 70cm，有长匍匐枝，茎四棱，棱上有倒钩刺。叶戟形，长 2 ~ 8cm，中裂片宽 2 ~ 3.5cm，先端渐尖，基部两侧有耳状裂片，钝圆，基部截形或微心形，有时楔形凸出，两面疏生长伏毛，下面脉上尤甚，边缘有密短缘毛；叶柄长 0.5 ~ 3cm，有叶质窄翅，有疏刺伏毛；托叶鞘膜质，有短缘毛。花序短聚伞状，顶生或腋生，花多数，花梗密生腺毛和短毛；苞片绿色，有短毛；花白色或粉红色，花被5深裂；雄蕊 8。瘦果三棱形，长 3 ~ 3.5mm，表面无光泽，黄褐色，包于宿存花被内。花期 7 ~ 9 月。

| 生境分布 |

生于山区流水边及湿草地，常成片。分布于天津蓟州盘山、九山顶、九龙山、八仙山等地。

| **资源情况** | 野生资源一般。药材来源于野生。 |

| **采收加工** | 夏季采收，鲜用或晒干。 |

| **功能主治** | 苦、辛，寒。祛风清热，活血止痛。用于风热头痛，咳嗽，痧疹，痢疾，跌打伤痛。 |

| **用法用量** | 内服煎汤，9 ~ 15g。外用适量，研末调敷。 |

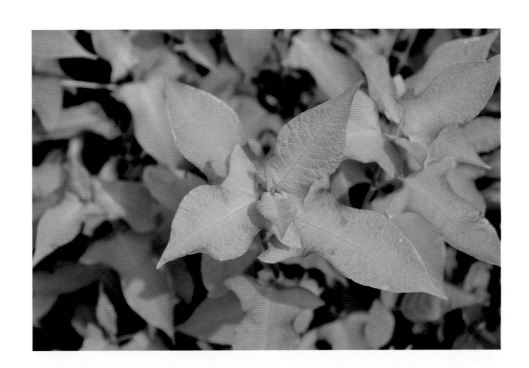

蓼科 Polygonaceae 蓼属 Polygonum

刺蓼
Polygonum senticosum (Meisn.) Franch. et Sav.

| 植物别名 | 猫儿刺、蛇倒退。

| 药 材 名 | 廊茵（药用部位：全草）。

| 形态特征 | 多年生草本。茎多平铺，有分枝，四棱形，有倒刺。叶片三角形或三角状戟形，全缘，长 2 ~ 7cm，底宽 2 ~ 8cm，先端渐尖或长渐尖，基部浅心形，两面无毛或疏生短毛，下面脉上疏生短刺，叶缘有细毛及钩刺；叶柄长 0.5 ~ 5cm，有钩刺；托叶鞘短筒状，稍带绿色叶质翅，翅肾圆形，有毛。花序头状，顶生或腋生，有分枝，花梗密生有柄腺毛；苞片长卵形，边缘膜质；花粉红色，花被 5 深裂；雄蕊 8；花柱 3，柱头头状。瘦果近球形，微具 3 棱，黑色，包于宿存花被内。花期 6 ~ 7 月。

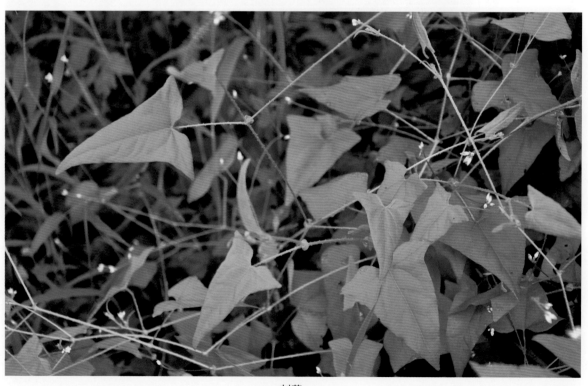

刺蓼

| **生境分布** | 生于沟边、路旁及山谷灌丛下。分布于天津蓟州盘山、九山顶、九龙山、八仙山等地。

| **资源情况** | 野生资源较少。药材来源于野生。

| **采收加工** | 夏、秋季采收，洗净，鲜用或晒干。

| **功能主治** | 苦、酸、微辛，平。清热解毒，利湿止痒，散瘀消肿。用于痈肿疔疮，毒蛇咬伤，湿疹，黄水疮，带状疱疹，跌打损伤，内痔、外痔。

| **用法用量** | 内服煎汤，15 ~ 30g；研末，1.5 ~ 3g。外用适量，鲜品捣敷；或榨汁涂；或煎汤洗。

蓼科 Polygonaceae 蓼属 *Polygonum*

稀花蓼

Polygonum dissitiflorum Hemsl.

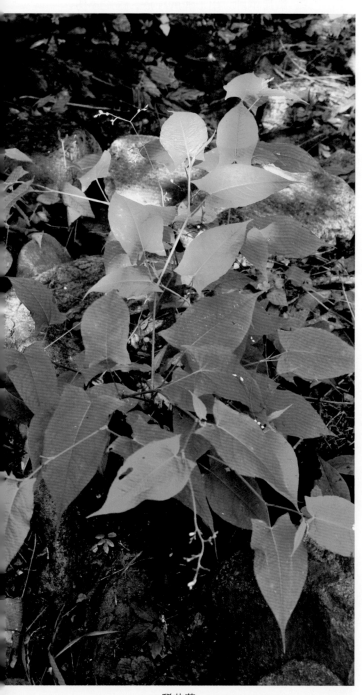

稀花蓼

植物别名

疏花蓼、白回归、连牙刺。

药 材 名

稀花蓼（药用部位：全草）。

形态特征

一年生草本。茎直立，高 30 ~ 100cm，有分枝，下部无毛，上部疏生倒刺。叶片卵状椭圆形或卵状披针形，长 4 ~ 10cm，宽 2 ~ 5.5cm，基部心形，两边有裂片呈戟形，上面疏生短刺毛和星状毛，下面沿叶脉有刺毛和星状毛；叶柄长 3 ~ 5cm，疏生刺毛；托叶鞘筒状，棕色，开裂，有纵脉及短缘毛，外有刺伏毛。花序圆锥形，顶生或腋生；苞片有缘毛；花梗细，密生红腺毛，花极稀少，间断，每苞常 1 花；花淡红色，花被 5 深裂；雄蕊 8，短于花被，花柱 3。瘦果球形，黄褐色，有光泽，包于宿存花被内。花期 6 ~ 7 月。

生境分布

生于山坡、林下阴湿处和山沟溪旁。分布于天津蓟州盘山、小港、八仙山等地。

| **资源情况** | 野生资源较少。药材来源于野生。

| **采收加工** | 花期采收全草，鲜用或晒干。

| **功能主治** | 清热解毒，利湿。用于急、慢性肝炎，小便淋痛，毒蛇咬伤。

| **用法用量** | 内服煎汤，30 ~ 60g。外用适量，捣敷。

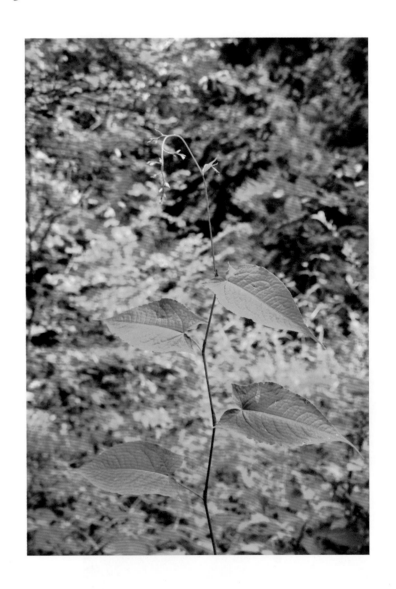

蓼科 Polygonaceae 蓼属 Polygonum

箭叶蓼

Polygonum sieboldii Meisn.

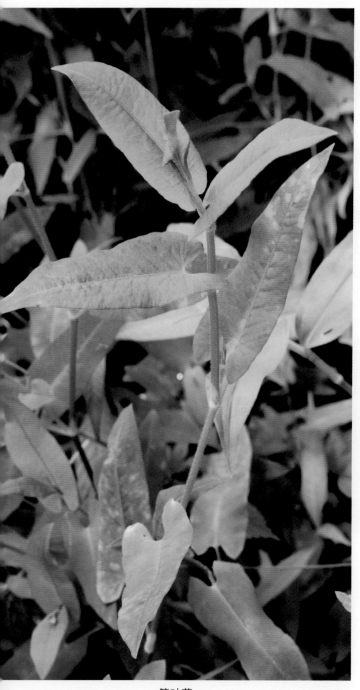

箭叶蓼

| 植物别名 |

小箭叶蓼、倒刺林、尖叶蓼。

| 药 材 名 |

雀翘（药用部位：全草）、雀翘实（药用部位：果实）。

| 形态特征 |

一年生草本。茎蔓生或近直立，有分枝，长达 1m，有 4 棱，沿棱生硬倒刺。叶片长卵状披针形，少为卵形，长 2 ~ 10cm，宽 1 ~ 2.5cm，先端锐尖或稍钝，基部箭形，上部有长粗伏毛，有时无毛，下面沿中脉疏生倒刺；叶柄短，疏生倒刺，或近无柄；托叶鞘膜质，棕色，有明显的纵脉，无毛，开裂。花序头状，成对生或腋生，苞片锐尖；花被白色或粉红色，常 5 深裂；雄蕊 8；花柱 3。瘦果三棱形，黑色，有光泽，包于宿存花被内。花期 7 ~ 9 月。

| 生境分布 |

生于山沟边、湿地，常成大片群落。分布于天津蓟州盘山、九山顶、九龙山、八仙山等地。

| **资源情况** | 野生资源较少。药材来源于野生。

| **采收加工** | 雀翘：夏、秋季采收，扎成束，鲜用或阴干。

雀翘实：夏、秋季果熟时采收，除去杂质，晒干。

| **功能主治** | 雀翘：辛、苦，平。祛风除湿，清热解毒。用于风湿关节疼痛，疮痈疔肿，泄泻痢疾，毒蛇咬伤。

雀翘实：咸，平。益气，明目。用于气虚视物不清。

| **用法用量** | 雀翘：内服煎汤，6 ~ 15g，鲜品 15 ~ 30g；或捣汁饮。外用适量，煎汤熏洗；或鲜品捣敷。

雀翘实：内服煎汤，3 ~ 9g。

| **附　注** | FOC 修订本种的拉丁学名为 *Polygonum sagittatum* L.，修订其中文学名为箭头蓼。

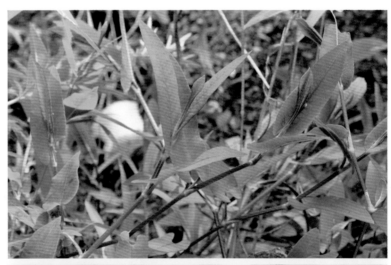

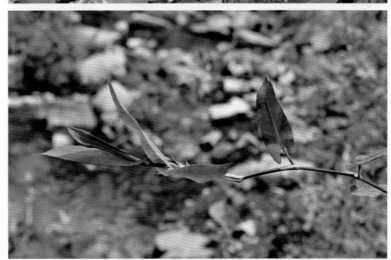

蓼科 Polygonaceae 蓼属 Polygonum

西伯利亚蓼 *Polygonum sibiricum* Laxm.

| 植物别名 | 剪刀股。

| 药 材 名 | 西伯利亚蓼（药用部位：根茎）。

| 形态特征 | 多年生草本。有细长根茎，茎直立或斜升，从基部分枝，高 10 ~ 35cm，光滑无毛。叶片长圆形、披针形或窄披针形，长 3 ~ 8cm，宽 4 ~ 20mm，先端锐尖，基部戟形或近戟形，或楔形而稍下延，两面无毛，略带肉质；叶柄短，长 2 ~ 5mm；托叶鞘膜质，无缘毛，浅棕色。花序顶生，圆锥形，由数个花穗组成，苞片斜浅漏斗状，无毛，膜质，花梗下弯，中上部有关节；花被绿色，5 深裂，裂片边缘白色；雄蕊 7 ~ 8；花柱 3。瘦果三棱形，黑色，有光泽，包于宿存花被内或微凸出。花期 8 ~ 9 月。

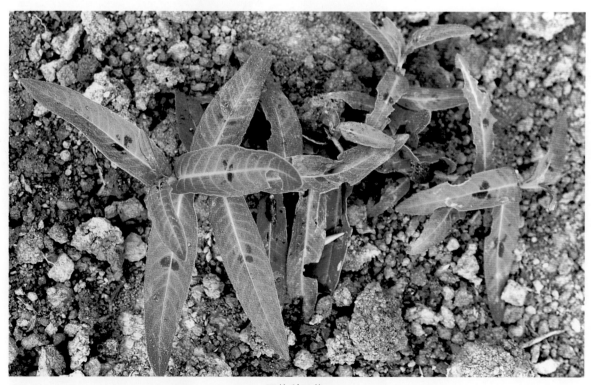

西伯利亚蓼

| 生境分布 | 生于盐碱地、低洼地，特别是在碱地上生长茂密，为碱性土指示植物，常成小群落。分布于天津蓟州、静海、滨海、武清、宁河等地。 |

| 资源情况 | 野生资源较少。药材来源于野生。 |

| 采收加工 | 秋季采挖根茎，除去泥土及杂质，洗净，晾干。 |

| 功能主治 | 微辛、苦，微寒。疏风清热，利水消肿。用于目赤肿痛，皮肤湿痒，水肿，腹水。 |

| 用法用量 | 内服研末，3g。外用适量，煎汤洗。 |

蓼科 Polygonaceae 虎杖属 Reynoutria

虎杖
Reynoutria japonica Houtt.

| 植物别名 | 酸汤杆、花斑竹根。

| 药 材 名 | 虎杖（药用部位：根茎、根）、虎杖叶（药用部位：叶）。

| 形态特征 | 多年生草本。茎直立，高 1 ~ 1.5m，基部木质化，无毛，中空，表皮有紫红色斑点。叶片卵形、卵状椭圆形或近圆形，长 5 ~ 12cm，宽 3.5 ~ 9cm，先端短凸尖，基部圆形或楔形，全缘，两面无毛，厚纸质；叶柄长 0.5 ~ 1cm；托叶鞘膜质，脱落。花单性，雌雄异株，圆锥花序，顶生或腋生，花梗细长，近下部有关节，中部以上逐渐翅状增宽；花被 5 深裂；雄花花被片具绿色中脉，无翅，雄蕊 8，比花被长；雌花花被片外面 3 片背部具翅，果时增大，花柱 3。瘦果倒卵形，有 3 棱，黑褐色，有光泽，包于翅状宿存花被内。花期 7 ~ 9 月。

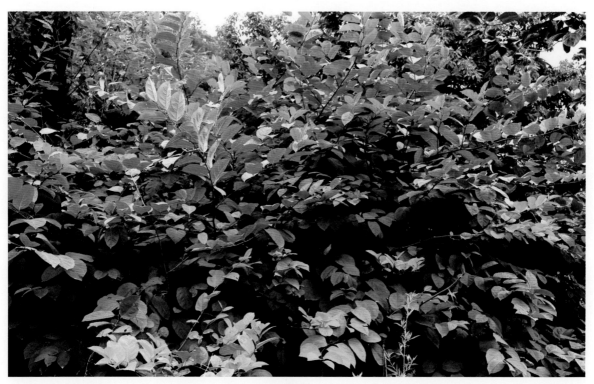

虎杖

| **生境分布** | 生于山沟中水湿地。分布于天津蓟州盘山、八仙山等地。

| **资源情况** | 野生资源稀少。药材来源于野生。

| **采收加工** | 虎杖：春、秋季采挖根茎和根，除去须根，洗净，趁鲜切短段或厚片，晒干。
虎杖叶：春、夏、秋季均可采收，洗净，鲜用或晒干。

| **药材性状** | 虎杖：本品呈圆柱形短段或不规则厚片，长 1 ~ 7cm，直径 0.5 ~ 2.5cm。外皮棕褐色，有纵皱纹和须根痕；切面皮部较薄，木部宽广，棕黄色，射线放射状，皮部与木部较易分离。根茎髓中有隔或呈空洞状。质坚硬。气微，味微苦、涩。

| **功能主治** | 虎杖：微苦，微寒。归肝、胆、肺经。利湿退黄，清热解毒，散瘀止痛，止咳化痰，用于湿热黄疸，淋浊，带下，风湿痹痛，痈肿疮毒，烫火伤，经闭，癥瘕，跌打损伤，肺热咳嗽。
虎杖叶：苦，平。祛风湿，解热毒。用于风湿关节疼痛，蛇咬伤。

| **用法用量** | 虎杖：内服煎汤，9 ~ 15g。外用适量，制成煎液或油膏涂敷。
虎杖叶：内服煎汤，9 ~ 15g。外用适量，捣敷；或煎汤浸渍。

| **附　注** | （1）2015 年版《中国药典》一部收载本种的拉丁学名为 *Polygonum cuspidatum* Sieb.，将其归并在蓼属 *Polygonum*。
（2）本种喜温和湿润气候，耐寒、耐涝；对土壤要求不严，但以疏松肥沃的土壤栽培为好。生产中采用种子及分根繁殖方式。
（3）当地民间以本种幼株作野菜食用。

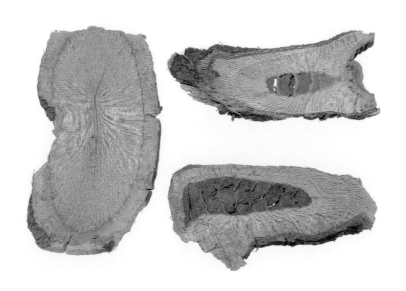

蓼科 Polygonaceae 荞麦属 Fagopyrum

苦荞麦 *Fagopyrum tataricum* (L.) Gaertn.

| 植物别名 | 野荞麦、万年荞。

| 药 材 名 | 苦荞头（药用部位：根、根茎）。

| 形态特征 | 一年生草本。茎直立，有分枝，高达 90cm，带紫色，有细条纹。叶片宽三角形，有时戟形，较窄，多变化，长 1.8 ~ 7.2cm，宽 2 ~ 8cm，先端急尖，基部心形或戟形；基生叶叶柄较长，向上叶片渐小，叶柄短或几无柄；托叶鞘膜质，斜形，棕褐色。花序由总状花序组成圆锥形，顶生和腋生，花较稀，苞叶卵形，有尖头；花白色或淡红色，花被 5 深裂，裂片椭圆形，钝头，雄蕊 8，短于花被；花柱 3，短，柱头头状。瘦果具 3 棱，棱上部锐，下部钝，有时有小瘤状突起，黑褐色，有 3 窄纵沟，果实长远超出花被。花期 7 ~ 8 月。

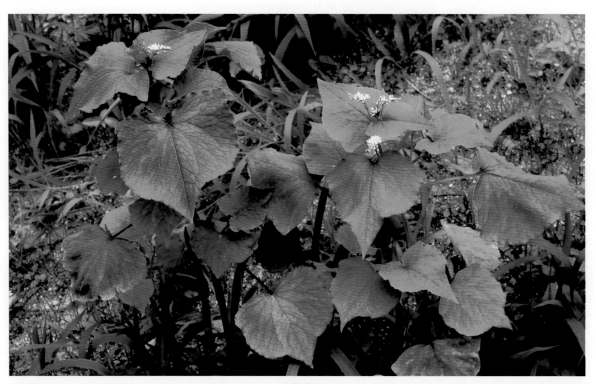

苦荞麦

| **生境分布** | 生于农田边、路边、村边荒地。分布于天津蓟州八仙山等地。 |

| **资源情况** | 野生资源稀少，栽培资源稀少。药材来源于野生或栽培。 |

| **采收加工** | 8～10月采收，晒干。 |

| **功能主治** | 苦、甘，平；有小毒。归脾、胃、大肠经。健脾行滞，理气止痛，解毒消肿。用于胃脘胀痛，消化不良，痢疾，腰腿痛，跌打损伤，痈肿恶疮，狂犬咬伤。 |

| **用法用量** | 内服煎汤，10～15g；研末；或浸酒。外用适量，捣敷。 |

蓼科 Polygonaceae 荞麦属 Fagopyrum

荞麦
Fagopyrum esculentum Moench

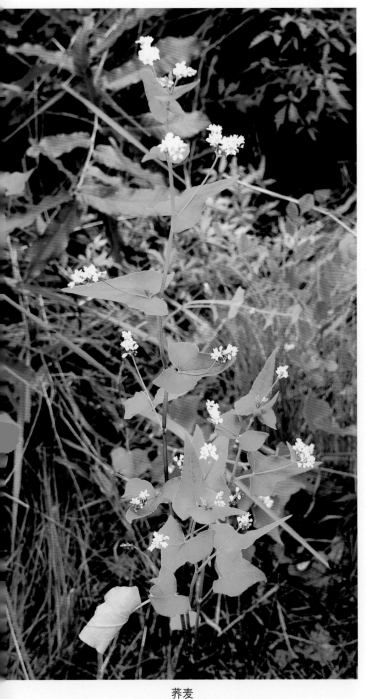

荞麦

| 植物别名 |

净肠草、流注草、花荞。

| 药 材 名 |

荞麦秸（药用部位：茎叶）、荞麦叶（药用部位：叶）、荞麦（药用部位：种子）。

| 形态特征 |

一年生草本。茎直立，有分枝，高40～100cm，无毛，红色。叶互生，叶片三角形或箭形，有时五角形，长2～8.5cm，宽2～8cm，先端渐尖，基部心形或近截形，有时戟形，全缘，稍波浪状，上面沿叶脉具稀短毛或小突起，下面无毛或沿脉稍有短毛，叶柄长2～6cm；上部叶渐小，叶柄短或几无叶柄；托叶鞘膜质，浅褐色，无毛，斜形。总状花序组成伞房状，顶生和腋生。总花梗细长，无分枝，苞片膜质，小花梗细长；花两性，白色或粉红色，花被5深裂，裂片卵形；雄蕊8；花柱3，子房三角状卵圆形。瘦果有3锐棱，棕褐色，表面稍光。花期8～9月。

| 生境分布 |

天津各地均有栽培。

| 资源情况 | 栽培资源较少。药材来源于栽培。

| 采收加工 | 荞麦秸：夏、秋季采收茎叶，洗净，鲜用或晒干。

荞麦叶：夏、秋季采收，洗净，鲜用或晒干。

荞麦：霜降前后种子成熟时采收，打下种子，除去杂质，晒干。

| 药材性状 | 荞麦秸：本品茎枝长短不一，多分枝，绿褐色或黄褐色，节间有细条纹，节部略膨大；断面中空。叶多皱缩或破碎，完整叶展开后呈三角形或卵状三角形，长 3 ~ 8.5cm，宽 3.5 ~ 8cm，先端狭渐尖，基部心形，叶耳三角状，具尖头，全缘，两面无毛，纸质；叶柄长短不一；有的可见托叶鞘筒状，先端截形或斜截形，褐色，膜质。气微，味淡、略涩。

| 功能主治 | 荞麦秸：酸，寒。下气消积，清热解毒，止血，降压。用于消化不良，痢疾，带下，痈肿。

荞麦叶：酸，寒。利耳目，下气，止血，降压。用于眼目昏糊，耳鸣重听，高血压。

荞麦：甘、酸，寒。归脾、胃、大肠经。健脾消积，下气宽肠，解毒敛疮。用于肠胃积滞，泄泻，带下，自汗，痈疽，瘰疬。

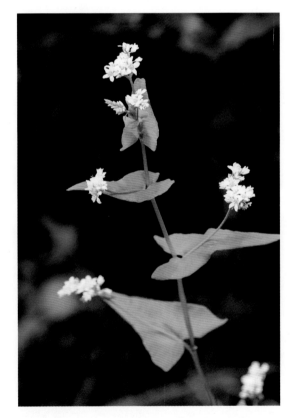

| 用法用量 | 荞麦秸：内服煎汤，10 ~ 15g。外用适量，烧灰淋汁熬膏涂；或研末调敷。

荞麦叶：内服煎汤，5 ~ 10g，鲜品 30 ~ 60g。

荞麦：内服入丸、散，或制面食服。外用适量，研末掺或调敷。

巴天酸模 *Rumex patientia* L.

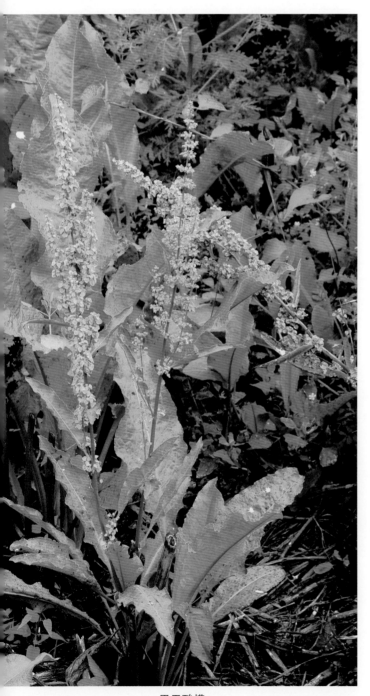

巴天酸模

植物别名

土大黄、牛耳酸模、菠菜酸模。

药材名

牛西西（药用部位：根）、牛西西叶（药用部位：叶）。

形态特征

多年生草本。根粗厚，鲜黄色。茎粗壮，直径可达 1.7cm，直立，高达 1.4m，不分枝或上部有分枝，有棱槽。基生叶和茎下部叶长圆形或长圆状披针形，长 15 ~ 30cm，宽 4 ~ 12cm，先端钝或急尖，基部圆形或微心形，偶楔形，全缘，有波状起伏，叶脉凸出，叶柄粗，长达 10cm；茎上部叶较窄而小，近无柄；托叶鞘筒状，膜质。圆锥花序顶生或腋生，宽散或稍紧缩，花簇由多花组成，花密集，两性；花被片 6，2 轮，内轮 3 片在果时增大，有网纹，全缘或有极微小齿，常仅 1 片有瘤状突起，有时 3 片各有瘤状突起；雄蕊 6。瘦果三棱形，褐色，有光泽，包于宿存的内花被内。花期 4 ~ 6 月，果期 5 ~ 8 月。

| **生境分布** | 生于平原水沟边、路边、田边或荒地上、山区的山沟边或湿地。天津各地均有分布。

| **资源情况** | 野生资源丰富。药材来源于野生。

| **采收加工** | 牛西西：全年均可采挖，洗净切片，生用（晒干或鲜用）或酒制后用。
牛西西叶：植物生长茂盛时采收，鲜用或晒干。

| **药材性状** | 牛西西：本品圆条形或类圆锥形，有少数分枝，长达 20cm，直径达 5cm。根头部膨大，先端有残存茎基，周围有棕黑色的鳞片状叶基纤维束与须根痕，其下有密集的横纹。表面棕灰色至棕褐色，具纵皱纹与点状突起的须根痕，及横向延长的皮孔样疤痕。质坚韧，难折断，折断面黄灰色，纤维性甚强。气微，味苦。

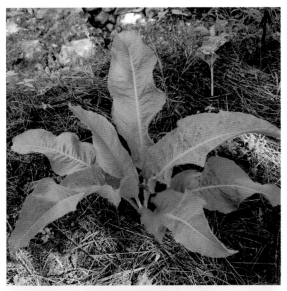

| **功能主治** | 牛西西：苦、酸，寒。清热解毒，止血消肿，通便，杀虫。用于吐血，便血，痢疾，肝炎，大便秘结，小便不利，痈疮肿毒，跌打损伤。
牛西西叶：苦，寒。祛风止痒，敛疮，清热解毒。用于皮肤瘙痒，烫火伤，咽痛。

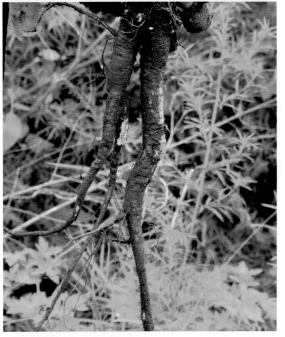

| **用法用量** | 牛西西：内服煎汤，10 ～ 30g。外用适量，捣敷；醋磨涂；或研末调敷；或煎汤洗。
牛西西叶：外用适量，煎汤洗；或捣敷。内服煎汤，15 ～ 30g；或绞汁。

蓼科 Polygonaceae 酸模属 Rumex

齿果酸模 *Rumex dentatus* L.

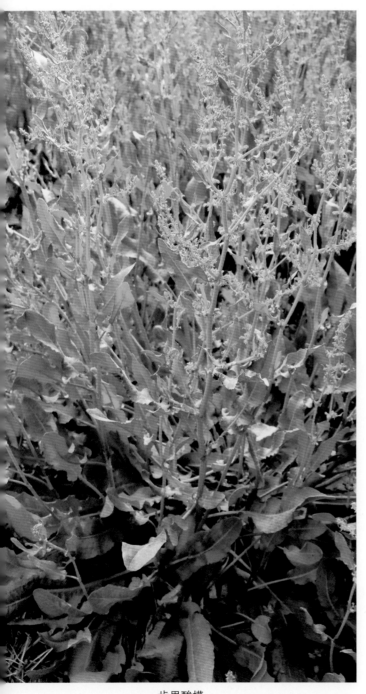

齿果酸模

| 植物别名 |

羊蹄。

| 药 材 名 |

牛舌草（药用部位：叶）。

| 形态特征 |

一年生或多年生草本。茎直立，高 20 ~
100cm，不分枝或分枝。基生叶长圆形，长
4 ~ 10cm，宽 1.5 ~ 3.5cm，先端钝或急尖，
基部圆形或稍心形，边缘微波状，质地较嫩
薄，两面无毛，叶柄长 1 ~ 6.5cm；茎生叶
较小，基部心形，有短柄。圆锥花序顶生，
有叶；花两性，花梗细长，结果时下弯，近
基部有关节；花被片 6，2 轮，黄绿色，外
花被片长圆形，内花被片果时增大，卵形，
先端急尖，网脉突出，各有 1 长卵形瘤状突
起，边缘有 2 ~ 4（~ 5）对尖针状齿，通
常为 3 对，齿不整齐；雄蕊 6。瘦果三棱形，
棱尖锐，褐色，光滑，包于内花被内。花期
5 ~ 6 月，果期 6 ~ 10 月。

| 生境分布 |

生于水沟边、河沟边湿地或路边荒地。分布
于天津蓟州、静海、滨海、武清、宁河等地。

| **资源情况** | 野生资源一般。药材来源于野生。

| **采收加工** | 4 ~ 5 月采叶，鲜用或晒干。

| **药材性状** | 本品叶呈枯绿色，皱缩。展平后基生叶具长柄，叶片短圆形或宽披针形，如牛舌状，长 4 ~ 8cm，宽 1.5 ~ 2.5cm，全缘，先端钝圆，基部圆形；茎生叶较小，叶柄短，叶片披针形或长披针形；托叶鞘膜质，筒状。气微，味苦、涩。

| **功能主治** | 苦，寒。清热解毒，杀虫止痒。用于乳痈，疮疡肿毒，疥癣。

| **用法用量** | 内服煎汤，3 ~ 10g。外用适量，捣敷。

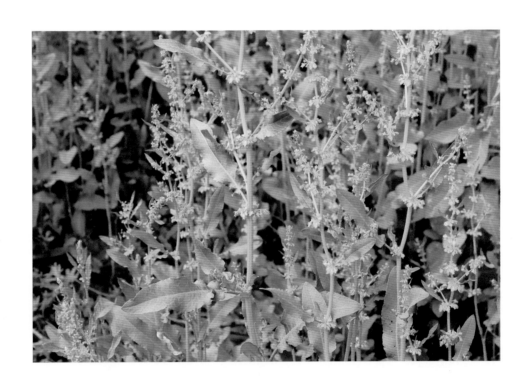

商陆科 Phytolaccaceae 商陆属 Phytolacca

垂序商陆 *Phytolacca americana* L.

| **植物别名** | 美国商陆、洋商陆。

| **药材名** | 商陆（药用部位：根）、美商陆叶（药用部位：叶）、商陆花（药用部位：花）、美商陆子（药用部位：种子）。

| **形态特征** | 多年生草本。根粗壮，肥大，倒圆锥形。茎高 1 ~ 2m，光滑，有时紫红色。叶卵状披针形，长 9 ~ 18cm，宽 5 ~ 10cm，先端渐尖，叶柄长 1 ~ 3cm。总状花序下垂，顶生或腋生；花白色，微带红晕；花被片 5；雄蕊及心皮通常各 10，心皮合生。果熟时紫黑色，多浆汁；种子肾圆形。花期 7 ~ 8 月，果期 8 ~ 10 月。

| **生境分布** | 生于山沟、林下及林缘路旁潮湿地。分布于天津蓟州盘山、黄崖关、九山顶、九龙山、八仙山等地，平原地带偶见。

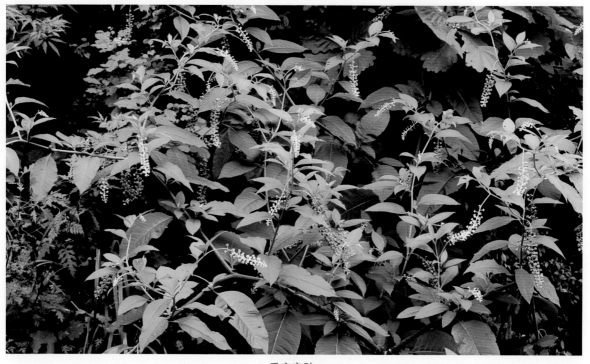

垂序商陆

| **资源情况** | 野生资源一般。药材来源于野生。

| **采收加工** | 商陆：秋季至次春采挖，除去须根和泥沙，切成块或片，晒干或阴干。

美商陆叶：叶茂盛花未开时采收，除去杂质，干燥。

商陆花：7 ~ 8 月花期采集，去杂质，晒干或阴干。

美商陆子：9 ~ 10 月采收，晒干。

| **药材性状** | 商陆：本品为横切或纵切的不规则块片，厚薄不等。外皮灰黄色或灰棕色。横切片弯曲不平，边缘皱缩，直径 2 ~ 8cm；切面浅黄棕色或黄白色，木部隆起，形成数个凸起的同心性环轮。纵切片弯曲或卷曲，长 5 ~ 8cm，宽 1 ~ 2cm，木部呈平行条状突起。质硬。气微，味稍甜，久嚼麻舌。

美商陆叶：本品常皱缩，展平后呈卵状长椭圆形或长椭圆状披针形，长 10 ~ 14cm，宽 4 ~ 6cm，全缘，上表面浅绿色，下表面浅棕黄色，羽状网脉于叶背明显凸出，主脉粗壮；叶柄长约 2cm，上面具浅槽。体轻，质脆。气微，味淡。

商陆花：本品略呈颗粒状圆球形，直径约 6mm，棕黄色或淡黄褐色，具短梗。短梗基部有 1 苞片及 2 小苞片，苞片线形。花被片 5，卵形或椭圆形，长 3 ~ 4mm；雄蕊 8 ~ 10，有时脱落，心皮 8 ~ 10。有时可见顶弯稍反曲的短小柱头。体轻，质柔韧。气微，味淡。

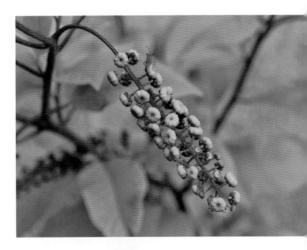

| **功能主治** | 商陆：苦，寒；有毒。归肺、脾、肾、大肠经。逐水消肿，通利二便，解毒散结。用于水肿胀满，二便不通。外用于痈肿疮毒。

美商陆叶：清热。用于脚气。

商陆花：化痰开窍。用于痰湿上蒙，健忘，嗜睡，耳目不聪。

美商陆子：苦，寒；有毒。利水消肿。用于水肿，小便不利。

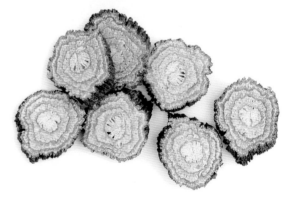

| **用法用量** | 商陆：内服煎汤，3 ~ 9g。外用适量，煎汤熏洗。

美商陆叶：内服煎汤，3 ~ 6g。

商陆花：内服研末，1 ~ 3g。

紫茉莉科 Nyctaginaceae 紫茉莉属 Mirabilis

紫茉莉 *Mirabilis jalapa* L.

植物别名	草茉莉、野丁香、粉团花。
药 材 名	紫茉莉根（药用部位：根）、紫茉莉叶（药用部位：叶）、紫茉莉子（药用部位：果实）、紫茉莉花（药用部位：花）。
形态特征	一年生草本。茎直立，多分枝，光滑或疏生毛，高可达 1m。叶卵形，先端锐尖，基部截形或心形；叶柄由下至上渐短。花红色、粉色、白色或黄色，直径约 2.5cm，总苞萼状，绿色；花萼花瓣状、长喇叭状，筒部长 2.5 ~ 5cm，基部膨大成球形，并包裹子房。果实球形，长 5 ~ 8mm，黑色，有棱；种子胚乳丰富。花果期 7 ~ 10 月。
生境分布	生于花坛、路边、庭院、公园。天津各地均有栽培。
资源情况	栽培资源一般。药材来源于栽培。

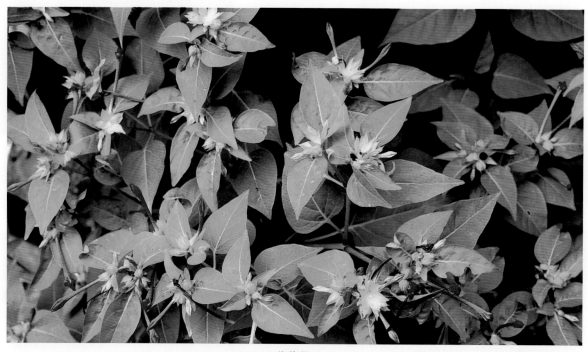

紫茉莉

| **采收加工** | 紫茉莉根：在播种当年 10 ~ 11 月收获。挖起全根，洗净泥沙，鲜用；或去尽芦头及须根，刮去粗皮，去尽黑色斑点，切片，立即晒干或炕干，以免变黑而影响品质。

紫茉莉叶：生长茂盛、花未开时采摘，洗净，鲜用。

紫茉莉子：9 ~ 10 月果熟时采收。

紫茉莉花：7 ~ 9 月花盛开时采收，鲜用或晒干。

| **药材性状** | 紫茉莉根：本品呈长圆锥形或圆柱形，有的压扁，有的可见支根，长 5 ~ 10cm，直径 1.5 ~ 5cm。表面灰黄色，有纵皱纹及须根痕。先端有茎基痕。质坚硬，不易折断，断面不整齐，可见环纹。经蒸煮者断面角质样。无臭，味淡，有刺喉感。

紫茉莉叶：本品多卷缩，完整者展平后呈卵状或三角形，长 4 ~ 10cm，宽约 4cm，先端长尖，基部楔形或心形，边缘微波状，上表面暗绿色，下表面灰绿色，叶柄较长，具毛茸。气微，味甘、平。

紫茉莉子：本品呈卵圆形，长 5 ~ 8mm，直径 5 ~ 8mm。表面黑色，有 5 明显棱脊，布满点状突起；内表面较光滑，棱脊明显。先端有花柱基痕，基部有果柄痕。质硬。种子黄棕色，胚乳较发达，白色，粉质。

| **功能主治** | 紫茉莉根：甘、淡，微寒。清热利湿，解毒活血。用于热淋，白浊，水肿，赤白带下，关节肿痛，痈疮肿毒。

紫茉莉叶：甘、淡，微寒。清热解毒，祛风渗湿，活血。用于痈肿疮毒，疥癣，跌打损伤。

紫茉莉子：甘，微寒。清热化斑，利湿解毒。用于面生斑痣，脓疱疮。

紫茉莉花：微甘，凉。归肺经。润肺，凉血。用于咯血。

| **用法用量** | 紫茉莉根：内服煎汤，15 ~ 30g，鲜品 30 ~ 60g。外用适量，鲜品捣敷。

紫茉莉叶：外用适量，鲜品捣敷或取汁外搽。

紫茉莉子：外用适量，去外壳研末搽；或煎汤洗。

紫茉莉花：内服煎汤，60 ~ 120g；或鲜品捣汁。

番杏科 Aizoaceae 粟米草属 Mollugo

粟米草
Mollugo stricta L.

| **植物别名** | 地麻黄、地杉树。

| **药 材 名** | 粟米草（药用部位：全草）。

| **形态特征** | 一年生草本。茎直立，多分枝，无毛，高 5 ~ 30cm。叶 3 ~ 5 片假轮生或对生，披针形或卵状披针形，长 1.5 ~ 4cm，宽 3 ~ 10mm，先端尖，基部渐窄成短柄，全缘，两面无毛，中脉明显。花小，黄褐色，排成顶生或腋生复聚伞花序；萼片 5，椭圆形，长 1.5 ~ 2mm，宿存；雄蕊 3；子房上位，2 ~ 3 室。蒴果球形，长约 2mm；种子肾形，暗褐色，表面具小凸点。花果期 7 ~ 9 月。

| **生境分布** | 生于旷野或海岸沙地上。分布于天津蓟州山区田园。

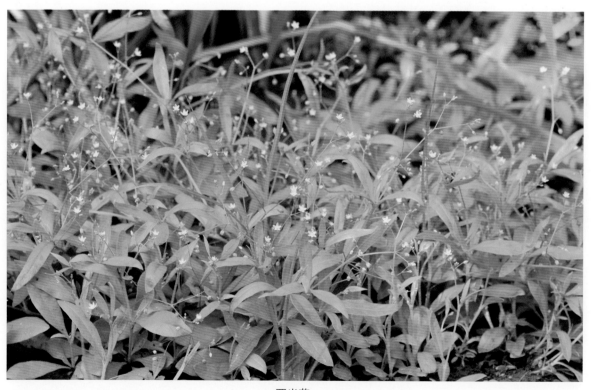

粟米草

| 资源情况 | 野生资源丰富。药材来源于野生。

| 采收加工 | 秋季采收，晒干或鲜用。

| 功能主治 | 淡、涩，凉。清热化湿，解毒消肿。用于腹痛泄泻，痢疾，感冒，咳嗽，中暑，热疹，目赤肿痛，毒蛇咬伤，烫火伤。

| 用法用量 | 内服煎汤，10 ~ 30g。外用适量，鲜品捣敷或塞鼻。

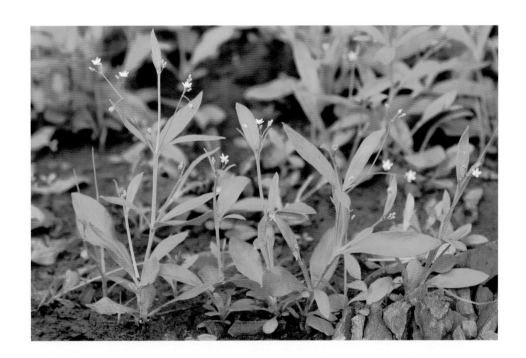

马齿苋科 Portulacaceae 马齿苋属 Portulaca

马齿苋 *Portulaca oleracea* L.

| **植物别名** | 麻绳菜、马齿菜、长寿菜。

| **药材名** | 马齿苋（药用部位：地上部分）、马齿苋子（药用部位：种子）。

| **形态特征** | 一年生草本，全株肉质，无毛。根白色。茎分枝多，平卧而生，圆柱形，平滑，淡绿色，阳面常带紫色。叶互生，有时对生，长椭圆状楔形或匙形，长 1.5 ~ 2.5cm，全缘，质肥厚而柔软，基部狭窄几成短柄，光滑，上面深绿色，下面色较淡，中脉稍隆起，通常由叶腋生短枝，着生数枚小形叶片，其后发育成分枝。花两性，通常 3 ~ 5 生于枝端叶丛中；总苞片 4 ~ 5，先端长细尖；萼片 2，绿色；花瓣 5，覆瓦状排列；雄蕊 8 ~ 12，基部合生；子房半下位，卵形，花柱 1，先端 5 裂。蒴果盖裂；种子多数，黑褐色，肾状圆卵形，表面密布小疣状突起。花期 5 ~ 8 月。

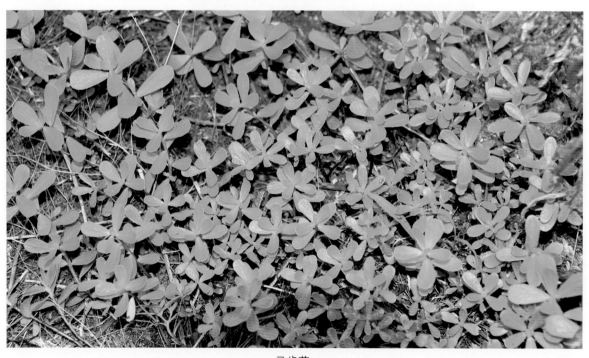

马齿苋

| **生境分布** | 生于田间、荒地。天津各地均有分布。

| **资源情况** | 野生资源丰富。药材来源于野生。

| **采收加工** | 马齿苋：夏、秋季采收，除去残根和杂质，洗净，略蒸或烫后晒干。
马齿苋子：夏、秋季果实成熟时割取地上部分，收集种子，除去杂质，干燥。

| **药材性状** | 马齿苋：本品多皱缩卷曲，常结成团。茎圆柱形，长可达 30cm，直径 0.1 ~ 0.2cm，表面黄褐色，有明显纵沟纹。叶对生或互生，易破碎，完整叶片倒卵形，长 1 ~ 2.5cm，宽 0.5 ~ 1.5cm；绿褐色，先端钝平或微缺，全缘。花小，3 ~ 5 生于枝端，花瓣 5，黄色。蒴果圆锥形，长约 5mm，内含多数细小种子。气微，味微酸。
马齿苋子：本品呈扁圆形或类三角形，长约 0.94mm，宽 0.83mm，厚约 0.42mm。表面黑色，少数红棕色，于解剖镜下可见密布细小疣状突起。一端有 1 凹陷，凹陷旁有 1 白色种脐。质坚硬，难破碎。气微，味微酸。

| **功能主治** | 马齿苋：酸，寒。归肝、大肠经。清热解毒，凉血止血，止痢。用于热毒血痢，痈肿疔疮，湿疹，丹毒，蛇虫咬伤，便血，痔血，崩漏下血。
马齿苋子：甘，寒。归肝、大肠经。清肝，化湿，明目。用于青盲白翳，泪囊炎。

| **用法用量** | 马齿苋：内服煎汤，9 ~ 15g。外用适量，捣敷患处。
马齿苋子：内服煎汤，9 ~ 15g。外用适量，煎汤熏洗。

| **附　注** | 当地民间将本种作野菜食用。

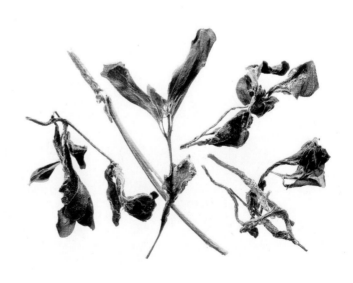

马齿苋科 Portulacaceae 马齿苋属 Portulaca

大花马齿苋 *Portulaca grandiflora* Hook.

| 植物别名 | 半支莲、死不了、金丝杜鹃。

| 药材名 | 午时花（药用部位：全草）。

| 形态特征 | 一年生草本。茎匍匐或半向上，在节上与花间有疏生毛。叶散生，肉质，圆筒形，先端急尖，长约2.5cm或较短，花下叶通常长而显著，上部叶片较长，形成总苞状，叶基具束生长毛。花先端簇生，直径3～4.5cm；萼片2，宽卵形，长5～7mm，先端尖，基部短筒状，连于子房上；花瓣5，倒卵形，先端稍凹入，有各色；雄蕊多数，排列成圈，基部联合，着生于萼筒上；花柱单生，3～9裂。蒴果成熟时在近中部呈盖状周裂，种子多数。花期6～9月。

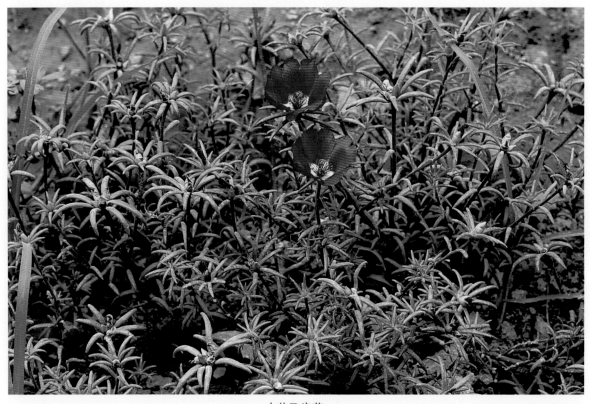

大花马齿苋

| 生境分布 | 生于花坛、路边、庭院、公园。天津各地均有栽培。

| 资源情况 | 栽培资源较少。药材来源于栽培。

| 采收加工 | 夏、秋季采收，除去残根及杂质，洗净，鲜用，或略蒸烫后晒干。

| 药材性状 | 本品茎呈圆柱形，长10～15cm，直径0.1～0.3cm，有分枝，表面淡棕绿色或浅棕红色，有细密微隆起的纵皱纹，叶腋处常有白色长柔毛。叶多皱缩，线状，暗绿色，长1～2.5cm，直径约1mm；鲜叶扁圆柱形，肉质。枝端常有花着生；萼片2，宽卵形，长约6mm，浅红色，卷成帽状；花瓣多干瘪皱缩成帽尖状，深紫红色。蒴果帽状圆锥形，浅棕黄色，外被白色长柔毛，盖裂，内含多数深灰黑色细小种子。种子扁圆形或类三角形，直径不及1mm，具金属样光泽，先端有歪向一侧的小尖，于解剖镜下表面可见密布细小疣状突起。气微香，味酸。

| 功能主治 | 淡、微苦，寒。清热解毒，散瘀止血。用于咽喉肿痛，疮疖，湿疹，跌打肿痛，烫火伤，外伤出血。

| 用法用量 | 内服煎汤，9～15g，鲜品可用至30g。外用适量，捣汁含漱；或捣敷。

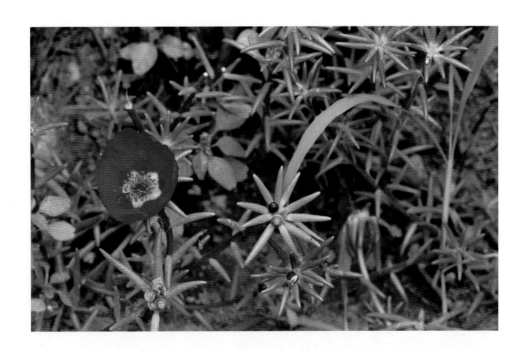

落葵科 Basellaceae 落葵属 Basella

落葵 *Basella alba* L.

| 植物别名 | 木耳菜、粘藤。

| 药 材 名 | 落葵（药用部位：叶或全草）、落葵花（药用部位：花）、落葵子（药用部位：果实）。

| 形态特征 | 草质藤本。茎肉质，无毛，有分枝，绿色或淡紫色。单叶互生，具柄，卵形或近圆形，长 3 ~ 12cm，宽 3 ~ 11cm，先端急尖，基部心形或近心形稍下延。穗状花序腋生，长 3 ~ 15cm；花粉红色，长约 4mm；小苞片 2，卵形或长圆形，长约 5mm；萼片 5 裂，淡紫色或淡红色，基部合生，裂片钝，肉质；无花瓣；雄蕊 5，生于萼管口，与萼片对生；子房上位，球形，无毛，柱头 3 深裂。果实为浆果状，球形，暗紫色。花期 8 ~ 9 月，果期 9 ~ 10 月。

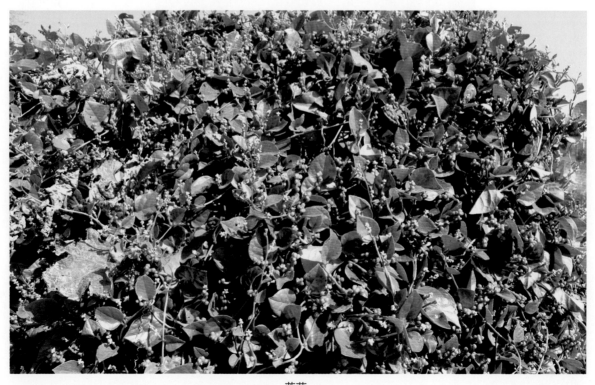

落葵

| 生境分布 | 生于田间、菜园、庭院、公园。

| 资源情况 | 栽培资源稀少。药材来源于栽培。

| 采收加工 | 落葵：夏、秋季采收叶或全草，洗净，除去杂质，鲜用或晒干。
落葵花：花开时采收，鲜用。
落葵子：果实成熟后采收，晒干。

| 药材性状 | 落葵：本品茎为肉质，圆柱形，直径 3 ~ 8mm，稍弯曲，有分枝，绿色或淡紫色；质脆，易断，折断面鲜绿色。叶微皱缩，展平后宽卵形、心形或长椭圆形，长 2 ~ 12cm，宽 2 ~ 11cm，全缘，先端急尖，基部近心形或圆形；叶柄长 1 ~ 3cm。气微，味甜，有黏性。

| 功能主治 | 落葵：甘、酸，寒。润肠通便，清热利湿，凉血解毒，活血。用于大便秘结，小便短涩，痢疾，热毒疮疡，跌打损伤。
落葵花：苦，寒。清热解毒。用于痘疹，乳头破裂。
落葵子：润泽肌肤，美容。

| 用法用量 | 落葵：内服煎汤，10 ~ 15g，鲜品 30 ~ 60g。外用适量，鲜品捣敷；或捣汁涂。
落葵花：外用适量，鲜品捣汁涂。
落葵子：外用适量，研末调敷，作面脂。

| 附　　注 | 当地民间将本种作野菜食用。

落葵科 Basellaceae 落葵薯属 Anredera

落葵薯
Anredera cordifolia (Tenore) Steenis

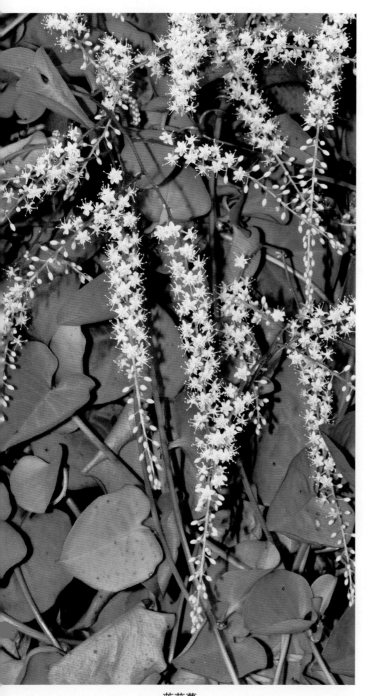

落葵薯

| 植物别名 |

细枝落葵薯、马德拉藤。

| 药 材 名 |

藤三七（药用部位：珠芽）。

| 形态特征 |

草质藤本。茎多分枝，具块茎。单叶，互生，具柄，长 5 ~ 9mm，全缘，无托叶，叶卵圆形或卵状披针形，长 1.8 ~ 5.5cm，宽 1.5 ~ 4.5cm。花小，具柄，长 2 ~ 3.5mm，组成腋生或顶生总状花序，长达 25cm，花两性，黄白色，具 2 小苞片；萼片 5 深裂；无花被；雄蕊 5，花丝在芽时内弯，着生于花萼管的基部；子房上位，卵球形，柱头3 深裂。果实卵球形。花期 8 ~ 9 月，果期 9 ~ 10 月。

| 生境分布 |

天津偶见栽培。

| 资源情况 |

栽培资源稀少。药材来源于栽培。

| 采收加工 |

在珠芽形成后采摘，除去杂质，鲜用或晒干。

| 药材性状 |

本品珠芽呈瘤状，少数圆柱形，直径 0.5 ~ 3cm，表面灰棕色，具突起。质坚实而脆，易碎裂。断面灰黄色或灰白色，略呈粉性。气微，味微苦。

| 功能主治 |

微苦，温。补肾强腰，散瘀消肿。用于腰膝痹痛，病后体弱，跌打损伤，骨折。

| 用法用量 |

内服煎汤，30 ~ 60g；用鸡或瘦肉炖服。外用适量，捣敷。

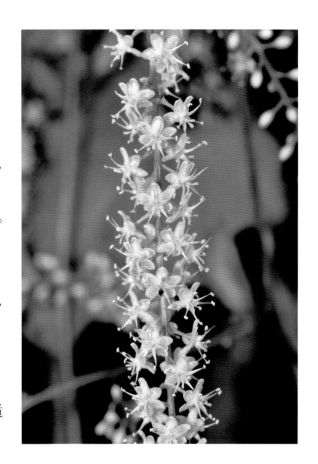

石竹科 Caryophyllaceae 鹅肠菜属 Myosoton

鹅肠菜 *Myosoton aquaticum* (L.) Moench

| 植物别名 | 鹅儿肠、牛繁缕、伸筋草。

| 药 材 名 | 鹅肠草（药用部位：全草）。

| 形态特征 | 二年生或多年生草本，高 25 ~ 50cm。茎二叉状分枝，下部无毛，上部被短腺毛。叶对生，卵形或长圆状卵形，长 2.5 ~ 5.5cm，宽 1 ~ 3cm，先端急尖，基部微心形，全缘，有时有缘毛；下部叶有柄，长 5 ~ 20mm，具狭翅，中、上部叶无柄。二歧聚伞花序顶生，密被腺毛或一侧毛较密；花梗细，长 1 ~ 2cm，花后伸长并下弯；苞片小，叶状；萼片 5，离生，卵状披针形或长卵形，长 4 ~ 5mm，先端较钝；花瓣 5，白色，2 深裂几达基部，裂片长圆形；雄蕊 10，较花瓣稍短；子房长圆形，花柱短线形。蒴果卵圆形，较萼稍长，

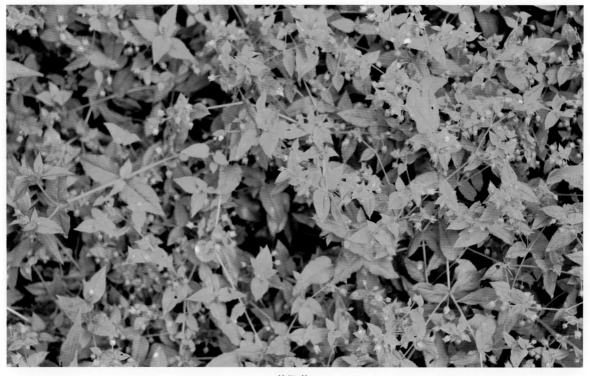

鹅肠菜

5 瓣裂，每瓣再 2 齿裂，具多数种子；种子肾圆形。花期 6 ~ 9 月。

| **生境分布** | 生于低山、平原水边湿地。分布于天津蓟州山区。

| **资源情况** | 野生资源较丰富。药材来源于野生。

| **采收加工** | 春季生长旺盛时采收，鲜用或晒干。

| **药材性状** | 本品全草长 20 ~ 60cm。茎光滑，多分枝，表面略带紫红色，节部和嫩枝梢处更明显。叶对生，膜质，完整叶片宽卵形或卵状椭圆形，长 1.5 ~ 5.5cm，宽 1 ~ 3cm，先端锐尖，基部心形或圆形，全缘或呈浅波状；上部叶无柄或具极短柄，下部叶叶柄长 5 ~ 18mm，疏生柔毛。花白色，生于枝端或叶腋。果实卵圆形。种子近圆形，褐色，密布显著的刺状突起。气微，味淡。

| **功能主治** | 甘、酸，平。归肝、胃经。清热解毒，散瘀消肿。用于肺热喘咳，痢疾，痈疽，痔疮，牙痛，月经不调，小儿疳积。

| **用法用量** | 内服煎汤，15 ~ 30g；或鲜品 60g 捣汁。外用适量，鲜品捣敷；或煎汤熏洗。

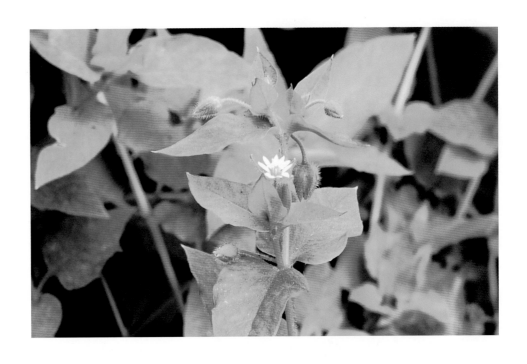

石竹科 Caryophyllaceae 繁缕属 *Stellaria*

繁缕
Stellaria media (L.) Cyr.

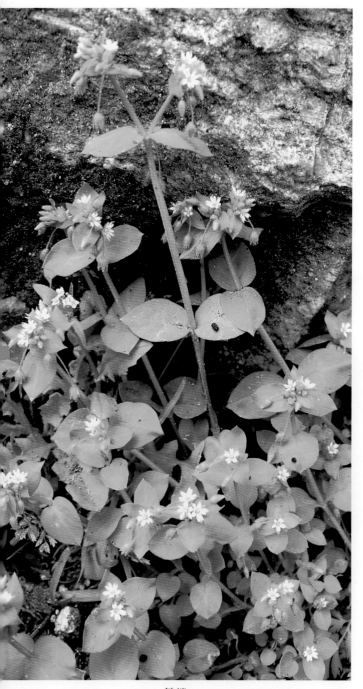

繁缕

| 植物别名 |

繁蒌、滋草、狗蚤菜。

| 药 材 名 |

繁缕（药用部位：全草）。

| 形态特征 |

一年生或二年生草本，高 10 ~ 30cm。匍茎纤细平卧，节上生出多数直立枝，枝圆柱形，肉质多汁而脆。单叶对生；上部叶无柄，下部叶有柄；叶片卵圆形或卵形，长 1.5 ~ 2.5cm，宽 1 ~ 1.5cm，先端急尖或短尖，基部近截形或浅心形，全缘或呈波状，两面均光滑无毛。花两性；花单生枝腋或呈顶生的聚伞花序；萼片 5，披针形；花瓣 5，白色，短于花萼，2 深裂直达基部；雄蕊 10，花药紫红色，后变为蓝色；子房卵形，花柱 3 ~ 4。蒴果卵形，先端 6 裂；种子多数，黑褐色。花期 7 ~ 8 月，果期 8 ~ 9 月。

| 生境分布 |

生于田边路旁或溪旁草地。天津各地均有分布。

| 资源情况 | 野生资源较丰富。药材来源于野生。

| 采收加工 | 春、夏、秋季开花时采集，去除泥土，晒干。

| 药材性状 | 本品全草多扭缠成团。茎呈细圆柱形，直径约2mm，多分枝，有纵棱，表面黄绿色。一侧有1行灰白色短柔毛，节处有灰黄色细须根，质较韧。叶小，对生，无柄；展平后完整叶片卵形或卵圆形，先端锐尖，灰绿色，质脆易碎。枝先端或叶腋有数朵或1朵小花，淡棕色，花梗纤细；萼片5，花瓣5。有时可见卵圆形小蒴果，内含数粒圆形小种子，黑褐色，表面有疣状小凸点。气微，味淡。

| 功能主治 | 微苦、甘、酸，凉。归肝、大肠经。清热解毒，凉血消痈，活血止痛，下乳。用于痢疾，肠痈，肺痈，乳痈，疔疮肿毒，痔疮肿痛，出血，跌打伤痛，产后瘀滞腹痛，少乳。

| 用法用量 | 内服煎汤，15～30g，鲜品30～60g；或捣汁。外用适量，捣敷；或烧存性，研末调敷。

石竹科 Caryophyllaceae 无心菜属 Arenaria

老牛筋 *Arenaria juncea* M. Bieb.

| **植物别名** | 灯心草蚤缀、山羊胡子、追风箭。

| **药 材 名** | 山银柴胡（药用部位：根）。

| **形态特征** | 多年生草本，高 20 ~ 60cm。主根粗而长，圆锥形或纺锤形，褐色或黑褐色，上部有横皱纹，先端有密的旧叶残迹。基生叶簇生，狭线形，如丝状，长 12 ~ 30cm，宽达 1mm，基部加宽并互相抱合成束状，先端渐细尖，边缘疏生微细的尖齿状短毛，有时内卷，两面绿色，有 1 脉；茎生叶对生，较短小，长 2 ~ 12cm，合生成短鞘，抱茎。聚伞花序顶生，有 3 ~ 8 或更多朵花；苞片小，卵状披针形；萼片 5，卵形或卵状披针形，有 3 脉；花瓣 5，白色，长圆状卵形；雄蕊 10；花柱 3。蒴果卵形，先端 5 ~ 6 裂；种子多数，扁卵形，

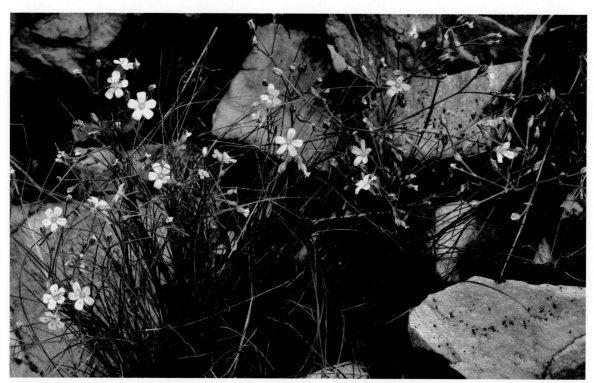

老牛筋

有钝瘤状突起。花果期 7 ~ 10 月。

| 生境分布 | 生于山坡石缝间、山地崖壁上。分布于天津蓟州八仙山聚仙峰。

| 资源情况 | 野生资源稀少。药材来源于野生。

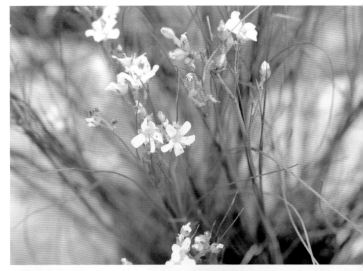

| 采收加工 | 春、秋季采挖，去除泥土，切片，晒干备用。

| 药材性状 | 本品略呈圆锥形，直径 2 ~ 4cm，有时有分枝。根头部有众多地上茎残基，紧接根头部有细环纹，下部有纵皱纹及支根痕。表面灰棕色或浅棕色，有的地方栓皮剥落呈黄色斑痕。质较松，易折断，断面黄白色，有放射状纹理。气微，味略苦。

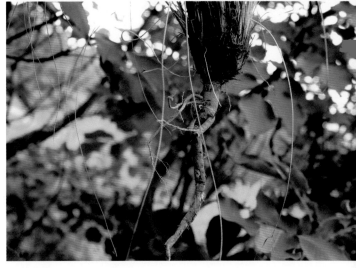

| 功能主治 | 甘，微寒。归肺、胃经。凉血，清虚热。用于阴虚肺痨，骨蒸潮热，盗汗，小儿疳热，久疟不止。

| 用法用量 | 内服煎汤，3 ~ 9g。

石竹科 Caryophyllaceae 蝇子草属 Silene

坚硬女娄菜 *Silene firma* Sieb. et Zucc.

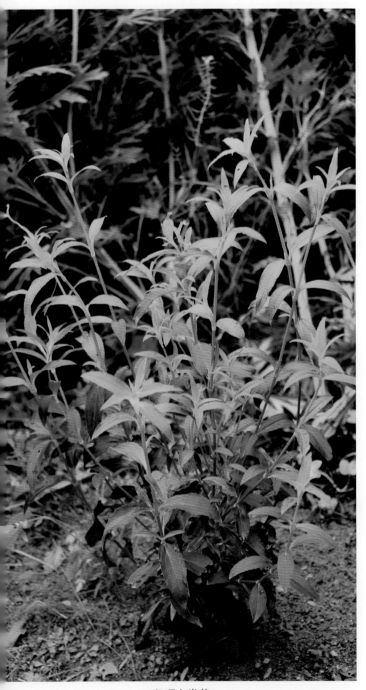

坚硬女娄菜

| 植物别名 |

粗壮女娄菜、无毛女娄菜。

| 药 材 名 |

硬叶女娄菜（药用部位：全草）。

| 形态特征 |

一年生草本，高 60 ~ 120cm。茎单一或 2 ~ 3
枝簇生，粗壮，节部膨大，节部和茎下部带
紫色，无毛或下部有毛。叶卵状披针形至长
圆形，长 3 ~ 10cm，宽 1 ~ 2.5cm，先端急
尖或渐尖，基部楔形渐狭成短柄，缘毛显著。
聚伞花序顶生或腋生；苞片狭披针形，直立；
花萼筒管状，外面有 10 脉纹，无毛；花瓣 5，
白色，微长于花萼，先端 2 裂，喉部具 2 鳞
片状附属物，基部具爪；雄蕊 10，短于花瓣；
子房长圆形，花柱 3。蒴果长卵形，略长于
萼，先端 6 齿裂，含多数种子；种子小，肾
形，黑褐色，具尖疣状突起。花期 6 ~ 7 月，
果期 7 ~ 8 月。

| 生境分布 |

生于山坡草地、林缘、灌丛间及山沟路旁。
分布于天津蓟州盘山、黄崖关、九山顶、九
龙山、八仙山等地。

| **资源情况** | 野生资源稀少。药材来源于野生。

| **采收加工** | 8 ~ 9 月种子成熟时采收，晒干。

| **药材性状** | 本品全草长 50 ~ 100cm。茎不分枝或 2 ~ 3 分枝，在节处或下部带暗紫色。叶对生，完整叶片披针形至长圆形，长 3 ~ 10cm 或更长，宽 1 ~ 2.5cm。总状花序对生于枝上部叶腋；花梗被短柔毛；花萼管状，外面有 10 脉纹；花瓣 5，白色，稍长于花萼，先端 2 裂，基部渐狭成爪；雄蕊 10；花柱 3，子房长圆形。蒴果长卵形；种子多数，肾形，褐色，有尖瘤状突起。气微，味淡。

| **功能主治** | 甘、淡，凉。归小肠、肝经。清热解毒，利尿，调经。用于咽喉肿痛，小便不利。

| **用法用量** | 内服煎汤，6 ~ 12g。

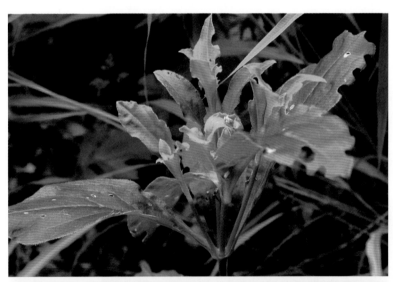

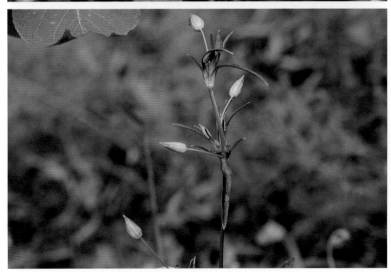

石竹科 Caryophyllaceae 蝇子草属 Silene

女娄菜 *Silene aprica* Turcz. ex Fisch. et Mey.

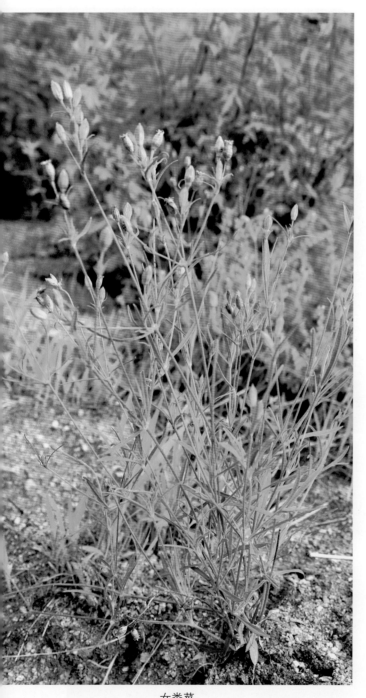

女娄菜

植物别名

对叶草。

药材名

女娄菜（药用部位：全草）、女娄菜根（药用部位：根、果实）。

形态特征

一年生或二年生草本，高 20 ～ 40cm。茎基部分枝，直立，全株密生短柔毛。叶条状披针形或披针形，长 3 ～ 6cm，宽 3 ～ 7mm，先端渐尖，基部渐狭成柄，两面密生短柔毛。聚伞花序顶生或腋生；苞片小，披针形；花梗长短不一；萼筒卵形，先端 5 齿裂，具 10 脉，中脉紫褐色，缘部白色；花瓣 5，白色或淡红色，倒披针形，瓣片长 2 ～ 2.5mm，先端 2 裂，喉部具 2 鳞片状附属物；雄蕊 10，略短于花瓣，花丝细长；花柱 3。蒴果椭圆形，与花萼等长，先端 6 齿裂；种子多数，细小，黑褐色，有钝的疣状突起。花期 6 ～ 7 月。

生境分布

生于山坡草地或山谷湿地。分布于天津蓟州盘山、黄崖关、九山顶、九龙山、八仙山等地。

| **资源情况** | 野生资源较丰富。药材来源于野生。

| **采收加工** | 女娄菜：夏、秋季采收，除去泥沙，鲜用或晒干。
女娄菜根：夏、秋季采根，秋季采果实，晒干备用。

| **药材性状** | 女娄菜：本品全株密被短柔毛，长 20 ~ 70cm。根细长，呈纺锤形，木质化。茎基部多分枝。叶对生，完整叶片线状披针形至披针形，长 4 ~ 6cm，宽 4 ~ 7mm，先端尖锐，基部渐窄；上部叶无柄。花粉红色，常 2 ~ 3 生于分枝上。蒴果椭圆形。种子肾形，细小，黑褐色，边缘具瘤状小突起。气微，味淡。

| **功能主治** | 女娄菜：辛、苦，平。归肝、脾经。活血调经，下乳，健脾，利湿，解毒。用于月经不调，乳少，小儿疳积，疔疮肿毒。
女娄菜根：苦、甘，平。利尿，催乳。用于小便短赤，乳少。

| **用法用量** | 女娄菜：内服煎汤，9 ~ 15g，大剂量可用至 30g；或研末。外用适量，鲜品捣敷。
女娄菜根：内服煎汤，9 ~ 15g。

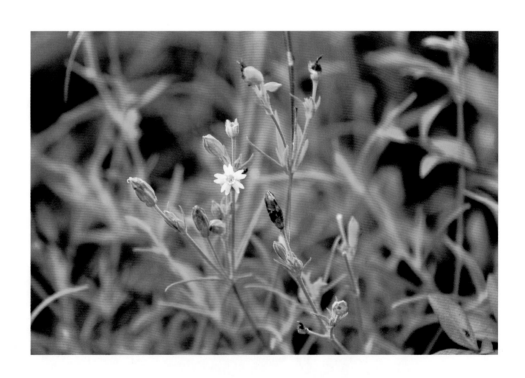

石竹科 Caryophyllaceae 石竹属 Dianthus

瞿麦 *Dianthus superbus* L.

| 植物别名 | 大兰、山瞿麦。

| 药 材 名 | 瞿麦（药用部位：地上部分）。

| 形态特征 | 多年生草本，高 50 ~ 60cm，有时更高。茎丛生，直立，无毛，上部分枝。叶线形或线状披针形，长 2 ~ 7cm，宽 2 ~ 6mm，先端长渐尖，基部成短鞘围抱茎节上，全缘。花单生或成对生于枝顶，或数朵集生成稀疏叉状分歧的圆锥状聚伞花序；萼下苞 2 ~ 3 对，萼齿 5，直立，披针形，长 4 ~ 5mm；花瓣 5，淡红色，长 4 ~ 5cm，瓣片边缘呈流苏状，喉部有须毛，基部有长爪；雄蕊 10；花柱 2。蒴果狭圆筒形，包于宿存萼内，与宿存萼等长，先端 4 齿裂；种子扁卵圆形，边缘有宽于种子的翅。花期 7 ~ 8 月。

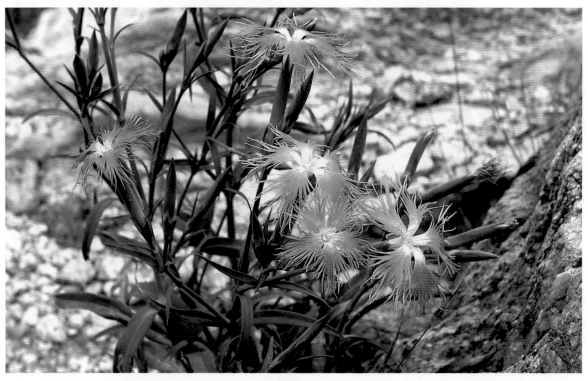

瞿麦

| **生境分布** | 生于山坡草地、林缘、疏林或高山草甸上。分布于天津蓟州山区。

| **资源情况** | 野生资源稀少。药材来源于野生。

| **采收加工** | 夏、秋季花果期采割，除去杂质，干燥。

| **药材性状** | 本品茎呈圆柱形，上部有分枝，长 30 ～ 60cm；表面淡绿色或黄绿色，光滑无毛，节明显，略膨大，断面中空。叶对生，多皱缩，展平叶片呈条形至条状披针形。枝端具花及果实，花萼筒状，长 2.7 ～ 3.7cm；苞片 4 ～ 6，宽卵形，长约为萼筒的 1/4；花瓣棕紫色或棕黄色，卷曲，先端深裂成丝状。蒴果长筒形，与宿萼等长。种子细小，多数。气微，味淡。

| **功能主治** | 苦，寒。归心、小肠经。利尿通淋，活血通经。用于热淋，血淋，石淋，小便不通，淋沥涩痛，经闭瘀阻。

| **用法用量** | 内服煎汤，9 ～ 15g。

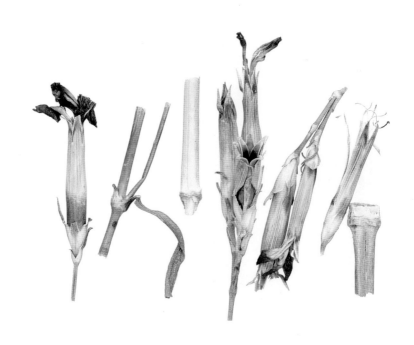

石竹科 Caryophyllaceae 石竹属 Dianthus

石竹

Dianthus chinensis L.

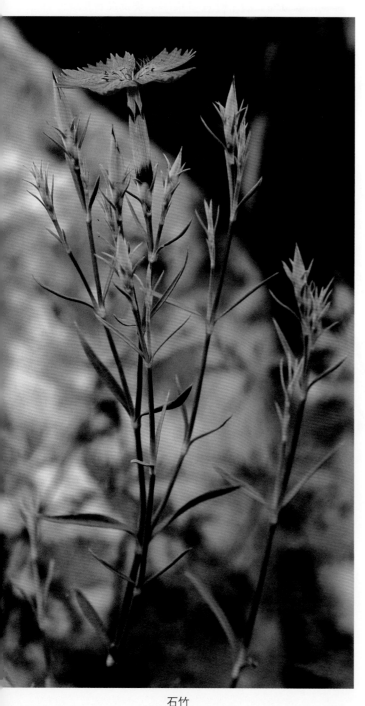

石竹

植物别名

东北石竹、鹅毛石竹、洛阳花。

药材名

瞿麦（药用部位：地上部分）。

形态特征

多年生草本，或栽培为一年生草本，高25～40cm，全体微带粉绿色。茎簇生，直立，上部分枝。叶线状披针形，长3～5cm，宽3～7mm，先端渐尖，基部渐狭成短鞘围抱茎节，灰绿色，两面平滑或边缘微粗糙，具不明显3～5脉。花单生或1～3成聚伞状花序；萼下苞2对，花萼圆筒形，绿色或有时带紫色，萼齿直立，边缘粗糙，具细睫毛；花瓣瓣片菱状倒卵形，淡红色、粉红色或白色，先端齿裂，喉部有斑纹并疏生须毛；雄蕊10；花柱2。蒴果圆筒形，长约2.5cm，先端4裂；种子卵形，灰黑色，边缘有狭翅。花期5～9月。

生境分布

生于向阳山坡草地、丘陵坡地、林缘、灌丛。分布于天津蓟州盘山、黄崖关、九山顶、九龙山、八仙山等地。

| 资源情况 | 野生资源较丰富，栽培资源稀少。药材来源于野生或栽培。

| 采收加工 | 参见"瞿麦"条。

| 药材性状 | 本品与"瞿麦"性状相似，区别在于萼筒长 1.4 ~ 1.8cm，苞片长约为萼筒的
1/2；花瓣先端浅齿裂。

| 功能主治 | 参见"瞿麦"条。

| 用法用量 | 内服煎汤，9 ~ 15g。

| 附　　注 | 本种常作观赏植物。

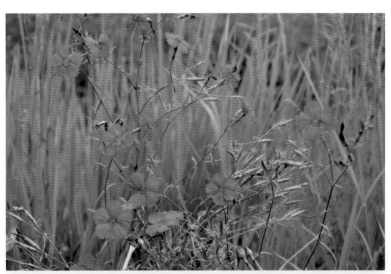

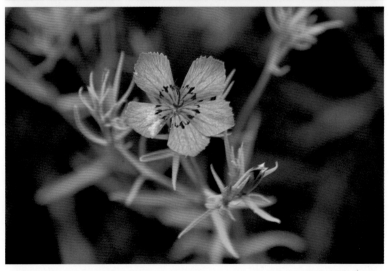

石竹科 Caryophyllaceae 石头花属 Gypsophila

长蕊石头花 *Gypsophila oldhamiana* Miq.

| 植物别名 | 银柴胡、丝石竹、霞草。

| 药材名 | 山银柴胡（药用部位：根）。

| 形态特征 | 多年生草本，高 60 ~ 100cm。主根粗壮，淡褐色至灰褐色；根茎分枝，木质化。茎多数簇生，直立，上部分枝。叶长圆状披针形，长 3 ~ 7cm，宽 4 ~ 10mm，先端急尖，基部渐狭，具 3 ~ 5 脉，中脉明显，两面淡绿色，无毛。聚伞花序顶生，密集，花序分枝开展；苞片卵状披针形；萼筒钟状，5 脉，萼齿卵状三角形，裂深达 1/3 处，边缘膜质；花瓣 5，粉红色或白色，狭倒卵形，先端截形；雄蕊 10，长于花瓣；子房 1 室，倒卵形，花柱 2，伸出花冠外。蒴果卵球形，较萼稍长，先端 4 裂；种子肾形。花期 7 ~ 9 月。

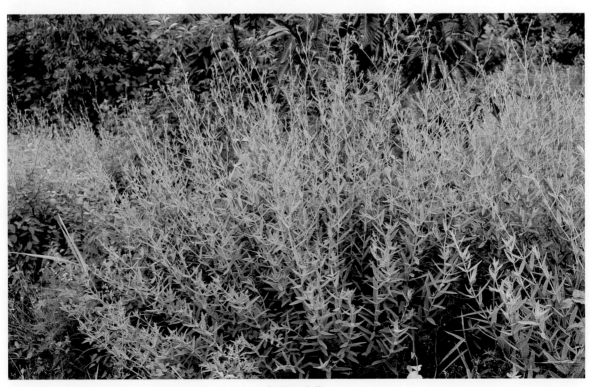

长蕊石头花

| **生境分布** | 生于山坡干燥处或山谷。分布于天津蓟州盘山、黄崖关、九山顶、九龙山、八仙山等地。

| **资源情况** | 野生资源丰富。药材来源于野生。

| **采收加工** | 参见"老牛筋"条。

| **药材性状** | 本品呈圆柱形或圆锥形,略扁,长 10 ~ 22cm,直径 0.5 ~ 4.5cm。根头部常分叉,有小形突起的地上茎痕。表面棕黄色或灰棕黄色,有扭曲的纵沟纹,有的栓皮已除去,呈黄白色,形成棕黄相间的花纹;近根头处有多数凸起的圆形支根痕及细环纹。质坚实,不易折断,断面不平坦,有 3 ~ 4 层黄白色相间的环状花纹(异型维管束)。气微,味苦、辛辣,有刺激感。

| **功能主治** | 参见"老牛筋"条。

| **用法用量** | 参见"老牛筋"条。

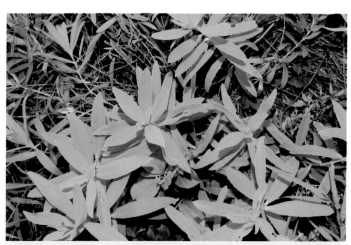

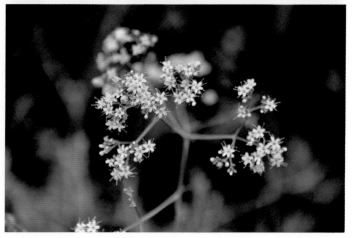

藜科 Chenopodiaceae 盐角草属 Salicornia

盐角草 *Salicornia europaea* L.

| **植物别名** | 草盐角、海甲菜。

| **药 材 名** | 海蓬子（药用部位：全草）。

| **形态特征** | 一年生草本，高 10 ~ 35cm。茎直立，多分枝，枝对生，肉质，具节，灰绿色或紫红色。叶不发育，鳞片状，对生，长 1.5mm，先端锐尖，基部联合成鞘状，边缘膜质。穗状花序，有短柄，花序长 1 ~ 5cm，顶生；花两性，每 3 花集成 1 簇，陷入肉质的花序轴内；花被合生，肉质，上部扁平；雄蕊 1，极少为 2，花药矩圆形，伸出花被外；子房卵形；柱头 2，钻形，有乳头状小突起。胞果卵形，果皮膜质；种子直立，长圆形，有钩状刺毛，胚马蹄形，无胚乳。秋后全株变红色。花果期 6 ~ 8 月。

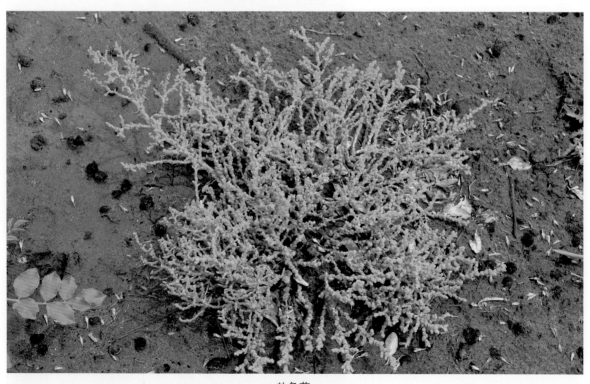

盐角草

| **生境分布** | 生于盐碱地、盐湖边及海边、河谷潮湿的重盐质土壤。分布于天津汉沽、大港等地。 |

| **资源情况** | 野生资源较丰富。药材来源于野生。 |

| **采收加工** | 夏季收割全草，洗净晒干。 |

| **功能主治** | 平肝，利尿，降压。用于高血压，头痛。 |

| **用法用量** | 内服煎汤，9 ~ 15g。 |

藜科 Chenopodiaceae 盐爪爪属 Kalidium

盐爪爪 *Kalidium foliatum* (Pall.) Moq.

| 植物别名 | 灰碱柴。

| 形态特征 | 小灌木，高 20 ~ 50cm。茎直立或平卧，多分枝；枝互生，灰褐色。叶互生，向外开展，长约 2mm，基部下延，半抱茎，无柄，卵形或三角形，先端锐尖，向内弯曲，背面隆起，灰蓝绿色，质厚多汁。穗状花序，顶生，长 8 ~ 15mm，直径 3 ~ 4mm；每 3 花生于 1 鳞状苞片内；花被合生，先端有 4 ~ 5 小齿，上部扁平，呈盾状，盾片宽三角形，周围具狭窄的翅状边缘；雄蕊 2，花药长圆形，伸出花被外；子房卵形，柱头 2，钻形。胞果圆形，果皮膜质，密被乳头状突起；种子直立，圆形，两侧压扁，胚半环形。花果期 7 ~ 8 月。

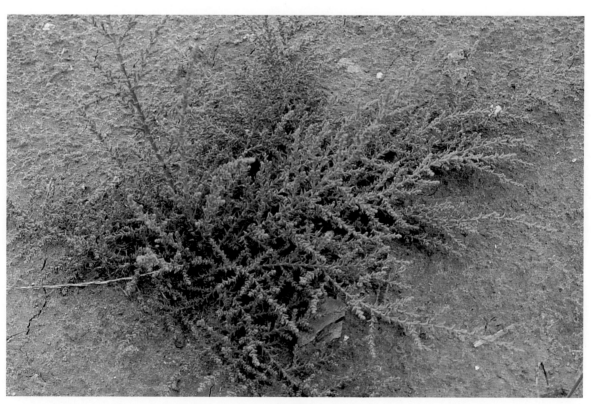

盐爪爪

| 生境分布 | 生于盐碱滩或盐湖边。分布于天津静海、滨海等地。

| 资源情况 | 野生资源较丰富。药材来源于野生。

| 附 注 | （1）据文献报道，本种的提取物对细菌和真菌均有抑制作用。

（2）本种的种子可磨成粉，人可食用，也可饲喂牲畜；本种的植株为肉质多汁含盐饲草，是骆驼的主要饲草，马、羊大量采食。

（3）在盐爪爪的化学成分中，以灰分含量最高，粗纤维含量较低。

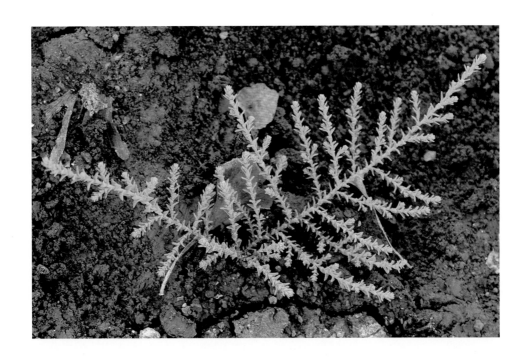

藜科 Chenopodiaceae 滨藜属 Atriplex

中亚滨藜 *Atriplex centralasiatica* Iljin

| **药 材 名** | 软蒺藜（药用部位：果实）。

| **形态特征** | 一年生草本，高 20 ～ 60cm。多分枝，叶互生，具短柄，叶片菱状卵形、卵状戟形或长卵状戟形，有时为卵形，长 1.5 ～ 5cm，宽 1 ～ 3cm，先端钝或短渐尖，基部宽楔形，边缘通常有少数缺刻状锯齿，上面绿色，稍有粉粒，下面苍白色，密生白粉。团伞花序生于叶腋，于枝端及茎顶形成间断的穗状花序；花单性；雄花花被片 5；雄蕊 3 ～ 5；雌花无花被，有 2 菱形合生的苞片，苞片边缘合生，仅先端稍分离或联合；苞片果期膨大，包围果实，通常在同一植株上可见到 2 种形状，一种中下部膨大成球形，密被棘刺，另一种中下部不膨大略扁平，不具棘刺而具隆起的脉纹，边缘具牙齿，基部楔形。胞果宽卵形或圆形，直径 2 ～ 3mm；种子扁平，棕色，光亮。

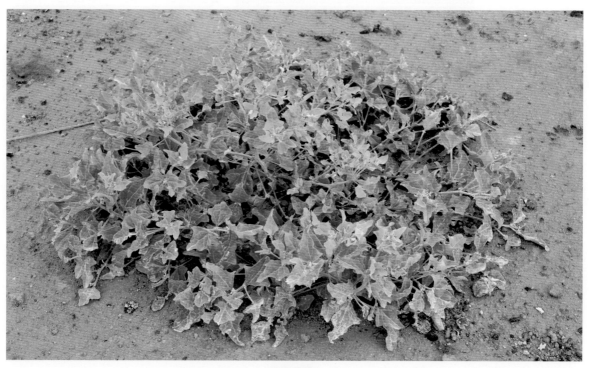

中亚滨藜

花果期 7 ~ 9 月。

| **生境分布** | 生于潮湿盐碱地和池塘。分布于天津蓟州、静海、北仓、西郊等地。

| **资源情况** | 野生资源一般。药材来源于野生。

| **采收加工** | 秋季果实成熟后割取地上部分，晒干，打下果实，去除杂质。

| **药材性状** | 本品胞果外被 2 宿存苞片，直径 0.4 ~ 1.4m，土黄色或浅绿色。苞片为扁平扇形，有 3 放射状隆起的主脉及网状细脉，无棘状突起，上部扇形，边缘波状或稍呈 5 浅裂，基部渐细成短果柄。剥开 2 苞片露出扁圆形胞果 1，呈棕色，直径约 3mm。表面光滑，一侧有喙状突起。果皮与种皮均薄，剥开后呈淡黄色，富油质。气微弱，味微酸、咸。

| **功能主治** | 苦，平。归肺、肝经。清肝明目，祛风止痒，活血消肿，通乳。用于目赤肿痛，头痛，头晕，咳逆，喉痹，风疹，皮肤瘙痒，肿毒，乳汁不畅。

| **用法用量** | 内服煎汤，3 ~ 9g。外用适量，煎汤洗。

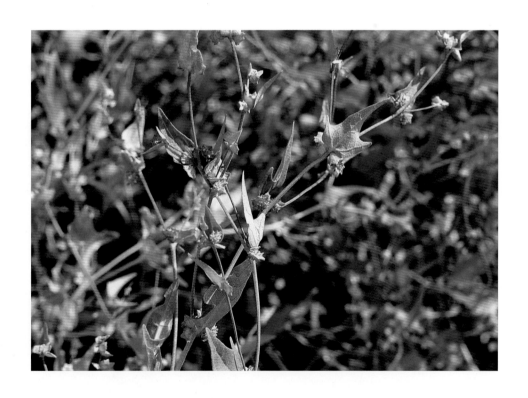

藜科 Chenopodiaceae 菠菜属 Spinacia

菠菜 *Spinacia oleracea* L.

| **植物别名** | 波斯菜、鹦鹉菜、角菜。

| **药 材 名** | 菠菜（药用部位：全草）、菠菜子（药用部位：种子）。

| **形态特征** | 一年生或二年生草本，高 40 ~ 80cm。根圆锥形，红色。茎中空，直立，不分枝或稍分枝，多水分，光滑脆弱。叶片长三角形、卵形、戟形或稍羽裂，肥厚，肉质，绿色。花单性，雌雄异株。雄花生于茎上部，集生于叶腋，至先端渐成穗状花序；花被片 4；雄蕊 4。雌花簇生叶腋；无花被；子房生于 2 苞片内；苞片纵折，彼此合生成扁筒，先端有 2 小齿，背侧通常各具 1 棘状附属物，果期 2 苞片合生，包住果实，后渐增大变硬，无刺或具 2 针刺，花柱 4，线形，基部合生。种子扁圆，直径约 3mm；胚环形，胚乳粉状。

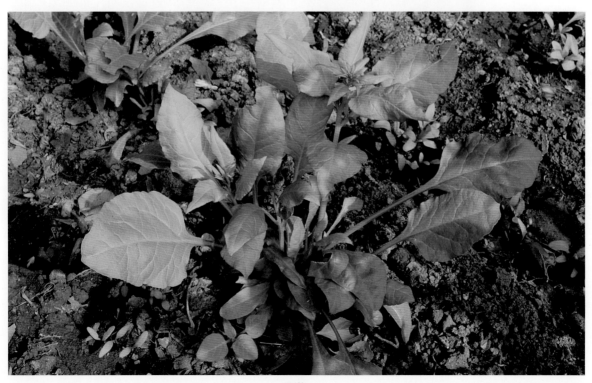

菠菜

| **生境分布** | 天津各地均有栽培。

| **资源情况** | 栽培资源丰富。药材来源于栽培。

| **采收加工** | 菠菜：冬、春季采收全草，洗净，鲜用。
菠菜子：6～7月采收，割取地上部分，打下果实，除去杂质，晒干或鲜用。

| **功能主治** | 菠菜：甘，平。归肝、胃、大肠、小肠经。养血，止血，平肝，润燥。用于衄血，便血，头痛，目眩，目赤，夜盲，消渴引饮，痔疮。
菠菜子：清肝明目，止咳平喘。用于风火目赤肿痛，咳喘。

| **用法用量** | 菠菜：内服适量，煮食；或捣汁。
菠菜子：内服煎汤，9～15g；或研末。

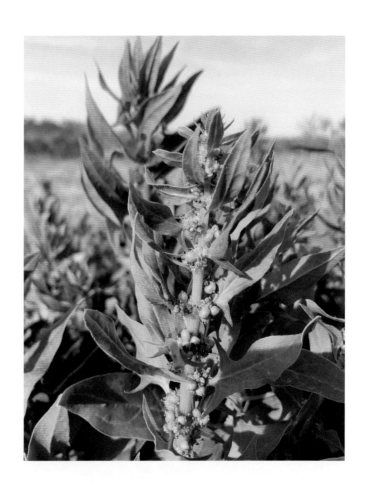

藜科 Chenopodiaceae 藜属 Chenopodium

灰绿藜
Chenopodium glaucum L.

| 植物别名 | 黄瓜菜、山芥菜、山菾菠。

| 药 材 名 | 藜（药用部位：幼嫩全草）。

| 形态特征 | 一年生草本，高 10 ～ 35cm。茎自基部分枝，平卧或斜上，有绿色或紫红色条纹，光滑无毛。叶互生，有柄，长圆状卵形、长圆状线形或椭圆形，基部渐窄，楔形，先端钝，边缘具大波状牙齿，稀近全缘，长 2 ～ 4cm，宽 7 ～ 15mm，下面灰白色或淡紫红色，被白粉，中脉黄绿色，上面暗深绿色，质厚。花于叶腋集成短穗，或顶生为间断的穗状花序；花两性或雌性；花被片通常 3 ～ 4，肥厚，基部合生，或在花序先端的花常为 5，窄长圆形，背部绿色较厚，边缘白色，膜质，光滑；雄蕊通常 3 ～ 4，稀 1 ～ 5，花丝较粗；柱头 2，很短。胞果不完全包于花被内，果皮薄膜质；种子横生，上下扁，上面中

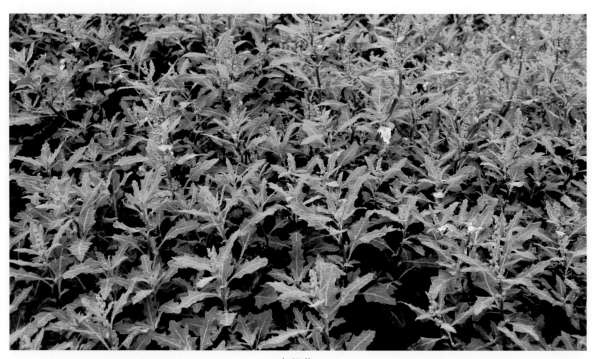

灰绿藜

央微凹入，黑褐色。花期 5 ～ 9 月，果期 8 ～ 10 月。

| **生境分布** | 生于盐碱地、水边、田间、荒地或路旁。分布于天津蓟州、静海、滨海、武清、宁河等地。

| **资源情况** | 野生资源丰富。药材来源于野生。

| **采收加工** | 春、夏季割取全草，除去杂质，鲜用或晒干备用。

| **药材性状** | 本品全草呈灰黄绿色。叶多皱缩或破碎，完整者展平后，呈矩圆状卵形至披针形，边缘具波状牙齿。叶上面平滑，下面有粉而呈灰绿白色。小花在枝上排列成断续的穗状或圆锥状。

| **功能主治** | 甘，平；有小毒。清热祛湿，解毒消肿，杀虫止痒。用于发热，咳嗽，痢疾，腹泻。

| **用法用量** | 内服煎汤，15 ～ 30g。外用适量，煎汤漱口或熏洗；或捣涂。

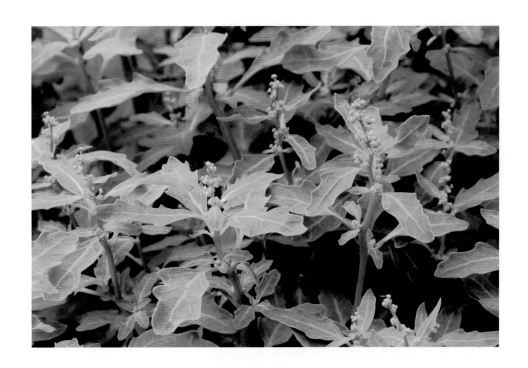

藜科 Chenopodiaceae 藜属 Chenopodium

杂配藜 *Chenopodium hybridum* L.

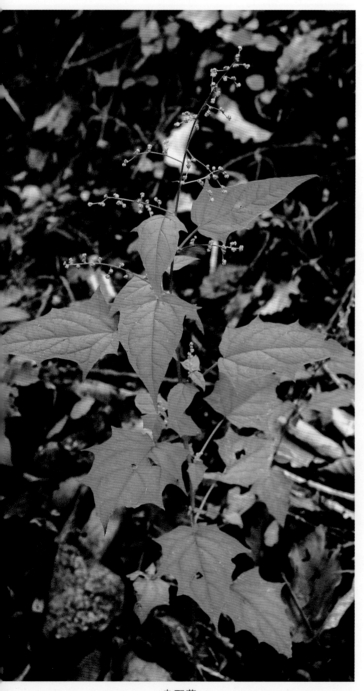

杂配藜

| 植物别名 |

血见愁、杂灰菜。

| 药 材 名 |

大叶藜（药用部位：全草）。

| 形态特征 |

一年生草本，高 40 ~ 120cm。茎直立，粗壮。叶宽卵形至卵状三角形，质薄，长 6 ~ 15cm，宽 5 ~ 12cm，先端急尖或渐尖，基部微心形、圆形或截形，边缘有稍弯曲状、长渐尖或锐尖的牙齿。花两性兼有雌性，通常数个团集，在分枝上排列成开散的圆锥状花序；花被片 5，卵形，先端圆钝，基部合生，边缘膜质，背部有纵隆脊；雄蕊 5；柱头 2，细小。胞果双凸镜形，果皮膜质；种子横生，黑色，无光泽，表面有明显的深洼点，直径约 2mm。花果期 8 ~ 10 月。

| 生境分布 |

生于路边荒地和溪边。分布于天津蓟州、宝坻、宁河等地。

| 资源情况 |

野生资源稀少。药材来源于野生。

| 采收加工 | 6～8月割取带花、果的全草，鲜用或切碎晒干备用。

| 药材性状 | 本品全草呈黄绿色。茎根壮，具深纵棱。叶多皱缩破碎，完整叶展平后呈三角状卵形或卵形，长4～15cm，宽2～12cm；边缘掌状浅裂或全缘。小花成团。胞果膜质花被宿存，灰绿色，先端5裂；果皮膜质，有白色斑点。种子扁圆形，直径2～3mm，黑色，无光泽，表面具明显的圆形深洼或凹凸不平。气微，味微苦。

| 功能主治 | 甘，平。调经止血，解毒消肿。用于月经不调，崩漏，吐血，衄血，咯血，尿血，血痢，便血，疮疡肿毒。

| 用法用量 | 内服煎汤，3～9g；或熬膏。外用适量，捣敷。

藜科 Chenopodiaceae 藜属 Chenopodium

小藜
Chenopodium serotinum L.

| 植物别名 | 灰灰菜、灰苋菜、灰藜。

| 药 材 名 | 灰藋（药用部位：全草）、灰藋子（药用部位：种子）。

| 形态特征 | 一年生草本，高 20 ~ 50cm。茎直立，单一或多分枝，具角棱及绿色条纹。叶互生；叶柄细长而弱；叶片椭圆形或狭卵形，通常 3 浅裂，中裂片两边近平行，先端钝或急尖，并具短尖头，边缘具波状锯齿；侧裂片位于中部以下，通常各具 2 浅裂齿，有浅齿或近全缘；叶片两面略被粉粒。花序腋生或顶生，花簇细而疏，形成圆锥状花序；花两性，花被近球形，5，浅绿色，背面具微纵隆脊并密被粉粒；雄蕊 5，伸出于花被外；花柱 2，线状。胞果全体包于花被内，果皮与种子贴生；种子扁圆，黑色，有光泽，表面具六角形细洼。花期 4 ~ 5 月，果期 5 ~ 7 月。

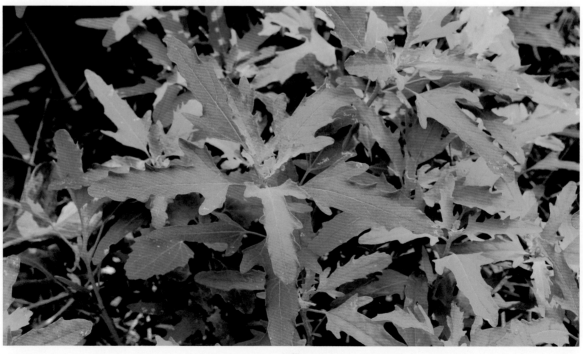

小藜

| 生境分布 | 生于荒地、河滩、沟谷潮湿处。分布于天津蓟州、静海、滨海、武清、宁河等地。

| 资源情况 | 野生资源丰富。药材来源于野生。

| 采收加工 | 灰藋：3～4月采收全草，洗净，去杂质，鲜用或晒干。
灰藋子：6～7月果实成熟时割取全草，打下果实和种子，除去杂质，晒干备用。

| 药材性状 | 灰藋：本品全草呈灰黄色。叶片皱缩破碎，展开后完整叶通常具3浅裂，裂片具波状锯齿。花序穗状腋生或顶生。胞果包在花被内，果皮膜质，有明显的蜂窝状网纹，果皮与种皮贴生。
灰藋子：本品种子边缘有棱，直径不超过2mm，黑色，有光泽，表面具六角形细洼。

| 功能主治 | 灰藋：苦、甘、平。疏风清热，解毒祛湿，杀虫。用于风热感冒，腹泻，痢疾，荨麻疹，疮疡肿毒，疥癣，湿疮，白癜风，虫咬伤。
灰藋子：甘，平。杀虫。用于蛔虫、绦虫、蛲虫病。

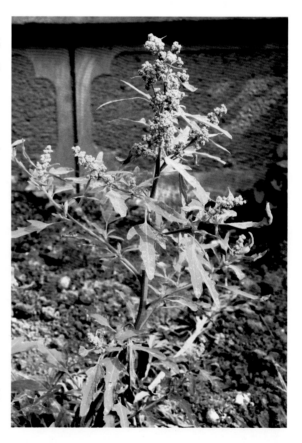

| 用法用量 | 灰藋：内服煎汤，9～15g。
外用适量，煎汤洗；或捣敷；或烧灰调敷。
灰藋子：内服煎汤，9～15g。

| 附　　注 | （1）FOC修订本种拉丁学名为 *Chenopodium ficifolium* Smith。
（2）当地民间将本种作野菜食用。

藜科 Chenopodiaceae 藜属 Chenopodium

藜 *Chenopodium album* L.

| 植物别名 | 灰苋菜、红落藜、飞扬草。

| 药 材 名 | 藜（药用部位：幼嫩全草）、藜实（药用部位：果实、种子）。

| 形态特征 | 一年生草本，高 30 ～ 150cm。茎直立，粗壮，具条棱、绿色或紫红色条纹，多分枝。叶互生；叶柄与叶片近等长；下部叶片菱状卵形或卵状三角形，长 3 ～ 6cm，宽 2.5 ～ 5cm，先端急尖或微钝，基部楔形，上面通常无粉，幼时嫩叶的上面有紫红色粉，边缘有牙齿或不规则浅裂。花小形，两性，黄绿色，每 8 ～ 15 聚生成 1 花簇，许多花簇聚集成大的或小的圆锥状花序，生于叶腋和枝顶；花被片5；雄蕊5，花柱短，柱头2。胞果稍扁，近圆形；种子横生，双凸镜状，黑色，有光泽，表面有浅沟纹。花期 8 ～ 9 月，果期 9 ～ 10 月。

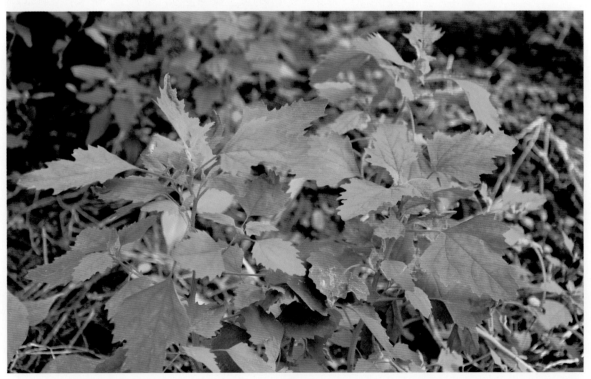

藜

| 生境分布 | 生于田间、荒地、宅旁。分布于天津蓟州、静海、滨海、武清、宁河等地。

| 资源情况 | 野生资源丰富。药材来源于野生。

| 采收加工 | 藜：春、夏季割取全草，除去杂质，鲜用或晒干备用。
藜实：秋季果实成熟时采收，打下果实和种子，除去杂质，晒干或鲜用。

| 药材性状 | 藜：本品全草呈黄绿色。茎具条棱。叶片皱缩破碎，完整者展平，呈菱状卵形至宽披针形，叶上表面黄绿色，下表面灰黄绿色，被粉粒，边缘具不整齐锯齿；叶柄长约 3cm。圆锥花序腋生或顶生。
藜实：本品胞果呈五角状扁球形，直径 1 ～ 1.5mm，花被紧包果外，黄绿色，先端 5 裂；裂片三角形，稍反卷，背面有 5 棱线，呈放射状；无翅；内有果实 1，果皮膜状，贴生于种子。种子半球形，黑色，有光泽，表面具浅沟纹。

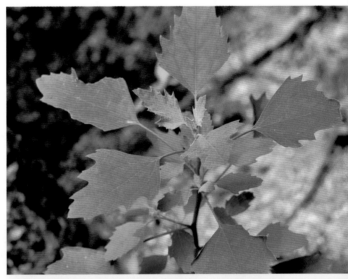

| 功能主治 | 藜：甘，平；有小毒。清热祛湿，解毒消肿，杀虫止痒。用于发热，咳嗽，痢疾，腹泻。
藜实：苦、微甘，寒；有小毒。清热祛湿，杀虫止痒。用于小便不利，水肿，皮肤湿疮，头疮，耳聋。

| 用法用量 | 藜：内服煎汤，15 ～ 30g。外用适量，煎汤漱口或熏洗；或捣涂。
藜实：内服煎汤，10 ～ 15g。外用适量，煎汤洗；或烧灰调敷。

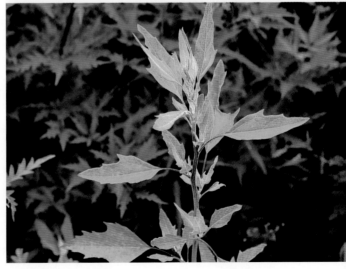

| 附　注 | 当地民间将本种作野菜食用。

藜科 Chenopodiaceae 地肤属 Kochia

地肤
Kochia scoparia (L.) Schrad.

| 植物别名 | 野扫帚、地面草。

| 药 材 名 | 地肤子（药用部位：果实）、地肤苗（药用部位：嫩茎叶）。

| 形态特征 | 一年生草本，高 50 ~ 100cm。茎直立，多斜向上成扫帚状分枝，枝具条纹，绿色或浅红色，秋季常变为红色。叶互生，披针形或线状披针形，扁平，几无柄，基部渐狭成柄状，先端渐尖，长 2 ~ 5cm，宽 3 ~ 7mm。花两性或雌性，通常单生或 2 花生于叶腋，集成稀疏的穗状花序；花被片 5，基部合生，果期自背部近先端处有绿色隆脊和横生的龙骨状突起，两性花成长后，此突起发育为横生的翅；雄蕊 5，伸出花被外；花柱极短，柱头 2，线形。胞果扁球形，上下扁，包于花被内；种子横生，扁平；胚半环形。花期 6 ~ 9 月，果期 7 ~ 10 月。

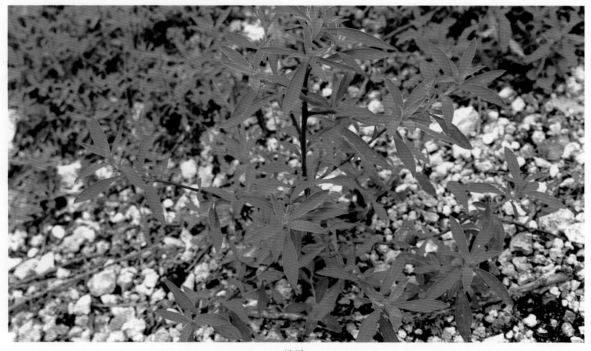

地肤

| 生境分布 | 生于田间、荒地、路旁、堤岸、宅旁。分布于天津蓟州、静海、滨海、武清、宁河等地。

| 资源情况 | 野生资源丰富。药材来源于野生。

| 采收加工 | 地肤子：秋季果实成熟时采收植株，晒干，打下果实，除去杂质。
地肤苗：春、夏季割取嫩茎叶，洗净，鲜用或晒干。

| 药材性状 | 地肤子：本品呈扁球状五角星形，直径 1 ～ 3mm。外被宿存花被，表面灰绿色或浅棕色，周围具膜质小翅 5，背面中心有微凸起的点状果梗痕及放射状脉纹 5 ～ 10；剥离花被，可见膜质果皮，半透明。种子扁卵形，长约 1mm，黑色。气微，味微苦。
地肤苗：本品分枝较多，黄绿色，具条纹，被白色柔毛。叶互生，多脱落；展平后呈狭长披针形，长 3 ～ 5cm，宽 0.4 ～ 0.6cm，先端渐尖，基部渐狭成短柄，全缘，被短柔毛，边缘有长柔毛，通常具纵脉 3。花多 1 ～ 2，腋生；花被片 5，黄绿色；雄蕊 5，伸出于花被外。质柔软。气微，味淡。

| 功能主治 | 地肤子：辛、苦，寒。归肾、膀胱经。清热利湿，祛风止痒。用于小便涩痛，阴痒带下，风疹，湿疹，皮肤瘙痒。
地肤苗：苦，寒。归肝、脾、大肠经。清热解毒，利尿通淋。用于赤白痢，泄泻，小便淋痛，目赤涩痛，雀盲，皮肤风热赤肿，恶疮疥癣。

| 用法用量 | 地肤子：内服煎汤，9 ～ 15g。外用适量，煎汤熏洗。
地肤苗：内服煎汤，30 ～ 90g。外用适量，煎汤洗；或捣汁涂。

| 附 注 | 当地民间将本种作野菜食用。

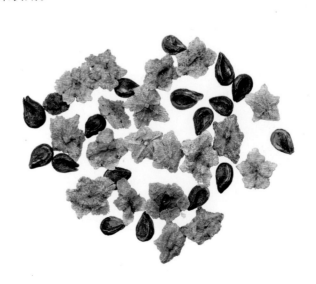

藜科 Chenopodiaceae 地肤属 Kochia

碱地肤
Kochia scoparia (L.) Schrad. var. *sieversiana* (Pall.) Ulbr. ex Aschers. et Graebn.

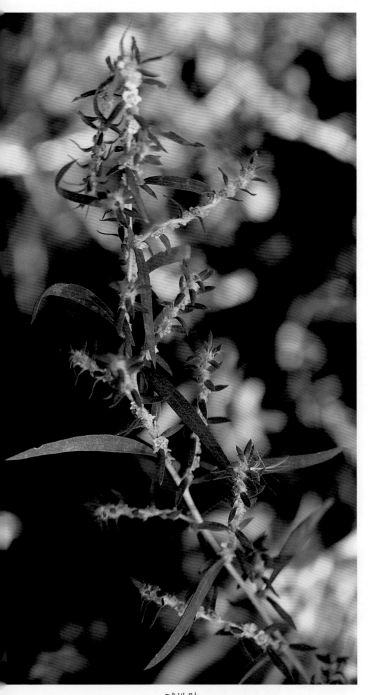

碱地肤

| 形态特征 |

本变种与原变种地肤的区别在于花下有较密的束生锈色柔毛。

| 生境分布 |

生于盐碱地、河岸堤旁、海滩路边草丛、河岸沙砾地、碎石坡或垃圾堆附近。分布于天津北大港、塘沽、汉沽等地。

| 资源情况 |

野生资源较少。药材来源于野生。

| 附　注 |

据有关资料记载,本种果实亦作地肤子入药。

藜科 Chenopodiaceae 地肤属 *Kochia*

扫帚菜 *Kochia scoparia* f. *trichophylla* (Hort.) Schinz. et Thell.

| 植物别名 |

地麦、落帚、扫帚苗。

| 形态特征 |

本种与原变种地肤的区别在于分枝繁多而紧密；叶片线形；全株呈卵形或倒卵形。

| 生境分布 |

天津各地均有栽培。

| 资源情况 |

栽培资源一般。药材来源于栽培。

| 附　　注 |

民间多将本种作野菜食用，将其果实作地肤子入药。

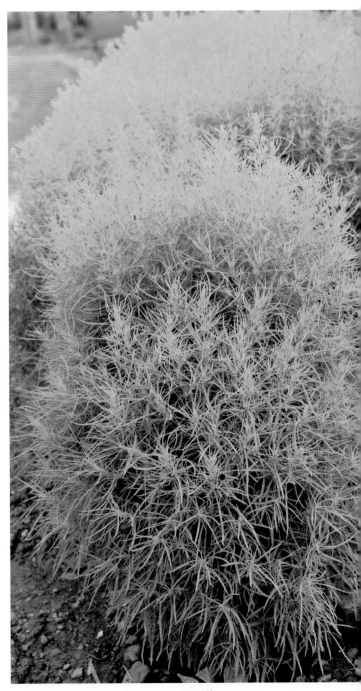

扫帚菜

藜科 Chenopodiaceae 碱蓬属 Suaeda

碱蓬 *Suaeda glauca* (Bge.) Bge.

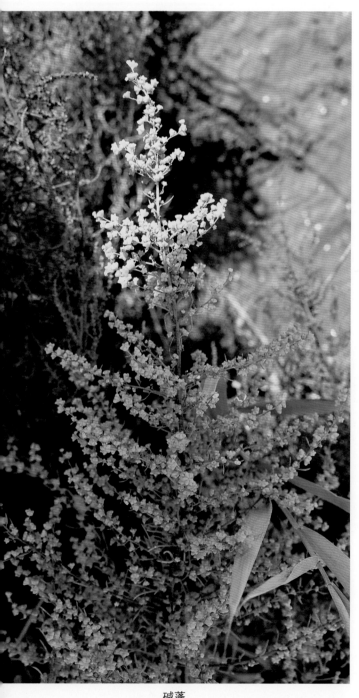

碱蓬

| 植物别名 |

灰绿碱蓬、盐蓬。

| 药 材 名 |

碱蓬（药用部位：全草）。

| 形态特征 |

一年生草本，高 30 ~ 80（ ~ 100）cm。茎圆柱形，具细条纹，直立，上部多分枝；枝细长，斜伸或开展。叶线形，肉质，互生，甚密，断面呈半圆形，先端钝或稍尖，长 1 ~ 3（ ~ 5）cm，宽 0.7 ~ 1.5mm，绿色，光滑或被粉粒，通常稍向上弯曲。花杂性，具两性花和雌花，单生或数朵簇生叶腋的短柄上，排列成聚伞花序，通常与叶具共同的柄，上部花序常不具叶；小苞片 2，宽卵形，先端尖，短于花被；花被片 5，长圆形，果期花被肥厚，有隆脊，如五角星状；雄蕊 5，与花被片对生；柱头 2。果实有二型，其一扁平，圆形，紧包于五角星形的花被内，另一呈球形，上端稍裸露，花被不为五角星形；种子的胚呈螺旋状卷曲。花期 7 ~ 8 月，果期 10 月。

| 生境分布 | 生于堤岸、洼地、荒野的盐碱土中。分布于天津蓟州、静海、滨海、武清、宁河等地。

| 资源情况 | 野生资源丰富。药材来源于野生。

| 采收加工 | 夏、秋季收割地上部分，晒干，亦可鲜用。

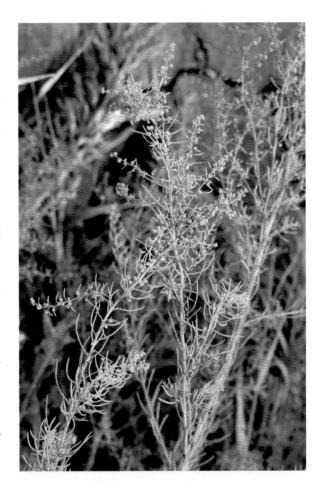

| 药材性状 | 本品全草呈灰黄色。叶多破碎，完整者为丝状条形，无毛。花多着生于叶基部。果实包在宿存的花被内，果皮膜质。种子黑色，直径约2mm。表面具清晰的颗粒状点纹，稍有光泽。

| 功能主治 | 微咸，凉。清热，消积。用于食积停滞，发热。

| 用法用量 | 内服煎汤，6～9g，鲜品可用15～30g。

| 附　　注 | 当地民间将本种作野菜食用。

藜科 Chenopodiaceae 碱蓬属 Suaeda

盐地碱蓬 *Suaeda salsa* (L.) Pall.

| 植物别名 | 黄须菜。

| 形态特征 | 一年生草本，高 20 ~ 80cm，绿色或暗黑绿色，秋季变紫红色。茎多由基部分枝，上升或直立，圆柱形，无毛，常具红紫色条纹。叶互生，无柄，肉质，线形，断面半圆形，稀近扁平，先端钝或尖，长 0.8 ~ 3cm，宽 1 ~ 2mm，常被粉粒。花两性或兼有雌性，3 ~ 5 簇生叶腋，构成间断的穗状花序；花被在果期直径（1 ~ ）1.5 ~ 2.5mm；雄蕊 5，与花被片对生，花丝白色，扁平，丝状，花药淡黄色，卵形或椭圆形；花柱 2，果期包于花被内。果皮薄膜质，成熟时果皮裂开；种子横生，卵形或近圆形，两面凸，黑色，表面有光泽，网纹不明显。花期 8 ~ 9 月，果期 9 ~ 10 月。

| 生境分布 | 生于盐碱土中、碱湖边、碱斑地或湿草地。分布于天津静海、滨

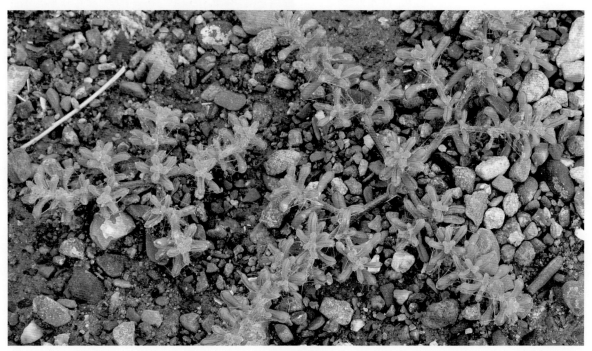

盐地碱蓬

海等地。

| **资源情况** | 野生资源较丰富。药材来源于野生。

| **附　注** | 当地民间将本种作野菜食用。有文献研究称，本种含有蛋白质、膳食纤维、多糖、黄酮类化合物等，其籽粒含有丰富的共轭亚油酸，具有较高的食用价值和药用价值。

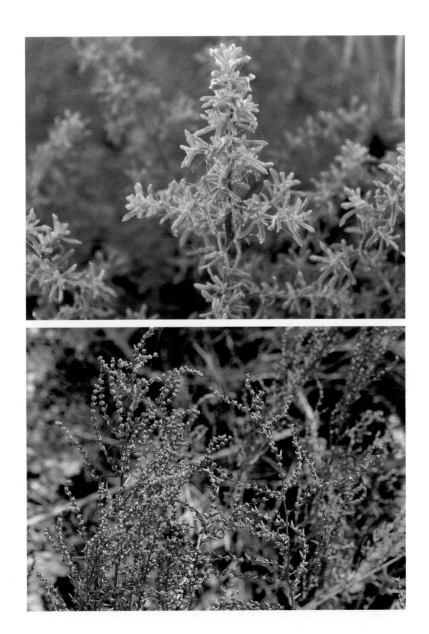

藜科 Chenopodiaceae 猪毛菜属 Salsola

猪毛菜 *Salsola collina* Pall.

| **植物别名** | 刺蓬、扎蓬棵。

| **药材名** | 猪毛菜（药用部位：全草）。

| **形态特征** | 一年生草本，高30～100cm。茎近直立，常由基部分枝，分枝多数，开展，茎与枝绿色，有条纹，光滑无毛。叶线状圆柱形，基部稍扩展下延，稍抱茎，先端有硬针刺，肉质，深绿色，有时带红色，光滑无毛或微被疏软毛，长2～5cm，宽0.5～1mm。花两性，多数，生于茎顶，排列为细长穗状；小苞片2，窄披针形，先端具针刺，有白色隆脊；花被片5，膜质；雄蕊5，稍超出花被，花丝基部扩展，花药黄色，长圆形，顶部无附属物；花柱细，柱头2裂，线形。胞果倒卵形，果皮膜质；种子横生或斜生，直径约1.5mm，先端截形；胚螺旋状，无胚乳。花果期7～10月。

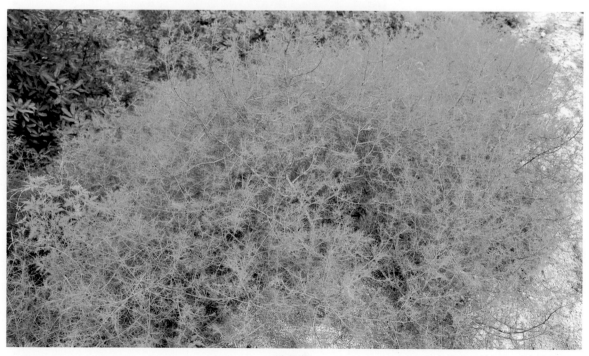

猪毛菜

| 生境分布 | 生于村边路旁、荒地及含盐碱的砂壤土中。天津各地均有分布。

| 资源情况 | 野生资源丰富。药材来源于野生。

| 采收加工 | 夏、秋季开花时割取全草，除去泥沙，晒干，备用。

| 药材性状 | 本品全草呈黄白色。叶多破碎，完整叶片呈丝状圆柱形，长 2 ~ 5cm，宽 0.5 ~ 1mm，先端有硬针刺。花序穗状，着生于枝上部，苞片硬，卵形，顶部延伸成刺尖，边缘膜质，背部有白色隆脊；花被片先端向中央折曲，紧贴果实，在中央聚成小圆锥体。种子直径约 1.5mm，先端平。

| 功能主治 | 淡，凉。归肝经。平肝潜阳，润肠通便。用于高血压，头痛，眩晕，失眠，肠燥便秘。

| 用法用量 | 内服煎汤，15 ~ 30g；或开水泡后代茶饮。

| 附　　注 | 当地民间将本种作野菜食用。

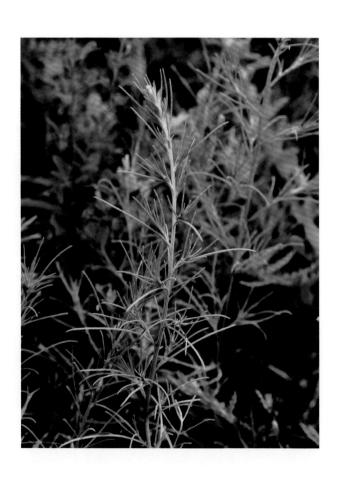

藜科 Chenopodiaceae 猪毛菜属 Salsola

刺沙蓬 Salsola ruthenica Iljin

| 植物别名 | 猪毛菜、大翅猪毛菜、扎蓬棵。

| 药 材 名 | 刺沙蓬（药用部位：全草）。

| 形态特征 | 一年生草本，高 20 ～ 100cm。茎直立，自基部分枝，小枝坚硬，平散，通常有白绿色或紫红色条纹，无毛或有极短的乳头状刚毛。叶互生；无柄；叶片半圆柱形或圆柱形，肉质，长 1.5 ～ 4cm，宽 1 ～ 2mm，近基部处扩展，先端刺状尖锐，绿色。花两性，腋生，通常在各枝上端形成穗状花序；苞片 2，披针形或卵形；花被片 5，披针形或尖卵形，直立，果时变硬，自背面中部生翅；翅 3 个较大，2 个较狭窄；花被片在翅以上部分近革质，先端为薄膜质，向中央聚集，包覆果实；柱头丝状，长为花柱的 3 ～ 4 倍。种子横生，直径约 2mm。花期 7 ～ 9 月，果期 9 ～ 10 月。

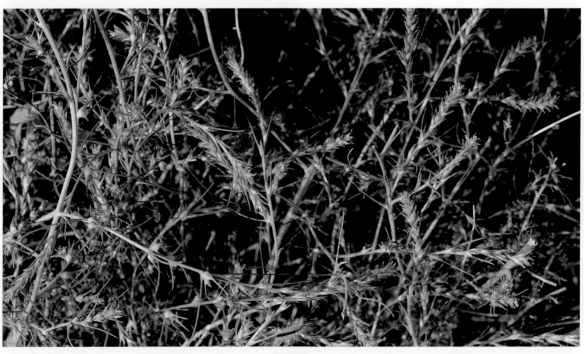

刺沙蓬

| **生境分布** | 生于沙丘、河谷沙地、海边、沙质草原、山坡或砂壤土中，散生或群生。分布于天津静海、滨海、武清、宁河等地。 |

| **资源情况** | 野生资源较少。药材来源于野生。 |

| **采收加工** | 夏季开花时拔出全草，切段晒干。 |

| **药材性状** | 本品全草呈黄白色。茎有棱，具短硬毛。叶片圆柱形，先端呈尖刺状，基部扩大，边缘膜质。枝上部为穗状花序；苞片、小苞片顶部都呈尖刺状。花被片硬，自背面中部生5翅，3个较大，2个较窄，向中央聚集，包于果实外，直径7～10mm。种子直径约2mm。 |

| **功能主治** | 淡，凉。归肝经。平肝降压。用于高血压，头痛，眩晕。 |

| **用法用量** | 内服煎汤，15～30g；或用水烫作菜吃。 |

| **附　注** | FOC 修订本种的拉丁学名为 *Salsola tragus* L.。 |

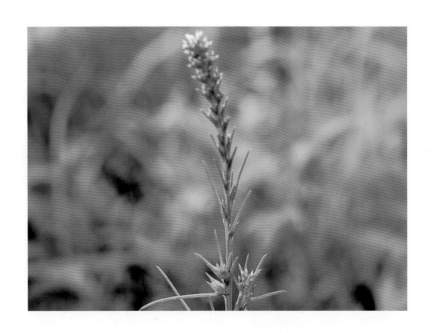

苋科 Amaranthaceae 青葙属 Celosia

青葙 *Celosia argentea* L.

植物别名	草蒿、野鸡冠、牛尾巴花。
药材名	青葙子（药用部位：种子）、青葙（药用部位：茎叶、根）、青葙花（药用部位：花序）。
形态特征	一年生草本，高 30 ~ 100cm，全体无毛。茎直立，有分枝和条纹，绿色或紫红色。叶片披针形或椭圆状披针形，长 5 ~ 8cm，宽 1 ~ 3cm，先端渐尖或极尖，基部渐狭成叶柄。花序圆柱形或塔形，长 3 ~ 10cm，单生于茎顶或枝顶，花稠密；苞及小苞宽披针形，长 3 ~ 4mm；花被片披针形，白色，透明，幼时淡红色，长 8 ~ 10mm，花药紫红色；花柱细长，紫红色，柱头 2 ~ 3 裂。胞果球形，包于宿存的花被内，盖裂；种子数粒，凸透镜状肾形。花果期 7 ~ 10 月。

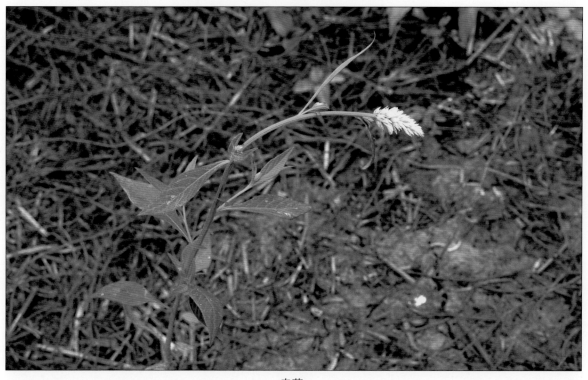

青葙

| 生境分布 | 生于平原、田边、丘陵及山坡。天津各地均有分布。

| 资源情况 | 野生资源较少。药材来源于野生。

| 采收加工 | 青葙子：秋季果实成熟时采割植株或摘取果穗，晒干，收集种子，除去杂质。
青葙：夏季采收，鲜用或晒干。
青葙花：花期采收，晒干。

| 药材性状 | 青葙子：本品呈扁圆形，少数呈圆肾形，直径 1 ~ 1.5mm。表面黑色或红黑色，光亮，中间微隆起，侧边微凹处有种脐。种皮薄而脆。气微，味淡。

| 功能主治 | 青葙子：苦，微寒。归肝经。清肝泻火，明目退翳。用于肝热目赤，目生翳膜，视物昏花，肝火眩晕。
青葙：苦，寒。归肝、膀胱经。燥湿清热，杀虫止痒，凉血止血。用于湿热带下，疮疥，创伤出血。
青葙花：苦，凉。凉血止血，清肝除湿，明目。用于吐血，衄血，崩漏，赤痢，血淋，热淋，带下，目赤肿痛，目生翳障。

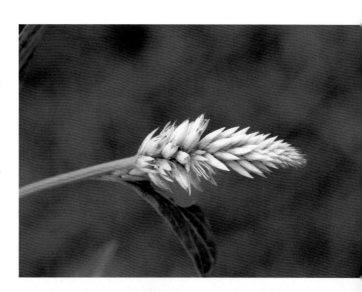

| 用法用量 | 青葙子：内服煎汤，9 ~ 15g。
青葙：内服煎汤，10 ~ 15g。外用适量，捣敷；或煎汤熏洗。
青葙花：内服煎汤 15 ~ 30g；或炖猪肉等服。外用适量，煎汤洗。

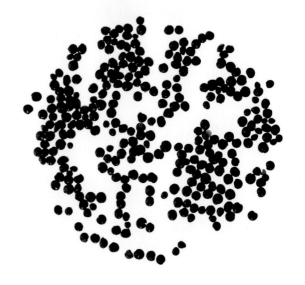

苋科 Amaranthaceae 青葙属 Celosia

鸡冠花
Celosia cristata L.

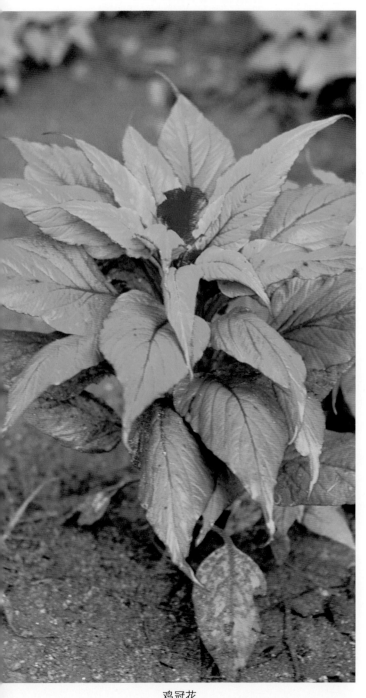

鸡冠花

| 植物别名 |

鸡公花、鸡冠头。

| 药 材 名 |

鸡冠花（药用部位：花序）、鸡冠子（药用部位：种子）、鸡冠苗（药用部位：茎叶或全草）。

| 形态特征 |

一年生草本，高 30 ~ 100cm，全体无毛。茎直立，有分枝，具条纹，绿色或紫红色。叶片宽 2 ~ 6cm，长 5 ~ 13cm，卵形或卵状披针形。花多数，密生成扁平肉质鸡冠状、卷冠状或羽毛状的穗状花序，下面有数个较小的花序分枝，呈圆锥状长圆形，表面羽毛状；花被片红色、黄色、紫色或红黄色相间。雄蕊花丝下部合生成杯状。胞果卵形，盖裂，包于宿存花被内。花果期 7 ~ 10 月。

| 生境分布 |

生于花坛、路边、庭院、公园。天津常见栽培，或为野生。

| 资源情况 |

野生资源较少，栽培资源一般。药材来源于

野生或栽培。

| **采收加工** | 鸡冠花：8 ~ 9 月采收花序。

鸡冠子：夏、秋季果实成熟时割取果序，日晒，取其种子，晒干。

鸡冠苗：夏季采收，鲜用或晒干。

| **药材性状** | 鸡冠花：本品为穗状花序，多扁平而肥厚，呈鸡冠状，长 8 ~ 25cm，宽 5 ~ 20cm，上缘宽，具皱褶，密生线状鳞片，下端渐窄，常残留扁平的茎。表面红色、紫红色或黄白色。中部以下密生多数小花，每花宿存的苞片和花被片均呈膜质。果实盖裂。种子扁圆肾形，黑色，有光泽。体轻，质柔韧。气微，味淡。

鸡冠子：本品呈扁圆形，直径约 1.5mm。表面棕红色至黑色，有光泽。置放大镜下观察，见有细密纹理及凹点状种脐。种皮脆，易破裂。偶见胞果上残留的花柱，长 2 ~ 3mm。气微，味淡。

| **功能主治** | 鸡冠花：甘、涩，凉。归肝、大肠经。收敛止血，止带，止痢。用于吐血，崩漏，便血，痔血，赤白带下，久痢不止。

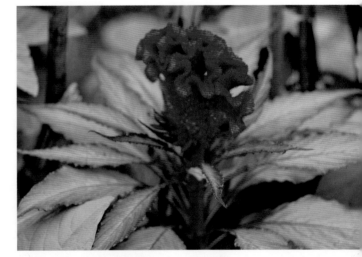

鸡冠子：甘，凉。归肝、大肠经。凉血止血，清肝明目。用于便血，崩漏，赤白痢，目赤肿痛。

鸡冠苗：甘，凉。清热凉血，解毒。用于吐血，衄血，崩漏，痔疮，痢疾，荨麻疹。

| **用法用量** | 鸡冠花：内服煎汤，6 ~ 12g。

鸡冠子：内服煎汤，4.5 ~ 9g；或入丸、散。

鸡冠苗：内服煎汤，9 ~ 15g。外用适量，捣敷；或煎汤洗。

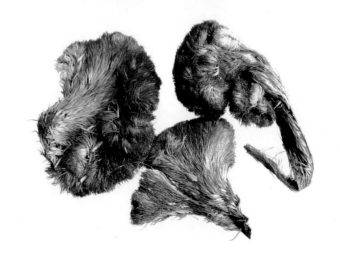

苋科 Amaranthaceae 苋属 Amaranthus

反枝苋 *Amaranthus retroflexus* L.

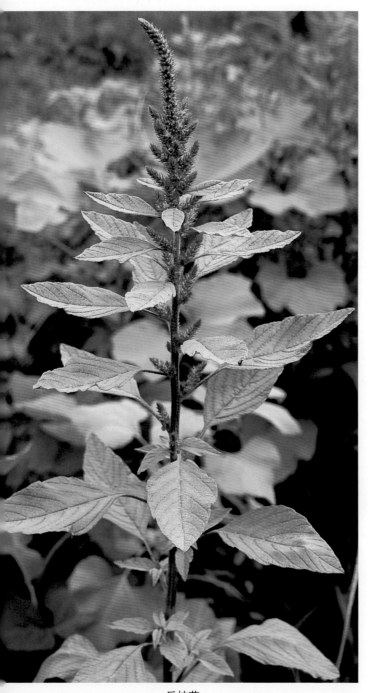

反枝苋

| 植物别名 |

西风谷、野苋、红苋菜。

| 药 材 名 |

野苋菜（药用部位：全草或根）、野苋子（药用部位：种子）。

| 形态特征 |

一年生草本，高可达 1m。茎粗壮，分枝或仅腋内生小枝，淡绿色，有时带紫色条纹，稍具钝条棱，密生短柔毛。叶菱状卵形或椭圆状卵形，长 5 ~ 12cm，宽 2 ~ 5cm，先端尖或稍凹入，具芒尖，叶基楔形，全缘或略呈波状，两面及边缘均有毛，下面更多，下面叶脉隆起；叶柄长 3 ~ 5cm，有柔毛。花单性，雌雄同株，集成多毛刺的花簇，顶生及腋生，直立，直径 2 ~ 4cm；苞片披针状锥形，具针芒；花被片白色，薄膜状，先端具凹尖；柱头 3，长刺锥状，内侧具微细的小锯齿状毛。胞果倒卵状扁圆形，包裹在花被片内，环状开裂；种子直立，倒卵圆形，成熟时黑色或黑褐色。花期 7 ~ 8 月，果期 8 ~ 9 月。

| **生境分布** | 生于地旁、住宅附近。天津各地均有分布。

| **资源情况** | 野生资源丰富。药材来源于野生。

| **采收加工** | 野苋菜：春、夏、秋季采收全草，洗净，鲜用。
野苋子：秋季采收，日晒，揉搓取种子，干燥。

| **药材性状** | 野苋菜：本品主根较直。茎长 20 ～ 80cm，稍具钝棱，被短柔毛。叶片皱缩，展平后菱状卵形或椭圆形，长 5 ～ 12cm，宽 2 ～ 5cm，先端微凸，具小凸尖，两面和边缘有柔毛；叶柄长 1.5 ～ 5cm。圆锥花序。胞果扁卵形，盖裂。气微，味淡。
野苋子：本品近球形，直径 0.8 ～ 1.5mm。表面棕色或黑色，边缘钝，略有光泽。气微，味淡。

| **功能主治** | 野苋菜：甘，微寒。归大肠、小肠经。清热解毒，利尿。用于痢疾，腹泻，疔疮肿毒，蜂蜇伤，小便不利，水肿。
野苋子：甘，凉。归肝、膀胱经。清肝明目，利尿。用于肝热目赤，翳障，小便不利。

| **用法用量** | 野苋菜：内服煎汤，9 ～ 30g；或捣汁。外用适量，捣敷。
野苋子：内服煎汤，6 ～ 12g。

| **附　　注** | 当地民间将本种作野菜食用。

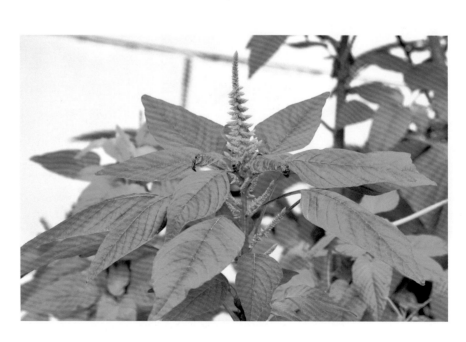

苋科 Amaranthaceae 苋属 Amaranthus

苋

Amaranthus tricolor L.

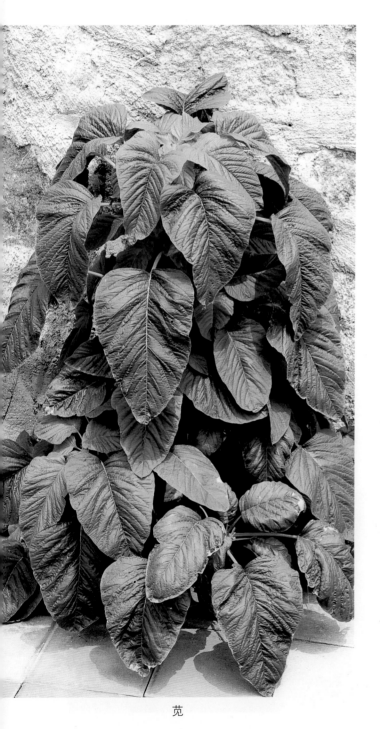

苋

植物别名

苋菜、三色苋、红人苋。

药材名

苋（药用部位：茎叶）、苋实（药用部位：种子）、苋根（药用部位：根）。

形态特征

一年生草本，高 80 ~ 150cm。茎粗壮，长分枝，绿色或红色。叶卵状椭圆形至披针形，长 4 ~ 10cm，宽 2 ~ 7cm，除绿色外，常呈红色、紫色、黄色或绿紫杂色，先端钝尖，稍有微缺，叶基沿叶柄下延，叶全缘或略呈波状缘，无毛，下面叶脉隆起；叶柄长 2 ~ 6cm。花密集成簇，花簇圆球形，腋生，或集成腋生花簇，在茎顶则集成断续状至顶生穗状花序，下垂；花被片长圆形，具芒尖；柱头 3，细长，向外反曲，内侧有毛。胞果卵圆形，环状开裂；种子近圆形，黑色至黑棕色。花期 5 ~ 8 月，果期 7 ~ 9 月。

生境分布

天津各地均有栽培。

| 资源情况 | 野生资源稀少，栽培资源丰富。药材来源于野生或栽培。

| 采收加工 | 苋：夏、秋季采收茎叶，洗净，鲜用或晒干。

苋实：秋季采收，脱下种子。

苋根：春、夏、秋季均可采收，去茎叶，洗净，鲜用或晒干。

| 药材性状 | 苋：本品长 80 ～ 150cm，绿色或红色，常分枝。叶互生，叶片皱缩，展平后呈菱状卵形至披针形，长 4 ～ 10cm，宽 2 ～ 7cm，先端钝或尖凹，具凸尖，绿色或红色、紫色、黄色，或绿色带有彩斑；叶柄长 2 ～ 6cm。穗状花序。胞果卵状矩圆形，盖裂。气微，味淡。

苋实：本品呈近圆形或倒卵形，黑褐色，平滑，有光泽。气微，味淡。

| 功能主治 | 苋：甘，微寒。归大肠、小肠经。清热解毒，通利二便。用于痢疾，二便不通，疮毒。

苋实：甘，寒。归肝、大肠、膀胱经。清肝明目，通利二便。用于青盲翳障，视物昏暗，白浊血尿，二便不利。

苋根：辛，微寒。归肝、大肠经。清解热毒，散瘀止痛。用于痢疾，泄泻，痔疮，牙痛，漆疮，阴囊肿痛，跌打损伤，崩漏，带下。

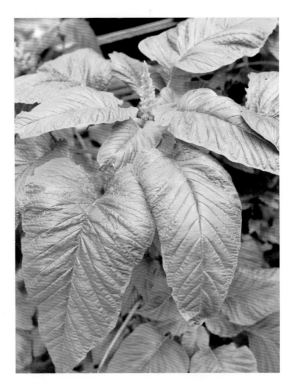

| 用法用量 | 苋：内服煎汤，30 ～ 60g；或煮粥。外用适量，捣敷；或煎汤熏洗。

苋实：内服煎汤，6 ～ 9g；或研末。

苋根：内服煎汤，9 ～ 15g，鲜品 15 ～ 30g；或浸酒。外用适量，捣敷；煅存性，研末干撒或调敷；煎汤熏洗。

| 附　　注 | 当地民间将本种作野菜食用。

苋科 Amaranthaceae 苋属 Amaranthus

皱果苋

Amaranthus viridis L.

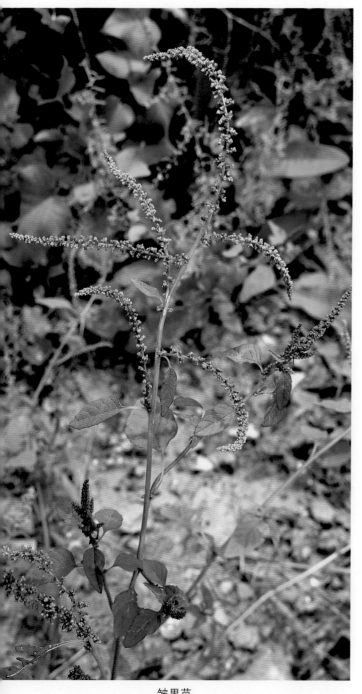

皱果苋

植物别名

绿苋、野苋、假苋菜。

药材名

白苋（药用部位：全草或根）。

形态特征

一年生直立草本，高 10 ~ 80cm。茎分枝，细弱，有条纹，淡绿色或绿紫色，无毛。叶卵形或卵状长圆形，两面绿色或绿紫色，光滑，上面具一"V"字形白斑，叶片长 3 ~ 9cm，宽 2 ~ 6cm，叶基部宽楔形或近截形，先端凹缺或圆钝，有 1 芒尖，全缘或微波状缘；叶柄细弱，与叶片等长。花簇甚小，排列为细弱之花穗，由数个腋生穗状花序合成稀疏的顶生圆锥花序；苞片小，披针形；花被片比苞片长，内曲；柱头 2 或 3。胞果扁圆形，绿色，极皱缩，超出花被片，不裂；种子黑色，具薄且锐的环状边缘。花期 6 ~ 8 月，果期 8 ~ 10 月。

生境分布

生于农田、荒芜地。分布于天津蓟州、静海、滨海、武清、宁河等地。

| 资源情况 | 野生资源丰富。药材来源于野生。

| 采收加工 | 春、夏、秋季均可采收，洗净，鲜用或晒干。

| 药材性状 | 本品主根呈圆锥形。全体呈紫红色或棕红色。茎长 40 ~ 80cm，分枝较少。叶互生，叶片皱缩，展平后呈卵形至卵状矩圆形，长 2 ~ 9cm，宽 2.5 ~ 6cm，先端圆钝而微凹，具小芒尖，基部近楔形；叶柄长 3 ~ 6cm。穗状花序腋生。胞果扁球形，不裂，极皱缩，超出宿存花被片。种子细小，褐色或黑色，略有光泽。气微，味淡。

| 功能主治 | 甘、淡，寒。归大肠、小肠经。清热，利湿，解毒。用于痢疾，泄泻，小便赤涩，疮肿，蛇虫咬伤，牙疳。

| 用法用量 | 内服煎汤，15 ~ 30g；鲜品加倍，捣烂绞汁。外用适量，捣敷，或煅研外擦；煎汤，熏洗。

| 附　注 | 当地民间将本种作野菜食用。

苋科 Amaranthaceae 苋属 Amaranthus

凹头苋
Amaranthus lividus L.

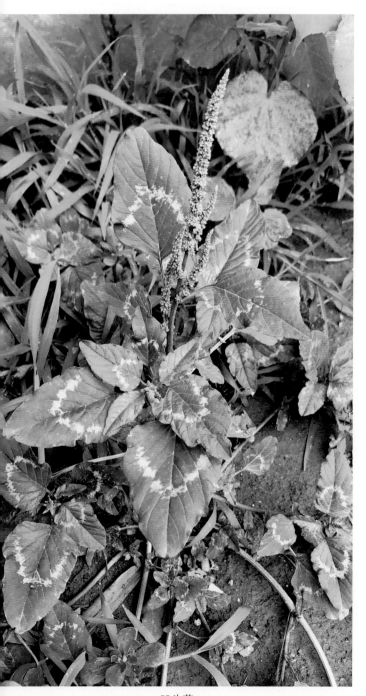

凹头苋

植物别名

野苋。

药材名

野苋菜（药用部位：全草或根）、野苋子（药用部位：种子）。

形态特征

一年生草本，高 10 ~ 30cm。茎斜上，基部分枝，微具条棱，无毛，淡绿色至暗紫色，上部暗红带绿色，平卧上升。单叶互生；叶柄长 1 ~ 3.5cm；叶片卵形或菱状卵形，长 1.5 ~ 4.5cm，宽 1 ~ 3cm，先端凹缺或钝，基部阔楔形，全缘或稍呈波状。花单性或杂性，花簇小，簇生叶腋或顶生成穗状花序；苞片干膜质，长圆形；花被片 3，细长圆形，先端钝而有微尖，向内曲；雄蕊 3；柱头 2 或 3，线形，果熟时脱落。胞果扁卵形，不裂，近平滑或略具皱纹；种子圆形，黑色至黑褐色，边缘具环状边。花期 7 ~ 8 月，果期 8 ~ 9 月。

生境分布

生于田野、杂草地上，常见于花坛较潮湿的边缘处。天津各地均有分布。

| 资源情况 | 野生资源丰富。药材来源于野生。

| 采收加工 | 参见"反枝苋"条。

| 药材性状 | 野苋菜：本品主根较直。茎长 10 ~ 30cm，基部分枝，淡绿色至暗紫色。叶片皱缩，展平后呈卵形或菱状卵形，长 1.5 ~ 4.5cm，宽 1 ~ 3cm，先端凹缺，有 1 芒尖，或不显，基部阔楔形；叶柄与叶片近等长。穗状花序。胞果扁卵形，不裂，近平滑。气微，味淡。

野苋子：本品呈环形，直径 0.8 ~ 1.5mm。表面红黑色至黑褐色，边缘具环状边。气微，味淡。

| 功能主治 | 参见"反枝苋"条。

| 用法用量 | 参见"反枝苋"条。

| 附   注 | FOC 修订本种的拉丁学名为 *Amaranthus blitum* L.。

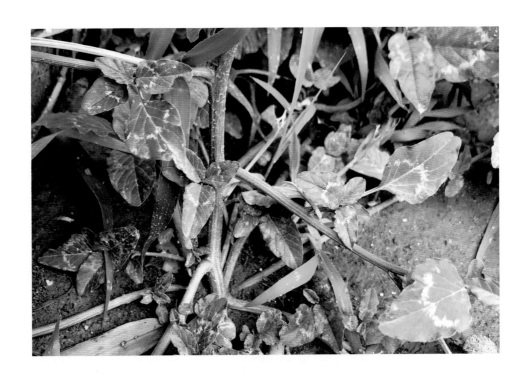

苋科 Amaranthaceae 牛膝属 Achyranthes

牛膝
Achyranthes bidentata Bl.

| 植物别名 | 山苋菜、对节菜、透骨草。

| 药 材 名 | 牛膝（药用部位：根）、牛膝茎叶（药用部位：茎叶）。

| 形态特征 | 多年生草本，高70～120cm。根椭圆形，直径5～10mm，土黄色。茎有棱角或呈四方形，绿色或带紫色，有白色贴生或开展柔毛，或近无毛，分枝对生，节膨大。单叶对生；叶柄5～30cm；叶片膜质，椭圆形或椭圆状披针形，长5～12cm，宽2～6cm，先端渐尖，基部宽楔形，全缘，两面被柔毛。穗状花序顶生或腋生，长3～5cm，有白色柔毛；花多数，密生；小苞片刺状，先端弯曲，基部两侧各有1卵形膜质小裂片；花被片披针形，光亮，先端急尖，有1中脉；雄蕊5，长2～2.5mm。种子长圆形，黄褐色。花期7～9月，果期9～10月。

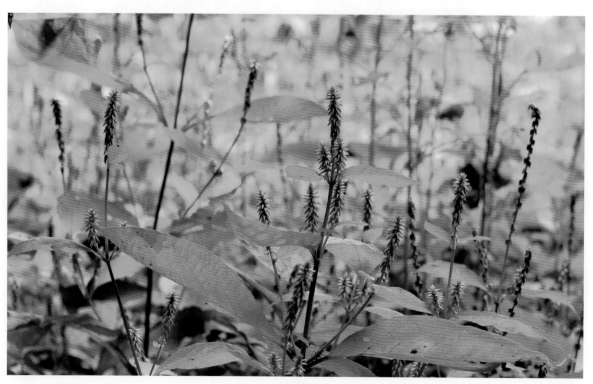

牛膝

| 生境分布 | 栽培于药园或庭院。

| 资源情况 | 天津偶见栽培，栽培资源稀少。药材来源于栽培。

| 采收加工 | 牛膝：冬季茎叶枯萎时采挖，除去须根和泥沙，捆成小把，晒至干皱后，将先端切齐，晒干。

牛膝茎叶：春、夏、秋季均可采收，洗净，鲜用。

| 药材性状 | 牛膝：本品呈细长圆柱形，挺直或稍弯曲，长 15 ~ 70cm，直径 0.4 ~ 1cm。表面灰黄色或淡棕色，有微扭曲的细纵皱纹、排列稀疏的侧根痕和横长皮孔样的突起。质硬脆，易折断，受潮后变软，断面平坦，淡棕色，略呈角质样而油润，中心维管束木部较大，黄白色，其外周散有多数黄白色点状维管束，断续排列成 2 ~ 4 轮。气微，味微甜而稍苦涩。

牛膝茎叶：本品茎具 4 棱，有分枝，表面棕绿色，疏被柔毛，茎节略膨大如牛膝状。叶对生，多皱缩，展平后叶片卵形至椭圆形或椭圆状披针形，枯绿色，长 5 ~ 10cm，宽 2 ~ 6cm，先端锐尖，基部楔形或广楔形，全缘，两面被柔毛。气微，味微涩。

| 功能主治 | 牛膝：苦、甘、酸，平。归肝、肾经。逐瘀通经，补肝肾，强筋骨，利尿通淋，引血下行。用于经闭，痛经，腰膝酸痛，筋骨无力，淋证，水肿，头痛，眩晕，牙痛，口疮，吐血，衄血。

牛膝茎叶：苦、酸，平。归肝、膀胱经。祛风寒，强筋骨，活血，利尿。用于寒湿痿痹，腰膝疼痛，癃闭。

| 用法用量 | 牛膝：内服煎汤，5 ~ 12g。

牛膝茎叶：内服煎汤 3 ~ 9g；或浸酒。外用适量，捣敷；或捣汁点眼。

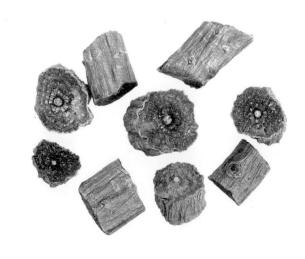

| 附　注 | 本种为深根系植物，喜温暖干燥气候，不耐严寒；以土层深厚的砂壤土栽培为宜，在黏土及碱性土中生长不良。

木兰科 Magnoliaceae 木兰属 Magnolia

玉兰
Magnolia denudata Desr.

| 植物别名 | 玉堂春、白玉兰。

| 药 材 名 | 辛夷（药用部位：花蕾）。

| 形态特征 | 落叶乔木，高达 15m。小枝淡灰褐色或灰黄色，嫩枝有柔毛。冬芽密生灰绿色或灰黄色绒毛。叶倒卵形至倒卵状长圆形，长 10 ~ 18cm，宽 6 ~ 10cm，先端急尖，基部楔形，上面绿色，有光泽，有时有疏绒毛，下面淡绿色，叶脉上生柔毛；叶柄长 2 ~ 2.5cm；托叶膜质，脱落后在小枝上留 1 环状托叶痕。花单生小枝先端，先叶开放，白色，有芳香，花直径 12 ~ 15cm；花被片 9，萼片与花瓣没有明显的区别，花被片倒卵状长圆形，长 6 ~ 8cm，宽 2 ~ 4cm。聚合蓇葖果圆柱形，长 8 ~ 12cm，淡褐色，果柄粗短，密生褐色绒毛。花期 4 月初，果期 5 ~ 6 月。

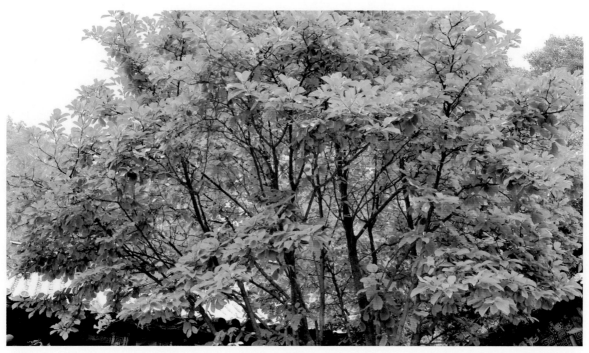

玉兰

| 生境分布 | 生于花坛、路边、庭院、公园。天津各地均有栽培。

| 资源情况 | 栽培资源一般。药材来源于栽培。

| 采收加工 | 冬末春初花未开放时采收，除去枝梗，阴干。

| 药材性状 | 本品长 1.5 ~ 3cm，直径 1 ~ 1.5cm。基部枝梗较粗壮，皮孔浅棕色。苞片外表面密被灰白色或灰绿色茸毛。花被片 9，内、外轮同型。

| 功能主治 | 辛，温。归肺、胃经。散风寒，通鼻窍。用于风寒头痛，鼻塞流涕，鼻鼽，鼻渊。

| 用法用量 | 内服煎汤，3 ~ 10g，包煎。外用适量。

| 附　　注 | 本种原产于我国中部。FOC 将本种归并于玉兰属 *Yulania*，修订其拉丁学名为 *Yulania denudata* (Desr.) D. L. Fu。

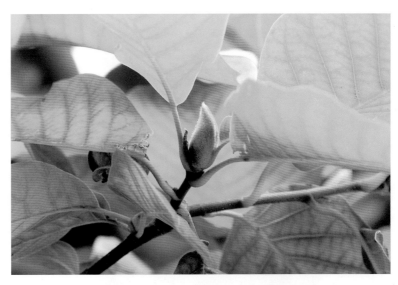

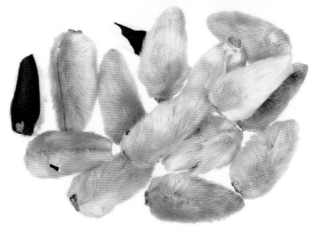

木兰科 Magnoliaceae 木兰属 Magnolia

紫玉兰 *Magnolia liliflora* Desr.

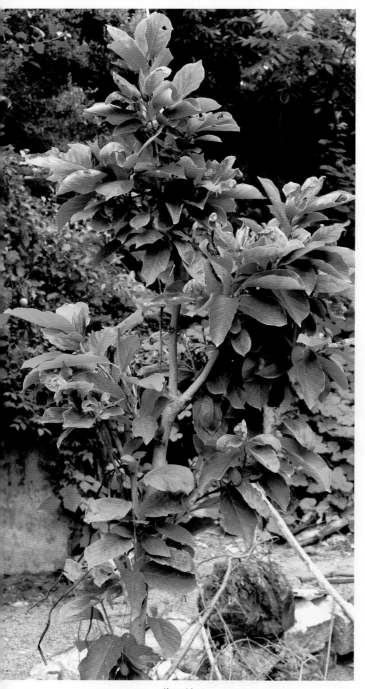

紫玉兰

| 植物别名 |

木笔。

| 形态特征 |

落叶灌木，高约5m，常丛生。小枝紫褐色；芽卵状椭圆形，有柔毛。叶倒卵形或倒卵状长圆形，长8～20cm，宽4～12cm，先端急尖或渐尖，基部楔形，全缘，上面深绿色，有疏柔毛，下面淡绿色，沿叶脉有柔毛；叶柄粗短，长1～2cm；托叶膜质，包着未开放的幼叶和芽，脱落后在小枝上留1环状托叶痕。花单生小枝先端，先叶开放或与叶同时开放，钟形，直径约10cm，花梗粗短；花被片9，萼片3，淡绿色，披针形，长2～3.5cm，早落，花瓣6，外面紫色或紫红色，里面白色，倒卵状长圆形，长8～10cm，先端急尖。聚合蓇葖果圆柱形，长7～10cm。花期4月中旬，果期5～7月。

| 生境分布 |

栽培于花坛、路边、庭院、公园。天津各地均有栽培。

| 资源情况 |

栽培资源较少。药材来源于栽培。

| 附　　注 | 本种原产于我国湖北。《中华本草》第 2 卷记载本种花蕾作辛夷入药。1977 年版《中国药典》一部记载其作为辛夷药材的基原之一。FOC 将本种归并于玉兰属 *Yulania*，修订其拉丁学名为 *Yulania liliiflora* (Desr.) D. L. Fu。

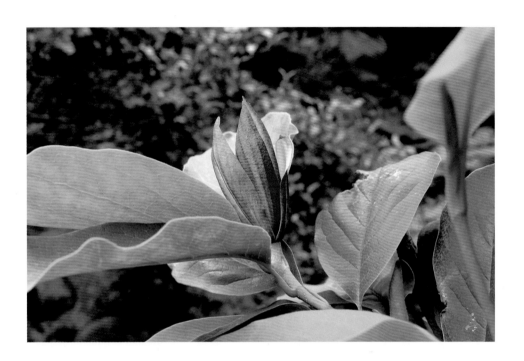

蜡梅科 Calycanthaceae 蜡梅属 Chimonanthus

蜡梅

Chimonanthus praecox (L.) Link

| 植物别名 | 黄梅花、腊梅花、铁筷子花。

| 药 材 名 | 蜡梅叶（药用部位：叶）、蜡梅花（药用部位：花蕾）。

| 形态特征 | 落叶灌木，高2～4m，丛生。幼枝四方形，灰褐色，具皮孔。鳞牙通常着生于前1年枝条的叶腋。叶卵圆形、宽椭圆形、椭圆状卵形至长圆状披针形，长5～15cm，宽2～8cm，先端急尖至渐尖或尾尖，基部圆形或宽楔形，全缘，上面深绿色，有光泽，老时微粗糙，下面浅绿色，无毛。花先叶开放，着生于前1年枝条的叶腋，直径1.8～2.5cm，外层花被片位于花基部，中层花被片较大，圆形、长圆形、倒卵形，内层花被片较小，渐短，先端钝尖，基部有爪，具紫色条纹，子房卵形。果托半木质化，上部有棱角，口部收缩，具

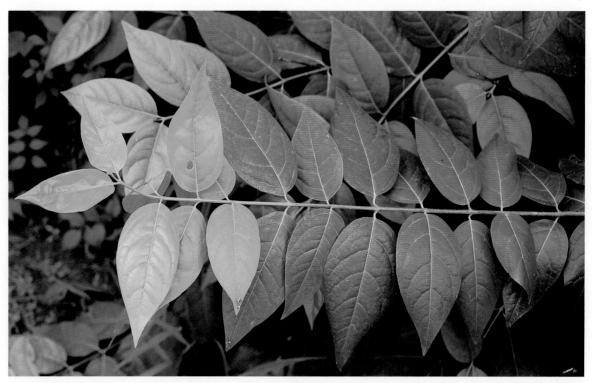

蜡梅

有黄褐色绢状毛；种子长卵形或长圆形，有光泽，栗褐色。花期 3 月中旬至 4 月中旬，果期 9 ~ 10 月。

| **生境分布** | 生于花坛、路边、庭院、公园。

| **资源情况** | 栽培资源稀少。药材来源于栽培。

| **采收加工** | 蜡梅叶：夏季枝叶茂盛时采收，晒干。

蜡梅花：移栽后 3 ~ 4 年开花，在花刚开放时采收，用无烟微火将其炕到全干即可。

| **药材性状** | 蜡梅叶：本品多皱缩，展平后呈卵圆形或宽椭圆形，长 4 ~ 15cm，宽 2 ~ 8cm，上表面黄绿色，下表面棕黄色，全缘，粗糙有倒刺感，先端急尖或渐尖，基部略圆；叶纸质至近革质，叶脉明显下凸。易破碎。气香，味辛、微苦。

蜡梅花：本品花蕾呈圆形、短圆形或倒卵形，长 1 ~ 1.5cm，宽 4 ~ 8mm。花被片叠合，棕黄色，下半部被多数膜质鳞片，鳞片黄褐色，三角形，有微毛。气香，味微甜后苦，稍有油腻感。

| **功能主治** | 蜡梅叶：辛、微苦，温。理气止痛，散寒解毒。用于风寒感冒，风湿麻木，跌打损伤。

蜡梅花：辛、甘、微苦，凉；有小毒。归肺、胃经。解暑清热，理气开郁。用于暑热烦渴，头晕，胸闷脘痞，梅核气，咽喉肿痛，百日咳，小儿麻疹，烫火伤。

| **用法用量** | 蜡梅叶：内服煎汤，3 ~ 9g。

蜡梅花：内服煎汤，3 ~ 9g。外用适量，浸油涂或滴耳。

毛茛科 Ranunculaceae 升麻属 Cimicifuga

兴安升麻

Cimicifuga dahurica (Turcz. ex Fisch. et Mey.) Maxim.

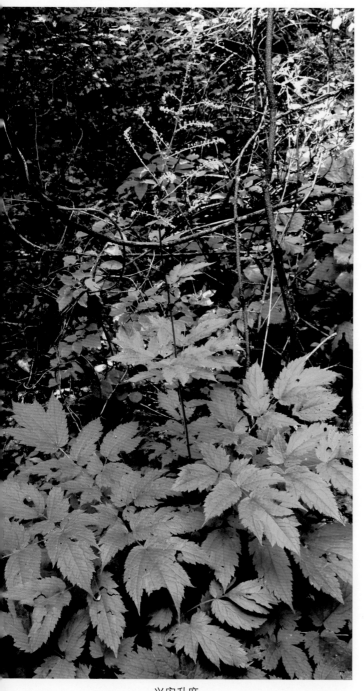

兴安升麻

| 植物别名 |

地芽龙、苦龙芽菜。

| 药 材 名 |

升麻（药用部位：根茎）。

| 形态特征 |

多年生草本。根茎粗壮，黑褐色。茎单一，直立，高达 1m，粗壮，圆柱形，稍具沟。叶二至三回三出羽状复叶，顶生小叶较宽大，卵形或菱形，3 深裂至 3 浅裂，侧生小叶椭圆形，披针状卵形或歪卵形，小叶基部近截形至近圆形，稀为宽楔形或微心形，先端渐尖，边缘有不整齐的缺刻状牙齿，叶表面深绿色。复总状花序，分枝多；雌雄异株，雄花序较雌花序长，花轴和花梗密生短柔毛和腺毛；萼片 5，花瓣状，白色；雄蕊多数，心皮数个。蓇葖果倒卵状椭圆形或长圆形。花期 7 ~ 8 月，果期 8 ~ 9 月。

| 生境分布 |

生于林边或山谷草地。分布于天津蓟州盘山、九山顶、熊羔子峪、八仙山石洞沟等地。

资源情况

野生资源较少。药材来源于野生。

采收加工

秋季采挖,除去泥沙,晒至须根干时除去须根,晒干。

药材性状

本品为不规则的长形块状,多分枝,呈结节状,长 10 ~ 20cm,直径 2 ~ 4cm。表面黑褐色或棕褐色,粗糙不平,有坚硬的细须根残留,上面有数个圆形空洞的茎基痕,洞内壁显网状沟纹;下面凹凸不平,具须根痕。体轻,质坚硬,不易折断,断面不平坦,有裂隙,纤维性,黄绿色或淡黄白色。气微,味微苦而涩。

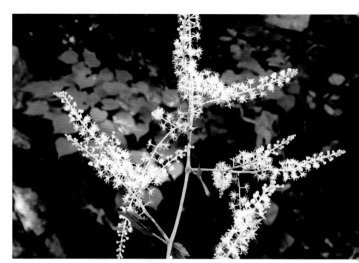

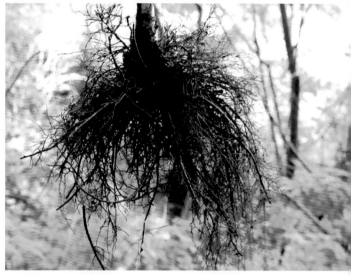

功能主治

辛、微甘,微寒。归肺、脾、胃、大肠经。发表透疹,清热解毒,升举阳气。用于风热头痛,齿痛,口疮,咽喉肿痛,麻疹不透,阳毒发斑,脱肛,子宫脱垂。

用法用量

内服煎汤,3 ~ 10g。

附 注

本种喜温暖湿润气候,耐寒,怕涝,忌土壤干旱,喜微酸性或中性的腐殖质土,在碱性或重黏土中生长不良。

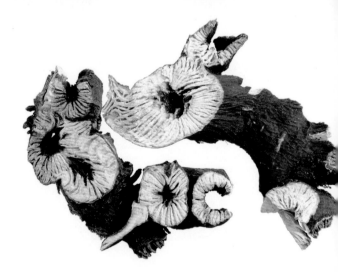

毛茛科 Ranunculaceae 类叶升麻属 *Actaea*

类叶升麻 *Actaea asiatica* Hara

| **药 材 名** | 绿豆升麻（药用部位：根茎）。

| **形态特征** | 多年生草本，高 60 ~ 80cm。根茎粗壮，长 3 ~ 4cm，有芽头 2 ~ 3。茎粗壮，可达 8mm。叶大，三回三出羽状复叶，具长柄，叶片三角形，中央小叶菱状卵形或倒卵状披针形，长 5 ~ 7.5cm，宽 3 ~ 4cm，基部广楔形至楔形，先端通常 3 浅裂，侧小叶歪卵形，边缘有不整齐的尖牙齿。总状花序椭圆形，花轴与花梗有短卷毛，果期开展向上平伸；花小，白色；萼片 4，椭圆形，早落；雄蕊多数，花丝丝状，心皮 1，柱头无柄，扁球形。浆果近球形，紫黑色，直径约 6mm。花期 5 ~ 6 月，果期 7 ~ 9 月。

| **生境分布** | 生于山坡林下、林缘阴湿处。分布于天津蓟州八仙山等地。

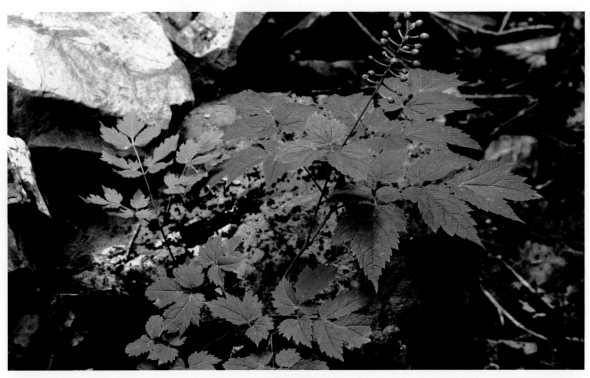

类叶升麻

| 资源情况 | 野生资源稀少。药材来源于野生。

| 采收加工 | 春、秋季采挖，洗去泥土，切片，晒干。

| 药材性状 | 本品呈不规则块状，长 3 ~ 12cm，直径 0.5 ~ 4cm。表面暗棕色至黑褐色。多分枝，分枝圆柱形，呈结节状。分枝处结节显著膨大，有坚硬的须根断痕，先端常有残余的茎痕，呈圆空洞状。体轻，质坚硬，不易折断，断面不平坦，有裂隙，纤维性，皮部灰黄色或暗黑色，木部黄白色，髓部偶中空。气微，味辛、微苦。

| 功能主治 | 辛、微苦，平。归肺经。散风热，祛风湿，透疹，解毒。用于风热头痛，咽喉肿痛，风湿疼痛，麻疹不透，百日咳，子宫脱垂，犬咬伤。

| 用法用量 | 内服煎汤，3 ~ 9g。外用适量，捣敷。

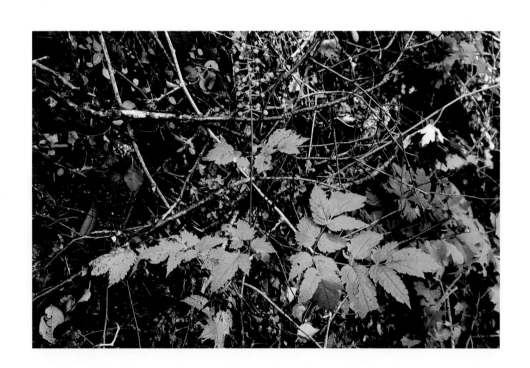

毛茛科 Ranunculaceae 乌头属 *Aconitum*

牛扁

Aconitum barbatum Pers. var. *puberulum* Ledeb.

| 植物别名 | 曲芍、翻页莲。

| 药 材 名 | 牛扁（药用部位：根）。

| 形态特征 | 多年生草本。有直根。茎高 40 ～ 110cm，有反曲微柔毛。叶片肾形，长 5.5 ～ 15cm，宽 10 ～ 22cm，通常 3 全裂，中裂片菱形，再羽状深裂，其裂片线形或披针形，缘有少数浅裂，侧裂片 2 深裂，其裂片再羽状深裂，各裂片两面被紧贴的短毛；茎生叶和下部叶有长柄。总状花序顶生或腋生，小苞片生花梗中部，线形；花密生，黄色，盔瓣圆筒形，顶稍弯，侧瓣倒卵圆形，下瓣长圆形；蜜叶 2，有长爪；雄蕊多数，无毛；心皮 3，生短毛。菁葵果长约 1.2cm，果梗长约 1.5cm。花期 6 ～ 8 月。

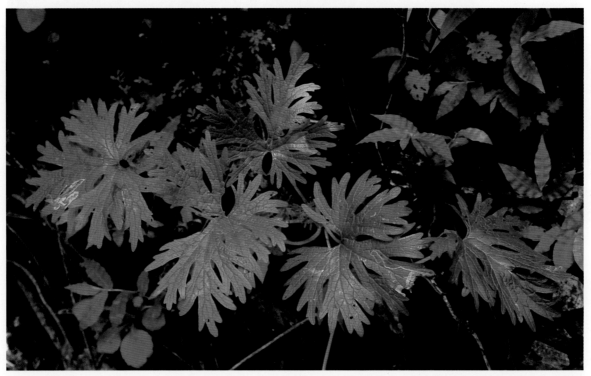

牛扁

| **生境分布** | 生于山坡草地、林缘或较阴湿处。分布于天津蓟州山区。

| **资源情况** | 野生资源稀少。药材来源于野生。

| **采收加工** | 春、秋季采挖，除去残茎，洗净，晒干。

| **药材性状** | 本品呈圆锥形，长 10 ~ 15cm，中部直径 2 ~ 4cm。表面暗棕色，外皮脱落处深棕色，粗糙，略显网纹；根头部常有多数根茎聚生，其下根分数股，每股有几个裂生根，互相扭结成辫子状。质轻而松脆，易折断，断面不平坦，木心淡黄褐色。

| **功能主治** | 苦，温；有毒。归肝、肺经。祛风止痛，止咳化痰，平喘。用于风湿关节肿痛，腰腿痛，喘咳，瘰疬，疥癣。

| **用法用量** | 内服煎汤，3 ~ 6g。外用适量，煎汤洗。

毛茛科 Ranunculaceae 乌头属 Aconitum

北乌头 *Aconitum kusnezoffii* Reichb.

| **植物别名** | 鸡头草、小叶芦、勒革拉花。

| **药 材 名** | 草乌（药用部位：块根）、草乌叶（药用部位：叶）。

| **形态特征** | 多年生草本。块根较大，倒圆锥形，暗褐色。茎直立，高可达 150cm，全株无毛。叶掌状 3 深裂，长 5 ~ 12cm，宽 5 ~ 17cm，中裂片菱状长圆形，基部楔形，上部 3 深裂或 3 中裂，裂片再 2 ~ 3 浅裂，最终裂片披针形或线状披针形，边缘有尖齿，侧裂片不等 2 深裂；下部叶有长柄，上部叶叶柄渐短，下部叶常枯死。总状花序顶生，长达 40cm，花多而密；苞片与小苞着生于花梗中下部，披针形；花蓝紫色，较大，外面被短毛，上方萼片盔状，嘴稍向前平伸，下瓣长圆形；蜜叶瓣片较大；雄蕊多数，花药椭圆形，黑色；心皮通常 5，

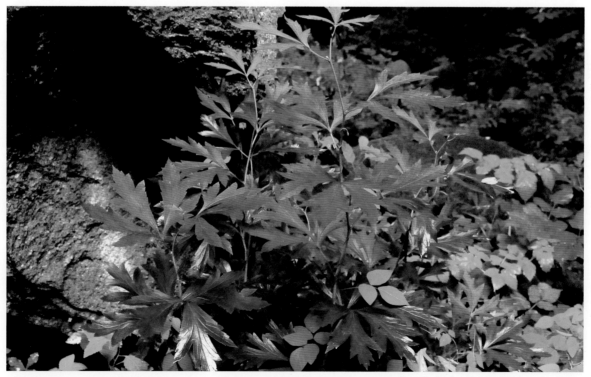

北乌头

无毛。蓇葖果成熟时长约 1.7cm；种子长圆形。花期 6～8 月。

| **生境分布** | 生于阔叶林中、林缘或潮湿山坡。分布于天津蓟州盘山、黄崖关、九山顶、九龙山、八仙山等地。

| **资源情况** | 野生资源较丰富。药材来源于野生。

| **采收加工** | 草乌：秋季茎叶枯萎时采挖，除去须根和泥沙，干燥。
草乌叶：夏季叶茂盛花未开时采收，除去杂质，及时干燥。

| **药材性状** | 草乌：本品呈不规则长圆锥形，略弯曲，长 2～7cm，直径 0.6～1.8cm。先端常有残茎和少数不定根残基，有的先端一侧有 1 枯萎的芽，一侧有 1 圆形或扁圆形不定根残基。表面灰褐色或黑棕褐色，皱缩，有纵皱纹、点状须根痕及数个瘤状侧根。质硬，断面灰白色或暗灰色，有裂隙，形成层环纹多角形或类圆形，髓部较大或中空。气微，味辛辣、麻舌。
草乌叶：本品多皱缩卷曲、破碎。完整叶片展平后呈卵圆形，3 全裂，长 5～12cm，宽 10～17cm，灰绿色或黄绿色；中间裂片菱形，渐尖，近羽状深裂；侧裂片 2 深裂；小裂片披针形或卵状披针形。上表面微被柔毛，下表面无毛。叶柄长 2～6cm。质脆。气微，味微咸、辛。

| **功能主治** | 草乌：辛、苦，热；有大毒。归心、肝、肾、脾经。祛风除湿，温经止痛。用于风寒湿痹，关节疼痛，心腹冷痛，寒疝作痛及麻醉止痛。
草乌叶：辛、涩，平；有小毒。清热，解毒，止痛。用于热病泄泻，腹痛，头痛，牙痛。

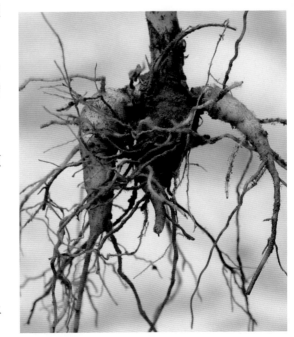

| **用法用量** | 草乌：一般炮制后用。内服煎汤，1.5～3g，宜先煎、久煎。
草乌叶：1～1.2g，多入丸、散用。

| **附　注** | 本种喜凉爽湿润环境，耐寒，栽培土壤以肥沃疏松的砂壤土为最好。

毛茛科 Ranunculaceae 飞燕草属 Consolida

飞燕草
Consolida ajacis (L.) Schur

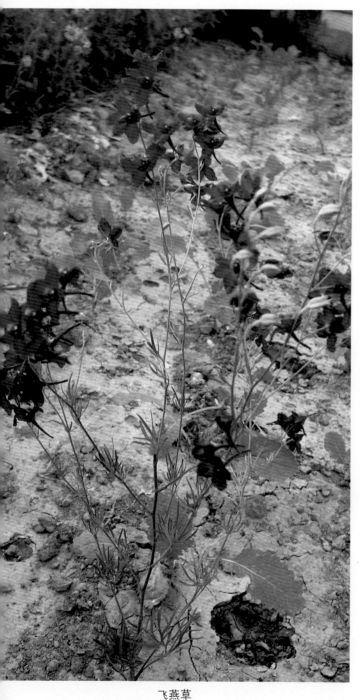

飞燕草

| 植物别名 |

彩雀。

| 药 材 名 |

飞燕草（药用部位：根、种子）。

| 形态特征 |

一年生草本，高 30 ~ 50cm。茎疏分枝，上部有柔毛。三出羽状叶，各裂片再裂成线形；基生叶有长柄，茎生叶无柄或有短柄。总状花序顶生，长 7 ~ 15cm，花 8 ~ 12，花梗长约 1.5cm；苞片生于花梗中部，线形，花直径约 2.5cm；萼片 5，阔卵形，有蓝色、紫色、粉红色、白色各色；花瓣 2，相连成 1 片，色稍淡，距稍弯上举，约与花的其他部分等长，无退化雄蕊；雄蕊多数；心皮 1。蓇葖果，长 1 ~ 1.8cm，有柔毛。花期 5 ~ 9 月。

| 生境分布 |

天津有栽培供观赏。

| 资源情况 |

栽培资源稀少。药材来源于栽培。

| **采收加工** | 夏、秋季采集，洗净，鲜用。 |

| **功能主治** | 辛、苦，温；有毒。根，外用于跌打损伤。种子，用于催吐，泻下。外用于杀虫，疥疮，头虱。 |

| **用法用量** | 外用适量，捣敷；或煎汤洗。 |

毛茛科 Ranunculaceae 耧斗菜属 Aquilegia

无距耧斗菜 *Aquilegia ecalcarata* Maxim.

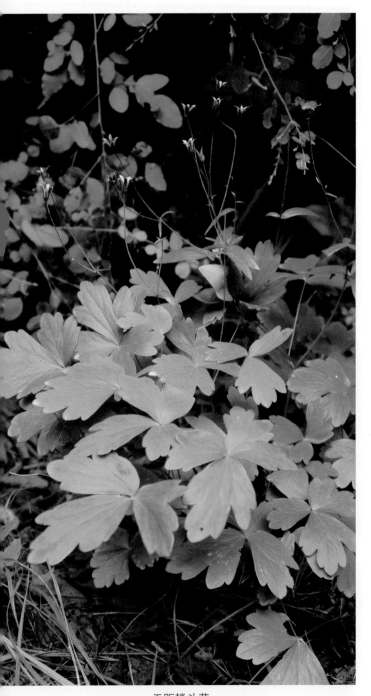

无距耧斗菜

| 药 材 名 |

野前胡（药用部位：带根全草）。

| 形态特征 |

多年生草本。根粗圆柱形。茎高 20 ～ 80cm，上部常分枝。基生叶数枚，为二回三出复叶，叶片宽 5 ～ 12cm，中央小叶楔状倒卵形至扇形，长、宽几相等或稍宽，3 深裂或 3 浅裂，裂片有 2 ～ 3 圆齿，侧面小叶斜卵形，叶柄长 7 ～ 15cm；茎生叶 1 ～ 3。聚伞花序有花 2 ～ 6，花直立或有时下垂；花梗纤细；花萼紫色，椭圆形，先端尖或钝；花瓣直立，瓣片长椭圆形，与花萼近等长，先端近截形，无距，花药近黑色；心皮 4 ～ 5。蓇葖果长 8 ～ 11mm；种子倒卵形，黑色，表面有凸起的纵棱。花期 5 ～ 6 月，果期 6 ～ 8 月。

| 生境分布 |

生于山地林边。分布于天津蓟州。

| 资源情况 |

野生资源较少。药材来源于野生。

| **采收加工** | 秋后采收，晒干或鲜用。

| **功能主治** | 甘，平。解表退热，生肌拔毒。用于感冒头痛，烂疮，黄水疮。

| **用法用量** | 内服煎汤，3 ~ 6g。外用适量，研末调敷；或捣敷。

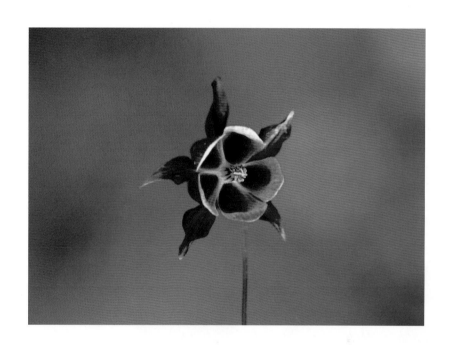

毛茛科 Ranunculaceae 耧斗菜属 Aquilegia

紫花耧斗菜
Aquilegia viridiflora Pall. f. *atropurpurea* (Willd.) Kitag.

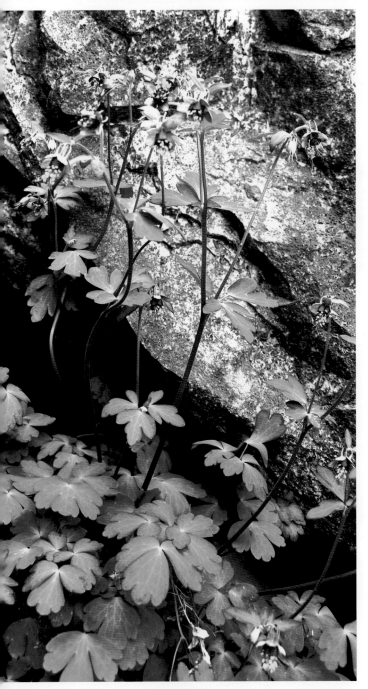

紫花耧斗菜

| 植物别名 |

石头花、紫花菜。

| 形态特征 |

多年生草本。根圆柱形，粗大，暗褐色。茎直立，高 15 ～ 50cm，上部常分枝。基生叶多数，有长柄，茎生叶少数而较小；茎生叶二回三出复叶，小叶片卵状三角形，长 1.5 ～ 3cm，3 深裂，小裂片有 2 ～ 3 圆齿，侧小裂片歪卵形，先端 2 ～ 3 或多个圆齿。单歧聚伞花序；花黄绿色，稍带紫色，直径约 2.5cm；萼片 5，卵形至卵状披针形，暗紫色或紫色；花瓣 5，长约 1.4cm，瓣片先端近平截，末端延伸成漏斗状的距，直或稍弯；雄蕊多数，花丝丝状，花药黄色；心皮 4 ～ 6，通常 5。蓇葖果长 2 ～ 2.5cm，宿存花柱细长；种子倒卵形，长约 2mm，宽约 0.8mm，黑色，有光泽，种皮上有稍凸起的纵棱。花期 5 ～ 7 月。

| 生境分布 |

生于山坡石质地或疏林中。分布于天津蓟州盘山、黄崖关、九山顶、九龙山、八仙山等地。

| **资源情况** | 野生资源较丰富。药材来源于野生。

| **附　　注** | （1）FOC 修订本种拉丁学名为 *Aquilegia viridiflora* var. *atropurpurea* (Willd.) Finet et Gagnep.。

（2）耧斗菜 *Aquilegia viridiflora* Pall. 带根全草入药，于 6 ~ 7 月采收，晒干，其药材大多碎断，根黑色单一，叶柄纤细。耧斗菜微苦、辛、甘，平，可活血调经，凉血止血，清热解毒，用于痛经，崩漏，痢疾。本种为耧斗菜紫花变型，其功效可能与耧斗菜相似。

丝叶唐松草 *Thalictrum foeniculaceum* Bge.

| 形态特征 | 多年生草本，高约 45cm。根多数，成束，粗壮，直径约 2mm，淡褐色。茎直立，有纵条纹和纤维状枯叶鞘。基生叶多数，长 1.5 ~ 5cm，宽不足 1mm；茎生叶比基生叶小；叶柄较短，中部以下加宽成鞘状。伞房状花序，有花 2 ~ 5，花梗长 1 ~ 3cm，花下有苞片 1；花大，直径 10 ~ 18mm，粉红色或微淡紫色；萼片 5，长倒卵形，有脉纹，长达 9mm，先端有尖头；雄蕊多数，花丝细，花药线形，黄色；心皮 3 ~ 4，花柱短。瘦果纺锤形，有明显条纹，无梗。花期 6 月，果期 7 月。

| 生境分布 | 生于山坡或多沙石荒地。分布于天津蓟州盘山、黄崖关、九山顶。

| 资源情况 | 野生资源稀少。药材来源于野生。

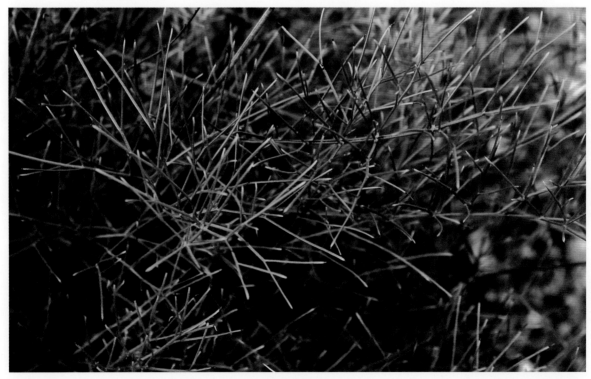

丝叶唐松草

| 附　　注 | 本种地上部分可供药用，用于顽固性失眠、口腔溃疡等。

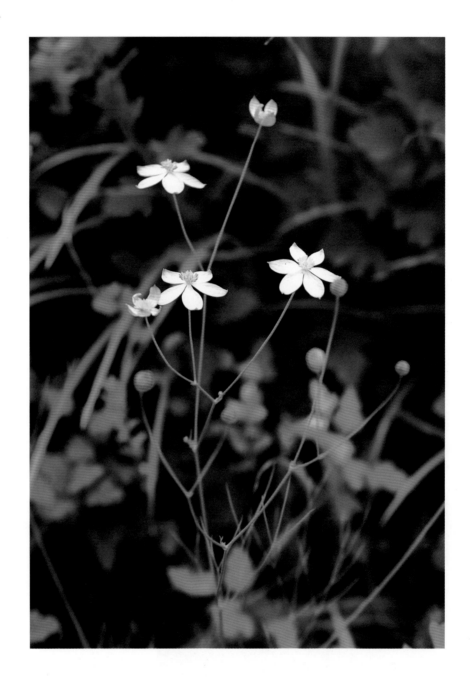

毛茛科 Ranunculaceae 唐松草属 Thalictrum

东亚唐松草
Thalictrum minus L. var. *hypoleucum* (Sieb. et Zucc.) Miq.

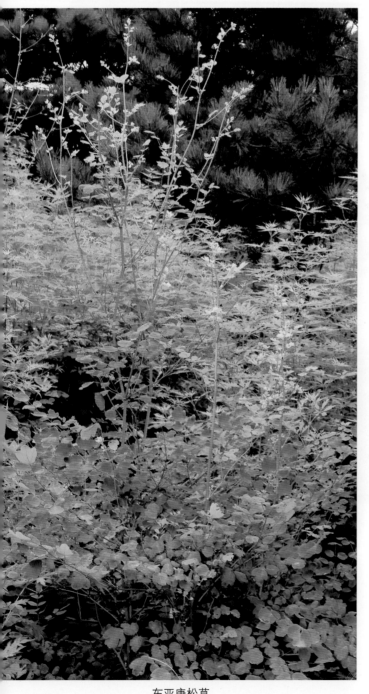

东亚唐松草

| 植物别名 |

秋唐松草、童氏唐松草、小果白蓬草。

| 药 材 名 |

烟窝草（药用部位：根、根茎）。

| 形态特征 |

多年生草本。根茎粗壮，须根多，直径 1 ~ 3mm，灰褐色。茎直立，有纵沟，高 1 ~ 1.5m。叶为三至四回三出复叶，小叶宽倒卵形、倒卵形或近圆形，长 1.5 ~ 2cm，宽 1 ~ 2.5cm，基部心形或宽楔形，先端 3 浅裂，有的裂片再 3 浅裂，裂片先端有短尖头，叶表面暗绿色。圆锥花序大，花小，黄色，直径约 6mm；萼片 4，狭卵形；雄蕊多数，花丝丝状，花药线形；心皮 2 ~ 4，柱头箭头状，有黄色乳头状突起。瘦果小，纺锤形，略弯曲，表面有肋纹，果喙椭圆形，先端弯曲。花期 7 ~ 8 月，果期 9 月。

| 生境分布 |

生于山坡、路旁、林下。分布于天津蓟州盘山、黄崖关、九山顶、九龙山、八仙山等地。

| 资源情况 | 野生资源丰富。药材来源于野生。

| 采收加工 | 夏、秋季采收，洗净，晒干用。

| 药材性状 | 本品根茎由数至十数个节结连生，常中空。细根数十至百余条密生于根茎下面，长 10 ～ 20（～ 30）cm，直径 1 ～ 1.5mm，软而扭曲，常缠绕成团；表面浅棕色，疏松，皮层常脱落，脱落处现棕黄色木心；断面纤维性。气微，味稍苦。

| 功能主治 | 苦，寒；有小毒。清热解毒，燥湿。用于百日咳，痈疮肿毒，牙痛，湿疹。

| 用法用量 | 内服煎汤，6 ～ 9g。外用适量，焙干研粉，撒敷患处；或煎汤洗：或捣敷。

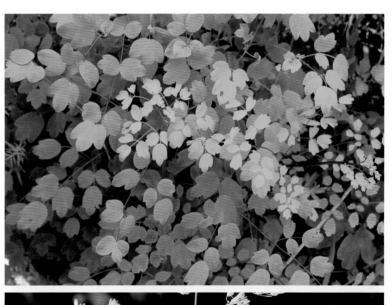

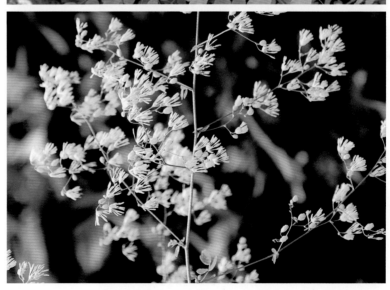

毛茛科 Ranunculaceae 白头翁属 Pulsatilla

白头翁 *Pulsatilla chinensis* (Bge.) Regel

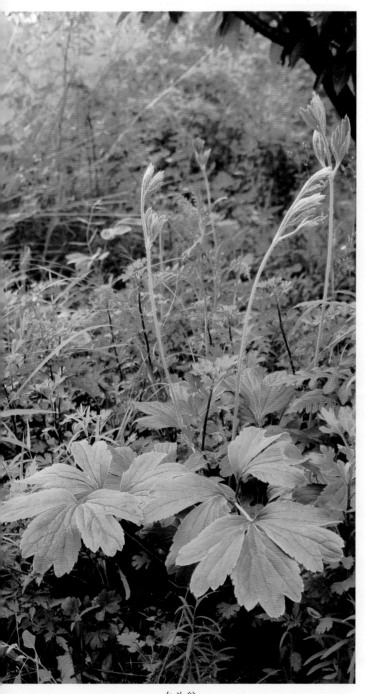

白头翁

| 植物别名 |

奈何草、白头草、羊胡子花。

| 药 材 名 |

白头翁（药用部位：根）、白头翁茎叶（药用部位：地上部分）、白头翁花（药用部位：花）。

| 形态特征 |

多年生草本。全体有长柔毛。主根肥大，圆锥形，有粗糙不整齐的纵裂。茎基部有旧残存叶柄。基生叶多数，叶片三出，密被开展长柔毛，先端小叶有柄，宽倒卵形，长4～6cm，基部楔形，3深裂，裂片先端有2～3圆齿，叶面疏生伏毛，上面毛密。花常单生，直立；总苞叶状，2～3对生或轮生于花葶上，2～3深裂，外面密生柔毛；花钟形，紫色或蓝紫色；萼片6，外面密生长柔毛；雄蕊多数，黄色；心皮多数，密生白色长柔毛，紫色。瘦果多数聚成头状，长约2mm，宿存花柱长达6cm，密生白色长柔毛。花期4～5月，果期6～7月。

| 生境分布 |

生于山坡、平地、干草坡等向阳地。分布于

天津蓟州盘山、黄崖关、九山顶、九龙山、八仙山等地。

| **资源情况** | 野生资源丰富。药材来源于野生。

| **采收加工** | 白头翁：春、秋季采挖，除去泥沙，干燥。

白头翁茎叶：秋季采集地上部分，切段，晒干。

白头翁花：4 月中旬采收，晒干。

| **药材性状** | 白头翁：本品呈类圆柱形或圆锥形，稍扭曲，长 6 ～ 20cm，直径 0.5 ～ 2cm。表面黄棕色或棕褐色，具不规则纵皱纹或纵沟，皮部易脱落，露出黄色的木部，有的有网状裂纹或裂隙，近根头处常有朽状凹洞。根头部稍膨大，有白色绒毛，有的可见鞘状叶柄残基。质硬而脆。断面皮部黄白色或淡黄棕色，木部淡黄色。气微，味微苦、涩。

白头翁茎叶：本品为三出复叶，有长柄，密被长柔毛。基部较宽或呈鞘状；中央小叶有柄或近无柄，3 裂，裂片倒卵形，侧生小叶先端有 1 ～ 3 不规则浅裂，上面绿色，疏被白色柔毛，下面淡绿色，密被白色长柔毛；老叶的裂片倒卵状披针形，先端浅裂，叶片与叶柄均近无毛。气微，味微苦、涩。

白头翁花：本品直径 3 ～ 4cm，萼片 6，瓣状，排列成内、外 2 轮，带紫色，卵状长圆形，长 3 ～ 4cm，宽 1 ～ 2cm，背面密被柔毛；雄蕊多数，长约为萼片的 1/2，花丝基着，黄色；雌蕊多数，花柱丝状，密被白色长毛；花梗长短不一，有柔毛。气微，味稍苦。

| **功能主治** | 白头翁：苦，寒。归胃、大肠经。清热解毒，凉血止痢。用于热毒血痢，阴痒带下。

白头翁茎叶：苦，寒。归肝、胃经。泻火解毒，止痛，利尿消肿。用于风火牙痛，四肢关节疼痛，秃疮，浮肿。

白头翁花：苦，寒。清热解毒，杀虫。用于疟疾，头疮，白秃疮。

| **用法用量** | 白头翁：内服煎汤，9 ～ 15g。

白头翁花：内服煎汤，3 ～ 6g。外用适量，研末调敷。

白头翁茎叶：内服煎汤，9 ～ 15g。

| **附　　注** | 本种喜凉爽干燥气候，耐寒，耐旱，不耐高温，在土层深厚、排水良好的砂壤土中生长最好。

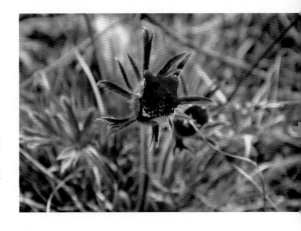

毛茛科 Ranunculaceae 铁线莲属 Clematis

大叶铁线莲 *Clematis heracleifolia* DC.

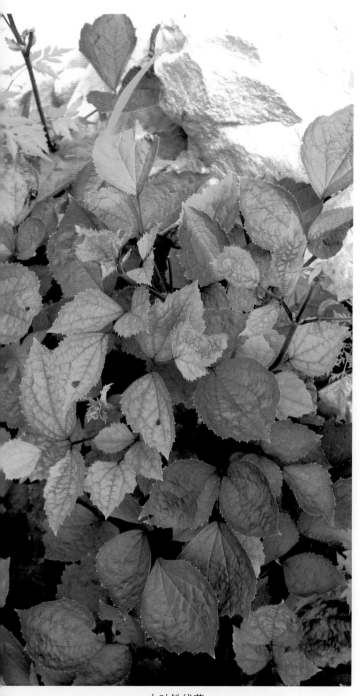

大叶铁线莲

| 植物别名 |

木通花、草木女萎。

| 药 材 名 |

草牡丹（药用部位：全株）。

| 形态特征 |

直立半灌木。根长，有膨大的结节，棕黄色。茎高达 1m，粗壮，具明显的纵条纹，密生白绢毛。三出复叶，小叶卵形、椭圆形或楔状卵形，长 3 ~ 10cm，宽 2 ~ 9cm，先端短尖，基部圆形或宽楔形，有时偏斜，边缘有不整的粗锯齿，顶生小叶有长柄，侧生小叶近无柄。聚伞花序顶生和腋生，总花梗粗壮，密生灰白色毛；苞叶线状；花蓝紫色，萼片 4，窄长圆形，反卷，外面密生灰白色绒毛，内面无毛；雄蕊长约 1cm，无毛，花药内向开展。瘦果卵形，红棕色，有白毛，宿存花柱生有白色长柔毛。花期 9 ~ 10 月。

| 生境分布 |

生于山坡、谷地、灌丛、林下。分布于天津蓟州盘山、黄崖关、九山顶、九龙山、八仙山等地。

| **资源情况** | 野生资源丰富。药材来源于野生。

| **采收加工** | 夏、秋季采收，切段，晒干。

| **药材性状** | 本品根粗大，木质化；表面棕黄色。茎圆柱形，多切成段，直径 5 ~ 8mm，下段茎木质化，上段茎草质，黄绿色或绿褐色，具纵棱。叶对生，完整叶为三出复叶，先端小叶较大，宽卵形，长、宽均 6 ~ 9cm，先端短尖，基部楔形，不分裂或 3 浅裂，边缘有粗锯齿，具柄；侧生小叶近无柄，较小。聚伞花序顶生或腋生，花梗粗壮，有白色糙毛，花淡蓝色。

| **功能主治** | 辛、甘、苦，微温。归肝、大肠经。祛风除湿，止泻痢，消痈肿。用于风湿关节痛，腹泻，痢疾，结核性溃疡。

| **用法用量** | 内服煎汤，9 ~ 15g；或泡酒。外用适量，煎汤熏洗。

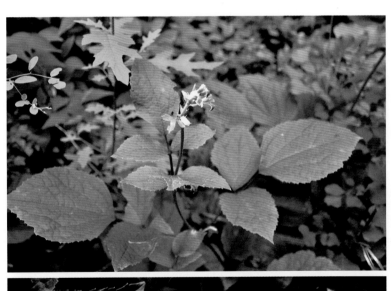

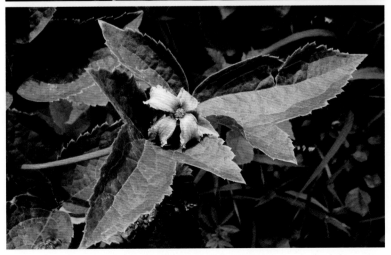

毛茛科 Ranunculaceae 铁线莲属 *Clematis*

棉团铁线莲 *Clematis hexapetala* Pall.

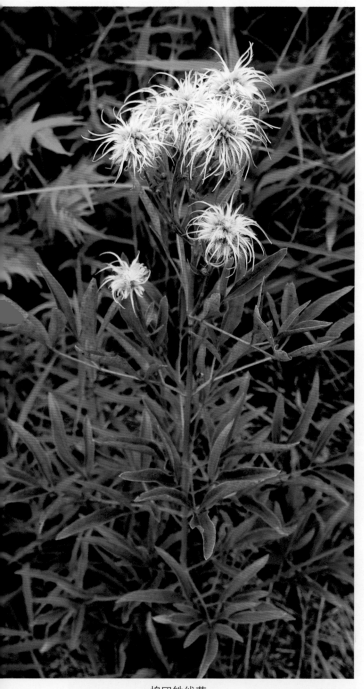

棉团铁线莲

| 植物别名 |

野棉花、山蓼、狭叶铁线莲。

| 药 材 名 |

威灵仙（药用部位：根、根茎）。

| 形态特征 |

多年生草本，高可达 120cm。茎直立，圆柱形，有条纹，基部有枯叶裂成纤维状。叶 1 ~ 2 回羽状分裂，近革质，裂片长圆状披针形至线状披针形，长 3 ~ 7cm，宽 0.4 ~ 1.8cm，两端渐尖，全缘，近无毛或疏生长柔毛；叶柄粗短，基部稍加宽，微抱茎。聚伞花序圆锥形，顶生，有时花单生，花梗有柔毛；苞叶线形；花白色；萼片 4 ~ 8，长圆形，外面密生白色绵毛；雄蕊多数，花丝细长，花药线形，黄色；子房有白色长柔毛。瘦果多数，倒卵形，扁平，先端有宿存花柱，生有灰白色长柔毛。花期 6 ~ 8 月，果期 7 ~ 9 月。

| 生境分布 |

生于山坡、田边、林缘或林间草地。分布于天津蓟州盘山、黄崖关、九山顶、九龙山、八仙山等地。

| **资源情况** | 野生资源较少。药材来源于野生。

| **采收加工** | 秋季采挖，除去泥沙，晒干。

| **药材性状** | 本品根茎呈短柱状，长 1 ~ 4cm，直径 0.5 ~ 1cm。根长 4 ~ 20cm，直径 0.1 ~ 0.2cm；表面棕褐色至棕黑色；断面木部圆形。味咸。

| **功能主治** | 辛、咸，温。归膀胱经。祛风湿，通经络。用于风湿痹痛，肢体麻木，筋脉拘挛，屈伸不利。

| **用法用量** | 内服煎汤，6 ~ 10g。

| **附　　注** | 本种喜温暖湿润气候，宜栽培于含腐殖质的石灰质土壤中。

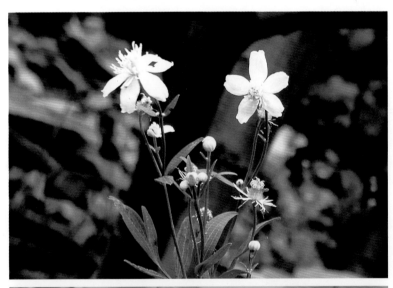

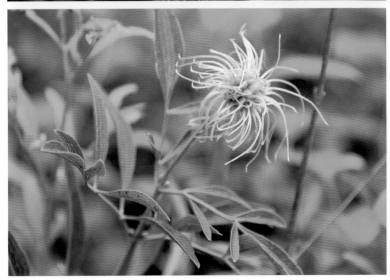

毛茛科 Ranunculaceae 铁线莲属 Clematis

短尾铁线莲 *Clematis brevicaudata* DC.

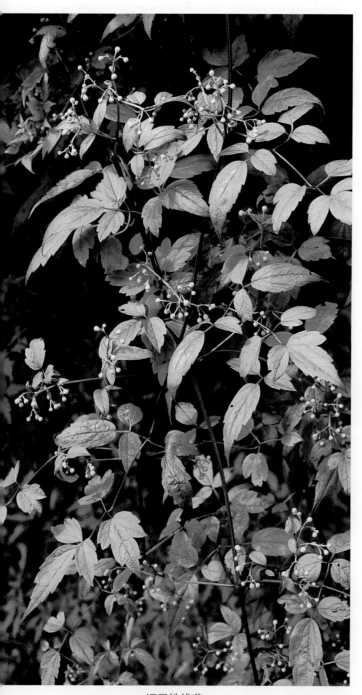

短尾铁线莲

| 植物别名 |

林地铁线莲、短尾木通。

| 药 材 名 |

红钉耙藤（药用部位：藤茎、根）。

| 形态特征 |

木质藤本。老茎有剥离的纵长表皮，枝有纵条纹，略带紫褐色，疏生短柔毛。叶对生，二回三出复叶或羽状复叶，长达 18cm，小叶卵形至披针形，长 1.5 ~ 6cm，先端渐尖或长渐尖，基部圆形或微心形，边缘疏生粗锯齿，不裂或 3 裂，近无毛；叶柄长 2 ~ 4.5cm，有微柔毛。圆锥状聚伞花序顶生或腋生，长 4 ~ 11cm，较叶短，总花梗长 1.5 ~ 4.5cm，花白色或淡黄色，直径 1 ~ 1.5cm；萼片 4，长圆状披针形，下面有白毛，上面毛较少，边缘毛密；无花瓣，心皮多数，花柱有长绢毛。瘦果卵形，稍扁，浅褐色，宿存花柱羽毛状，长达 2.8cm。花期 7 ~ 8 月，果期 9 ~ 10 月。

| 生境分布 |

生于山地灌丛间、林缘或平原路旁。分布于天津蓟州盘山、九山顶、九龙山、八仙

山等地。

| **资源情况** | 野生资源丰富。药材来源于野生。

| **采收加工** | 全年均可采收茎。夏、秋季采挖根，除去泥土及须根，晒干。

| **药材性状** | 本品茎藤长达数米，缠绕或切成段，细长圆柱形，直径 2 ～ 5mm，表面绿褐色或褐紫色，具纵棱，嫩藤可见柔毛，质脆，易折断，断面类白色。有的具叶，叶对生，叶柄较长，可达 4cm，二回三出复叶，完整的小叶先端渐尖，基部圆形，边缘疏生粗锯齿，有时 3 裂，枯绿色。气微，味微苦、涩。

| **功能主治** | 苦，凉。归肝、膀胱经。清热利水，祛风湿，通经下乳。用于湿热淋证，风湿痹痛，产妇乳汁不通。

| **用法用量** | 内服煎汤，6 ～ 10g。

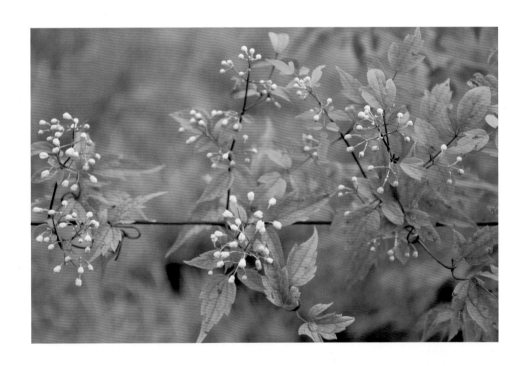

| 毛茛科 | Ranunculaceae | 毛茛属 | Ranunculus

石龙芮 *Ranunculus sceleratus* L.

| **植物别名** | 水堇、鬼见愁、鹘孙头草。

| **药材名** | 石龙芮（药用部位：全草）、石龙芮子（药用部位：果实）。

| **形态特征** | 一年生或二年生草本。根细长成束。茎直立，微肉质，高 15 ~ 45cm，疏生短柔毛，后变光滑。叶宽卵形，长 0.7 ~ 3cm，宽 1 ~ 3.5cm，3 深裂，或几全裂，中间裂片倒卵形或卵状披针形，3 浅圆裂，有时小裂片生 1 ~ 2 锯齿，侧裂片 2 ~ 3 不等裂，上部叶 变小，3 深裂或全裂，基生叶和茎下部叶有长柄。多花，花小，黄 色，萼片 5，淡绿色，船形；花瓣倒卵状椭圆形；雄蕊 10 ~ 20；心 皮 70 ~ 130。聚合果长圆形，长 8 ~ 12mm，宽 3 ~ 5mm；瘦果倒 卵圆形，长约 1mm，两面扁，有短嘴。花期 5 ~ 7 月。

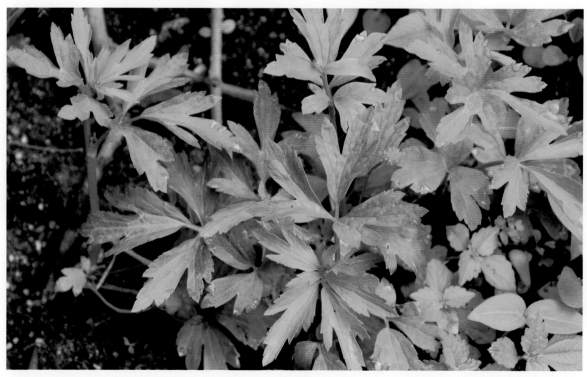

石龙芮

| **生境分布** | 生于水边湿地或浅污泥中。分布于天津蓟州盘山、九山顶、九龙山、八仙山等地。

| **资源情况** | 野生资源丰富。药材来源于野生。

| **采收加工** | 石龙芮：开花末期即 5 月份左右采收全草，洗净鲜用或阴干备用。
石龙芮子：夏季采收，除去杂质，晒干备用。

| **药材性状** | 石龙芮：本品长 10 ～ 45cm，疏生短柔毛或无毛，基生叶及下部叶具长柄；叶片肾状圆形，棕绿色，长 0.7 ～ 3cm，3 深裂，中央裂片 3 浅裂；茎上部叶变小。聚伞花序有多数小花，花托被毛；萼片 5，船形，外面被短柔毛；花瓣 5，狭倒卵形。聚合果矩圆形；瘦果小而极多，倒卵形，稍扁，长约 1mm。

| **功能主治** | 石龙芮：苦、辛，寒；有毒。清热解毒，消肿散结，止痛，截疟。用于痈疖肿毒，毒蛇咬伤，痰核瘰疬，风湿关节肿痛，牙痛，疟疾。
石龙芮子：苦，平。和胃，益肾，明目，祛风湿。用于心腹烦满，肾虚遗精，阳痿阴冷，不育无子，风寒湿痹。

| **用法用量** | 内服煎汤，干品 3 ～ 9g；亦可炒，研为散服，每次 1 ～ 1.5g。外用适量，捣敷或煎膏涂患处及穴位。

| **附　注** | 本种喜热带、亚热带温暖潮湿的气候。

毛茛科 Ranunculaceae 毛茛属 Ranunculus

茴茴蒜
Ranunculus chinensis Bge.

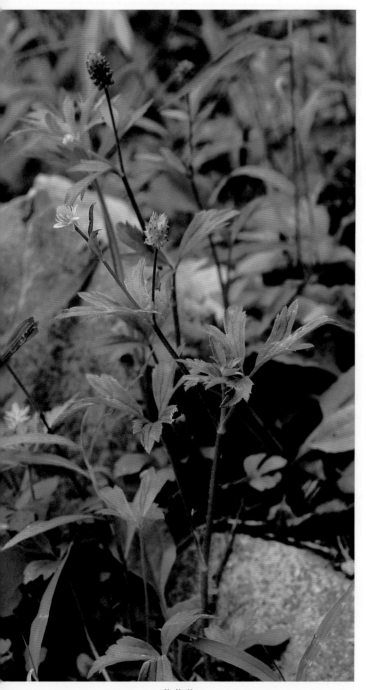

茴茴蒜

| 植物别名 |

水胡椒、蝎虎草、黄花草。

| 药 材 名 |

茴茴蒜（药用部位：全草）、茴茴蒜果（药
用部位：果实）。

| 形态特征 |

多年生草本，高 20 ~ 45cm。须根细长成束。
茎中空，茎和叶柄密生伸展的淡黄色长硬毛。
叶为三出复叶，叶片宽卵形，长 2.6 ~ 7.5cm，
宽 2.7 ~ 8cm，中间小叶 3 深裂或 3 全裂，
裂片基部楔形，裂片再 2 ~ 3 深裂，边缘生
牙齿，叶两面伏生长硬毛。花梗伏生硬毛；
萼片 5，窄卵形，黄绿色；花瓣 5，黄色，
倒卵状椭圆形，雄蕊多数；花托在果期伸
长，长圆形，密生白毛。聚合果椭圆形，瘦
果卵状椭圆形，长约 3mm，两面扁，边缘
有棱线，果喙短。花果期 5 ~ 8 月。

| 生境分布 |

生于湖边、水田草地或山沟溪边。分布于
天津蓟州盘山、九山顶、九龙山、八仙山
等地。

| **资源情况** | 野生资源丰富。药材来源于野生。

| **采收加工** | 茴茴蒜：夏、秋季采收全草，洗净，鲜用或晒干。

茴茴蒜果：夏季采摘果实，鲜用或晒干。

| **药材性状** | 茴茴蒜：本品全草长 15 ～ 50cm。茎及叶柄均有伸展的浅黄色糙毛。三出复叶，黄绿色，基生叶及下部叶具长柄；叶片宽卵形，长 3 ～ 7.5cm，小叶 2 ～ 3 深裂，上部具少数锯齿，两面被糙毛。花序花疏生，花梗贴生糙毛；萼片 5，狭卵形；花瓣 5，宽卵圆形。聚合果长圆形，直径 6 ～ 10mm；瘦果扁平，长 3 ～ 3.5mm，无毛。

| **功能主治** | 茴茴蒜：辛、苦，温；有毒。解毒退黄，截疟，定喘，镇痛。用于肝炎，黄疸，肝硬化腹水，牛皮癣，疟疾，哮喘，牙痛，胃痛，风湿痛。

茴茴蒜果：苦，微温。明目，截疟。用于夜盲，疟疾。

| **用法用量** | 茴茴蒜：内服煎汤，3 ～ 9g。外用适量，外敷患处或穴位，皮肤发赤起泡时除去；或鲜草洗净，绞汁涂搽；或煎汤洗。

茴茴蒜果：内服煎汤，3 ～ 9g。外用适量，捣敷。

毛茛科 Ranunculaceae 碱毛茛属 Halerpestes

水葫芦苗 *Halerpestes cymbalaria* (Pursh) Green

| **药 材 名** | 圆叶碱毛茛（药用部位：全草）。

| **形态特征** | 多年生小草本。有细长的匍匐茎。节上生根和叶。叶形多变化，近圆形、肾形或椭圆形，长约 1.2cm，宽约 1cm，边缘具 5 ~ 7 圆牙齿或浅裂，有时全缘，基部微心形或楔形；叶有长柄，叶柄和叶片无毛或有毛。花葶 1，由基部抽出，花黄色，小形；萼片 5，卵形，膜质，向下反折；花瓣 5，长圆卵形，长约 3mm；雄蕊多数；心皮多数，分离，有短花柱。聚合果椭圆形，长约 8mm，宽约 5mm；瘦果小，长倒卵形，长约 1.5mm，先端有微弯的喙。花期 5 ~ 8 月，果期 6 ~ 9 月。

| **生境分布** | 生于盐碱湿地、河岸沙地。分布于天津蓟州山区。

| **资源情况** | 野生资源较少。药材来源于野生。

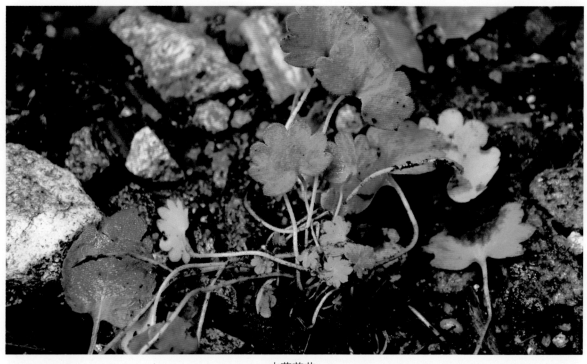

水葫芦苗

| **采收加工** | 7 ~ 9 月采收，洗净，晒干。 |

| **功能主治** | 甘、淡，寒。利水消肿，祛风除湿。用于水肿，腹水，小便不利，风湿痹痛。 |

| **用法用量** | 内服煎汤，1.5 ~ 4.5g。 |

毛茛科 Ranunculaceae 芍药属 Paeonia

牡丹 *Paeonia suffruticosa* Andr.

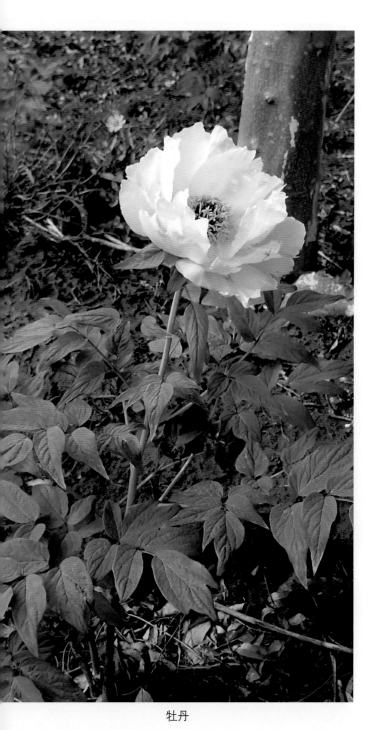

牡丹

| 植物别名 |

洛阳花、云南牡丹。

| 药 材 名 |

牡丹皮（药用部位：根皮）、牡丹叶（药用部位：叶）、牡丹花（药用部位：花）。

| 形态特征 |

灌木。茎高可达 2m。叶互生，常为二回三出复叶，有长柄，小叶倒卵形至宽椭圆形，中央小叶有柄，叶片 3 裂至中部，每裂片再 3 浅裂，侧小叶 3 裂或不裂，表面绿色，背面有白粉。花单独顶生，大形，花直径可达 20cm；萼片 5，绿色，宿存；花瓣 5，或为重瓣，倒卵形，先端常 2 浅裂，白色、紫红色或黄色；雄蕊多数；花盘革质、杯状，紫红色，完全包被心皮，果时开裂；心皮 5，稀更多，密生淡褐色柔毛。蓇葖果卵形，先端有喙，密生黄褐色毛。花期 5 ~ 6 月。

| 生境分布 |

栽培于庭院、公园。天津各地均有栽培。

| 资源情况 |

栽培资源较少。药材来源于栽培。

| **采收加工** | 秋季采挖根部，除去细根和泥沙，剥取根皮，晒干或刮去粗皮，除去木心，晒干。前者习称"连丹皮"，后者习称"刮丹皮"。

牡丹叶：秋季采收，晒干。

| **药材性状** | 牡丹皮：本品连丹皮呈筒状或半筒状，有纵剖开的裂缝，略向内卷曲或张开，长 5 ~ 20cm，直径 0.5 ~ 1.2cm，厚 0.1 ~ 0.4cm。外表面灰褐色或黄褐色，有多数横长皮孔样突起和细根痕，栓皮脱落处粉红色；内表面淡灰黄色或浅棕色，有明显的细纵纹，常见发亮的结晶。质硬而脆，易折断，断面较平坦，淡粉红色，粉性，气芳香，味微苦而涩。刮丹皮外表面有刮刀削痕，红棕色或淡灰黄色，有时可见灰褐色斑点状残存外皮。

牡丹叶：本品常扎成小把，呈束状，长 20 ~ 40cm。二回三出复叶，绿色或粉绿色，叶柄长 6 ~ 10m。叶片多皱缩，卷曲，有的破碎。完整叶片展开后，顶生小叶长达 10cm，卵形或广卵形，通常 3 裂；侧生叶较小，斜卵形。气清香，味微苦、涩。

| **功能主治** | 牡丹皮：苦、辛，微寒。归心、肝、肾经。清热凉血，活血化瘀。用于热入营血，温毒发斑，吐血衄血，夜热早凉，无汗骨蒸，经闭痛经，跌打伤痛，痈肿疮毒。

牡丹叶：酸、涩，寒。解毒，止痢。用于菌痢。

牡丹花：苦、淡，平。活血调经。用于妇女月经不调，经行腹痛。

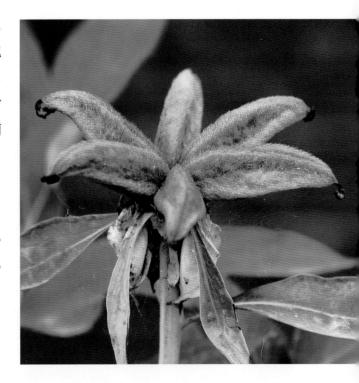

| **用法用量** | 牡丹皮：内服煎汤 6 ~ 12g。

牡丹叶：内服煎汤 10 ~ 30g。

牡丹花：内服煎汤 3 ~ 6g。

毛茛科 Ranunculaceae **芍药属** *Paeonia*

芍药
Paeonia lactiflora Pall.

| **药 材 名** | 白芍（药用部位：根）、赤芍（药用部位：根）。

| **形态特征** | 多年生草本。茎直立，高可达 80cm，无毛，上部常分枝。叶互生，茎下部叶二回三出复叶，上部叶渐变为单叶，小叶狭卵形至椭圆状披针形，叶缘有软骨质小密齿，背面沿叶脉有柔毛。花单生或 2 ~ 3 顶生或腋生，直径可达 10cm；苞片 4 ~ 5，披针形；萼片 4，倒卵形，绿色；花瓣 9 ~ 13，倒卵状椭圆形，白色或粉红色，栽培者多为重瓣；雄蕊多数；心皮 4 ~ 5，无毛。蓇葖果，先端钩状，外翻；种子圆球形，黑色。花期 5 ~ 6 月。

| **生境分布** | 生于花坛、庭院、公园。天津各地均有分布。

| **资源情况** | 栽培资源一般。药材来源于栽培。

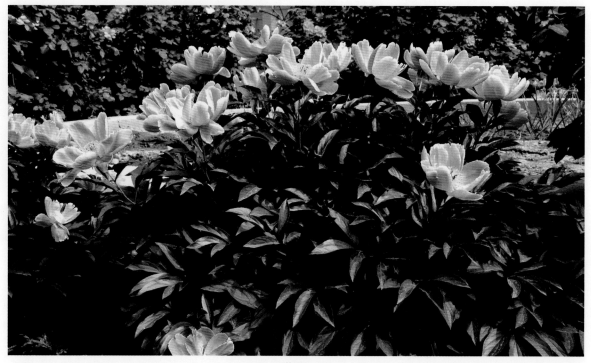

芍药

| **采收加工** | 白芍：夏、秋季采挖，洗净，除去头尾和细根，置沸水中煮后除去外皮或去皮后再煮，晒干。
赤芍：春、秋季采挖，除去根茎、须根及泥沙，晒干。

| **药材性状** | 白芍：本品呈圆柱形，平直或稍弯曲，两端平截，长5～18cm，直径1～2.5cm。表面类白色或淡棕红色，光洁或有纵皱纹及细根痕，偶有残存的棕褐色外皮。质坚实，不易折断，断面较平坦，类白色或微带棕红色，形成层环明显，射线放射状。气微，味微苦、酸。
赤芍：本品呈圆柱形，稍弯曲，长5～40cm，直径0.5～3cm。表面棕褐色，粗糙，有纵沟和皱纹，并有须根痕和横长的皮孔样突起，有的外皮易脱落。质硬而脆，易折断，断面粉白色或粉红色，皮部窄，木部放射状纹理明显，有的有裂隙。气微香，味微苦、酸、涩。

| **功能主治** | 白芍：苦、酸，微寒。归肝、脾经。养血调经，敛阴止汗，柔肝止痛，平抑肝阳。用于血虚萎黄，月经不调，自汗，盗汗，胁痛，腹痛，四肢挛痛，头痛眩晕。
赤芍：苦，微寒。归肝经。清热凉血，散瘀止痛。用于热入营血，温毒发斑，吐血衄血，目赤肿痛，肝郁胁痛，经闭痛经，癥瘕腹痛，跌打损伤，痈肿疮疡。

| **用法用量** | 白芍：内服煎汤，6～15g。
赤芍：内服煎汤，6～12g。

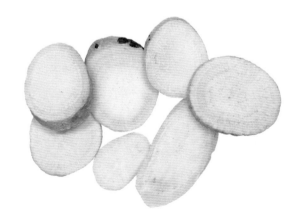
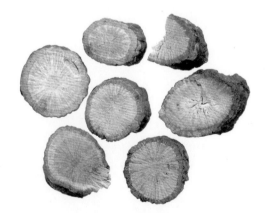

日本小檗 *Berberis thunbergii DC.*

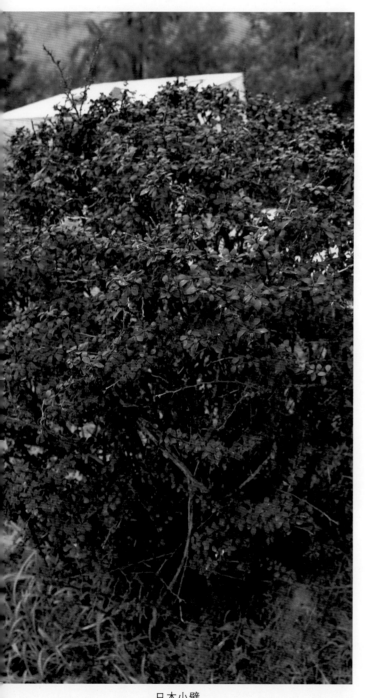

日本小檗

| 植物别名 |

黄连、刺榴根、子檗。

| 药材名 |

一颗针（药用部位：根、根皮、枝叶）。

| 形态特征 |

落叶灌木，高约 1m。分枝多，枝条有细槽，嫩枝带黄色或紫红色，无毛，老枝紫褐色；节间长 6 ~ 12mm，刺通常不开叉，长 5 ~ 18mm。叶倒卵形或匙形，长 0.5 ~ 2cm，宽 5 ~ 15mm，先端通常钝或圆，有时具短尖，基部楔形，全缘，上面绿色，下面灰绿色，网脉不明显，两面无毛。花单生、2 ~ 3 簇生或呈伞形花序，有总花梗；花梗长 6 ~ 10mm；小苞片长 1 ~ 1.5mm；外轮萼片长椭圆形，比内轮萼片短；花瓣黄色，长圆状倒卵形，先端微缺，基部有爪；子房无柄，胚珠 1 ~ 2。浆果椭圆形，鲜红色，长 6 ~ 10mm。花期 4 ~ 6 月，果期 7 ~ 10 月。

| 生境分布 |

栽培于公园、药圃。

| **资源情况** | 栽培资源丰富。药材来源于栽培。

| **采收加工** | 夏季采枝叶，秋季挖根及根皮，洗净切段，晒干。

| **药材性状** | 本品根呈圆锥形或圆柱形，稍扭曲，直径 0.2 ~ 1.5cm。根头部稍粗大，有分枝。表面棕色至灰棕色，粗糙，具纵皱，老根外皮部分开裂或剥落。质硬，老根较难折断，折断面纤维性，横切面可见明显年轮环，皮部棕色至黄棕色，木部黄色，中央呈枯朽状。气无，味苦。茎枝圆柱形，长短不一，老枝暗红色，嫩枝淡红色带绿色，有纵棱和针刺，针刺单一，长 0.5 ~ 1.8cm，质脆。气微，味苦。

| **功能主治** | 苦，寒。归胃经。清热燥湿，泻火解毒。用于湿热泄泻，痢疾，胃热疼痛，目赤肿痛，口疮，咽喉肿痛，急性湿疹，烫火伤。

| **用法用量** | 内服煎汤，15 ~ 20g。外用适量，煎汤洗眼。

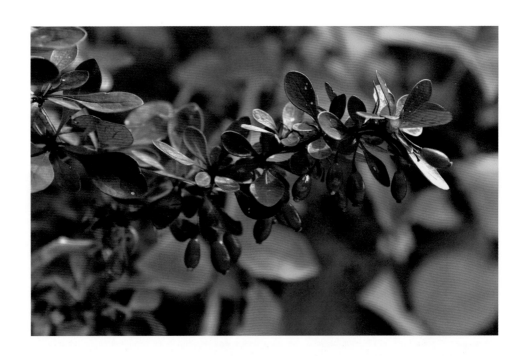

小檗科 Berberidaceae 小檗属 Berberis

细叶小檗 *Berberis poiretii* Schneid.

| 植物别名 | 针雀。

| 药 材 名 | 三颗针（药用部位：根）。

| 形态特征 | 落叶灌木，高 1 ~ 2m。枝灰褐色，有槽及疣状突起；刺三分叉，长 4 ~ 9mm，或不分叉或无刺。叶簇生刺腋短枝上，狭倒披针形，长 1.5 ~ 4.5cm，宽 5 ~ 10mm，先端急尖、渐尖或有短刺尖头，基部渐 狭，无柄，全缘或下部叶边缘有锯齿。总状花序有时近伞形，长 3 ~ 6cm，有花 4 ~ 15；花黄色，直径约 6mm；小苞片 2，披针形； 萼片 6，花瓣状，排列成 2 轮；花瓣倒卵形，较萼片稍短，近基部 有 1 对长圆形腺体；雄蕊 6，短于花瓣；子房圆柱形，无花柱，柱 头头状，扁平。浆果红色，长圆形，长约 9mm，直径 4.5mm，内含 1 种子。花期 5 ~ 6 月，果期 8 ~ 9 月。

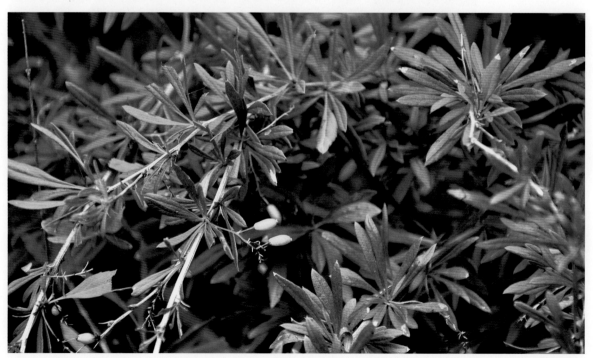

细叶小檗

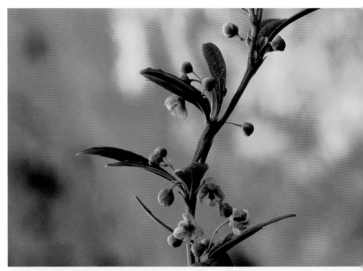

| **生境分布** | 生于山地及丘陵坡地、沟边、地埂。分布于天津蓟州盘山、黄崖关、九山顶、九龙山、八仙山等地。

| **资源情况** | 野生资源一般。药材来源于野生。

| **采收加工** | 春、秋季采挖，除去泥沙和须根，晒干或切片晒干。

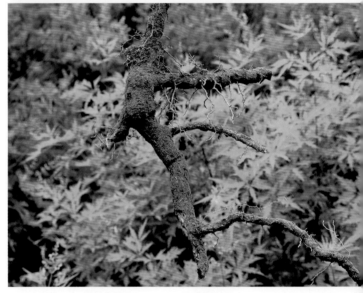

| **药材性状** | 本品呈类圆柱形，稍扭曲，有少数分枝，长10～15cm，直径1～3cm。根头粗大，向下渐细。外皮灰棕色，有细皱纹，易剥落。质坚硬，不易折断，切面不平坦，鲜黄色，切片近圆形或长圆形，稍显放射状纹理，髓部棕黄色。气微，味苦。

| **功能主治** | 苦，寒；有毒。归肝、胃、大肠经。清热燥湿，泻火解毒。用于湿热泻痢，黄疸，湿疹，咽痛目赤，聤耳流脓，痈肿疮毒。

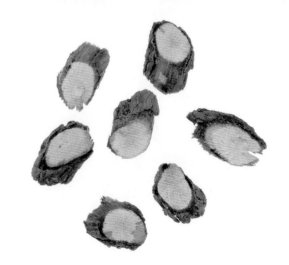

| **用法用量** | 内服煎汤，9～15g。

防己科 Menispermaceae 蝙蝠葛属 Menispermum

蝙蝠葛

Menispermum dauricum DC.

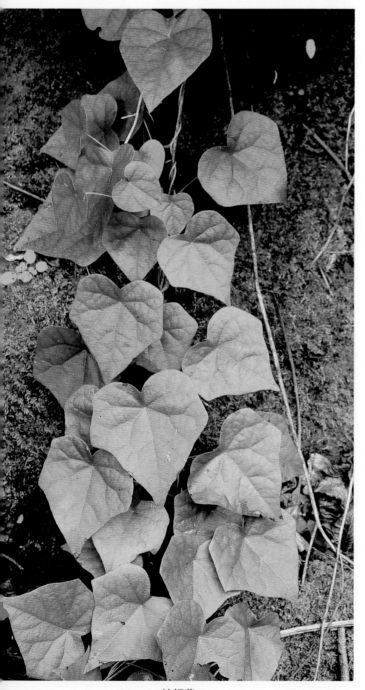

蝙蝠葛

| 植物别名 |

土常山、防己葛。

| 药 材 名 |

北豆根（药用部位：根茎）、蝙蝠藤（药用部位：藤茎）、蝙蝠葛叶（药用部位：叶）。

| 形态特征 |

多年生藤本。根茎木质化，茎带木质，长达10m以上，无毛。叶盾状，叶片长 6～10cm，宽 6～9cm，掌状 3～7 浅裂，裂片三角形，先端短渐尖或短尖，基部圆形、宽心形或截形，两面光滑无毛，背面色淡；叶柄长。花序圆锥状，腋生，雄花序有长梗，下部有小苞片；小花黄绿色，萼片 6，狭倒卵形或倒卵状披针形；花瓣 6～12，短于萼片，先端钝圆，下有短爪；雄蕊多数（达 30）。核果近球形，初绿色，成熟时黑紫色，直径达 1cm，外果皮肉质，内果皮硬，肾形；种子 1。花期 6～7 月。

| 生境分布 |

生于山沟农田石垄边或山坡林缘灌丛中。分布于天津蓟州盘山、九山顶、九龙山、八仙山等地。

| **资源情况** | 野生资源丰富。药材来源于野生。

| **采收加工** | 北豆根：春、秋季采挖，除去须根和泥沙，干燥。
蝙蝠藤：秋季采割，去枝叶，洗净，切段，晒干。
蝙蝠葛叶：夏、秋季采收，鲜用或晒干。

| **药材性状** | 北豆根：本品呈细长圆柱形，弯曲，有分枝，长可达 50cm，直径 0.3 ~ 0.8cm。表面黄棕色至暗棕色，多有弯曲的细根，并可见凸起的根痕和纵皱纹，外皮易剥落。质韧，不易折断，断面不整齐，纤维细，木部淡黄色，呈放射状排列，中心有髓。气微，味苦。

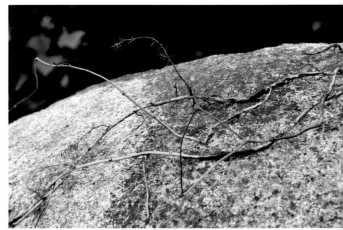

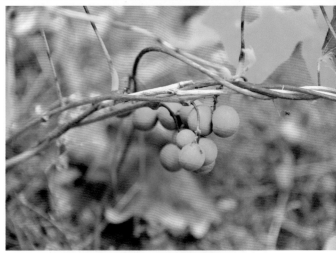

| **功能主治** | 北豆根：苦，寒；有小毒。归肺、胃、大肠经。清热解毒，祛风止痛。用于咽喉肿痛，热毒泻痢，风湿痹痛。
蝙蝠藤：苦，寒。归肝、肺、大肠经。清热解毒，消肿止痛。用于腰痛，瘰疬，咽喉肿痛，腹泻痢疾，痔疮肿痛。
蝙蝠葛叶：散结消肿，祛风止痛。用于瘰疬，风湿痹痛。

| **用法用量** | 北豆根：内服煎汤，3 ~ 9g。
蝙蝠藤：内服煎汤，9 ~ 15g。外用适量，捣敷。
蝙蝠葛叶：外用适量，捣敷；或煎汤加酒熏洗。

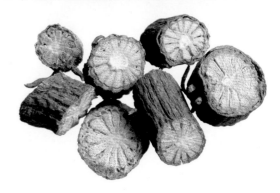

睡莲科 Nymphaeaceae 莲属 Nelumbo

莲
Nelumbo nucifera Gaertn.

| 植物别名 | 荷、莲花、荷花。

| 药 材 名 | 藕节（药用部位：根茎节部）、荷叶（药用部位：叶）、莲房（药用部位：花托）、莲须（药用部位：雄蕊）、莲子（药用部位：种子）、莲子心（药用部位：幼叶、胚根）。

| 形态特征 | 多年生水生草本。根茎横生，肥厚，节间膨大，节部缢缩，下生须状不定根。叶漂浮或伸出水面，革质，圆形，直径 25 ~ 90cm，全缘稍成波状，上面深绿色，有白粉，下面淡绿色；叶脉从中央射出，有 1 ~ 2 次叉状分枝；叶柄着生于叶片背面中央，具坚硬小刺。花单生花梗先端，直径 10 ~ 20cm；萼片 4 ~ 5；花瓣多数，红色、粉红色或白色，长圆状椭圆形至倒卵形；雄蕊多数，花丝细长，生花

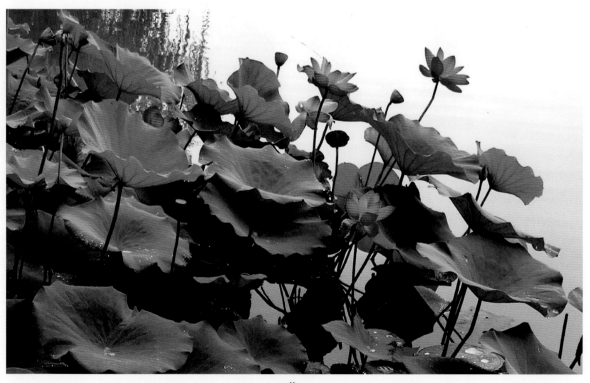

莲

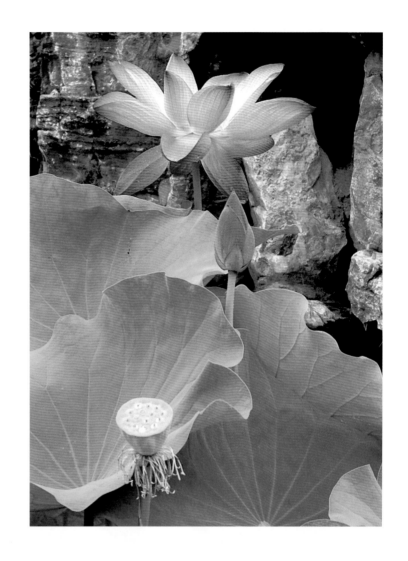

托下；心皮多数，离生，着生于倒圆锥形花托的穴内，子房上位，每心皮有 1 胚珠，花托于果期逐渐膨大，内呈海绵质，直径 5 ～ 10cm。坚果革质，成熟时黑褐色；种子卵圆形或椭圆形，长 1.2 ～ 1.7cm。花期 6 ～ 8 月，果期 8 ～ 10 月。

| 生境分布 | 生于水泽、池塘、湖沼或水田内。天津各地均有栽培。

| 资源情况 | 栽培资源丰富。药材来源于栽培。

| 采收加工 | 藕节：秋、冬季采挖根茎（藕），切取节部，洗净，晒干，除去须根。
荷叶：夏、秋季采收，晒至七八成干时，除去叶柄，折成半圆形或折扇形，干燥。
莲房：秋季果实成熟时采收，除去果实，晒干。
莲须：夏季花开时选晴天采收，盖纸晒干或阴干。
莲子：秋季果实成熟时采割莲房，取出果实，除去果皮，干燥。
莲子心：取出，晒干。

| 药材性状 | 藕节：本品呈短圆柱形，中部稍膨大，长 2 ~ 4cm，直径约 2cm。表面灰黄色至灰棕色，有残存的须根和须根痕，偶见暗红棕色的鳞叶残基。两端有残留的藕，表面皱缩有纵纹。质硬，断面有多数类圆形的孔。气微，味微甘、涩。

荷叶：本品呈半圆形或折扇形，展开后呈类圆形，全缘或稍呈波状，直径 20 ~ 50cm。上表面深绿色或黄绿色，较粗糙；下表面淡灰棕色，较光滑，有粗脉 21 ~ 22，自中心向四周射出；中心有凸起的叶柄残基。质脆，易破碎。稍有清香气，味微苦。

莲房：本品为倒圆锥状或漏斗状花托，多撕裂，直径 5 ~ 8cm，高 4.5 ~ 6cm。表面灰棕色至紫棕色，具细纵纹及皱纹，顶面有多数圆形孔穴，基部有花梗残基。质疏松，破碎面海绵样，棕色。气微，味微涩。

莲须：本品呈线形。花药扭转，纵裂，长 1.2 ~ 1.5cm，直径约 0.1cm，淡黄色或棕黄色。花丝纤细，稍弯曲，长 1.5 ~ 1.8cm，淡紫色。气微香，味涩。

莲子：本品略呈椭圆形或类球形，长 1.2 ~ 1.8cm，直径 0.8 ~ 1.4cm。表面红棕色，有细纵纹和较宽的脉纹。一端中心呈乳头状突起，棕褐色，多有裂口，

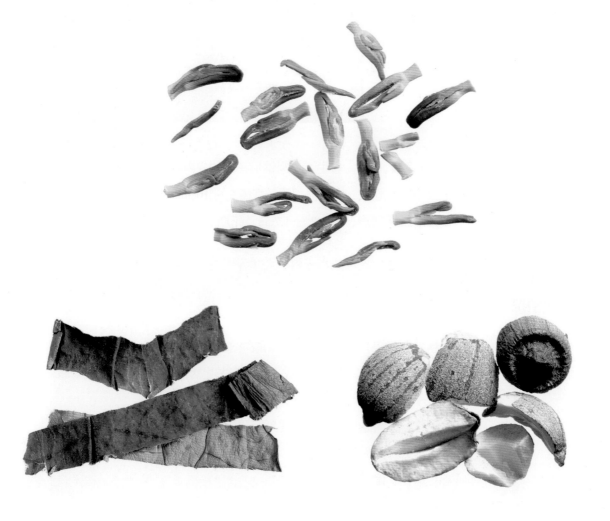

其周边略下陷。质硬，种皮薄，不易剥离。子叶 2，黄白色，肥厚，中有空隙，具绿色莲子心。气微，味甘、微涩；莲子心味苦。

莲子心：本品略呈细圆柱形，长 1 ~ 1.4cm，直径约 0.2cm。幼叶绿色，1 长 1 短，卷成箭形，先端向下反折，两幼叶间可见细小胚芽。胚根圆柱形，长约 3mm，黄白色。质脆，易折断，断面有数个小孔。气微，味苦。

| 功能主治 |　藕节：甘、涩，平。归肝、肺、胃经。收敛止血，化瘀。用于吐血，咯血，衄血，尿血，崩漏。

荷叶：苦，平。归肝、脾、胃经。清暑化湿，升发清阳，凉血止血。用于暑热烦渴，暑湿泄泻，脾虚泄泻，血热吐衄，便血崩漏。荷叶炭收涩，化瘀，止血。用于出血证和产后血晕。

莲房：苦、涩，温。归肝经。化瘀，止血。用于崩漏，尿血，痔疮出血，产后瘀阻，恶露不尽。

莲须：甘、涩，平。归心、肾经。固肾涩精。用于遗精滑精，带下，尿频。

莲子：甘、涩，平。归脾、肾、心经。补脾止泻，止带，益肾涩精，养心安神。用于脾虚泄泻，带下，遗精，心悸失眠。

莲子心：苦，寒。归心、肾经。清心安神，交通心肾，涩精止血。用于热入心包，神昏谵语，心肾不交，失眠遗精，血热吐血。

| 用法用量 |　藕节：内服煎汤，9 ~ 15g。

荷叶：内服煎汤，3 ~ 10g。

莲房：内服煎汤，5 ~ 10g。

莲须：内服煎汤，3 ~ 5g。

莲子：内服煎汤，6 ~ 15g。

莲子心：内服煎汤，2 ~ 5g。

| 附　　注 |　据有关资料记载，本种的肥大根茎（藕）、叶柄或花柄（莲梗）、叶基（荷叶蒂）、花蕾（莲花）、老熟果实（石莲子）、种皮（莲衣）均可入药。

马兜铃科 Aristolochiaceae 马兜铃属 Aristolochia

北马兜铃 *Aristolochia contorta* Bge.

| **植物别名** | 臭瓜蒌、臭铃铛、葫芦罐。

| **药 材 名** | 天仙藤（药用部位：地上部分）、马兜铃（药用部位：果实）、青木香（药用部位：根）。

| **形态特征** | 草质藤本。茎细，缠绕上升。叶互生，纸质，三角状宽心形、心形或卵状心形，长 4 ~ 12cm，宽 4 ~ 10cm，叶背灰绿色；叶柄细长，长 2 ~ 6cm。花 1 至数朵簇生叶腋，污绿色带紫色，花被管状，长 2 ~ 3cm，在子房上部成圆球状，向上成 1 短管，呈唇形展开，上唇大，略呈长三角形，长 1cm 以上，先端延伸成细线状尖尾，下唇小而平，不明显；雄蕊 6，着生于柱头之下；子房下位，6 室，柱头膨大，6 裂，胚珠多数。蒴果自中下部向果梗开裂，果梗 6 裂，悬吊果实如铃铛

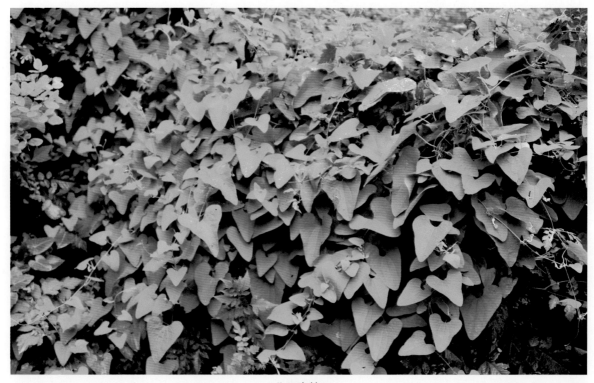

北马兜铃

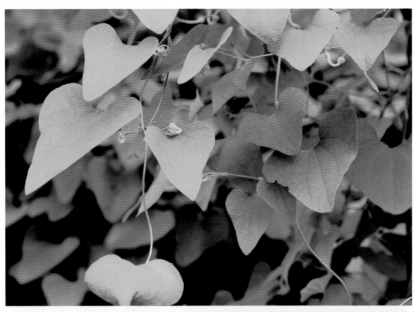

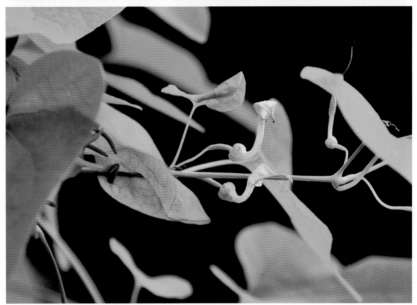

状；种子多数，三角形，周边有翅。花期 7 ~ 8 月，果期 9 ~ 10 月。

| **生境分布** | 生于山坡路旁草丛或山谷、沟边阴湿处或山坡灌丛。分布于天津蓟州盘山、九山顶、九龙山、八仙山等地。

| **资源情况** | 野生资源丰富。药材来源于野生。

| **采收加工** | 天仙藤：秋季采割，除去杂质，晒干。
马兜铃：秋季果实由绿变黄时采收，干燥。
青木香：10 ~ 11 月茎叶枯萎时采挖，除去须根，晒干。

| 药材性状 | 天仙藤：本品茎呈细长圆柱形，略扭曲，直径 1 ~ 3mm；表面黄绿色或淡黄褐色，有纵棱及节，节间不等长；质脆，易折断，断面有数个大小不等的维管束。叶互生，多皱缩、破碎，完整叶片展平后呈三角状狭卵形或三角状宽卵形，基部心形，暗绿色或淡黄褐色，基生叶脉明显，叶柄细长。气清香，味淡。

马兜铃：本品呈卵圆形，长 3 ~ 7cm，直径 2 ~ 4cm。表面黄绿色、灰绿色或棕褐色，有纵棱线 12，由棱线分出多数横向平行的细脉纹。先端平钝，基部有细长果梗。果皮轻而脆，易裂为 6 瓣，果梗也分裂为 6 条。果皮内表面平滑而带光泽，有较密的横向脉纹。果实分 6 室，每室种子多数，平叠整齐排列。种子扁平而薄，钝三角形或扇形，长 6 ~ 10mm，宽 8 ~ 12mm，边缘有翅，淡棕色。气特异，味微苦。

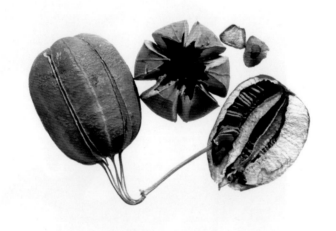

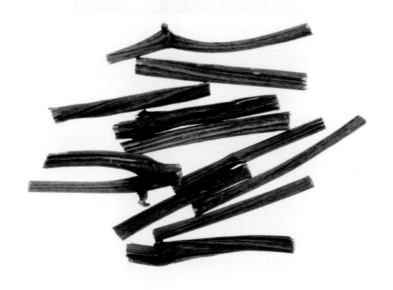

青木香：本品呈圆柱形或稍扁，略弯曲，长 3 ~ 10cm，直径 0.5 ~ 1cm。表面黄褐色或灰棕色，有纵皱纹及须根痕。质坚脆，折断面形成层环隐约可见，皮部淡黄色，木射线宽广，乳白色，木部束淡黄色，呈放射状，导管孔明显。香气特异，味苦。

| **功能主治** | 天仙藤：苦，温。归肝、脾、肾经。行气活血，通络止痛。用于脘腹刺痛，风湿痹痛。

马兜铃：苦，微寒。归肺、大肠经。清肺降气，止咳平喘，清肠消痔。用于肺热咳喘，痰中带血，肠热痔血，痔疮肿痛。

青木香：辛、苦，寒；有小毒。归肺、胃、肝经。行气止痛，解毒消肿，平肝降压。用于胸胁脘腹疼痛，肠炎，咳嗽痰喘，蛇虫咬伤，痈肿疔疮，高血压。

| **用法用量** | 天仙藤：内服煎汤，3 ~ 6g。

马兜铃：内服煎汤，3 ~ 9g。

青木香：内服煎汤，3 ~ 9g；研末，1.5 ~ 2g，每日 2 ~ 3 次。外用适量，研末调敷；或磨汁涂。

| **附　注** | 本种含马兜铃酸，可引起肾脏损害等不良反应。儿童及老年人慎用；孕妇、婴幼儿及肾功能不全者禁用。

软枣猕猴桃 *Actinidia arguta* (Sieb. et Zucc.) Planch. ex Miq.

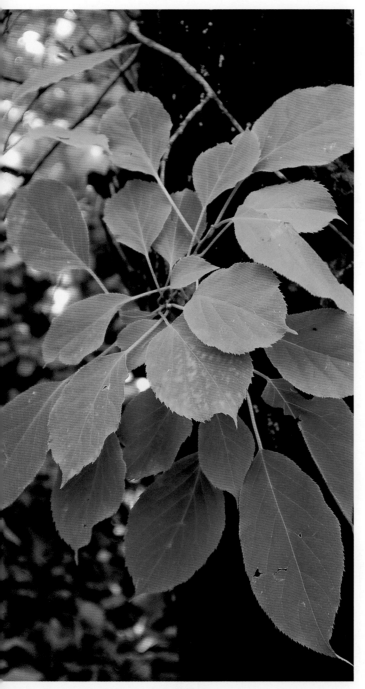

软枣猕猴桃

| 植物别名 |

软枣、藤瓜、洋桃藤。

| 药 材 名 |

软枣子（药用部位：果实）、猕猴梨根（药用部位：根）、猕猴梨叶（药用部位：叶）。

| 形态特征 |

攀缘大藤本，长可达 25m，直径达 20cm。皮呈片裂。枝为螺旋状缠绕，髓呈褐色片层状；叶卵圆形或卵形至长圆状卵形，长 6 ~ 15cm，宽 3 ~ 10cm，先端常凸尖或短尾尖，基部心形或近圆形，稀为楔形，通常偏斜，边缘有尖锐锯齿，沿中脉及脉腋有毛，网状细脉明显；叶柄长 2 ~ 8cm，有时被刚刺毛。聚伞花序，由 3 ~ 6 花组成，腋生；花轴及花梗很细，微被柔毛；萼片卵圆形或椭圆形；花冠白色，直径 1.2 ~ 2cm，花瓣倒卵圆形，带浅绿色，花药暗紫色；雌花较少，子房瓶形。浆果长圆形，稍扁，长 2 ~ 3cm，宽 1.8 ~ 2cm，暗绿色至黄绿色，平滑，先端有钝的宿存花柱；种子深褐色。花期 6 ~ 7 月，果期 9 ~ 10 月。

| **生境分布** | 生于山地阴坡的杂木林中、山谷、溪旁。分布于天津蓟州盘山、九山顶、九龙山、八仙山等地。 |

| **资源情况** | 野生资源较丰富。药材来源于野生。 |

| **采收加工** | 软枣子：秋季果实成熟时采摘，鲜用或晒干。
猕猴梨根：秋、冬季采挖，洗净切片，晒干。
猕猴梨叶：夏、秋季采叶，晒干备用。 |

| **药材性状** | 软枣子：本品为浆果，圆球形、椭圆形或柱状长圆形，长 2 ~ 3cm，直径 1.5 ~ 2cm。表面皱缩，暗褐色或紫红色，光滑或有浅棱，先端有喙，基部果柄长 1 ~ 1.5cm；果肉淡黄色。种子细小，椭圆形，长 2.5mm。气微，味酸、甘、微涩。 |

| **功能主治** | 软枣子：甘、微酸，微寒。滋阴清热，除烦止渴，通淋。用于热病津伤，烦渴引饮，砂淋，石淋，维生素 C 缺乏症，肝炎。
猕猴梨根：淡、微涩，平。清热利湿，祛风除痹，解毒消肿，止血。用于黄疸，消化不良，呕吐，风湿痹痛，痈疡疮疖，跌打损伤，外伤出血。
猕猴梨叶：甘，平。止血。用于外伤出血。 |

| **用法用量** | 软枣子：内服煎汤，3 ~ 15g。
猕猴梨根：内服煎汤，15 ~ 60g；或捣汁饮。
猕猴梨叶：外用适量，焙干，研末，撒敷。 |

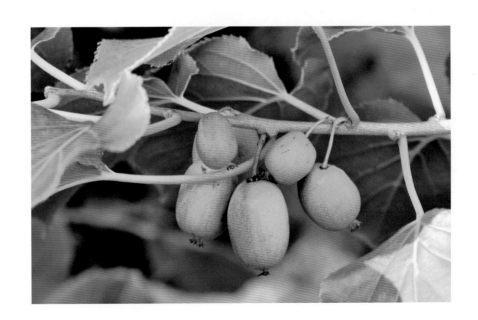

猕猴桃科 Actinidiaceae 猕猴桃属 Actinidia

葛枣猕猴桃 *Actinidia polygama* (Sieb. et Zucc.) Maxim.

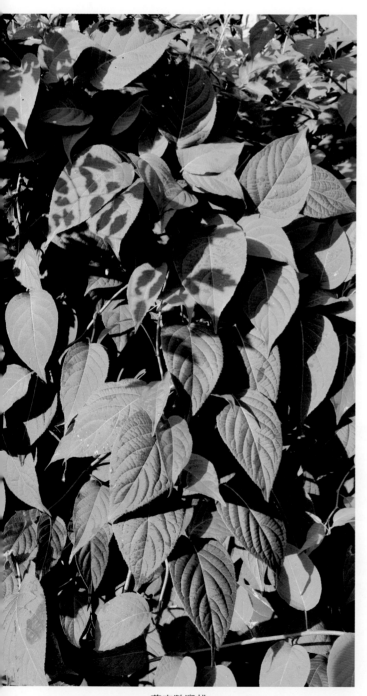

葛枣猕猴桃

| 植物别名 |

木天蓼、藤天蓼、马枣子。

| 药 材 名 |

木天蓼（药用部位：枝叶）、木天蓼子（药用部位：带虫瘿的果实）、木天蓼根（药用部位：根）。

| 形态特征 |

藤本，长达 7m。嫩枝略有微毛。髓白色，实心。单叶互生；叶柄长 1.5 ~ 2.5cm；叶片薄纸质，宽卵形至卵状长圆形，长 5 ~ 14cm，宽 4 ~ 8.5cm，先端渐尖，基部圆形、阔楔形或近心形，边缘具尖锯齿，上面无毛或有细刺毛，下面沿叶脉有疏柔毛。花 1 ~ 3 腋生；花单性，雌雄异株或单性花与两性花共存；花梗长 0.5 ~ 1.5cm，中部有节；萼片通常 5，连同花梗略有短柔毛或光滑；花瓣 5 ~ 6，白色；雄蕊多数，花柱多数。浆果长圆形至卵圆形，长 2 ~ 3cm，直径约 1cm，黄色，有喙，无斑点，可食。花期 5 月，果熟期 9 ~ 10 月。

| 生境分布 |

生于山坡疏林、林缘。分布于天津蓟州。

资源情况	野生资源较少。药材来源于野生。

采收加工	木天蓼：春、秋季采收，晒干或鲜用。
	木天蓼子：秋季采集，晒干或鲜用。
	木天蓼根：全年均可采挖，洗净，晒干或鲜用。

药材性状　木天蓼：本品小枝细长，直径 2.5mm，表面无毛，白色小皮孔不明显；断面髓大，白色，实心。叶薄纸质，完整叶片卵形或椭圆状卵形，长 7 ~ 14cm，宽 4.5 ~ 8cm；先端急尖至渐尖，基部圆形或阔楔形，边缘有细锯齿；上面散生少数小刺毛，下面沿脉有卷曲的柔毛，有时中脉有少数小刺毛，两面均枯绿色；叶柄近无毛，长 1.5 ~ 2.5cm。气微，味淡、涩。

木天蓼子：本品浆果呈卵圆形或长卵圆形，长 2.5 ~ 3cm。表面皱缩，黄色或淡橙色，先端有喙，基部有宿存萼片。种子细小，多数，黑褐色，长 1.5 ~ 2mm。气微，味辛、涩。

功能主治　木天蓼：苦、辛，温；有小毒。祛风除湿，温经止痛消癥瘕。用于中风半身不遂，风寒湿痹，腰痛，癥瘕积聚。

木天蓼子：苦、辛，温。祛风通络，活血行气，散寒止痛。用于中风口眼歪斜，腰痛。

木天蓼根：辛，温。祛风散寒，杀虫止痛。用于寒痹腰痛，风虫牙痛。

用法用量　木天蓼：内服煎汤，3 ~ 10g。

木天蓼子：内服煎汤，6 ~ 10g。

木天蓼根：内服煎汤，12 ~ 30g。外用适量，为丸塞牙痛处。

中华猕猴桃 *Actinidia chinensis* Planch.

| 植物别名 | 猕猴桃、阳桃。

| 药 材 名 | 猕猴桃根（药用部位：根）、猕猴桃枝叶（药用部位：枝叶）、猕猴桃（药用部位：果实）。

| 形态特征 | 藤本。幼枝赤色，同叶柄密生灰棕色柔毛，老枝无毛；髓大，白色，片状。单叶互生；叶柄长达 6cm；叶片纸质，圆形、卵圆形或倒卵形，长 5 ~ 17cm，先端凸尖、微凹或平截，基部阔楔形至心形，边缘有刺毛状齿，上面暗绿色，仅叶脉有毛，下面灰白色，密生灰棕色星状绒毛。花单生或数朵聚生叶腋；花单性，雌雄异株或单性花与两性花并存；萼片 5，稀为 4，基部稍联合，与花梗被淡棕色绒毛；花瓣 5，稀 4，或多至 6 ~ 7，刚开放时呈乳白色，后变黄色；

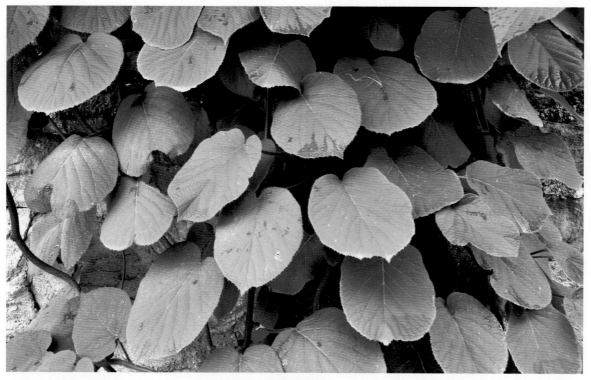

中华猕猴桃

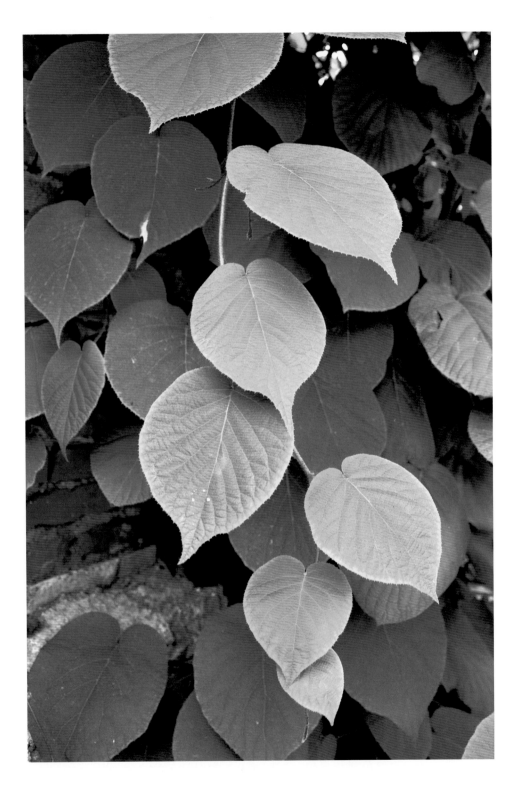

雄蕊多数，花药背着；子房上位，多室，花柱丝状，多数。浆果卵圆形或长圆形，长 3 ~ 5cm，密生棕色长毛，有香气；种子细小，黑色。花期 6 ~ 7 月，果期 8 ~ 9 月。

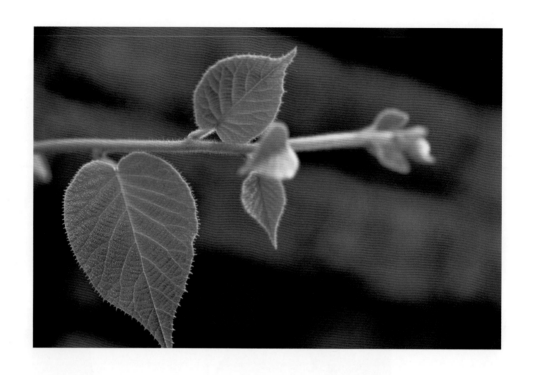

| 生境分布 | 分布于天津蓟州山区。

| 资源情况 | 栽培资源稀少。药材来源于栽培。

| 采收加工 | 猕猴桃根：全年均可采挖，洗净，切段，晒干或鲜用。宜在栽种 10 年后轮流采挖。

猕猴桃枝叶：夏季采收，鲜用或晒干。

猕猴桃：采摘成熟果实，鲜用或晒干。

| 药材性状 | 猕猴桃根：本品粗长，有少数分枝。商品已切成段，长 1 ~ 3cm，直径 3 ~ 5cm。外皮厚 2 ~ 5mm，棕褐色或灰棕色，粗糙，具不规则纵沟纹。切面皮部暗红棕色，略呈颗粒性，易折碎成小块状，布有白色胶丝样物（黏液质），尤以皮部内侧为甚；木部淡棕色，质坚硬，强木化，密布小孔（导管）；髓较大，直径约4mm。髓心呈膜质片层状，淡棕白色。气微，味淡、微涩。

猕猴桃枝叶：本品幼枝直径 4 ~ 8mm，密被灰白色茸毛、褐色长硬毛或铁锈色刺毛，老枝秃净或有残留，皮孔长圆形，明显或不明显；质脆，易折断，髓部白色或淡褐色，片层状。完整叶阔卵形、近圆形或倒卵形，长 6 ~ 17cm，宽 7 ~ 15cm；先端平截、微凹或有凸尖，基部钝圆形或浅心形，边缘具直伸睫状小齿；上面仅中脉及侧脉有少数软毛或散被短糙毛，下面密被灰白色或淡褐色尾状绒毛，两面均枯绿色；侧脉 5 ~ 8 对，横脉较发达，易见；叶柄长 3 ~ 6cm，

被灰白色茸毛或黄褐色长硬毛，或铁锈色硬毛状刺毛。气微，味微苦、涩。

猕猴桃：本品浆果呈近球形、圆柱形、倒卵形或椭圆形，长 4 ~ 5cm。表面黄褐色或绿褐色，被茸毛、长硬毛或刺毛状长硬毛，有的秃净，具小而多的淡褐色斑点，先端喙不明显，微尖，基部果柄长 1.2 ~ 4cm，宿存萼反折；果肉外部绿色，内部黄色。种子细小，长 2.5mm。气微，味酸、甘、微涩。

| **功能主治** | 猕猴桃根：微甘、涩，凉；有小毒。清热解毒，祛风利湿，活血消肿。用于肝炎，痢疾，消化不良，淋浊，风湿关节痛，水肿，跌打损伤，疮疖，瘰疬结核，胃肠道肿瘤及乳腺癌。

猕猴桃枝叶：微苦、涩，凉。清热解毒，散瘀，止血。用于痈疮肿毒，烫火伤，风湿关节痛，外伤出血。

猕猴桃：酸、甘，寒。归胃、肝、肾经。解热，止渴，健胃，通淋。用于烦热，消渴，肺热干咳，消化不良，湿热黄疸，石淋，痔疮。

| **用法用量** | 猕猴桃根：内服煎汤，30 ~ 60g。外用适量，捣敷。

猕猴桃枝叶：外用适量，研末；或捣敷。

猕猴桃：内服煎汤，30 ~ 60g；或生食；或榨汁饮。

藤黄科 Guttiferae 金丝桃属 Hypericum

黄海棠 *Hypericum ascyron* L.

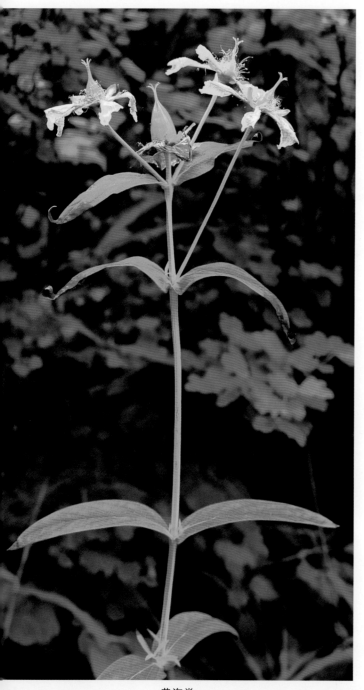

黄海棠

| 植物别名 |

湖南连翘、红旱莲、金丝蝴蝶。

| 药 材 名 |

红旱莲（药用部位：全草）。

| 形态特征 |

多年生草本，高 50 ~ 80cm。茎四棱。叶对生，无柄，叶片卵状长圆形或卵状披针形，长 5 ~ 10cm，宽 1 ~ 2.3cm，先端钝，基部抱茎；无托叶。花序顶生，聚伞形；花较大，两性，直径达 5cm；萼片 5，卵形或卵状长圆形，先端尖；花瓣 5，金黄色，斜倒卵形至倒披针形，旋转排列如"万"字形；雄蕊多数，花丝金黄色，结合成 5 束，常比花瓣短；子房 5 室，中轴胎座，花柱上部分离为 5。蒴果卵圆形，较大，长 0.9 ~ 2.2cm，成熟后开裂；种子多数。花期 7 ~ 8 月。

| 生境分布 |

生于山沟水湿处或山坡。分布于天津蓟州盘山、九山顶、九龙山、八仙山等地。

| 资源情况 |

野生资源较少。药材来源于野生。

| 采收加工 | 7 ～ 8 月果实成熟时割取地上部分，用热水泡后晒干。

| 药材性状 | 本品为干燥全草，叶通常脱落。茎圆柱形，具 4 棱，表面红棕色，节处有叶痕，节间长约 3.5cm；质硬，断面中空。蒴果圆锥形，3 ～ 5 生于茎顶，长约 1.5cm，直径约 8mm，表面红棕色，先端 5 瓣裂，裂片先端细尖，内面灰白色；质坚硬，中轴处着生多数种子。种子细小，圆柱形，表面红棕色，有细密小点。气微香，味苦。

| 功能主治 | 苦，寒。归肝、胃经。止血凉血，活血调经，清热解毒。用于血热所致出血证，崩漏，跌打损伤，外伤出血，月经不调，痛经，乳汁不下，风热感冒，疟疾，肝炎，痢疾，腹泻，烫火伤，湿疹。

| 用法用量 | 内服煎汤，5 ～ 10g。外用适量，捣敷；或研末调涂。

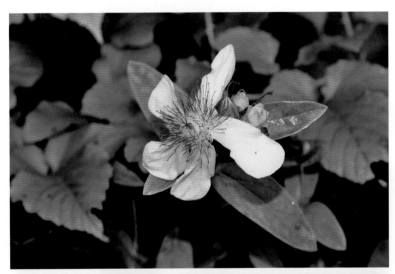

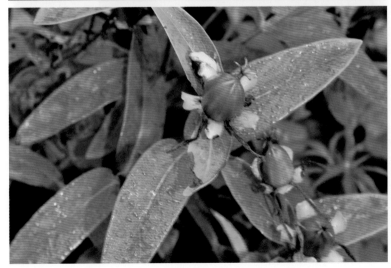

罂粟科 Papaveraceae 罂粟属 Papaver

虞美人 *Papaver rhoeas* L.

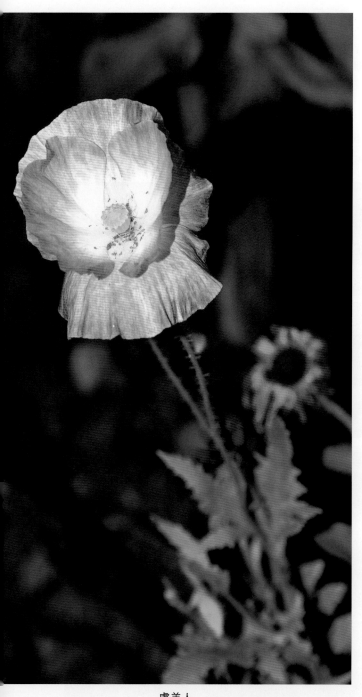

虞美人

| 植物别名 |

赛牡丹、百般娇。

| 药 材 名 |

丽春花（药用部位：全草或花、果实）。

| 形态特征 |

一年生或二年生草本，高 30 ～ 60cm。茎细长，全株有刚毛，有乳汁。叶为不整齐的羽状深裂或全裂，裂片披针形或线形披针形，边缘有不规则锯齿，稀全缘，两面有粗毛。花单生，有长梗，花蕾下垂；萼片椭圆形，绿色，有刺毛，早落；花瓣 4，近圆形，全缘或有时有锯齿或缺刻，红色、紫红色、粉红色至白色，或为白色红缘，基部常具深紫色斑；雄蕊多数，离生；花丝深红紫色；子房上位，倒卵形，花柱极短，柱头常具 10 （ ～ 16）辐射状分枝。蒴果近球形，直径约 1.3cm，光滑，有多数种子，成熟时孔裂。花期 5 ～ 8 月。

| 生境分布 |

盆栽和栽培于露天。

| **资源情况** | 栽培资源稀少。药材来源于栽培。

| **采收加工** | 夏、秋季采集全草，晒干。待蒴果干枯、种子呈褐色时采摘果实，将蒴果采下，撕开果皮将种子轻轻抖入容器内，置干燥阴凉处保存。

| **药材性状** | 本品花新鲜时长 5 ～ 8cm，宽几与长相等，花瓣 4，呈广椭圆形，平滑而带光泽，全缘，稀具圆齿状波边，橘红色、猩红色或红紫堇色。干燥花皱缩成团，多变为深紫色，松脆易碎。鲜时具特异的芳香气，干燥花则无，味淡而具黏液性。果实为卵圆形，黄棕色，长 1 ～ 2cm，直径 0.6 ～ 1cm。上端有 1 盖状柱头盘，柱头盘上表面可见超过 10 深棕色的放射状突起，呈条纹状。下端与果实相连接处有超过 10 小孔，果孔裂。去掉柱头盘后果实略呈倒圆锥形，表面有纵向凸起的棱线；内部可见超过 10 心皮皱褶，把果实分成超过 10 空腔，每空腔内含种子超过 10。种子为肾形，长径 1 ～ 2mm，短径约 1mm，棕褐色。果柄圆柱形，上面密生长硬毛。气微，味微苦。

| **功能主治** | 苦、涩，微寒；有毒。归肺、大肠经。镇咳，镇痛，止泻。用于咳嗽，偏头痛，腹痛，痢疾。

| **用法用量** | 内服煎汤，花 1.5 ～ 3g，全草 3 ～ 6g。

罂粟科 Papaveraceae 秃疮花属 Dicranostigma

秃疮花
Dicranostigma leptopodum (Maxim.) Fedde

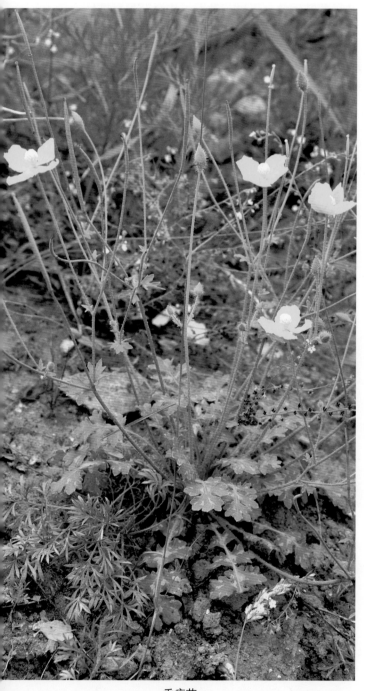

秃疮花

| 植物别名 |

秃子花、勒马回、兔子花。

| 药 材 名 |

秃疮花（药用部位：全草）。

| 形态特征 |

二年生草本，高约40cm。植物体含淡黄色汁液。茎多数丛生，直立，上部分枝，疏生白色长柔毛。基生叶呈莲座状，具柄，倒卵状披针形，长6～15cm，宽达4cm，不规则羽状浅裂至深裂，2回裂片疏生粗牙齿，表面绿色，背面灰绿色，疏生白色长柔毛；茎生叶苞片状，无柄，羽状中裂。花在茎顶成伞房花序；花直径3～3.5cm，疏生毛；萼片2，绿色，卵形，先端有细尖，表面疏或密生长柔毛，花开时即脱落；花瓣4，倒卵形，淡黄色；雄蕊多数，花丝扁平；子房圆柱形，柱头2，内面及边缘密生短毛。蒴果长圆柱形；种子多数，棕褐色，卵形，表面具网纹。花果期4～7月。

| 生境分布 |

生于路边草地、农田埂、水渠边等地。分布于天津蓟州。

| 资源情况 | 野生资源较少，栽培资源稀少。药材来源于野生或栽培。

| 采收加工 | 春季开花期采挖，阴干或鲜用。

| 药材性状 | 本品根肥厚，茎圆柱形，扭曲，长 20 ～ 50cm，直径 0.2 ～ 0.6cm；表面灰绿色，疏被柔毛，老茎上具 1 ～ 2 纵沟。基生叶呈莲座状生于根头，具柄，叶片卷折皱缩，展平后呈狭长椭圆形，叶长 8 ～ 15cm，宽 1.5 ～ 4cm，羽状全裂或深裂，裂片具缺刻或浅裂；茎生叶卵形，羽状全裂，叶呈灰绿色，背面疏生柔毛。花瓣黄色；花萼外被柔毛；雄蕊多数。蒴果长圆柱形；种子多数，卵形。气微，味微苦。

| 功能主治 | 苦，寒。清热解毒，消肿止痛，杀虫。用于咽喉痛，牙痛。外用于瘰疬，秃疮，疥癣，痈疽。

| 用法用量 | 内服煎汤，9 ～ 15g。外用适量，捣敷；或煎汤洗。

罂粟科 Papaveraceae 白屈菜属 Chelidonium

白屈菜 *Chelidonium majus* L.

| 植物别名 | 断肠草、山西瓜、雄黄草。

| 药 材 名 | 白屈菜（药用部位：全草）、白屈菜根（药用部位：根）。

| 形态特征 | 多年生草本，高 30 ~ 80cm。有黄褐色汁液。茎直立，多分枝。叶互生，有长柄；叶片长 15cm，宽 6cm，1 ~ 2 回羽状深裂，裂片倒卵形，先端钝，边缘有不整齐的缺刻，表面绿色，背面粉白色。伞形花序生枝顶，花梗细，长短不等；花黄色，萼片 2，早落；花瓣 4，倒卵形或长圆状倒卵形；雄蕊多数，子房线形，花柱短，柱头头状。蒴果线状圆柱形，长 2 ~ 4cm，成熟时由基部向上裂开；种子多数，细小，卵形，暗褐色，表面有光泽和网纹。花期 5 ~ 7 月，果期 8 ~ 9 月。

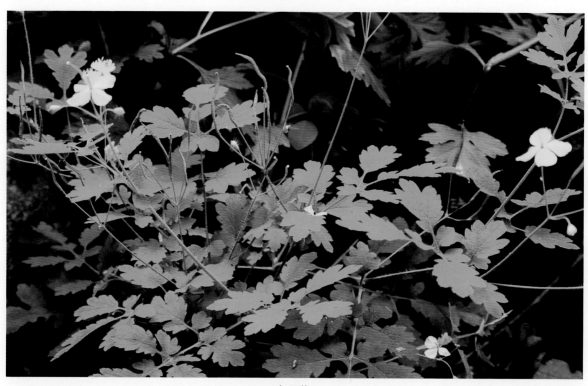

白屈菜

| **生境分布** | 生于山野湿润地、村旁、水沟边。分布于天津蓟州盘山、九山顶、九龙山、八仙山等地。 |

| **资源情况** | 野生资源较丰富。药材来源于野生。 |

| **采收加工** | 白屈菜：夏、秋季采挖，除去泥沙，阴干或晒干。
白屈菜根：夏季采挖，洗去泥沙，阴干。 |

| **药材性状** | 白屈菜：本品根呈圆锥形，多有分枝，密生须根。茎干瘪中空，表面黄绿色或绿褐色，有的可见白粉。叶互生，多皱缩、破碎，完整者为 1 ~ 2 回羽状分裂，裂片近对生，先端钝，边缘具不整齐的缺刻；上表面黄绿色，下表面绿灰色，具白色柔毛，脉上尤多。花瓣 4，卵圆形，黄色，雄蕊多数，雌蕊 1。蒴果细圆柱形；种子多数，卵形，细小，黑色。气微，味微苦。 |

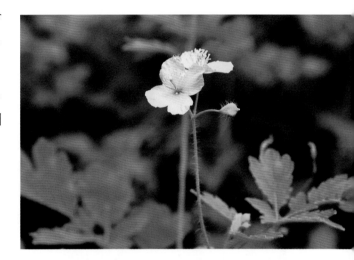

| **功能主治** | 白屈菜：苦，凉；有毒。归肺、胃经。解痉止痛，止咳平喘。用于胃脘挛痛，咳嗽气喘，百日咳。
白屈菜根：苦、涩，温。散瘀止血，止痛，解蛇毒。用于劳伤血瘀，脘痛，月经不调，痛经。 |

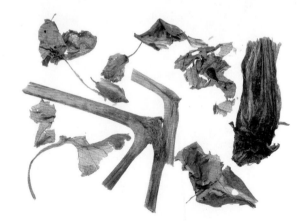

| **用法用量** | 白屈菜：内服煎汤，9 ~ 18g。
白屈菜根：内服煎汤，3 ~ 6g。 |

罂粟科 Papaveraceae 紫堇属 Corydalis

地丁草 Corydalis Bungeana Turcz.

| 植物别名 | 紫堇、紫花地丁、小根地丁。

| 药 材 名 | 苦地丁（药用部位：全草）。

| 形态特征 | 二年生或多年生草本，高 10 ～ 40cm。具细长直根。茎直立或渐升，无毛，被白粉。基生叶和茎下部叶长 3 ～ 10cm，具长柄，叶片卵形，长 2 ～ 4cm，1 回裂片 2 ～ 3 对，小裂片狭卵形至披针线形，宽 0.5 ～ 1.2mm，先端尖锐，灰绿色。总状花序上有数朵花；苞片叶状，羽状深裂；萼片小，2，近三角形，鳞片状，长 1 ～ 2mm，早落。花瓣 4，2 轮，外轮中有 1 花瓣基部延伸成距，距长 4.5 ～ 6.5mm；花瓣淡紫色，内面花瓣先端具紫斑。蒴果长圆形，扁平；种子黑色，有光泽。花果期 4 ～ 7 月。

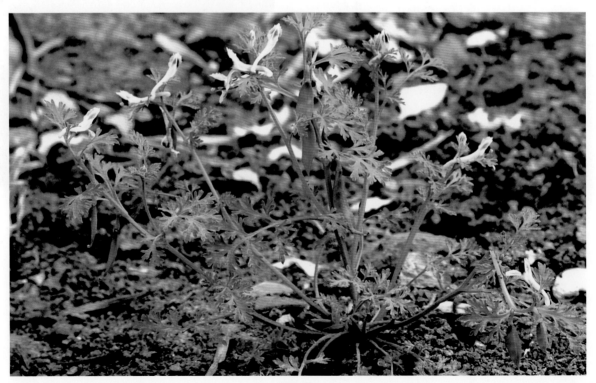

地丁草

| 生境分布 | 生于荒地、山麓、平原上。天津各地均有分布。

| 资源情况 | 野生资源较丰富。药材来源于野生。

| 采收加工 | 夏季花果期采收，除去杂质，晒干。

| 药材性状 | 本品皱缩成团，长 10 ~ 30cm。主根圆锥形，表面棕黄色。茎细，多分枝，表面灰绿色或黄绿色，具 5 纵棱，质软，断面中空。叶多皱缩破碎，暗绿色或灰绿色，完整叶片 2 ~ 3 回羽状全裂。花少见，花冠唇形，有距，淡紫色。蒴果扁长椭圆形，呈荚果状。种子扁心形，黑色，有光泽。气微，味苦。

| 功能主治 | 苦，寒。归心、肝、大肠经。清热解毒，散结消肿。用于时疫感冒，咽喉肿痛，疔疮肿痛，痈疽发背，痄腮丹毒。

| 用法用量 | 内服煎汤，9 ~ 15g。外用适量，煎汤洗患处。

| 附　注 | 2015 年版《中国药典》一部收载本种中文学名为紫堇。

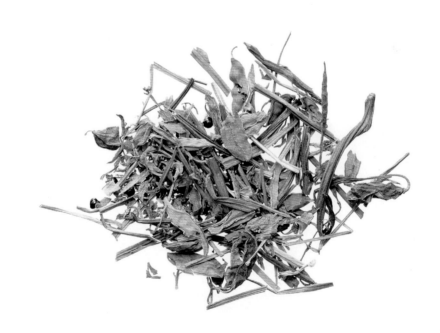

罂粟科 Papaveraceae 紫堇属 Corydalis

黄堇
Corydalis pallida (Thunb.) Pers.

| **植物别名** | 河北黄堇、水黄连。

| **药 材 名** | 深山黄堇（药用部位：全草）。

| **形态特征** | 二年生草本，高 25 ～ 60cm。具主根。茎光滑，全株灰绿色。茎生叶与基生叶同形，花时基生叶常枯萎；叶具长柄，叶柄长 2 ～ 6cm；叶片卵形或狭卵形，2 ～ 3 回羽状全裂，1 回裂片 5 ～ 7，2 ～ 3 回裂片卵形或菱形，基部常楔形，常具浅裂，小裂片卵形或狭卵形，先端钝，叶上面绿色，下面灰绿色，无毛。总状花序，长 3 ～ 6cm，有花 6 ～ 15，苞片披针形，先端具长尾尖，与花柄近等长；花黄色，花萼小，广卵形，膜质，边缘撕裂状；上花瓣连距长 1.8 ～ 2.1cm，距圆筒形，微下弯，下花瓣基部无小突起。蒴果线形，长 3 ～ 4cm，种子间明显缢缩成串珠状；种子黑色，扁球形，密生乳头状小突起。花果期 5 ～ 7 月。

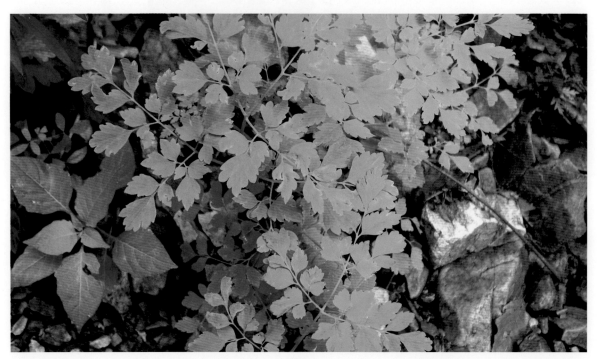

黄堇

| **生境分布** | 生于山坡林下、沟边湿地。分布于天津蓟州盘山、九山顶、九龙山、八仙山等地。

| **资源情况** | 野生资源较丰富。药材来源于野生。

| **采收加工** | 春、夏季采收，鲜用或晒干。

| **药材性状** | 本品茎无毛。叶2～3回羽状全裂。总状花序较长，花大，距圆筒形，长5～6mm。蒴果串珠状。种子黑色，密生圆锥形小突起。

| **功能主治** | 微苦，凉；有毒。清热利湿，解毒。用于湿热泄泻，赤白痢疾，带下，痈疮热疖，丹毒，风火赤眼。

| **用法用量** | 内服煎汤，3～6g，鲜品15～30g；或捣汁。外用适量，捣敷；或用根以酒、醋磨汁搽。

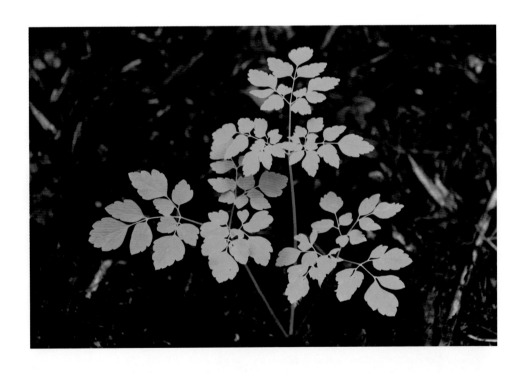

十字花科 Brassicaceae 芝麻菜属 Eruca

芝麻菜 *Eruca sativa* Mill.

| **植物别名** | 臭芥子、芸芥、芝麻黄。

| **药 材 名** | 芝麻菜（药用部位：种子）。

| **形态特征** | 一年生草本，高 20 ~ 90cm。茎直立，上部分枝，疏生刚毛。基生叶及下部叶大头羽状分裂或不裂，长 4 ~ 7cm，顶裂片近圆形或短卵形，有细齿，侧裂片卵形或三角状卵形，全缘，仅下面脉上疏生柔毛；叶柄长 2 ~ 4cm；上部叶无柄，有 1 ~ 3 对裂片，顶裂片卵形，侧裂片长圆形。总状花序；花黄色，直径 1 ~ 1.5cm；萼片窄长圆形，外面有蛛丝状长柔毛；花瓣短倒卵形，长 1.5 ~ 2cm，有紫色网纹，基部具窄线形长爪。长角果圆柱形，长 2 ~ 3cm，喙

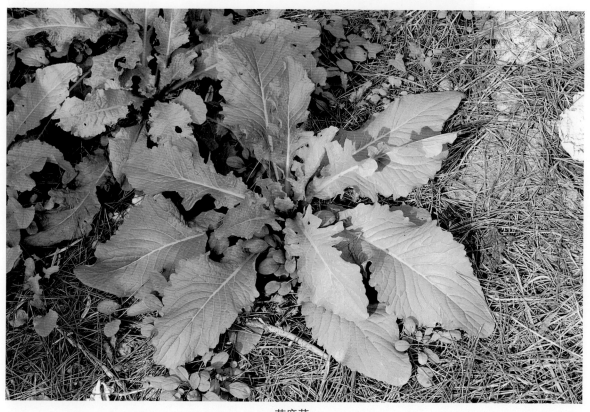

芝麻菜

剑形，扁平，长 5 ~ 9mm；种子近球形或卵形，直径 1.5 ~ 2mm，棕色，有棱角。花期 5 ~ 6 月，果期 7 ~ 8 月。

| **生境分布** | 生于路边荒地。天津多栽培，偶见逸为野生。

| **资源情况** | 栽培资源较少。药材主要来源于栽培。

| **采收加工** | 4 ~ 6 月种子成熟时，割取全株，晒干，打出种子，除去杂质。

| **药材性状** | 本品种子呈近球形或卵圆形，直径 1.5 ~ 2mm。表面黄棕色，微有光泽，具细密的纹理和 2 纵列的浅槽，除去种皮可见肥厚的子叶 2，具油性。气微，味微辛、苦。

| **功能主治** | 辛、苦，寒。归肺、膀胱经。下气行水，祛痰定喘。用于痰壅喘咳，水肿，腹水。

| **用法用量** | 内服煎汤，6 ~ 12g。入丸、散时酌减。

| **附　　注** | FOC 修订本种拉丁学名为 *Eruca vesicaria* ssp. *sativa* (Mill.) Thell.。

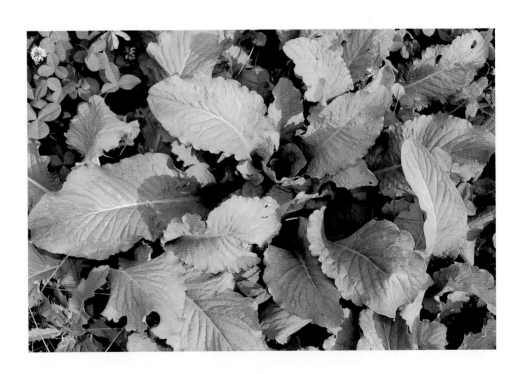

十字花科 Brassicaceae 萝卜属 Raphanus

萝卜

Raphanus sativus L.

| 药 材 名 | 莱菔子（药用部位：种子）、莱菔（药用部位：鲜根）、地骷髅（药用部位：开花结果后的老根）、莱菔叶（药用部位：基生叶）。

| 形 态 特 征 | 一年生或二年生草本，高 20 ~ 100cm。全株粗糙。直根粗壮，肉质，形状、大小、根皮颜色多变化，有绿色、白色、粉红色或紫色。茎直立。基生叶和茎下部叶大头羽状分裂，长 8 ~ 30cm，宽 3 ~ 5cm，顶生裂片卵形，侧生裂片 4 ~ 6 对，向基部渐小，长圆形，边缘有钝齿，疏生粗毛；上部叶长圆形，有锯齿或近全缘。总状花序顶生；花淡紫红色或白色，直径 1 ~ 1.5cm。长角果肉质，圆柱形，长 1.5 ~ 3cm，在种子间缢缩，并形成海绵质横隔，先端渐尖成喙；种子卵形稍扁，直径约 3mm，红褐色，子叶对折。花期 4 ~ 5 月，果期 6 月。

| 资源情况 | 栽培资源丰富。药材来源于栽培。

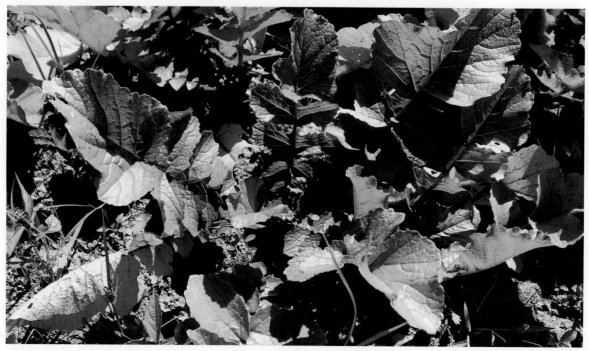

萝卜

| **采收加工** | 莱菔子：夏季果实成熟时采割植株，晒干，搓出种子，除去杂质，再晒干。
莱菔：秋、冬季采挖鲜根，除去茎叶，洗净。
地骷髅：待种子成熟后连根拔起，剪除地上部分，将根洗净晒干，贮于干燥处。
莱菔叶：冬季或早春采收，洗净，风干或晒干。

| **药材性状** | 莱菔子：本品呈类卵圆形或椭圆形，稍扁，长 2.5～4mm，宽 2～3mm。表面黄棕色、红棕色或灰棕色。一端有深棕色圆形种脐，一侧有数条纵沟。种皮薄而脆，子叶 2，黄白色，有油性。气微，味淡、微苦、辛。
莱菔：本品鲜根肉质，圆柱形、圆锥形或圆球形，有的具分叉，大小差异较大。表面红色、紫红色、绿色、白色或粉红色与白色间有，先端有残留叶柄基。质脆，富含水分，断面类白色、浅绿色或紫红色，形成层环明显，皮部色深，木部占大部分，可见点状、放射状纹理。气微，味甘、淡或辣。
地骷髅：本品根呈圆柱形，长 20～25cm，直径 3～4cm，微扁，略扭曲，紫红色或灰褐色，表面不平整，具波状纵皱纹或网状纹理，可见横向排列的黄褐色条纹及长 2～3cm 的支根或支根痕；先端具中空的茎基，长 1～4cm。质轻，折断面淡黄色而疏松。气微，味略辛。
莱菔叶：本品叶通常皱缩卷曲成团，展平后叶片琴形，羽状分裂，长可达 40cm，表面不平滑，黄绿色。质干脆，易破碎。有香气。

| **功能主治** | 莱菔子：辛、甘，平。归肺、脾、胃经。消食除胀，降气化痰。用于饮食停滞，脘腹胀痛，大便秘结，积滞泻痢，痰壅喘咳。
莱菔：辛、甘，凉；熟者甘，平。归脾、胃、肺、大肠经。消食，下气，化痰，止血，解渴，利尿。用于消化不良，食积胀满，吞酸，吐食，腹泻，痢疾，便秘，痰热咳嗽，咽喉不利，咯血，吐血，衄血，便血，消渴，淋浊。外用于疮疡，损伤瘀肿，烫火伤及冻疮。
地骷髅：甘、微辛，平。归脾、胃、肺经。行气消积，化痰，解渴，利水消肿。用于食积气滞，腹胀痞满，痢疾，咳嗽痰多，消渴，脚气，水肿。
莱菔叶：辛、苦，平。归脾、胃、肺经。消食理气，清肺利咽，散瘀消肿。用于食积气滞，脘腹痞满，呃逆，吐酸，泄泻，痢疾，咳痰，喑哑，咽喉肿痛，妇女乳房肿痛，乳汁不通。外用于损伤瘀肿。

| **用法用量** | 莱菔子：内服煎汤，5～12g。
莱菔：内服生食或捣汁饮，30～100g；或煎汤、煮食。外用适量，捣敷；捣汁涂、滴鼻；煎汤洗。
地骷髅：内服煎汤，10～30g；或入丸、散。
莱菔叶：内服煎汤，10～15g；研末或鲜叶捣汁。外用适量，鲜叶捣敷；或干叶研末调敷。

十字花科 Brassicaceae 诸葛菜属 Orychophragmus

诸葛菜 *Orychophragmus violaceus* (L.) O. E. Schulz

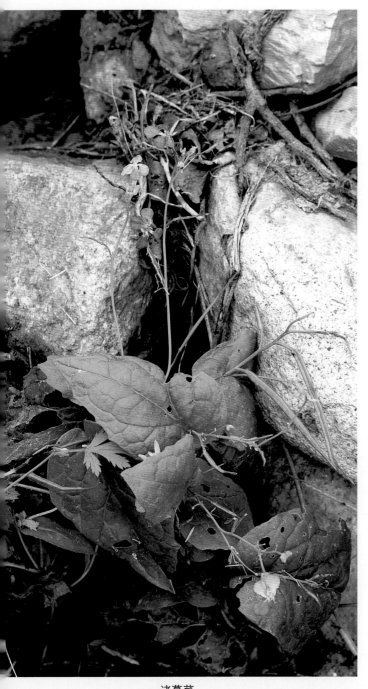

诸葛菜

| 植物别名 |

二月兰、二月蓝。

| 形态特征 |

一年生或二年生草本，高 10 ~ 50cm。全体无毛。茎单一，直立，基部或上部稍有分枝，浅绿色或带紫色。叶形变化大，基生叶及下部茎生叶大头羽状分裂，顶裂片近圆形或短卵形，长 3 ~ 7cm，宽 2 ~ 3.5cm，基部心形，有钝齿，侧裂片 2 ~ 6 对，卵形或三角状卵形，越向下越小，全缘或具牙齿，偶在叶轴上杂有极小裂片；上部茎生叶长圆形或窄卵形，基部耳状，抱茎，边缘有不整齐牙齿。花紫色或褪成白色，直径 2 ~ 4cm；花萼筒状，紫色；花瓣开展，长 1 ~ 1.5cm，有细脉纹。长角果线形，长 7 ~ 10cm，具 4 棱，裂瓣有 1 凸出中脊，喙长 1.5 ~ 2.5cm；种子卵形至长圆形，长约 2mm，黑棕色。花期 4 ~ 5 月，果期 5 ~ 6 月。

| 生境分布 |

生于平原、山地、路旁或田边。分布于天津蓟州盘山、九山顶、九龙山、八仙山等地。

| **资源情况** | 野生资源一般,栽培资源一般。药材来源于野生或栽培。

| **附　注** | 文献记载,本种具有抑菌、抗肿瘤、促进消化、降低胆固醇等药理活性。

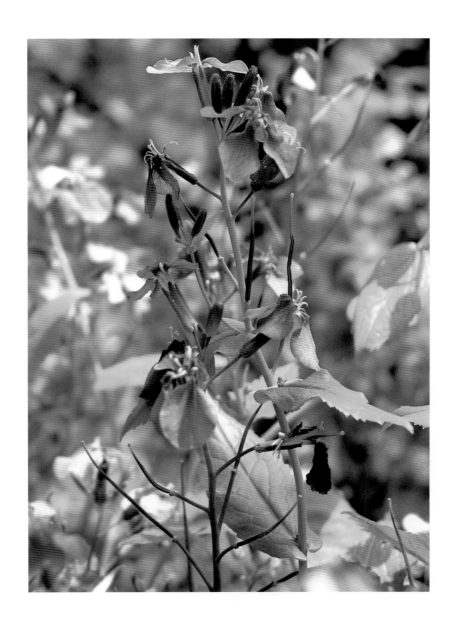

十字花科 Brassicaceae 独行菜属 Lepidium

独行菜 *Lepidium apetalum* Willd.

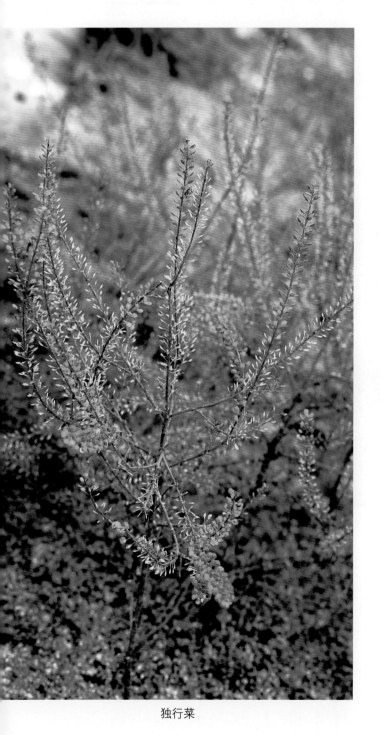

独行菜

植物别名

葶苈、腺茎独行菜、北葶苈。

药材名

葶苈子（药用部位：种子）、辣辣菜（药用部位：全草）。

形态特征

一年生或二年生草本，高 5 ～ 30cm。茎直立，有分枝，具微小头状腺毛或无毛。基生叶狭长圆形，羽状浅裂或深裂，长 3 ～ 5cm，宽 1 ～ 1.5cm，叶柄长 1 ～ 2cm；茎生叶线形，长 1.5 ～ 3.5cm，宽 1 ～ 4mm，全缘或有疏齿。总状花序顶生，在果期延长；花极小，直径约 1mm；萼片卵形；无花瓣，或花瓣退化成丝状，比萼片短；雄蕊 2 或 4。短角果近圆形或宽椭圆形，扁平，长 2 ～ 3mm，宽约 2mm，先端有狭翅，微凹，内有极短宿存的花柱；种子椭圆形，长约 1mm，棕红色，味辛、辣，子叶背倚胚根。花果期 4 ～ 7 月。

生境分布

生于山坡、山沟、路边、田间和村旁。天津各地均有分布。

| 资源情况 | 野生资源丰富。药材来源于野生。

| 采收加工 | 葶苈子：夏季果实成熟时采割植株，晒干，搓出种子，除去杂质。

辣辣菜：春季采挖，洗净，晒干。

| 药材性状 | 葶苈子：本品习称"北葶苈子"。扁卵形，长 1 ~ 1.5mm，宽 0.5 ~ 1mm。一端钝圆，另一端尖而微凹，种脐位于凹入端。味微辛、辣，黏性较强。

| 功能主治 | 葶苈子：辛、苦，大寒。归肺、膀胱经。泻肺平喘，行水消肿。用于痰涎壅肺，喘咳痰多，胸胁胀满，胸腹水肿，小便不利。

辣辣菜：辛，平。归肾、膀胱经。清热解毒，利尿，通淋。用于痢疾，腹泻，小便不利，淋证，浮肿。

| 用法用量 | 葶苈子：内服煎汤，3 ~ 10g，包煎。

辣辣菜：内服煎汤，6 ~ 9g。

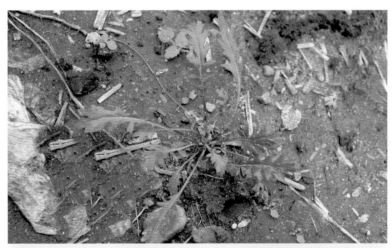

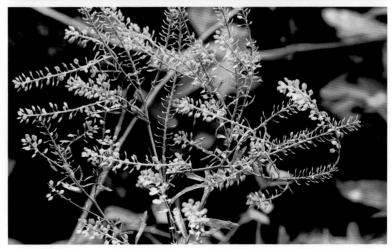

十字花科 Brassicaceae 独行菜属 Lepidium

光果宽叶独行菜 *Lepidium latifolium* L. var. *affine* C. A. Mey.

| **植物别名** | 光果宽叶葶苈。

| **药 材 名** | 辣芥（药用部位：全草）。

| **形态特征** | 多年生草本，高 30 ～ 150cm。茎直立，无毛或稍有柔毛，上部多分枝。基生叶革质，长圆状披针形或卵形，长 3 ～ 6cm，宽 3 ～ 5cm，先端急尖，全缘或有牙齿；茎生叶卵形或披针形，长 2 ～ 5cm，无柄。总状花序呈圆锥状；花白色；直径 2mm；萼片卵状长圆形或近圆形，长约 1mm；花瓣倒卵形；雄蕊 6。短角果宽卵形或近圆形，直径 1.5 ～ 3mm，先端全缘，有极短花柱，基部圆钝，无翅，无毛；种子宽椭圆形，长 1mm，扁压，浅棕色，无翅。花期 5 ～ 8 月，果期 7 ～ 9 月。

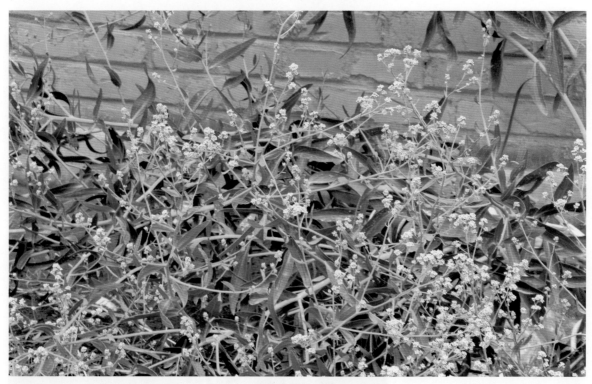

光果宽叶独行菜

| 生境分布 | 生于含盐碱的沙滩、村落旁、田边及路旁。分布于天津蓟州。

| 资源情况 | 野生资源较少。药材来源于野生。

| 采收加工 | 夏季采收，洗净，晒干或鲜用。

| 药材性状 | 本品茎中上部分枝。叶互生，多皱缩，展平后为长圆状披针形、椭圆形或卵形，长 3 ~ 6cm，宽 3 ~ 5cm，先端急尖，基部楔形，叶全缘或有齿牙；基部叶和茎下部叶具长柄，长 1 ~ 3cm；茎上部叶苞片状，无柄。圆锥花序，花小，直径 1mm，白色。短角果宽卵形或近圆形，无毛或近无毛。气微，味淡。

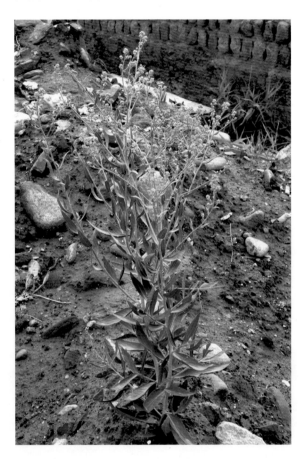

| 功能主治 | 微苦、涩，凉。清热燥湿。用于湿热痢疾，腹泻。

| 用法用量 | 内服煎汤，15 ~ 30g，鲜品 60 ~ 80g。

| 附 注 | FOC 取消本变种，修订其拉丁学名为 *Lepidium latifolium* L.，修订其中文学名为宽叶独行菜。

十字花科 Brassicaceae 菘蓝属 Isatis

菘蓝 *Isatis indigotica* Fort.

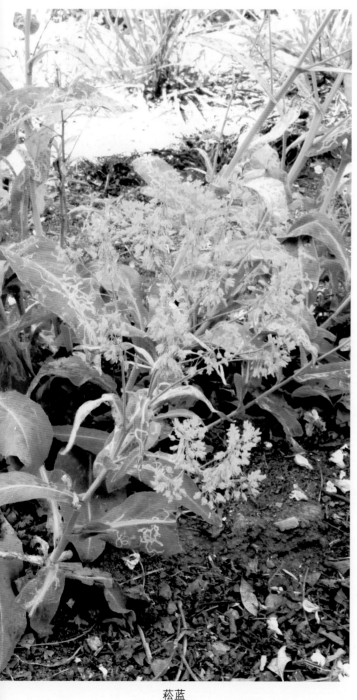

菘蓝

| 药 材 名 |

板蓝根（药用部位：根）、大青叶（药用部位：叶）。

| 形态特征 |

二年生草本，高 30 ～ 120cm。主根圆柱形，长 10 ～ 30cm。茎直立，上部多分枝，无毛，稍带粉霜。基生叶莲座状，倒卵形至长圆状披针形，长 5 ～ 15cm，宽 1 ～ 3cm，蓝绿色，全缘或稍有波状牙齿，有短叶柄，茎生叶长圆形至长圆状披针形，长 2 ～ 9cm，基部箭形，半抱茎，全缘或有不明显锯齿。圆锥花序；花黄色，直径 4 ～ 5mm；萼片长圆形；花瓣倒披针形，长 3 ～ 4mm，具短爪。短角果长圆形，长 9 ～ 13mm，宽 2 ～ 4mm，扁平，边缘有翅，无毛，先端凹缺有短尖，基部渐狭，中部稍宽，中肋细；果梗长约 10mm，略外折；种子 1，椭圆形，长 3 ～ 4mm，棕色。花果期 4 ～ 6 月。

| 生境分布 |

无野生分布。天津各地均有栽培。

| 资源情况 |

栽培资源较少。药材来源于栽培。

| 采收加工 | 板蓝根：秋季采挖，除去泥沙，晒干。

大青叶：夏、秋季分 2 ~ 3 次采收，除去杂质，晒干。

| 药材性状 | 板蓝根：本品呈圆柱形，稍扭曲，长 10 ~ 20cm，直径 0.5 ~ 1cm。表面淡灰黄色或淡棕黄色，有纵皱纹、横长皮孔样突起及支根痕。根头略膨大，可见暗绿色或暗棕色轮状排列的叶柄残基和密集的疣状突起。体实，质略软，断面皮部黄白色，木部黄色。气微，味微甜后苦涩。

大青叶：本品多皱缩卷曲，有的破碎。完整叶片展平后呈长椭圆形至长圆状倒披针形，长 5 ~ 15cm，宽 1 ~ 3cm；上表面暗灰绿色，有的可见色较深稍凸起的小点；先端钝，全缘或微波状，基部狭窄下延至叶柄呈翼状；叶柄长 4 ~ 10cm，淡棕黄色。质脆。气微，味微酸、苦、涩。

| 功能主治 | 板蓝根：苦，寒。归心、胃经。清热解毒，凉血利咽。用于温疫时毒，发热咽痛，温毒发斑，痄腮，烂喉丹痧，丹毒，痈肿。

大青叶：苦，寒。归心、胃经。清热解毒，凉血消斑。用于温病高热，神昏，发斑发疹，痄腮，喉痹，丹毒，痈肿。

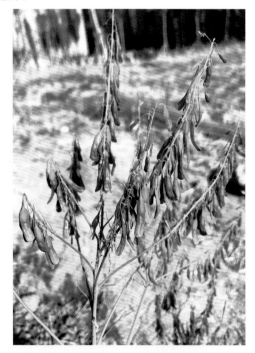

| 用法用量 | 板蓝根：内服煎汤，9 ~ 15g。

大青叶：内服煎汤，9 ~ 15g。

| 附　　注 | （1）FOC 修订本种拉丁学名为 *Isatis tinctoria* L.。

（2）本种喜温暖环境，耐寒，怕涝，宜栽培于排水良好、疏松肥沃的砂壤土。

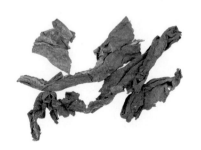

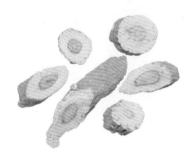

十字花科 Brassicaceae 荠属 Capsella

荠
Capsella bursa-pastoris (L.) Medic.

| 药 材 名 | 荠菜（药用部位：全草）、荠菜花（药用部位：花序）、荠菜子（药用部位：种子）。

| 形态特征 | 一年生或二年生草本。茎常不分枝，高 20 ~ 30cm，绿色，全株常有单毛和星状毛。基生叶丛生，平铺地面，大头羽状分裂，长可达 10cm，顶生裂片较大，侧生裂片较小，狭长，先端渐尖，浅裂或具不规则粗锯齿，有长叶柄；茎生叶狭披针形，长 1 ~ 2cm，宽 2mm，基部抱茎，边缘有缺刻和锯齿，两面无毛或有细毛。总状花序顶生或腋生；花小，白色，有长梗；萼片 4，绿色，卵形，有白边；花瓣 4，匙形；雄蕊 6，四强，基部有腺；雌蕊 1，子房三角状倒卵形，2 室，每室多数种子，花柱短，宿存。短角果倒三角形，扁平；种子小，椭圆形，红棕色，子叶背倚胚根。花果期 4 ~ 6 月。

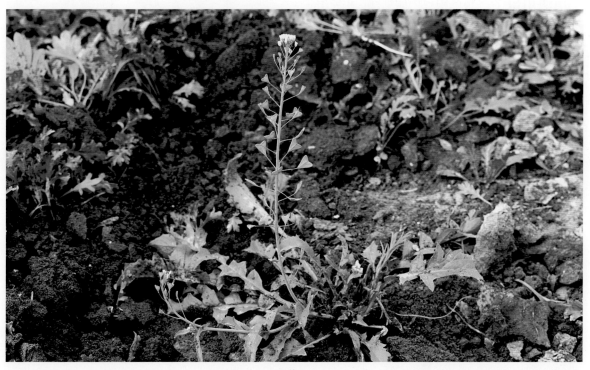

荠

| 生境分布 | 生于山坡、沟边、田边和路边杂草丛中。分布于天津蓟州、静海、滨海、武清、宁河等地。

| 资源情况 | 野生资源丰富。药材来源于野生。

| 采收加工 | 荠菜：3～5月采收，除去枯叶杂质，洗净，晒干。
荠菜花：4～5月采收，晒干。
荠菜子：6月果实成熟时采摘果枝，晒干，揉出种子。

| 药材性状 | 荠菜：本品主根圆柱形或圆锥形，有的有分枝，长4～10cm；表面类白色或淡褐色，有许多须状侧根。茎纤细，黄绿色，易折断。根出叶羽状分裂，多卷缩，展平后呈披针形，先端裂片较大，边缘有粗齿；表面灰绿色或枯黄色，有的棕褐色，纸质，易碎；茎生叶长圆形或线状披针形，基部耳状抱茎。果实倒三角形，扁平，先端微凹，具残存短花柱。种子细小，倒卵圆形，着生于假隔膜上，成2行排列。搓之有清香气，味淡。
荠菜花：本品总状花序轴较细，鲜品绿色，干品黄绿色；小花梗纤细，易断；花小，直径约2.5mm，花瓣4，白色或淡黄棕色；花序轴下部常有小倒三角形的角果，绿色或黄绿色，长5～8mm，宽4～6mm。气微清香，味淡。
荠菜子：本品呈小圆球形或卵圆形，直径约2mm，表面黄棕色或棕褐色，一端可见类白色小脐点。种皮薄，易压碎。气微香，味淡。

| 功能主治 | 荠菜：甘、淡，凉。归肝、脾、膀胱经。凉肝止血，平肝明目，清热利湿。用于吐血，咯血，尿血，崩漏，口赤疼痛，眼底出血，高血压。
荠菜花：甘，凉。归肝、脾经。凉血止血，清热利湿。用于崩漏，尿血，吐血，咯血，衄血，痢疾，赤白带下。
荠菜子：甘，平。归肝经。祛风明目。用于目痛，青盲翳障。

| 用法用量 | 荠菜：内服煎汤，15～30g，鲜品60～120g；或入丸、散。外用适量，捣汁点眼。
荠菜花：内服煎汤，10～15g；或研末。
荠菜子：内服煎汤，10～30g。

| 附　　注 | 当地民间将本种作野菜食用。

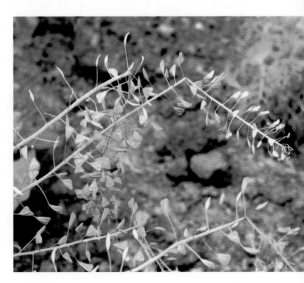

十字花科 Brassicaceae 碎米荠属 Cardamine

白花碎米荠

Cardamine leucantha (Tausch) O. E. Schulz

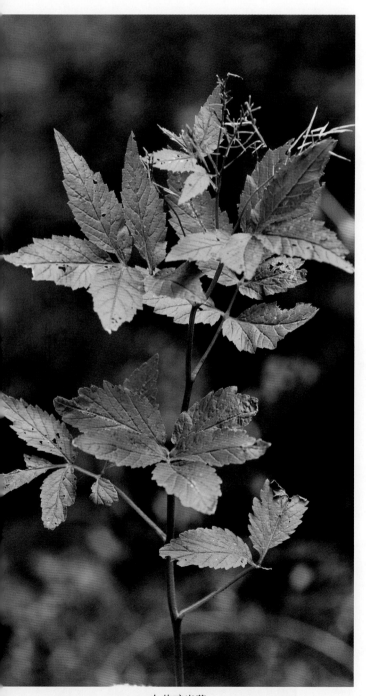

白花碎米荠

| 植物别名 |

白花石芥菜、山芥菜、假芹菜。

| 药 材 名 |

菜子七（药用部位：全草）。

| 形态特征 |

多年生草本，高 30 ～ 80cm。全株密生白绒毛。茎直立，不分枝。单数羽状复叶，长 8.5 ～ 10cm，小叶 2 ～ 3 对，顶生小叶卵状披针形，长 3 ～ 6cm，宽 1 ～ 2cm，先端尾状渐尖，基部宽楔形或圆形，边缘有重锯齿，下面幼叶密生短硬毛，侧生小叶片上部的无柄，下部的有短柄。总状花序顶生，花后伸长；花白色，直径 5 ～ 8.5mm。长角果线形，长 1.5 ～ 2.5cm，宽约 1.5mm，花柱宿存，长 3 ～ 5mm，裂片有散生的硬毛；果梗几乎直展，长约 1cm；种子卵形，长约 2mm，栗褐色。花果期 5 ～ 7 月。

| 生境分布 |

生于林区路旁、山坡灌木林下、沟边及阴草地。分布于天津蓟州盘山、九山顶、九龙山、八仙山等地。

| **资源情况** | 野生资源较少。药材来源于野生。

| **采收加工** | 秋季采挖，去除杂质及须根，晒干。

| **功能主治** | 辛、甘，平。归肺、肝经。化痰止咳，活血止痛。用于百日咳，慢性支气管炎，月经不调，跌打损伤等。

| **用法用量** | 内服煎汤，6 ~ 15g。

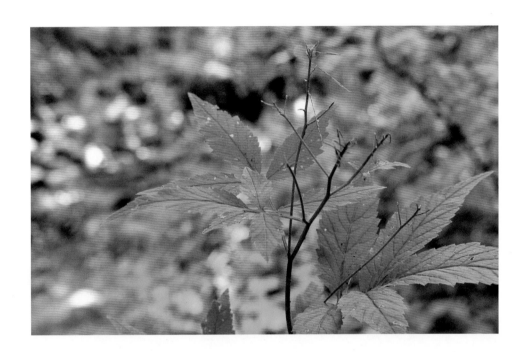

十字花科 Brassicaceae 碎米荠属 Cardamine

碎米荠 *Cardamine hirsuta* L.

| **植物别名** | 硬毛碎米荠。

| **药材名** | 白带草（药用部位：全草）。

| **形态特征** | 一年生草本，高 6 ~ 25cm。无毛或疏生柔毛。茎单一或多数，不分枝或分枝。奇数羽状复叶，基生叶具小叶 1 ~ 3 对，顶生小叶圆卵形，长 4 ~ 14mm，有 3 ~ 5 圆齿，侧生小叶较小，歪斜；茎生叶具小叶 2 ~ 3 对，窄倒卵形至线形，所有小叶上面及边缘有柔毛。总状花序，果期伸长；花白色，长 2.5 ~ 3mm；萼片窄长圆形，外面疏生柔毛；花瓣倒卵形。长角果线形，长 18 ~ 25mm，宽约 1mm，近直立开展；种子椭圆形，长约 1mm，棕色。花期 4 ~ 5 月，果期 5 ~ 6 月。

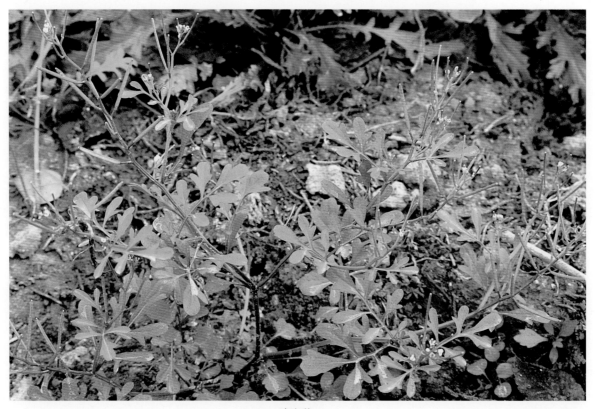

碎米荠

| 生境分布 | 生于山坡、路旁及田边潮湿处。分布于天津蓟州盘山、九山顶、九龙山、八仙山等地。

| 资源情况 | 野生资源一般。药材来源于野生。

| 采收加工 | 2 ~ 5 月采集，晒干或鲜用。

| 药材性状 | 本品全草扭曲成团。主根细长，侧根须状，淡黄白色。茎多分枝，黄绿色，下部微带淡紫色，密被灰白色粗糙毛。奇数羽状复叶，多皱缩，小叶 2 ~ 5 对，顶生小叶肾圆形，长 4 ~ 10mm，宽 5 ~ 12mm，边缘有 3 ~ 5 波状浅裂，两面均有毛，侧生小叶较小，卵圆形，基部楔形，稍不对称，叶缘有 2 ~ 3 圆齿，无柄。长角果线形而扁，长达 2.5cm，每室有种子 1 行；种子椭圆形，长约 1mm，宽 0.6 ~ 0.8mm，棕色，有小疣点。气微清香，味微甘。

| 功能主治 | 甘、淡，凉。清热利湿，安神，止血。用于湿热泻痢，热淋，带下，心悸，失眠，虚火牙痛，小儿疳积，吐血，便血，疔疮。

| 用法用量 | 内服煎汤，15 ~ 30g。外用适量，捣敷。

十字花科 Brassicaceae 南芥属 Arabis

垂果南芥 *Arabis pendula* L.

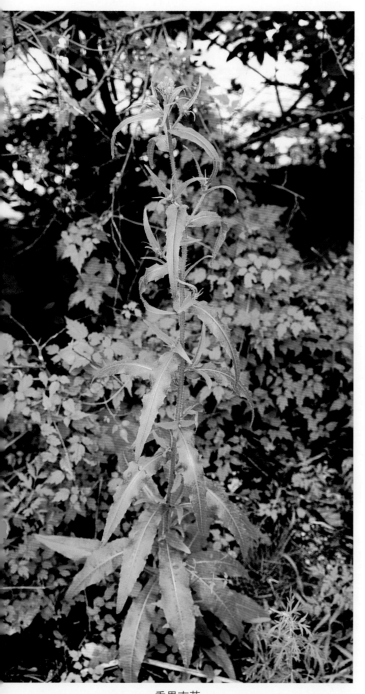

垂果南芥

植物别名

唐芥、野白菜、大蒜芥。

药 材 名

扁担蒿（药用部位：果实）。

形态特征

多年生草本，高 20 ~ 80cm。疏生单硬毛。茎直立，基部木质，不分枝或分枝。基生叶有柄；茎生叶无柄，狭椭圆形或长圆状披针形，长 5 ~ 10cm，宽 2 ~ 3cm，先端渐尖，基部延伸成耳状，半抱茎，边缘具牙齿、锯齿或全缘，上面和下面被星状毛并混生单毛。总状花序，顶生；花白色，直径约 3mm；萼片被星状毛；花瓣倒披针形；侧蜜腺环状，内侧开口，与中蜜腺汇合。长角果线形，扁平，长 6 ~ 9cm，下垂，具 1 脉；果梗长 10 ~ 35mm；种子 1 列，卵形，长约 2mm，淡褐色，具环状翅。花期 6 ~ 7 月，果期 7 ~ 8 月。

生境分布

生于山坡草地、林缘、灌丛、河岸及路旁。分布于天津蓟州盘山、九山顶、九龙山、八仙山等地。

| 资源情况 | 野生资源较少。药材来源于野生。

| 采收加工 | 秋季采收，晒干。

| 药材性状 | 本品果实呈长柱形，略扁平，长 6 ～ 9cm，宽 1 ～ 2mm，稍弯曲，表面绿褐色，光滑无毛，先端可见宿存的短柱基，成熟果实易沿两侧腹缝线开裂，或 2 片果爿脱落仅留下假隔膜，每室种子 1 行，或脱落。种子椭圆形而扁，直径 1.5 ～ 2mm，边缘具环状翅。气微，味辛。

| 功能主治 | 辛，平。清热解毒，消肿。用于疮痈肿毒，阴道炎。

| 用法用量 | 内服煎汤，3 ～ 10g。外用适量，煎汤熏洗。

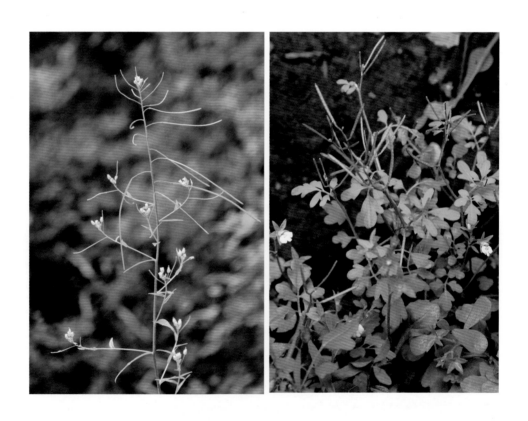

十字花科 Brassicaceae 蔊菜属 Rorippa

蔊菜
Rorippa indica (L.) Hiern

| 植物别名 | 印度蔊菜。

| 药 材 名 | 蔊菜（药用部位：全草）。

| 形态特征 | 一年生或二年生草本，高 15 ~ 50cm，全体有单毛或无毛。茎直立，粗壮，不分枝或分枝。基生叶和下部叶有柄，大头羽状分裂，长 7 ~ 15cm，宽 1 ~ 2.5cm，顶裂片较大，卵形或长圆形，边缘有齿牙，侧裂片 2 ~ 5 对，向下渐缩小，全缘，两面无毛；上部叶无毛，长圆形。总状花序顶生；花黄色，直径 2.5mm；萼片长圆形，长 2 ~ 2.5mm；花瓣倒披针形，长 2 ~ 2.5mm。长角果圆柱形，长 1 ~ 2cm，宽 1 ~ 1.5mm，斜上开展，稍弯曲，具长 1mm 的花柱；果梗长 2 ~ 4mm；种子多数，细小，卵形，棕色。花果期 6 ~ 7 月。

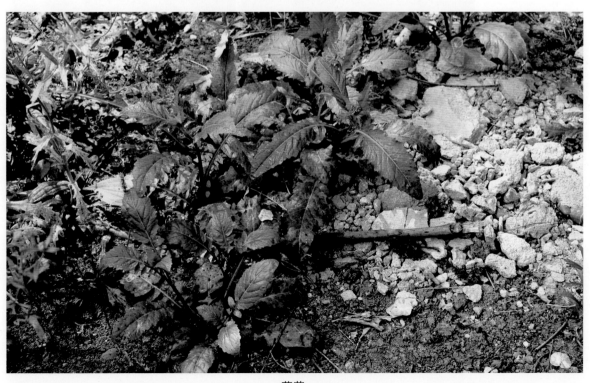

蔊菜

生境分布	生于路旁、荒地、山谷、河边湿地。分布于天津蓟州、静海、滨海、武清、宁河等地。
资源情况	野生资源较丰富。药材来源于野生。
采收加工	5 ~ 7 月采收全草，鲜用或晒干。
药材性状	本品全草长 15 ~ 35cm，淡绿色。根较长，弯曲，直径 1.5 ~ 3mm；表面淡黄色，有不规则皱纹及须根，质脆，折断面黄白色，木部黄色。茎分枝或单一，淡绿色，有时带紫色。叶多卷曲，易破碎或脱落，完整的叶长圆形，羽状分裂，花小，萼片黄绿色，4，花瓣 4，黄色。长角果稍弯曲，长 1 ~ 2cm。直径 1 ~ 1.5mm。种子多数，2 列，直径 0.5 ~ 0.6mm。气微，味淡。
功能主治	辛、苦，微温。归肺、肝经。祛痰止咳，解表散寒，活血解毒，利湿退黄。用于咳嗽痰喘，感冒发热，麻疹透发不畅，风湿痹痛，咽喉肿痛，疔疮痈肿，漆疮，经闭，跌打损伤，黄疸，水肿。
用法用量	内服煎汤，10 ~ 30g，鲜品加倍；或捣、绞汁服。外用适量，捣敷。

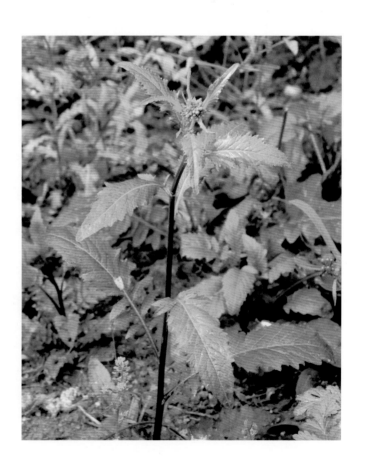

十字花科 Brassicaceae 蔊菜属 Rorippa

沼生蔊菜 *Rorippa islandica* (Oed.) Borb.

| 植物别名 | 水萝卜。

| 药 材 名 | 水前草（药用部位：全草）。

| 形态特征 | 二年生或多年生草本，高 15 ~ 90cm。茎斜上，有分枝，无毛或下部稍有单毛。基生叶和下部叶羽状分裂，长达 12cm，顶裂片较大，卵形，具弯缺齿，侧裂片 3 ~ 5 对，边缘有钝齿，只在叶柄和中脉疏生短毛，其他部分无毛；茎生叶向上渐小，近无柄，叶片羽状深裂或具齿，基部耳状抱茎。总状花序顶生或腋生；花浅黄色，直径约 2mm；萼片长圆形，长约 2mm；花瓣倒卵形，长 2mm。长角果圆柱状长椭圆形，长 4 ~ 6mm，宽约 2mm，弯曲，无毛；果梗开展；种子卵形，长约 0.5mm，红黄色，有小点。花果期 5 ~ 7 月。

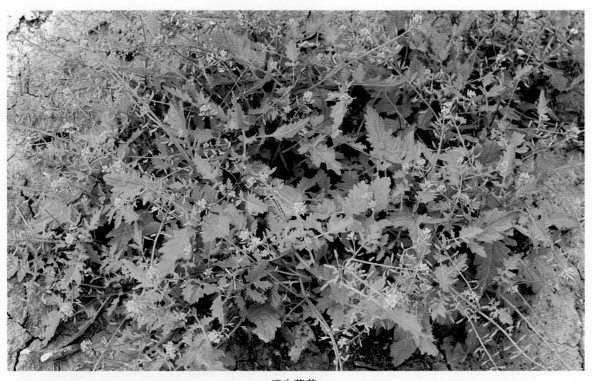

沼生蔊菜

| **生境分布** | 生于田边、路旁潮湿地。分布于天津蓟州。 |

| **资源情况** | 野生资源较丰富。药材来源于野生。 |

| **采收加工** | 7～8月采收全草，洗净，切段，晒干。 |

| **药材性状** | 本品茎表面呈黄绿色。基部带紫色，具数条棱线；断面髓部类白色。叶多皱缩破碎，完整的基生叶羽状深裂，侧裂片3～7对，裂片宽披针形或条形，边缘具疏齿，表面黄绿色，有长柄；茎生叶稍小，基部耳状抱茎。短角果圆柱形或椭圆形，稍弯曲，长4～6mm，果爿肿胀，绿褐色。种子近卵圆形而扁，长约0.5mm。褐色，具细网纹。气微，味辛。 |

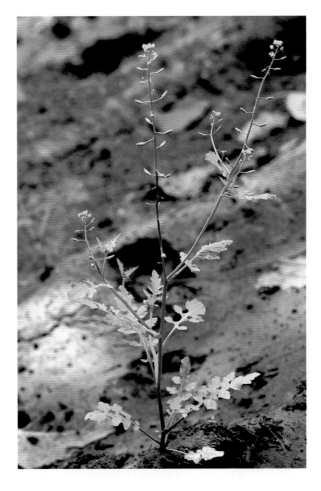

| **功能主治** | 辛、苦，凉。归肝、膀胱经。清热解毒，利水消肿。用于风热感冒，咽喉肿痛，黄疸，淋病，水肿，关节炎，痈肿，烫火伤。 |

| **用法用量** | 内服煎汤，6～15g。外用适量，捣敷。 |

十字花科 Brassicaceae 播娘蒿属 Descurainia

播娘蒿 *Descurainia sophia* (L.) Webb ex Prantl

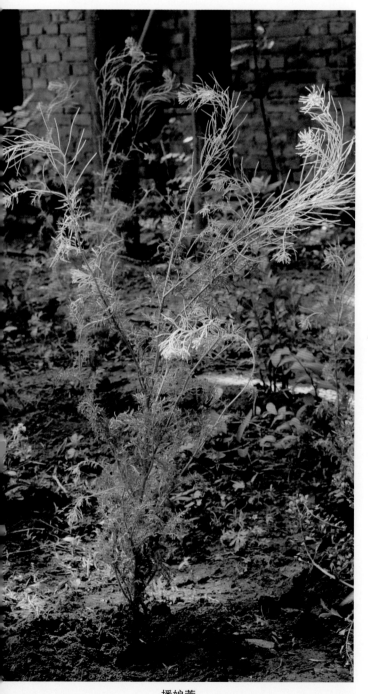

播娘蒿

| 植物别名 |

婆婆蒿、野芥菜、眉毛蒿。

| 药 材 名 |

葶苈子（药用部位：种子）、播娘蒿（药用部位：全草）。

| 形态特征 |

一年生草本，高 10 ~ 70cm。有单毛及分叉毛，上部近无毛。茎直立，有分枝。叶窄卵形，长 2 ~ 12 (~ 15) cm，宽 1 ~ 2 (~ 4) cm，3 回羽状深裂，末回裂片窄线形或线状长圆形，长 3 ~ 5mm，宽 1 ~ 1.5mm，下部叶有柄，上部叶无柄。花浅黄色，直径约 2mm，萼片直立，线形，外面有分叉细柔毛；花瓣匙形；雄蕊伸出花外。长角果窄线形，长 2 ~ 3cm，宽约 1mm，无毛，向上弯，果瓣有 1 脉；果梗长 1 ~ 2cm；种子 1 行，长圆形至卵形，长 1mm，棕色，有细网纹。花果期 5 ~ 7 月。

| 生境分布 |

生于路边、沟边、山坡。分布于天津蓟州、静海、滨海、武清、宁河等地。

| **资源情况** | 野生资源较丰富。药材来源于野生。 |

| **采收加工** | 葶苈子：参见"独行菜"条。 |
| | 播娘蒿：春、夏季采收，鲜用或晒干。 |

| **药材性状** | 葶苈子：本品习称"南葶苈子"。呈长圆形，略扁，长 1mm，宽约 0.5mm。表面棕色或红棕色，微有光泽，具纵沟 2，其中 1 条较明显。一端钝圆，另一端微凹或较平截，种脐类白色，位于凹入端或平截处。气微，味微辛、苦，略带黏性。 |

| **功能主治** | 葶苈子：参见"独行菜"条。 |
| | 播娘蒿：辛，平。利湿通淋。用于气淋，劳淋，疥癣。 |

| **用法用量** | 葶苈子：参见"独行菜"条。 |
| | 播娘蒿：内服煎汤，15 ~ 30g。外用适量，煎汤熏洗。 |

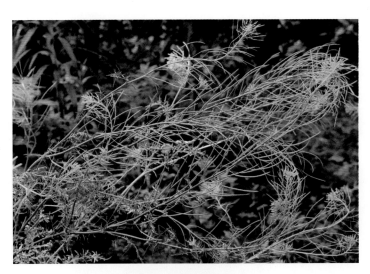

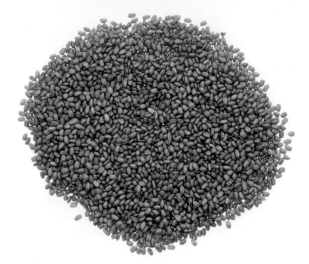

景天科 Crassulaceae 瓦松属 Orostachys

瓦松 *Orostachys fimbriatus* (Turcz.) Berg.

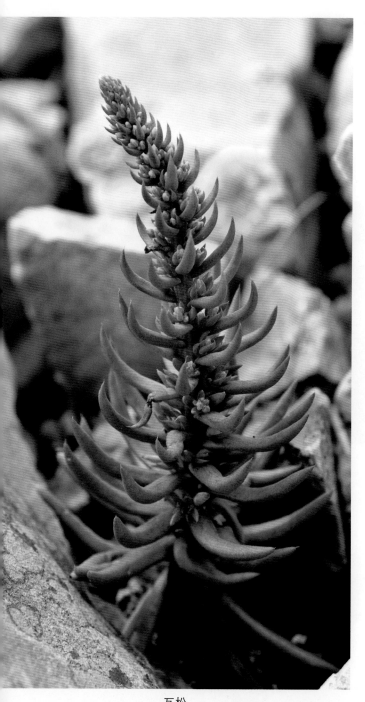

瓦松

| 植物别名 |

流苏瓦松、老婆指甲、屋上无根草。

| 药材名 |

瓦松（药用部位：地上部分）。

| 形态特征 |

肉质草本，高 15 ~ 40cm。全株包括叶、花均密生紫红色斑点。基生叶宽线形或披针形，长 3 ~ 5cm，宽 4 ~ 6mm，肥厚肉质，在近先端处，稍扩展成 1 近圆形白色软骨质薄片，先端有流苏状齿，每齿中央有 1 针状尖头；茎生叶互生，线形，先端有细长尖，无软骨质部分，基部稍圆；无柄。圆锥花序肥厚，圆柱形，或下部稍大，分枝较长，略呈塔形，长 10 ~ 30cm；花粉红色，开后变浅，苞片叶状，较小；萼片 5，淡绿色，窄卵形；花瓣 5，披针形至长圆形，先端有凸尖，基部稍联合；雄蕊 10，2 轮排列，约与花瓣等长，花药暗紫色；心皮 5，近长圆形，分离。蓇葖果 5，先端细尖。花期 6 ~ 7 月。

| 生境分布 |

生于屋顶、墙头、干燥坡地及石缝中。分布于天津蓟州盘山、九山顶、九龙山、八仙山等地。

| 资源情况 | 野生资源较丰富。药材来源于野生。

| 采收加工 | 夏、秋季花开时采收，除去根及杂质，晒干。

| 药材性状 | 本品茎呈细长圆柱形，长 5 ~ 27cm，直径 2 ~ 6mm。表面灰棕色，具多数凸起的残留叶基，有明显的纵棱线。叶多脱落，破碎或卷曲，灰绿色。圆锥花序穗状，小花白色或粉红色，花梗长约 5mm。体轻，质脆，易碎。气微，味酸。

| 功能主治 | 酸、苦，凉。归肝、肺、脾经。凉血止血，解毒，敛疮。用于血痢，便血，痔血，疮口久不愈合。

| 用法用量 | 内服煎汤，3 ~ 9g。外用适量，研末涂敷患处。

| 附　注 | FOC 修订本种拉丁学名为 *Orostachys fimbriata* (Turcz.) A. Berg.。

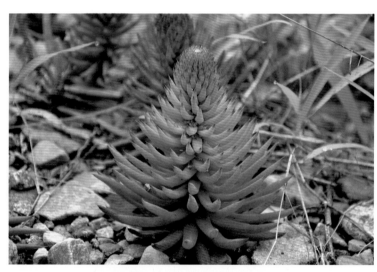

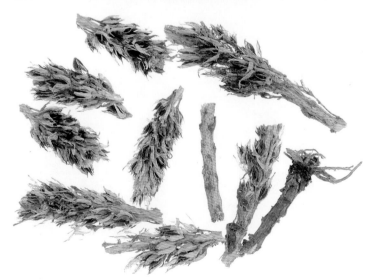

景天科 Crassulaceae 瓦松属 Orostachys

小瓦松 *Orostachys minutus* (Kom.) Berg.

| **形态特征** | 肉质莲座状小草本。莲座状叶丛近圆形，直径 2 ~ 3cm。基生叶叶片长圆状披针形或倒披针形，长 1 ~ 1.5cm，宽约 3mm，有紫色斑点，先端白色软骨质，中央有 1 短尖刺。花茎肥厚，圆柱形，高 2 ~ 5cm，下部有疏生叶，与基生叶相似；花密生，几无梗；苞片与叶同形；萼片 5，披针形至窄卵形，长约 2mm，被紫斑，先端有刺尖头；花瓣 5，红色或淡红色，披针形或长圆状披针形，长约 4mm，先端有紫斑；雄蕊 10，与花瓣近等长，基部有鳞片，花药紫色；心皮 5，离生，基部有短柄。花期 8 ~ 10 月。

| **生境分布** | 生于屋顶上。分布于天津蓟州。

| **资源情况** | 野生资源一般。药材来源于野生。

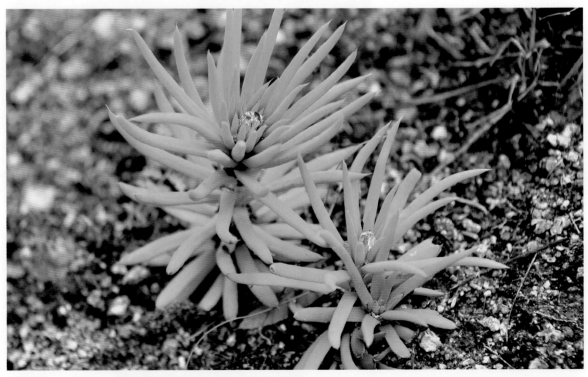

小瓦松

| 附 注 | （1）FOC 修订本种拉丁学名为 *Orostachys minuta* (Kom.) A. Berg.。
（2）据记载，本种全草可治疗便血、子宫功能性出血、月经不调。

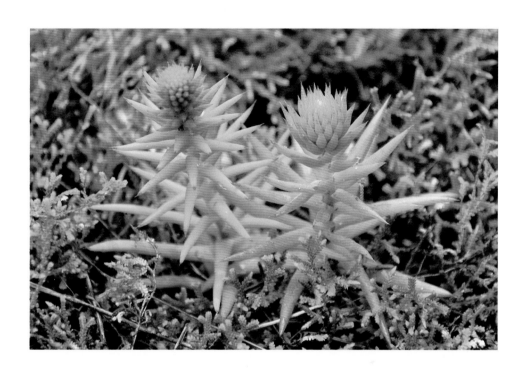

景天科 Crassulaceae 八宝属 Hylotelephium

长药八宝

Hylotelephium spectabile (Bor.) H. Ohba

| 植物别名 | 长药景天、蝎子掌。

| 药 材 名 | 石头菜（药用部位：叶）。

| 形态特征 | 多年生肉质草本。地下茎粗长，块状，上生多数直立茎，茎不分枝，长 20 ~ 50cm。叶对生或 3 叶轮生，叶片灰绿色，长圆卵形或倒卵形，长 3.5 ~ 8cm，宽约为长的一半，先端急尖或钝，基部楔形，边缘稍锯齿状或近全缘，无柄。伞房状聚伞花序宽大，顶生，花粉红色或紫红色；萼片 5，长 1 ~ 2mm；花瓣 5，披针形，急尖，长 5 ~ 6mm；雄蕊常较花冠稍长，花药紫色；心皮 5，直立，花柱细长，子房椭圆形。蓇葖果直立，基部渐窄。

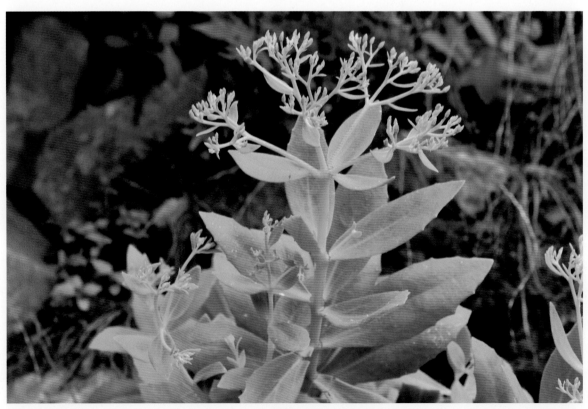

长药八宝

生境分布	生于低山多石坡地。分布于天津蓟州九龙山、八仙山等地。
资源情况	野生资源较少。药材来源于野生。
采收加工	春、夏季采收，鲜用或晒干。
功能主治	微苦，凉。清热解毒，消肿止痛。用于疔疮，痈肿，烫火伤，蜂蜇。
用法用量	内服煎汤，3～9g。外用适量，鲜嫩叶捣汁敷。

| 景天科 | Crassulaceae | 八宝属 | Hylotelephium

白八宝 *Hylotelephium pallescens* (Freyn) H. Ohba

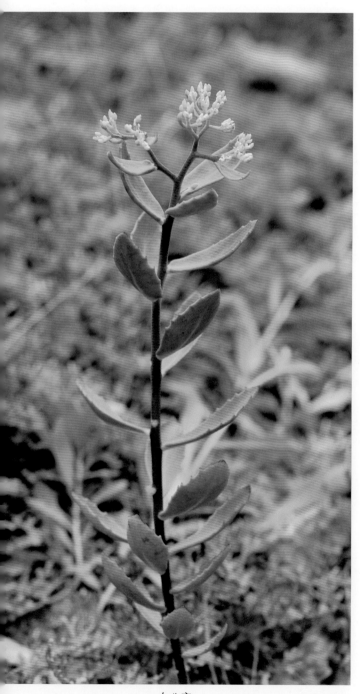

白八宝

| **植物别名** |

白景天、白花景天。

| **形态特征** |

多年生肉质草本。根粗壮，斜伸，分枝粗，须根密集。茎直立，高 30 ~ 55cm，不分枝或上部有少数分枝。叶互生，叶片肉质，椭圆状倒披针形或窄长倒卵形，长 4 ~ 7cm，宽 1 ~ 2.5cm，先端圆钝，基部楔形，边缘常有波浪状疏齿或近全缘，叶面有赤褐色斑点；近无柄。聚伞花序伞房状，顶生，多花密集成半圆球形，长约 3cm，宽 4 ~ 6cm；花白色或浅红色，小花梗长 3 ~ 5mm；萼片 5，披针形，长 1 ~ 2mm；花瓣 5，直立，椭圆状披针形，长约 6mm；雄蕊与花瓣等长，花药黄白色；心皮 5，椭圆形，直立，长 4 ~ 5mm。蓇葖果全分离。

| **生境分布** |

生于山坡草地、河沟中。分布于天津蓟州八仙山等地。

| **资源情况** |

野生资源较少。药材来源于野生。

| 附　注 | 据文献记载，本种花可入药，民间用其干花浸酒饮用，以抗疲劳，治疗跌打
损伤。

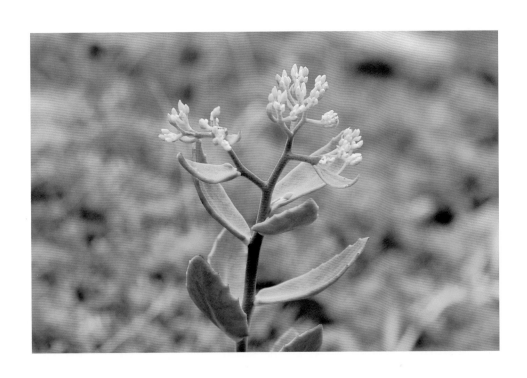

景天科 Crassulaceae 景天属 Sedum

繁缕景天 *Sedum stellariifolium* Franch.

| **植物别名** | 火焰草、繁缕叶景天、狗牙风。

| **药材名** | 火焰草（药用部位：全草）。

| **形态特征** | 一年生或二年生矮小草本。植株有腺毛。茎直立，褐色，略呈木质，高7～15cm，有分枝。叶互生，宽椭圆形或倒卵状菱形，长1～1.5cm，宽5～10mm。单歧聚伞花序顶生于茎及侧枝上；花黄色或黄绿色，小花梗细长，长5～10mm；萼片绿色，细小，披针形，长1～2mm；花瓣黄色，长圆状披针形，长4～5mm，雄蕊与花瓣等长或稍短；心皮分离，直立，略短于花瓣。蓇葖果，先端细尖，长3～4mm；种子多数，种皮有纵纹。花期6～8月。

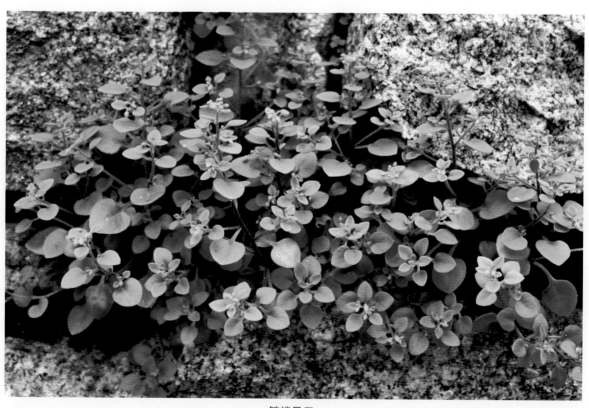

繁缕景天

| **生境分布** | 成丛生于山地阴湿石隙及草地或田埂上。分布于天津蓟州盘山、九山顶、九龙山、八仙山等地。

| **资源情况** | 野生资源一般。药材来源于野生。

| **采收加工** | 夏季采收，晒干。

| **功能主治** | 微苦，凉。清热解毒，凉血止血。用于热毒疮疡，乳痈，丹毒，无名肿毒，烫火伤，咽喉肿痛，牙龈炎，血热吐血，咯血，外伤出血。

| **用法用量** | 内服煎汤，10 ～ 30g，鲜品 50 ～ 100g；或捣汁。外用适量，捣敷。

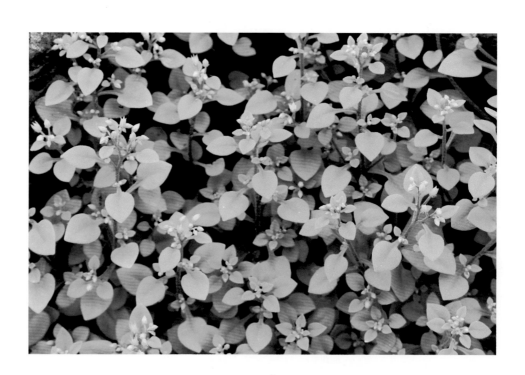

景天科 Crassulaceae 景天属 Sedum

费菜

Sedum aizoon L.

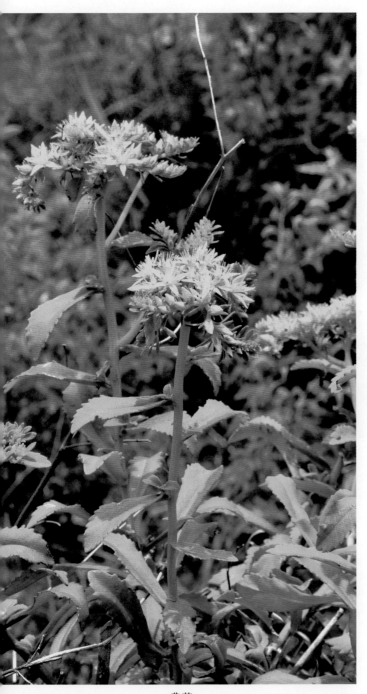

费菜

| 植物别名 |

细叶费菜、见血散、土三七。

| 药材名 |

景天三七 (药用部位：根或全草)。

| 形态特征 |

多年生草本。全草肉质肥厚。自根茎发出粗壮的地上茎，单一，直立，高 30 ~ 40cm，不分枝或有时上部分枝。单叶互生，椭圆状披针形至长圆状披针形，长 3 ~ 8cm，宽 1 ~ 2cm，先端急尖或钝，基部渐窄楔形，边缘有锯齿，几无柄。聚伞花序，第 1 次分枝常两歧，以后单歧，花序无苞片，多花密生，黄色，无小花梗；萼片线形，先端钝；花瓣披针形，长 6 ~ 10mm；雄蕊较花瓣为短，花药黄色；心皮卵状长圆形，基部合生。蓇葖果，近平展，稍呈星芒状。

| 生境分布 |

生于山坡、山沟、草丛中。分布于天津蓟州盘山、九山顶、九龙山、八仙山等地。

| 资源情况 |

野生资源较丰富，栽培资源丰富。药材来源

于野生或栽培。

| **采收加工** | 春、秋季采挖根部，洗净晒干。全草随用随采，晒干或秋季采后晒干。

| **药材性状** | 本品根茎短小，略呈块状；表面灰棕色，根数条，粗细不等；质硬，断面暗棕色或类灰白色。茎圆柱形，长 15 ~ 40cm，直径 2 ~ 5mm；表面暗棕色或紫棕色，有纵棱；质脆，易折断，断面常中空。叶互生或近对生，几无柄；叶片皱缩，展平后呈长披针形至倒披针形，长 3 ~ 8cm，宽 1 ~ 2cm；灰绿色或棕褐色，先端渐尖，基部楔形，边缘上部有锯齿，下部全缘。聚伞花序顶生，花黄色。气微，味微涩。

| **功能主治** | 甘、微酸，平。归心、肝经。散瘀，止血，宁心安神，解毒。用于吐血，咯血，便血，尿血，崩漏，紫斑，外伤出血，跌打损伤，心悸，失眠，疮疖痈肿，烫火伤，毒虫蜇伤。

| **用法用量** | 内服煎汤，15 ~ 30g；或鲜品绞汁，30 ~ 60g。外用适量，鲜品捣敷；或研末撒敷。

| **附　注** | FOC 将本种归并于费菜属 *Phedimus*，修订其拉丁学名为 *Phedimus aizoon* (L.)'t Hart。

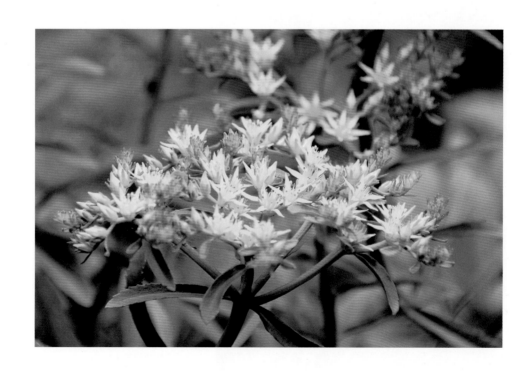

景天科 Crassulaceae 景天属 Sedum

垂盆草 *Sedum sarmentosum* Bge.

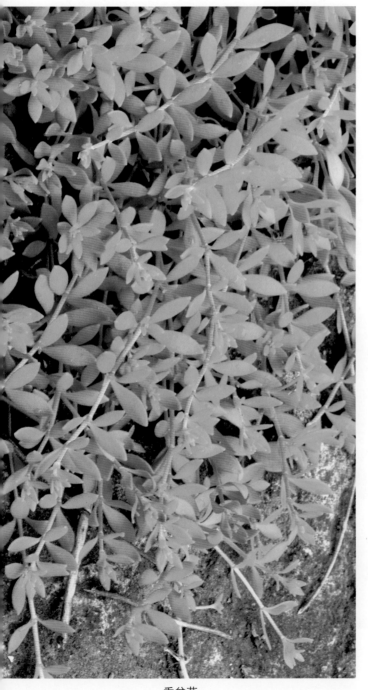

垂盆草

| 植物别名 |

狗牙半枝莲、匍行景天、三叶佛甲草。

| 药 材 名 |

垂盆草（药用部位：全草）。

| 形态特征 |

多年生草本，高 10 ~ 30cm。茎匍匐或上部
直立，细弱，节处易生不定根。叶 3 片轮
生，倒披针形或长圆形，长 1.5 ~ 2.5cm，
宽 3 ~ 7mm，先端近急尖，基部常呈短距状，
全缘；无柄。聚伞花序短而少花，花无小花
梗，花直径约 1cm，鲜黄色；萼片披针形至
长圆形；花瓣披针形或长圆形，长 5 ~ 8mm，
先端渐尖；雄蕊 10，内轮对瓣，短于花瓣，
心皮 5，离生，花柱细长。蓇葖果 5，近直立。
花期 5 ~ 7 月，果期 8 月。

| 生境分布 |

生于山坡岩缝、沟边、路旁湿润处。分布
于天津蓟州盘山、九山顶、九龙山、八仙
山等地。

| 资源情况 |

野生资源较丰富。药材来源于野生。

| 采收加工 | 夏、秋季采收，除去杂质，干燥。

| 药材性状 | 本品茎纤细，长可达 20cm 以上，部分节上可见纤细的不定根。3 叶轮生，叶片倒披针形至矩圆形，绿色，肉质，长 1.5 ~ 2.5cm，宽 0.3 ~ 0.7cm，先端近急尖，基部急狭，有距。气微，味微苦。

| 功能主治 | 甘、淡，凉。归肝、胆、小肠经。利湿退黄，清热解毒。用于湿热黄疸，小便不利，痈肿疮疡。

| 用法用量 | 内服煎汤，15 ~ 30g。

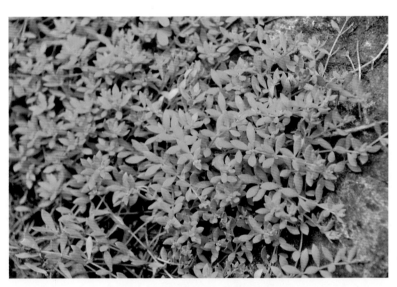

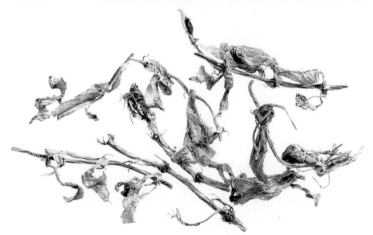

虎耳草科 Saxifragaceae 扯根菜属 Penthorum

扯根菜 *Penthorum chinense* Pursh

| 植物别名 | 赶黄草、水杨柳。

| 药 材 名 | 水泽兰（药用部位：全草）。

| 形态特征 | 多年生草本，高 30 ～ 90cm。全体无毛。茎红紫色，分枝或不分枝。叶无柄或近无柄，披针形或狭披针形，长 3.5 ～ 10cm，宽 0.6 ～ 1.2cm，先端渐尖，基部楔形，边缘有细锯齿，两面无毛，无托叶。花序生于茎顶，数枝蝎尾状聚伞花序呈伞形，花偏向一侧，分枝疏生短腺毛；苞片小，卵形或钻形；花梗短，长 0.5 ～ 2mm；花小，直径约 4mm；萼片黄绿色，三角状卵形，基部合生；无花瓣；雄蕊10，稍伸出萼外，花药淡黄色，椭圆形；心皮 5，基部合生，子房 5室，胚珠多数，花柱短，柱头扁球形。蒴果五角形，红紫色，直径

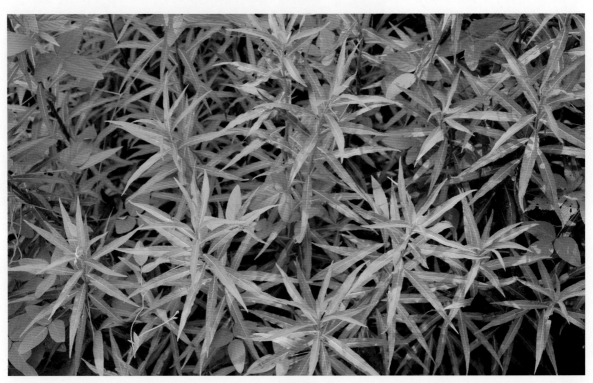

扯根菜

约 6mm，5 短喙呈星状斜展，开裂时由喙的基部盖裂；种子小，红色。花果期 7 ～ 9 月。

| 生境分布 | 生于水边湿地。分布于天津蓟州赤霞峪、郭家沟。

| 资源情况 | 野生资源稀少。药材来源于野生。

| 采收加工 | 夏季采收，扎把晒干。

| 药材性状 | 本品根茎呈圆柱形，弯曲，具分枝，长约 15cm，直径 3 ～ 8cm，表面呈红褐色，密生不定根。茎圆柱形，直径 1 ～ 6mm，红紫色，不分枝或基部分枝。叶膜质，易碎，完整者呈披针形或狭披针形，绿褐色，长 3 ～ 10cm，宽 0.6 ～ 1.2cm，先端长渐尖或渐尖，基部楔形，边缘具细锯齿；无柄或近无柄。有时枝端可见聚伞花序，花黄绿色，无花瓣，偶见果实，紫红色，直径达 6mm。气微，味甘。

| 功能主治 | 苦、微辛，寒。除水利湿，活血散瘀，止血，解毒。用于水肿，小便不利，黄疸，带下，痢疾，闭经，跌打损伤，尿血，崩漏，疮痈肿毒，毒蛇咬伤。

| 用法用量 | 内服煎汤，15 ～ 30g。外用适量，捣敷。

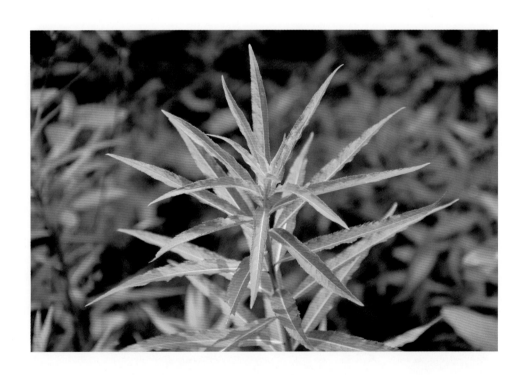

虎耳草科 Saxifragaceae 溲疏属 Deutzia

小花溲疏 *Deutzia parviflora* Bge.

| **药 材 名** | 东北溲疏（药用部位：树皮）。

| **形态特征** | 灌木，高 1 ~ 2m。小枝黄褐色，初被星毛，后渐脱落，老枝灰褐色，皮剥裂。叶对生，具短柄，叶片卵形、狭卵形或菱状卵形，长 5 ~ 8cm，宽 1.5 ~ 5cm，先端急尖或渐尖，基部圆形或宽楔形，边缘具细密锯齿，上面绿色，疏生具 5 ~ 8 辐射枝的星状毛，下面淡绿色，星状毛具 8 ~ 11 辐射枝，在中脉上具白色长柔毛。花序伞房状，具多花，宽约 6cm，花梗和花萼具星状毛，萼筒宽钟状，裂片 5，宽卵形，先端急尖，边缘具纤毛；萼片 5，白色，倒卵形；雄蕊 10，花丝扁，上部无齿或具短钝齿，子房下位，花柱 3。蒴果近球形，约 2.5mm，被星状毛。花期 5 ~ 6 月，果期 7 ~ 8 月。

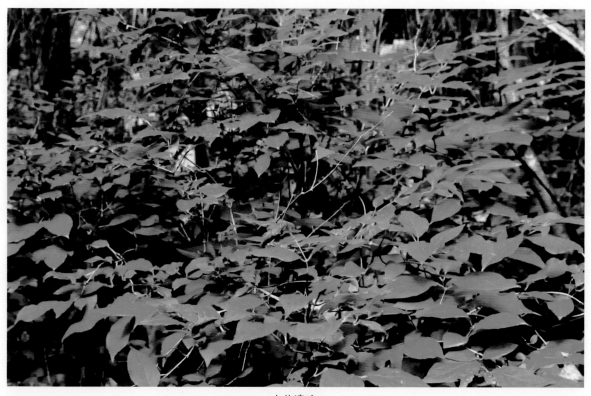

小花溲疏

| **生境分布** | 生于沟边、林缘。分布于天津蓟州盘山、九山顶、九龙山、八仙山等地。

| **资源情况** | 野生资源丰富。药材来源于野生。

| **采收加工** | 夏、秋季将树皮剥下，晒干。

| **功能主治** | 解表，宣肺。用于感冒，支气管炎。

| **用法用量** | 内服煎汤，3 ~ 9g。

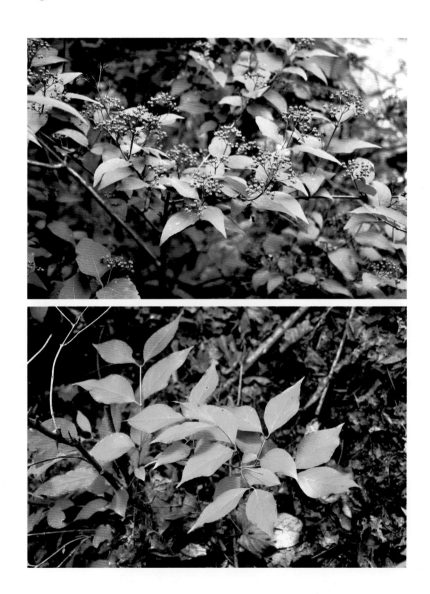

虎耳草科 Saxifragaceae 落新妇属 Astilbe

落新妇
Astilbe chinensis (Maxim.) Franch. et Savat.

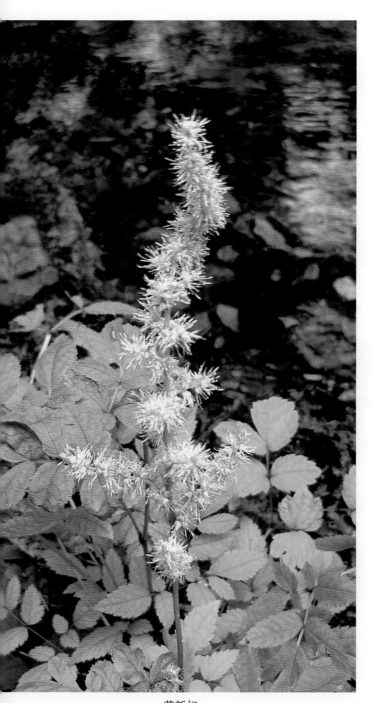

落新妇

| 植物别名 |

红花落新妇、马尾参。

| 药材名 |

落新妇（药用部位：全草）、红升麻（药用部位：根茎）。

| 形态特征 |

多年生草本，高 40 ～ 100cm。根茎肥厚。茎与叶柄散生棕褐色长毛。基生叶为二至三回三出羽状复叶，有时顶生复叶为具 5 小叶的羽状复叶，小叶椭圆形、卵形或卵状长圆形，长 2 ～ 8cm，宽 1 ～ 5cm，先端渐尖，基部圆形或宽楔形，边缘有重锯齿，两面无毛或沿脉有锈色长毛；茎生叶 2 ～ 3，较小；托叶膜质，棕褐色，卵状披针形。圆锥花序狭长，长达 30cm，直立，总花梗密被棕色卷曲长柔毛；苞片卵形，较花萼稍短；花小，密集，几无梗；花萼长达 1.5mm，宿存；花瓣 5，红紫色，狭条形，早落；雄蕊 10；心皮 2，离生，子房上位。蓇葖果 2，长约 3mm，含多数种子。花期 6 ～ 7 月，果期 9 月。

| 生境分布 |

生于山谷湿地或流水沟边。分布于天津蓟州山区。

| **资源情况** | 野生资源稀少。药材来源于野生。

| **采收加工** | 落新妇：秋季采收，除去根茎，洗净，晒干或鲜用。

红升麻：夏、秋季采挖，除去杂质，洗净，鲜用或晒干。

| **药材性状** | 落新妇：本品全草皱缩。茎圆柱形，直径 1 ~ 4mm，表面棕黄色；基部具褐色膜质鳞片状毛或长柔毛。基生叶二至三回三出复叶，多破碎，完整小叶呈披针形、卵形、阔椭圆形，长 1.8 ~ 8cm，宽 1 ~ 4cm，先端渐尖，基部多楔形，边缘有牙齿，两面沿脉疏生硬毛；茎生叶较小，棕红色。圆锥花序密被褐色卷曲长柔毛，花密集，几无梗；花萼 5 深裂；花瓣 5，窄条形。有时可见枯黄色果实。气微，味辛、苦。

红升麻：本品呈不规则长块状，长约 7cm，直径 0.5 ~ 1cm。表面棕褐色或黑褐色，凹凸不平，有多数须根痕，有时可见鳞片状苞片。残留茎基生棕黄色长绒毛。质硬，不易折断，断面粉性，黄白色，略带红色或红棕色。气微，味苦、辛。

| **功能主治** | 落新妇：苦，凉。祛风，清热，止咳。用于风热感冒，头身疼痛，咳嗽。

红升麻：辛、苦，温。活血止痛，祛风除湿，强筋健骨，解毒。用于跌打损伤，风湿痹痛，劳倦乏力，毒蛇咬伤。

| **用法用量** | 落新妇：内服煎汤，6 ~ 9g，鲜品 10 ~ 20g；或浸酒。

红升麻：内服煎汤，9 ~ 15g，鲜品加倍；或鲜品捣汁兑酒。外用适量，捣敷。

虎耳草科 Saxifragaceae 独根草属 *Oresitrophe*

独根草 *Oresitrophe rupifraga* Bge.

| 植物别名 | 岩花、小岩花、山苞草。

| 形态特征 | 多年生草本，高 10 ~ 25cm。根茎粗壮。叶基生，2 ~ 3，叶片卵形至心形，长 4 ~ 12cm，宽 3 ~ 12cm，先端急尖或短渐尖，基部心形，边缘有不整齐的牙齿，牙齿具骤尖头，上面几无毛，下面近无毛或有短柔毛，后变无毛；叶柄长 2.5 ~ 12cm。花葶直立，高 12 ~ 17cm，上面生短腺毛；聚伞状圆锥花序，密生短腺毛，无苞片；花梗长 3 ~ 5mm；萼管钟状，裂片 5，椭圆形或长圆形，钝头，白色或粉红色，呈花瓣状，长 3 ~ 5mm；无花瓣；雄蕊 10（~ 14），长约 3mm；心皮 2，合生，花柱 2。蒴果长达 5mm，具多数种子。花期 4 ~ 5 月。

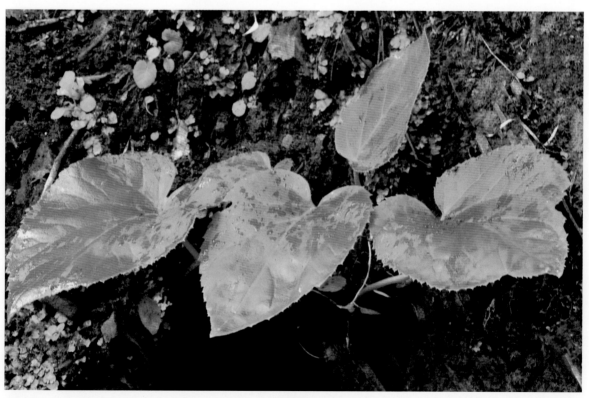

独根草

| 生境分布 | 生于山谷岩石缝中。分布于天津蓟州盘山、黄崖关、九山顶、九龙山、八仙山等地。

| 资源情况 | 野生资源较丰富。药材来源于野生。

| 附　注 | 文献记载，本种全草补肾，强筋。用于肾虚，腰膝冷痛，阳痿遗精，神经官能症等。

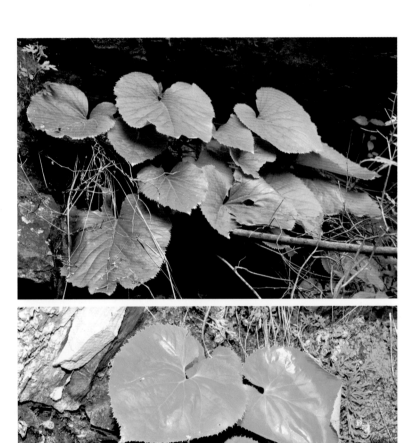

虎耳草科 Saxifragaceae 金腰属 Chrysosplenium

中华金腰 Chrysosplenium sinicum Maxim.

| 植物别名 | 异叶金腰。

| 药 材 名 | 华金腰子（药用部位：全草）。

| 形态特征 | 多年生小草本，高 6 ～ 20cm。基生叶花时凋谢；不孕枝发达，先端
形成莲座，4 ～ 8 叶丛生，其间有被锈色短绵毛的芽；丛生叶具短
柄，叶片倒卵形或广椭圆形，长 2.7 ～ 7cm，先端圆形，基部宽楔
形，边缘每侧具 8 ～ 20 小齿；下部叶小，卵圆形，每侧边缘具 6 ～ 10
内弯的钝齿。开花枝叶对生，具 2 ～ 3 对叶，叶片卵圆形、扇状圆
形或扇状卵形。聚伞花序较密；苞叶卵形，每侧具 4 ～ 8 钝齿，开
花时黄色，长 6 ～ 12mm，花钟形，绿黄色，直径 3 ～ 4mm；萼片 4，
圆倒卵形，近直立；无花瓣；雄蕊 8，短于萼片，花丝线形，花药黄色；

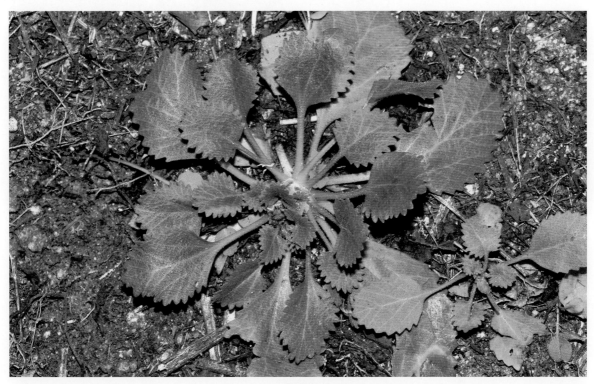

中华金腰

心皮 2，子房 1 室。蒴果 2 深裂；种子卵球形，长 0.7 ~ 0.8mm，暗褐色，有小乳头状突起。花期 5 ~ 6 月。

| **生境分布** | 生于山地溪边湿地。分布于天津蓟州。

| **资源情况** | 野生资源稀少。药材来源于野生。

| **采收加工** | 8 ~ 9 月采收，洗净，晒干或鲜用。

| **功能主治** | 苦，寒。利尿退黄，清热解毒。用于黄疸，淋证，膀胱结石，胆道结石，疔疮。

| **用法用量** | 内服煎汤，6 ~ 9g。外用适量，捣敷。

虎耳草科 Saxifragaceae 茶藨子属 Ribes

东北茶藨子 *Ribes mandshuricum* (Maxim.) Kom.

| **植物别名** | 山麻子、山樱桃。

| **药 材 名** | 灯笼果（药用部位：果实）。

| **形态特征** | 灌木，高1～2m。枝灰褐色，光亮，剥裂。叶大，叶柄长3～8cm，有短柔毛；叶片掌状3裂，长和宽均4～10cm，中裂片较侧裂片为长，基部心形，先端长锐尖，边缘有尖锐齿牙，表面绿色，散生白色细柔毛，背面淡绿色，密生白色绒毛。总状花序长3～10cm，花序轴粗，具密毛，初时直立，后下垂，花可达40；花梗短；花两性；萼管短钟状，萼裂片5，反卷，带黄色或绿色；花瓣5，楔形，绿黄色；雄蕊5，伸出，花盘具5明显的乳头状腺体；花柱2裂，基部圆锥形。浆果球形，直径7～9mm，红色。花期5～6月，果期7～8月。

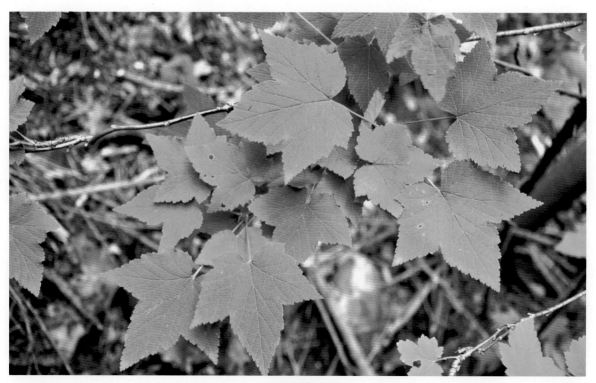

东北茶藨子

| **生境分布** | 生于杂木林或针阔叶混交林中。分布于天津蓟州八仙山、盘山。 |

| **资源情况** | 野生资源较少。药材来源于野生。 |

| **采收加工** | 7 ~ 8 月采摘成熟果实，晒干。 |

| **药材性状** | 本品呈扁球形，直径约 6mm，果皮皱缩不平，红褐色至黑红色，显油性。先端有宿存花萼，基部具果柄，有绒毛。果皮薄，易碎，可见棕红色小椭圆球形或小肾形的种子。气微，味甘、辛。 |

| **功能主治** | 辛，温。解表。用于感冒。 |

| **用法用量** | 内服煎汤，9 ~ 15g。 |

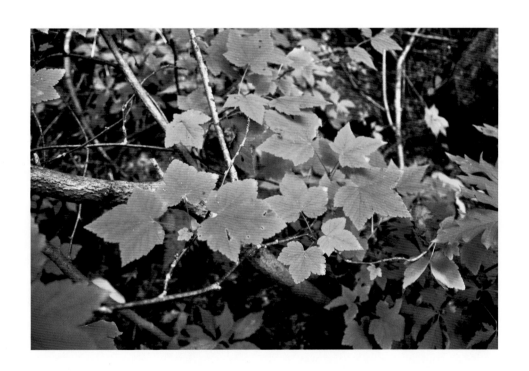

蔷薇科 Rosaceae 绣线菊属 *Spiraea*

三裂绣线菊 *Spiraea trilobata* L.

| 植物别名 | 三桠绣球。

| 形态特征 | 灌木，高 1 ~ 2m。小枝开展，呈"之"字形弯曲，幼时褐黄色，无毛，老时暗灰色；冬芽小，具数鳞片。叶片近圆形，长 1.5 ~ 2.5cm，宽 1.3 ~ 2.5cm，先端 3 裂，基部圆形或楔形，边缘自中部以上具少数圆钝锯齿，两面无毛，下面灰绿色，基部具 3 ~ 5 脉。伞形花序具多朵花，具总梗；花梗长 6 ~ 12mm，无毛，花直径 5 ~ 7mm；萼裂片三角形，里面被柔毛；花瓣白色，宽倒卵形，先端微凹，长、宽近相等；雄蕊多数，比花瓣短；花盘环状，10 深裂；子房被短柔毛，花柱顶生，短于雄蕊。蓇葖果沿腹缝被短柔毛或无毛，萼片宿存。花期 5 ~ 6 月，果期 7 ~ 8 月。

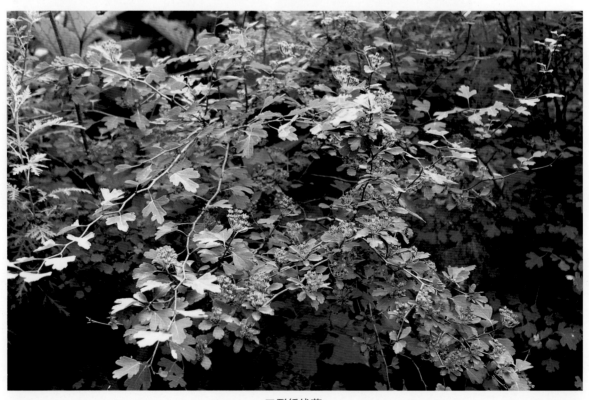

三裂绣线菊

| **生境分布** | 生于向阳山坡或灌丛中。分布于天津蓟州盘山、九山顶、九龙山、八仙山等地。

| **资源情况** | 野生资源丰富。药材来源于野生。

| **附　　注** | 文献记载，本种叶、果实可入药，活血祛瘀，消肿止痛。

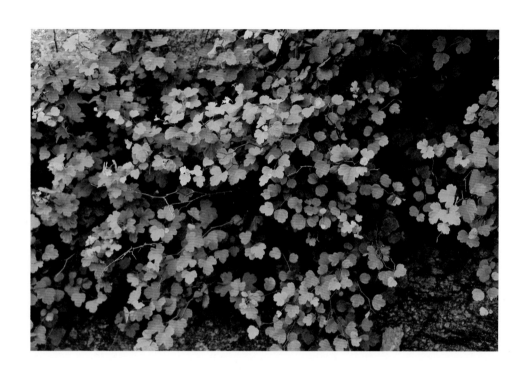

蔷薇科 Rosaceae 绣线菊属 *Spiraea*

绣球绣线菊 *Spiraea blumei* G. Don

| 植物别名 | 珍珠绣球。

| 药 材 名 | 麻叶绣球（药用部位：根、根皮）、麻叶绣球果（药用部位：果实）。

| 形态特征 | 灌木，高1～2m。小枝细，深红褐色或暗灰褐色，无毛；冬芽卵形，具数外露鳞片。叶菱状卵形至倒卵形，长2～3.5cm，宽1～1.8cm，先端圆钝或微尖，基部楔形，边缘自中部以上具少数圆钝缺刻状锯齿或3～5浅裂，两面无毛，下面浅蓝绿色，基部具3脉或羽状脉。伞形花序具总梗，无毛，具花10～25；花梗长6～8mm，无毛；花直径5～8mm；萼裂片三角形或卵状三角形；花瓣宽倒卵形，先端微凹，长2～3.5mm，白色；雄蕊约20，较花瓣短。蓇葖果直立，无毛，萼片直立。花期4～6月，果期8～10月。

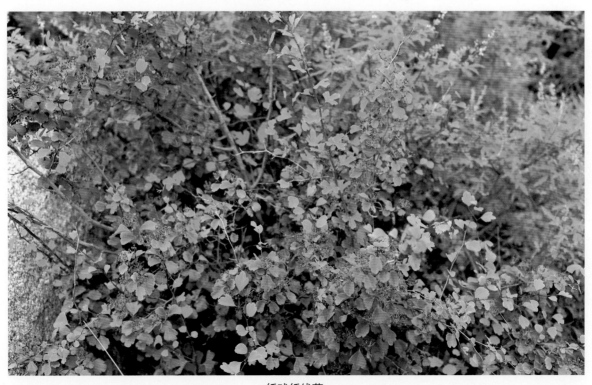

绣球绣线菊

| 生境分布 | 生于向阳山坡、杂木林内或路旁。分布于天津蓟州盘山、九山顶、九龙山、八仙山等地。

| 资源情况 | 野生资源丰富。药材来源于野生。

| 采收加工 | 麻叶绣球：全年均可挖取根、根皮，洗净晒干。
麻叶绣球果：秋季果实成熟时采收，晒干。

| 功能主治 | 麻叶绣球：辛，微温。归肝、脾经。活血止痛，解毒祛湿。用于跌打损伤，瘀滞疼痛，咽喉肿痛，带下，疮毒，湿疹。
麻叶绣球果：辛，微温。理气和中。用于脘腹胀痛。

| 用法用量 | 麻叶绣球：内服煎汤，15 ~ 30g；或浸酒。外用适量，研末，浸油搽。
麻叶绣球果：内服研末，3g。

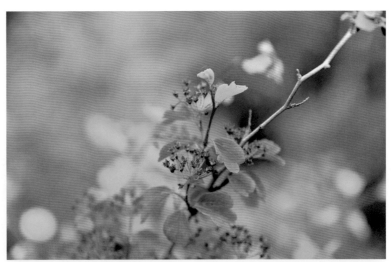

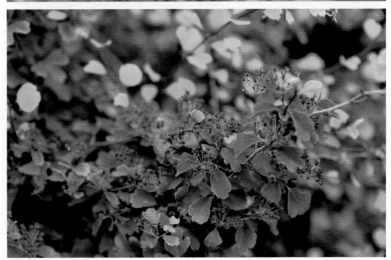

蔷薇科 Rosaceae 绣线菊属 Spiraea

土庄绣线菊 *Spiraea pubescens* Turcz.

| 植物别名 | 柔毛绣线菊。

| 药 材 名 | 土庄绣线菊（药用部位：茎髓）。

| 形态特征 | 灌木，高 1 ~ 2m。小枝褐黄色，幼时被短柔毛，老时无毛，灰褐色。叶片菱状卵形至椭圆形，长 2 ~ 4.5cm，宽 1.3 ~ 2.5cm，先端急尖，基部宽楔形，边缘自中部以上具深刻锯齿，有时 3 浅裂，上面疏被毛，下面被短柔毛；叶柄长 2 ~ 4mm，被短柔毛。伞形花序具总梗，有花 15 ~ 20；无毛；花直径 5 ~ 7mm；萼裂片卵状三角形，内面疏生短柔毛；花瓣卵形、宽倒卵形，白色，先端圆钝或微凹；雄蕊多数，约和花瓣等长；子房无毛或具短柔毛，花柱短于雄蕊。蓇葖果开展，腹缝微被短柔毛，花柱顶生，萼片直立。花期 5 ~ 6 月，果期 7 ~ 8 月。

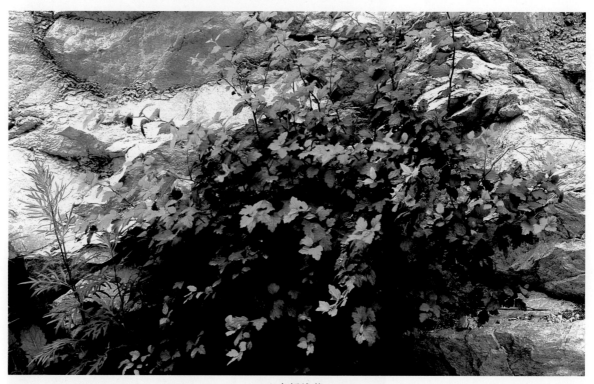

土庄绣线菊

| **生境分布** | 生于干燥岩石坡地杂木林内。分布于天津蓟州盘山、九山顶、九龙山、八仙山等地。 |

| **资源情况** | 野生资源较丰富。药材来源于野生。 |

| **采收加工** | 秋季采收，割取地上茎，截成段，趁鲜取出茎髓，理直，晒干。 |

| **功能主治** | 利尿消肿。用于水肿。 |

| **用法用量** | 内服煎汤，6～9g。 |

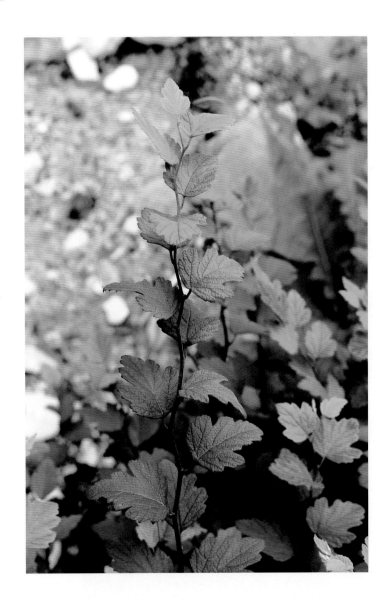

薔薇科 Rosaceae 珍珠梅属 *Sorbaria*

珍珠梅 *Sorbaria sorbifolia* (L.) A. Br.

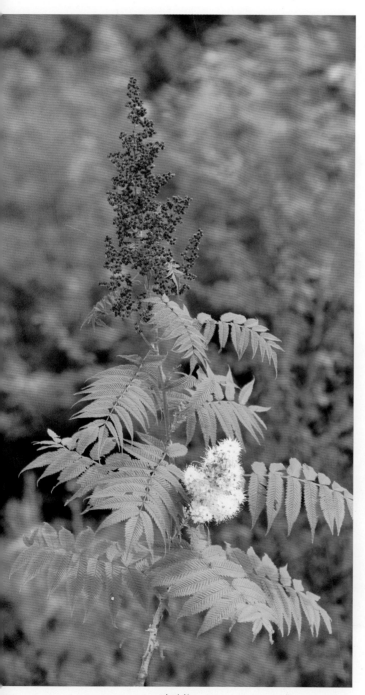

珍珠梅

| 植物别名 |

华北珍珠梅。

| 药 材 名 |

珍珠梅（药用部位：茎皮、果穗）。

| 形态特征 |

灌木，高达 2m。小枝无毛或微被短柔毛。羽状复叶，小叶片 11 ~ 17，叶轴微被短柔毛；小叶片对生，相距 2 ~ 2.5cm，披针形至卵状披针形，先端渐尖，稀尾尖，基部近圆形或宽楔形，稀偏斜，边缘有尖锐重锯齿，上、下两面无毛或近无毛；小叶无柄或近无柄；托叶卵状披针形至三角状披针形，先端渐尖至急尖，边缘有不规则锯齿或全缘。顶生大形密集圆锥花序，分枝近直立，长 10 ~ 20cm，直径 5 ~ 12cm，总花梗和花梗被星状毛或短柔毛，果期逐渐脱落，近于无毛；苞片卵状披针形至线状披针形，长 5 ~ 10mm，宽 3 ~ 5mm，先端长渐尖，全缘或有浅齿，上、下两面微被柔毛，果期逐渐脱落；花梗长 5 ~ 8mm；花直径10 ~ 12mm；萼筒钟状，外面基部微被短柔毛，萼片三角卵形，先端钝或急尖，萼片约与萼筒等长；花瓣长圆形或倒卵形，长

5 ~ 7mm，宽 3 ~ 5mm，白色；雄蕊 40 ~ 50，长于花瓣 1.5 ~ 2 倍，生于花盘边缘；心皮 5，无毛或稍具柔毛。蓇葖果长圆形，有顶生弯曲花柱，长约 3mm，果梗直立；萼片宿存，反折，稀开展。花期 7 ~ 8 月，果期 9 月。

| **生境分布** | 生于花坛、路边、庭院、公园。天津各地均有栽培。

| **资源情况** | 栽培资源丰富。药材来源于栽培。

| **采收加工** | 春、秋季采茎枝，或剥取外皮，晒干；9 ~ 10 月果穗成熟时采收果穗，晒干。

| **药材性状** | 本品茎皮呈条状或片状，长、宽不一，厚约 3mm。外表面棕褐色，有多数淡黄棕色疣状突起；内表面淡黄棕色。质脆，断面略平坦。气微，味苦。

| **功能主治** | 苦，寒；有毒。归肝、肾经。活血化瘀，消肿止痛。用于跌打损伤，骨折，风湿痹痛。

| **用法用量** | 内服研末，0.6 ~ 1.2g。外用适量，研末调敷。

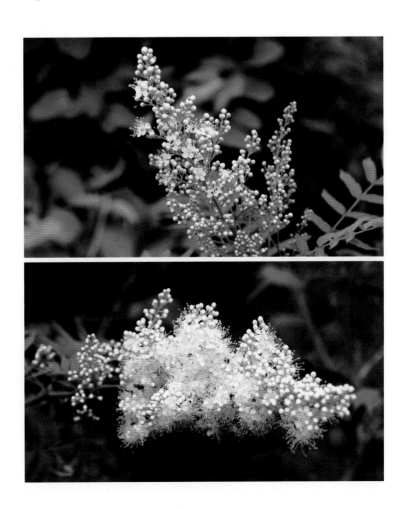

蔷薇科 Rosaceae 山楂属 Crataegus

山楂 *Crataegus pinnatifida* Bge.

| 植物别名 | 山里红、山楂扣。

| 药 材 名 | 山楂叶（药用部位：叶）、山楂（药用部位：果实）、山楂核（药用部位：种子）。

| 形态特征 | 乔木，高达 6m。有刺，稀无刺，小枝紫褐色，老枝灰褐色。叶片宽卵形或三角状卵形，长 6 ～ 10cm，宽 4 ～ 7.5cm，先端渐尖，基部截形或宽楔形，通常有 3 ～ 5 对羽状深裂片，裂片卵形至卵状披针形，边缘有稀疏不规则的重锯齿；叶柄长 2 ～ 6cm；托叶不规则半圆形或卵形，边缘有粗齿。伞房花序多花；总花梗及花梗皆有毛；花直径约 1.5cm；萼筒钟状，萼片三角卵形至披针形，内、外两面皆无毛；花瓣白色；雄蕊 20；花柱 3 ～ 5。果实近球形，直径 1 ～ 1.5cm，

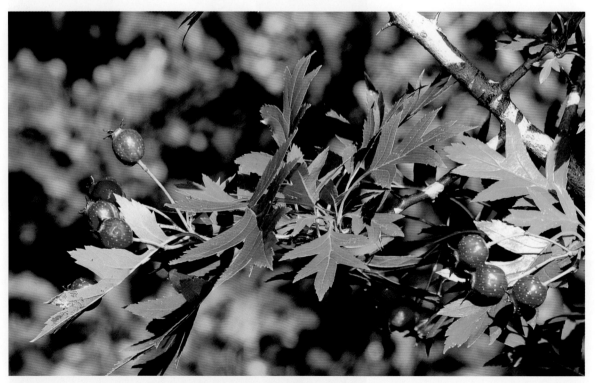

山楂

深红色，有浅色斑点，萼片宿存，小核 3 ~ 5。花期 5 ~ 6 月，果期 9 ~ 10 月。

| **生境分布** | 生于或栽培于山坡上。分布于天津蓟州盘山、九山顶、九龙山、八仙山等地。

| **资源情况** | 野生资源较少，栽培资源丰富。药材来源于野生或栽培。

| **采收加工** | 山楂叶：夏、秋季采收，晾干。

山楂：秋季果实成熟时采收，切片，干燥。

山楂核：加工山楂或山楂糕时，收集种子，晒干。

| **药材性状** | 山楂叶：本品多已破碎，完整者展开后呈宽卵形，长 6 ~ 10cm，宽 4 ~ 7.5cm，绿色至棕黄色，先端渐尖，基部宽楔形，具 2 ~ 6 羽状裂片，边缘具尖锐重锯齿；叶柄长 2 ~ 6cm；托叶卵圆形至卵状披针形。气微，味涩、微苦。

山楂：本品为圆形片，皱缩不平，直径 1 ~ 1.5cm，厚 0.2 ~ 0.4cm。外皮红色，具皱纹，有灰白色小斑点。果肉深黄色至浅棕色。中部横切片具 5 浅黄色果核，但核多脱落而中空。有的片上可见短而细的果梗或花萼残迹。气微清香，味酸、微甜。

山楂核：本品种子呈橘瓣状，椭圆形或卵形，长 3 ~ 5mm，宽 2 ~ 3mm。表面黄棕色，背面稍隆起，左、右两面平坦或有凹痕。质坚硬，不易碎。气微。

| **功能主治** | 山楂叶：酸，平。归肝经。活血化瘀，理气通脉，化浊降脂。用于气滞血瘀，胸痹心痛，胸闷憋气，心悸健忘，眩晕耳鸣，高脂血症。

山楂：酸、甘，微温。归脾、胃、肝经。消食健胃，行气散瘀，化浊降脂。用于肉食积滞，胃脘胀满，泻痢腹痛，瘀血经闭，产后瘀阻，心腹刺痛，胸痹心痛，疝气疼痛，高脂血症。

山楂核：苦，平。归胃、肝经。消食，散结，催生。用于食积不化，疝气，睾丸偏坠，难产。

| **用法用量** | 山楂叶：内服煎汤，3 ~ 10g；或泡茶饮。

山楂：内服煎汤，9 ~ 12g。

山楂核：内服煎汤，3 ~ 10g；或研末吞。

| **附　注** | 据有关资料记载，本种的根（山楂根）、木材（山楂木）、花（山楂花）、果实经过加工后制成的糕点成品（山楂糕）可入药。当地民间将山楂糕作保健食品用。

薔薇科 Rosaceae 山楂属 Crataegus

山里红 *Crataegus pinnatifida* Bge. var. *major* N. E. Br.

| 植物别名 | 红果。

| 药 材 名 | 山楂叶（药用部位：叶）、山楂（药用部位：果实）、山楂核（药用部位：种子）。

| 形态特征 | 本种与原变种山楂的区别在于果形较大，直径可达 2.5cm，深红色，有浅斑；叶片大，分裂较浅；枝刺也少。

| 生境分布 | 栽培于公园、庭园及山区。分布于天津蓟州山区。

| 资源情况 | 栽培资源丰富。药材来源于栽培。

| 采收加工 | 参见"山楂"条。

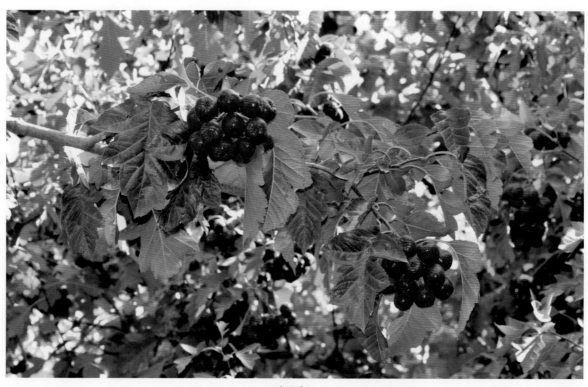

山里红

| **药材性状** | 参见"山楂"条。

| **功能主治** | 参见"山楂"条。

| **用法用量** | 参见"山楂"条。

| **附　　注** | 参见"山楂"条。

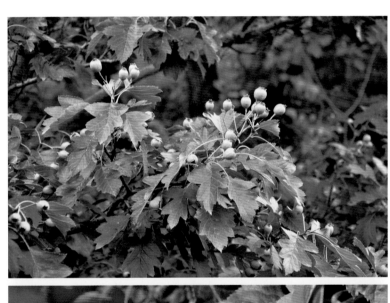

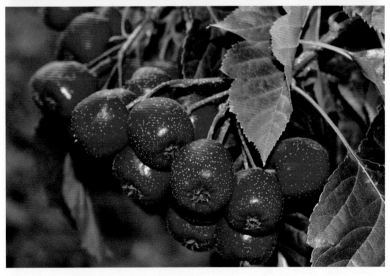

蔷薇科 Rosaceae 花楸属 Sorbus

水榆花楸 *Sorbus alnifolia* (Sieb. et Zucc.) K. Koch

| **植物别名** | 粘枣子、水榆、千筋树。

| **药 材 名** | 水榆果（药用部位：果实）。

| **形态特征** | 乔木，高达 20m。小枝暗红褐色，老枝暗灰褐色，无毛；冬芽卵形，外具数枚暗红褐色无毛鳞片。叶片卵形至椭圆状卵圆形，长 5 ~ 10cm，宽 3 ~ 9cm，先端短渐尖，基部宽楔形至圆形，边缘有不整齐的尖锐重锯齿；叶柄长 2 ~ 3cm，无毛。复伞房花序疏松，具花 6 ~ 25，总花梗及花梗具稀疏柔毛；花直径 10 ~ 14mm；萼筒钟状，外面无毛，内面近无毛，萼片三角形，外面无毛，内面密生白色绒毛；花瓣白色；雄蕊 20；花柱 2。果实椭圆形或卵形，长 1cm，红色或黄色，2 室，萼片脱落后果实先端残留圆斑。花期 5 月，

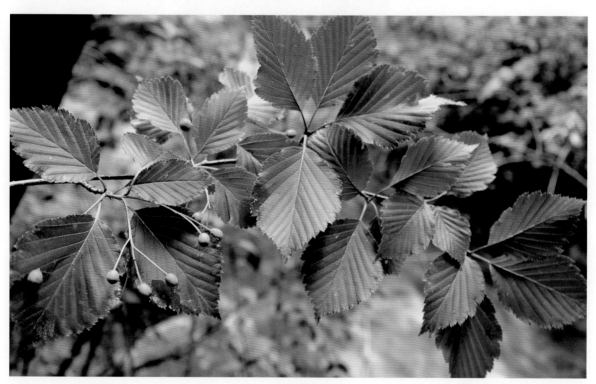

水榆花楸

果期 8 ~ 9 月。

| **生境分布** | 生于山地、山沟杂木林或灌丛中。分布于天津蓟州八仙山等地。

| **资源情况** | 野生资源较少。药材来源于野生。

| **采收加工** | 秋季果实成熟时采摘，晒干。

| **功能主治** | 甘，平。归肝、脾经。养血补虚。用于血虚萎黄，劳倦乏力。

| **用法用量** | 内服煎汤，60 ~ 150g。

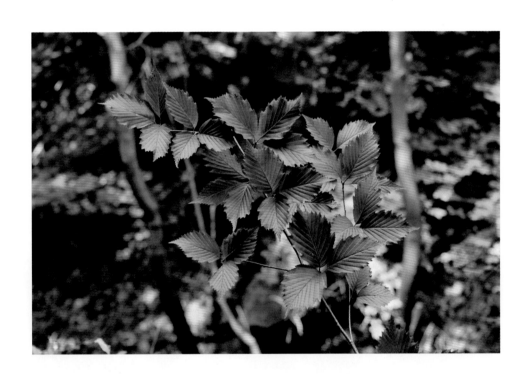

薔薇科 Rosaceae 木瓜属 Chaenomeles

皱皮木瓜 Chaenomeles speciosa (Sweet) Nakai

| **植物别名** | 贴梗海棠。

| **药 材 名** | 木瓜（药用部位：近成熟果实）。

| **形态特征** | 灌木，高达 2m。枝条常具刺，小枝紫褐色或黑褐色，无毛。叶片卵形至椭圆形，长 3 ~ 8cm，宽 1.5 ~ 5cm，先端急尖或圆钝，基部楔形，边缘具锯齿，较圆钝，尖端有腺体，两面光滑，无腺体；托叶肾形或半圆形，较大，边缘有尖锐重锯齿。花先叶开放，一般 3 朵簇生；花梗短；花直径 3 ~ 5cm；萼筒钟状，外面无毛，萼片直立，圆形，先端圆钝，外面无毛，内面密生柔毛；花瓣猩红色；雄蕊多数；花柱 5，基部合生。果实球形或卵圆形，成熟时黄色或黄绿色，有芳香，萼片脱落，果梗甚短，近于无梗。花期 3 ~ 5 月，果期 9 ~ 10 月。

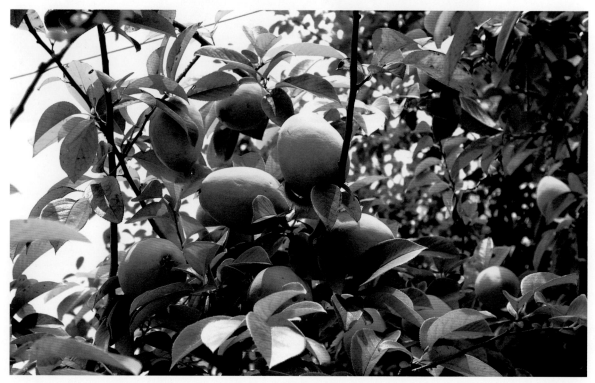

皱皮木瓜

| **生境分布** | 栽培于公园、庭院。

| **资源情况** | 栽培资源较少。药材来源于栽培。

| **采收加工** | 夏、秋季果实绿黄时采收，置沸水中烫至外皮灰白色，对半纵剖，晒干。

| **药材性状** | 本品呈长圆形，多纵剖成两半，长 4 ~ 9cm，宽 2 ~ 5cm，厚 1 ~ 2.5cm。外表面紫红色或红棕色，有不规则的深皱纹；剖面边缘向内卷曲，果肉红棕色，中心部分凹陷，棕黄色；种子扁长三角形，多脱落。质坚硬。气微清香，味酸。

| **功能主治** | 酸，温。归肝、脾经。舒筋活络，和胃化湿。用于湿痹拘挛，腰膝关节酸肿疼痛，暑湿吐泻，转筋挛痛，脚气水肿。

| **用法用量** | 内服煎汤，6 ~ 9g。

| **附　注** | （1）2015 年版《中国药典》一部收载本种中文学名为贴梗海棠。
（2）据有关资料记载，本种的根（木瓜根）、枝和叶（木瓜枝）、树皮（木瓜皮）、花（木瓜花）、种子（木瓜核）均可入药。

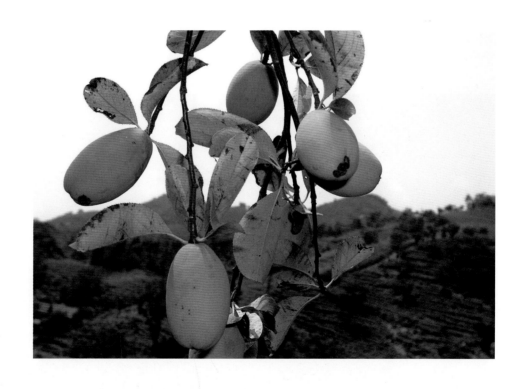

蔷薇科 Rosaceae 梨属 Pyrus

白梨
Pyrus bretschneideri Rehd.

| 植物别名 | 白挂梨、罐梨。

| 药 材 名 | 梨叶（药用部位：叶）、梨（药用部位：果实）、梨皮（药用部位：果皮）。

| 形态特征 | 乔木，高达 5 ~ 8m。小枝老时无毛，紫褐色。叶片卵形或椭圆状卵形，长 5 ~ 12cm，宽 3.5 ~ 8cm，先端短渐尖或具长尾尖，基部圆形，边缘有尖锐锯齿，齿尖有长刺芒，微向内靠拢，老叶上、下两面皆无毛；叶柄长 2.5 ~ 7cm，老时无毛。伞形总状花序，有花 7 ~ 10；总花梗及花梗嫩时有毛，不久脱落；萼筒外面无毛，萼片三角形，外面无毛，内面密生绒毛；花瓣白色；花柱 4 或 5。果实卵形或近球形，大小随品种不同而有很大差异，萼片脱落，果梗肥厚，黄色，有细密斑点，心皮 4 ~ 5 室；种子褐色。花期 4 月，果期 8 ~ 9 月。

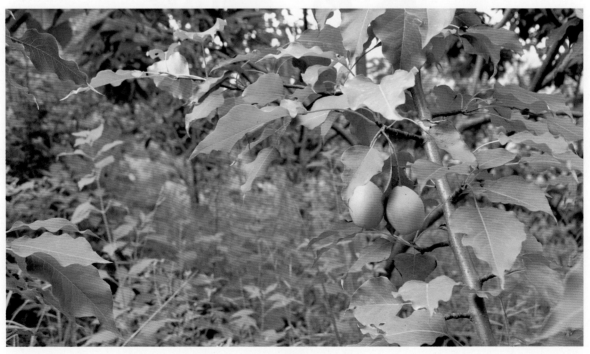

白梨

| **生境分布** | 生于干旱寒冷的地区或山坡阳处。分布于天津蓟州盘山、黄崖关、九山顶、九龙山、八仙山等地。

| **资源情况** | 栽培资源丰富。药材来源于栽培。

| **采收加工** | 梨叶：夏、秋季采叶，鲜用或晒干。

梨：8 ~ 9 月，当果皮呈现该品种固有的颜色，有光泽和香味，种子变为褐色，果柄易脱落时，即可适时采摘，轻摘轻放，不要碰伤梨果或折断果枝。

梨皮：果实成熟时采摘果实，削取果皮，鲜用或晒干。

| **药材性状** | 梨叶：本品多皱缩，破碎，完整叶片呈卵形或卵状椭圆形，长 5 ~ 10cm，宽 3 ~ 6cm，先端锐尖，基部宽楔形，或近圆形，叶缘锯齿呈刺芒状，叶柄长 2.5 ~ 7cm。表面灰褐色，两面被绒毛或光滑无毛。质脆易碎。气微，味淡、微涩。

梨：本品多呈卵形或近球形，通常直径为 5 ~ 7cm，先端有残留花萼。基部具肥厚果柄，长 3 ~ 4cm。表面类白色，有细密斑点。横切面可见白色子房 4 ~ 5 室，种子倒卵形，微扁，长 6 ~ 7mm，褐色。果肉微香，多汁，味甜、微酸。干品为圆形横切片，多卷缩，直径 2 ~ 2.5cm。外皮淡黄色，有细密斑点。果肉黄白色，有的可见子房室，或灰褐色种子。气微，味甜、微酸。

梨皮：本品果皮呈不规则片状，或卷曲成条状，外表面淡黄色，有细密斑点，内表面黄白色。气微，味微甜而酸。

| **功能主治** | 梨叶：辛、涩、微苦，平。疏肝和胃，利水解毒。用于霍乱吐泻腹痛，水肿，小便不利，小儿疝气，菌菇中毒。

梨：甘、微酸，凉。归肺、胃、心经。清肺化痰，生津止渴。用于肺燥咳嗽，热病烦躁，津少口干，消渴，目赤，疮疡，烫火伤。

梨皮：甘、涩，凉。清心润肺，降火生津，解疮毒。用于暑热烦渴，肺燥咳嗽，吐血，痢疾，发背，疔疮，疥癣。

| **用法用量** | 梨叶：内服煎汤，9 ~ 15g；或鲜品捣汁服。外用适量，捣敷或捣汁涂。

梨：内服煎汤，15 ~ 30g；或生食，1 ~ 2 枚；或捣汁；或蒸服，或熬膏。外用适量，捣敷或捣汁点眼。

梨皮：内服煎汤，9 ~ 15g，鲜品 30 ~ 60g。外用适量，捣汁涂。

| **附　　注** | 据有关资料记载，本种的根（梨树根）、树枝（梨枝）、树皮（梨木皮）、木材烧成的灰（梨木灰）、花（梨花）均可入药。

蔷薇科 Rosaceae 梨属 Pyrus

秋子梨 *Pyrus ussuriensis* Maxim.

| 植物别名 | 青梨、野梨、酸梨。

| 药 材 名 | 梨叶（药用部位：叶）、梨（药用部位：果实）、梨皮（药用部位：果皮）。

| 形态特征 | 乔木，高达15m。嫩枝无毛。叶片卵形、宽卵形，变化甚大，长5～10cm，宽4～6cm，先端短渐尖，基部圆形或近心形，边缘具带刺芒状的尖锐锯齿，直伸，上、下两面无毛；叶柄长2～5cm，无毛。花序密集，有花5～7；总花梗及花梗老时无毛；萼筒外面无毛；萼片三角状披针形，先端渐尖，边缘有腺齿，外面无毛，内面密生绒毛；花瓣白色；雄蕊20；花柱5，离生，近基部有稀疏柔毛。果实近球形，成熟时黄色，直径2～6cm，萼片宿存，基部微下陷，果梗短，

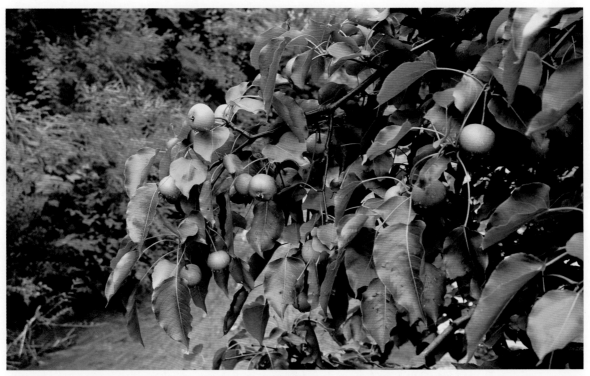

秋子梨

长 1 ～ 2cm。花期 5 月，果期 8 ～ 10 月。

| **生境分布** | 生于寒冷而干燥的山区。分布于天津蓟州盘山、九山顶、九龙山、八仙山等地。

| **资源情况** | 栽培资源丰富。药材来源于栽培。

| **采收加工** | 参见"白梨"条。

| **药材性状** | 梨：果实近球形，较小，直径 2 ～ 6cm，先端有残存宿萼，基部微下陷，果柄长 1 ～ 2cm。表面稍绿色、稍带褐色或黄色，常有红色斑点。干品果皮褐绿色或黄色，有棕色斑点。
梨皮、梨叶：参见"白梨"条。

| **功能主治** | 参见"白梨"条。

| **用法用量** | 参见"白梨"条。

| **附　　注** | 据有关资料记载，本种的根（梨树根）、树枝（梨枝）、树皮（梨木皮）、木材烧成的灰（梨木灰）、花（梨花）均可入药。

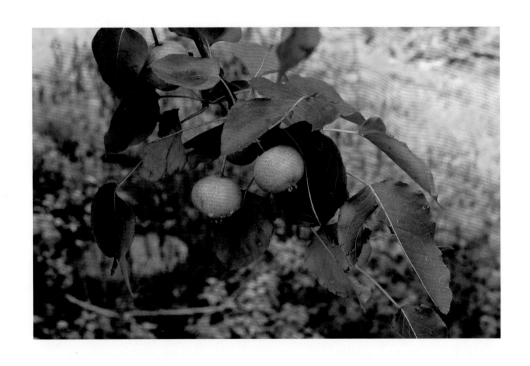

薔薇科 Rosaceae 苹果属 Malus

山荆子

Malus baccata (L.) Borkh.

| **植物别名** | 山定子、林荆子、山丁子。

| **药 材 名** | 山荆子（药用部位：果实）。

| **形态特征** | 乔木，高达 10m。幼枝细弱，无毛，红褐色。叶片椭圆形或卵形，长 3 ~ 8cm，宽 2 ~ 3.5cm，先端渐尖，稀具尖尾，基部楔形或近圆形，边缘具细锯齿，上、下两面无毛；叶柄长 2 ~ 5cm，无毛。伞形花序，有花 4 ~ 6，无总花梗，集生于小枝先端；花梗细长，长 1.5 ~ 4cm，无毛；花直径 3 ~ 3.5cm；萼筒外面无毛，萼片披针形，外面无毛，内面密生绒毛，长于萼筒；花瓣白色；雄蕊 15 ~ 20；花柱 5，基部有长毛。果实近球形，直径 8 ~ 10mm，红色或黄色，萼片脱落，果梗长 3 ~ 4cm。花期 4 ~ 5 月，果期 7 ~ 9 月。

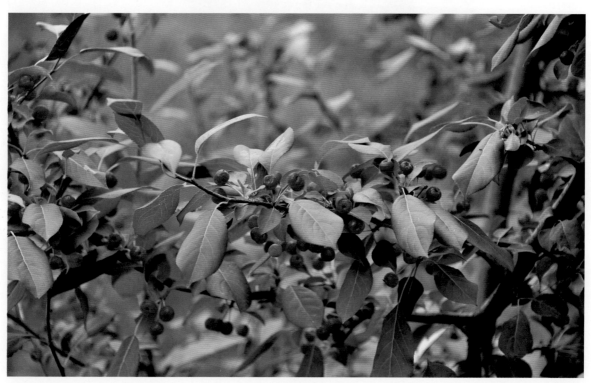

山荆子

| 生境分布 | 生于山坡杂木林中及山谷灌丛中。分布于天津蓟州盘山、黄崖关、九山顶、九龙山、八仙山等地。

| 资源情况 | 野生资源较少。药材来源于野生。

| 采收加工 | 秋季果实成熟时采摘，切片晾干。

| 药材性状 | 本品为不规则扁球形，直径约 1cm，先端有萼洼，稍凹陷，基部偶带有果柄。表面红棕色，剖开后分 5 室，偶有扁三角形种子，内果皮稍革质，质较重。味酸、微涩。

| 功能主治 | 止泻痢。用于痢疾，吐泻。

| 用法用量 | 内服煎汤，15 ~ 30g；或研末；或酿酒。

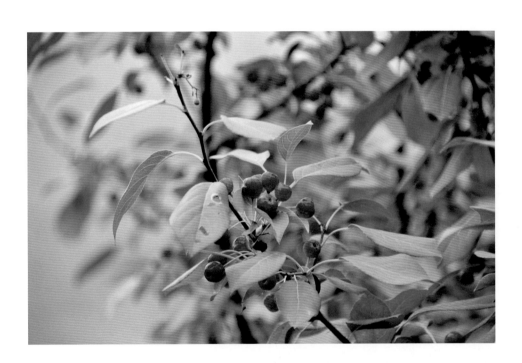

苹果 *Malus pumila* Mill.

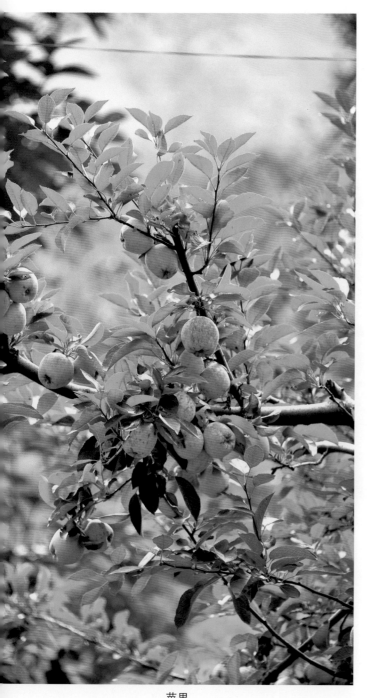

苹果

| 植物别名 |

西洋苹果。

| 药 材 名 |

苹果（药用部位：果实）、苹果叶（药用部位：叶）、苹果皮（药用部位：果皮）。

| 形态特征 |

乔木，高达 15m。小枝幼时密被柔毛，老时紫褐色，无毛。叶片椭圆形、卵形至宽椭圆形，长 4.5 ～ 10cm，宽 3 ～ 5.5cm，先端急尖，基部宽楔形或圆形，边缘具圆锯齿，幼时两面具短柔毛，成熟时上面无毛；叶柄长 1.5 ～ 3cm，被短柔毛。伞房花序，具花 3 ～ 7，集生于小枝先端，花梗长 1 ～ 2.5cm，花被绒毛；花直径 3 ～ 4cm；萼筒外密被绒毛，萼片披针形或三角卵形；花蕾粉色；雄蕊 20；花柱 5，下部密被白色绒毛。果实扁球形，形状、大小随品种不同而差异甚大，先端常隆起，萼下陷，萼片宿存，果梗短粗。花期 5 月，果期 7 ～ 10 月。

| 生境分布 |

分布于天津蓟州静海、滨海、武清、宁河等地。

| 资源情况 | 栽培资源丰富。药材来源于栽培。

| 采收加工 | 苹果：早熟品种 7 ～ 8 月采收，晚熟品种 9 ～ 10 月采收。保鲜，包装贮藏，及时调运。

| 药材性状 | 苹果：本品呈梨形或扁球形，青色、黄色或红色，直径 5 ～ 10cm，或更大，顶部及基部均凹陷；外皮薄，革质，果肉肉质，内果皮坚韧，分为 5 室，每室有种子 2。气清香，味甜、微酸。

| 功能主治 | 苹果：甘、酸，凉。益胃，生津，除烦，醒酒。用于津少口渴，脾虚泄泻，食后腹胀，饮酒过度。
苹果叶：凉血解毒。用于产后血晕，月经不调，发热，热毒疮疡，烫火伤。
苹果皮：降逆和胃。用于反胃。

| 用法用量 | 苹果：内服适量，生食；或捣汁；或熬膏。
苹果叶：内服煎汤，30 ～ 60g。外用适量，鲜叶贴敷；或烧灰存性，调搽。
苹果皮：内服煎汤，15 ～ 30g；或沸汤泡饮。

蔷薇科 Rosaceae 苹果属 Malus

楸子 *Malus prunifolia* (Willd.) Borkh.

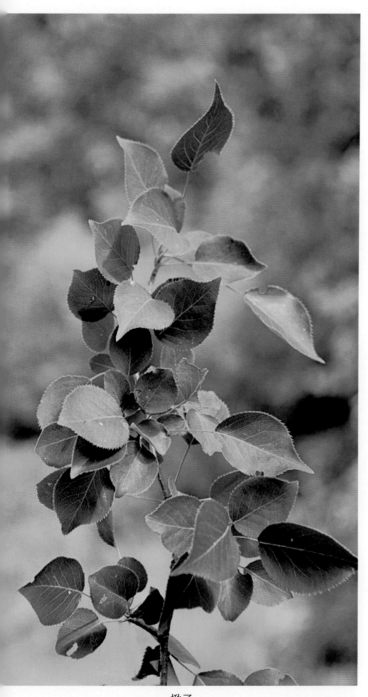

楸子

| 植物别名 |

海棠果。

| 药 材 名 |

楸子（药用部位：果实）。

| 形态特征 |

小乔木，高达 3 ~ 8m。小枝嫩时密被短柔毛，老枝灰褐色，无毛。叶片卵形或椭圆形，长 5 ~ 9cm，宽 4 ~ 5cm，先端渐尖或急尖，基部宽楔形，边缘有细锐锯齿，幼叶上、下两面有稀疏柔毛，老叶上面无毛，下面沿中脉稍有短柔毛或近无毛；叶柄长 1 ~ 5cm，幼时有毛，老时脱落。伞形花序，有花 4 ~ 10，花梗长 2 ~ 3.5cm，花直径 4 ~ 5cm；萼筒外面被柔毛；萼片披针形，两面被毛；花瓣白色，花蕾粉红色；雄蕊 20；花柱 4。果实卵形，直径 2 ~ 2.5cm，红色，先端稍具隆起，萼洼微凸，萼片宿存，肥厚，果梗细长。花期 4 ~ 5 月，果期 8 ~ 9 月。

| 生境分布 |

分布于天津蓟州盘山、九山顶、九龙山、八仙山等地。

| 资源情况 | 野生资源一般，栽培资源一般。药材来源于野生或栽培。

| 采收加工 | 8 ~ 9 月果实成熟时采摘，鲜用。

| 药材性状 | 本品果实呈卵形，直径 2 ~ 2.5cm，果皮红色，无灰白斑点，果肉黄白色，成熟后有 2 ~ 5 室，每室含种子 1 ~ 2，种子扁卵圆形，浅紫红色至红紫色。有宿存花萼，略凸出，萼片两面被毛，萼筒外边被毛。气微香，味甘、微酸。

| 功能主治 | 酸、甘，平。生津，消食。用于口渴，食积。

| 用法用量 | 内服煎汤，15 ~ 30g。

蔷薇科 Rosaceae 苹果属 *Malus*

西府海棠

Malus micromalus Makino

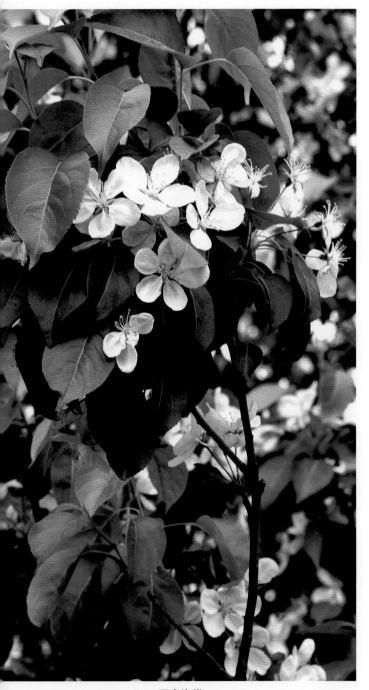

西府海棠

| 植物别名 |

小果海棠、子母海棠。

| 药 材 名 |

海红（药用部位：果实）。

| 形态特征 |

小乔木，高达 2.5 ~ 5m。小枝嫩时被短柔毛，老时脱落，紫红色或暗紫色。叶片长椭圆形或椭圆形，长 5 ~ 10cm，宽 2.5 ~ 5cm，先端急尖或渐尖，基部楔形，边缘有尖锐锯齿，老叶两面无毛；叶柄长 2 ~ 2.5cm。伞形总状花序，有花 4 ~ 6，集生小枝先端；萼筒外面密被白色绒毛，萼片三角卵形、三角形至长卵形，有稀疏柔毛，内面密生绒毛，与萼筒等长；花瓣粉红色；雄蕊 20；花柱 5，基部具绒毛。果实近球形，直径 1 ~ 1.5cm，红色，萼基下陷，萼片多数脱落，少数宿存。花期 4 ~ 5 月，果期 8 ~ 9 月。

| 生境分布 |

生于花坛、路边、庭院、公园。天津各地均有分布。

| 资源情况 | 栽培资源丰富。药材来源于栽培。

| 采收加工 | 8～9月采收成熟的果实，鲜用。

| 药材性状 | 本品近球形，直径1～1.5cm，表面红色带黄色，无斑点，光亮，基部凹陷，花萼脱落或宿存，内果皮革质，形似苹果。气清香，味微酸、甜。

| 功能主治 | 酸、甘，平。涩肠止痢。用于泄泻，痢疾。

| 用法用量 | 内服煎汤，15～30g；或生食。

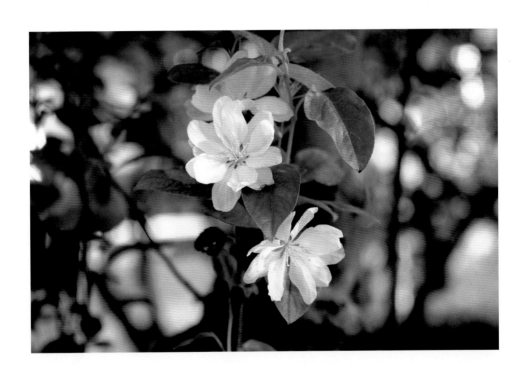

薔薇科 Rosaceae 棣棠花属 Kerria

重瓣棣棠花

Kerria japonica (L.) DC. f. *pleniflora* (Witte) Rehd.

| **植物别名** | 金碗、地棠、黄榆叶梅。

| **药 材 名** | 棣棠花（药用部位：花）。

| **形态特征** | 落叶灌木，高 1.5 ~ 2m。小枝绿色，有棱，无毛。叶卵形或三角状
卵形，长 2 ~ 8cm，宽 1.2 ~ 3cm，先端渐尖，基部截形或近圆形，
边缘有重锯齿；上面无毛或有疏生短柔毛，下面微生短柔毛；叶柄
长 5 ~ 15mm，无毛；托叶膜质，带状披针形，边缘有毛，早落。
花单生侧枝先端；直径 3 ~ 4.5cm，花梗长 8 ~ 20mm，无毛；萼筒
扁平，萼片 5，卵形，全缘，无毛；花重瓣，花瓣黄色，宽椭圆形；
雄蕊多数，离生，有柔毛，花柱约与雄蕊等长。瘦果黑色，无毛，
萼片宿存。花期 4 ~ 5 月，果期 7 ~ 8 月。

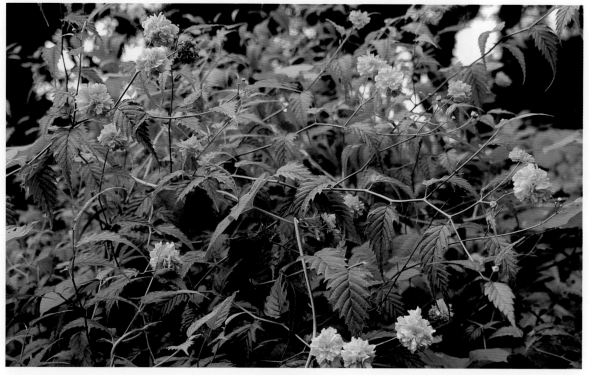

重瓣棣棠花

| 生境分布 | 无野生分布。天津各地均有栽培。

| 资源情况 | 栽培资源一般。药材来源于栽培。

| 采收加工 | 4 ~ 5 月采集花，晒干。

| 药材性状 | 本品花呈扁球形，直径 0.5 ~ 1cm，黄色；萼片先端 5，深裂，裂片卵形，筒部短广；花瓣金黄色，5，广椭圆形，钝头，萼筒内有环状花盘；雄蕊多数；雌蕊 5。气微，味苦、涩。

| 功能主治 | 微苦、涩，平。化痰止咳，利湿消肿，解毒。用于咳嗽，风湿痹痛，水肿，小便不利，消化不良，痈疽肿毒，湿疹，荨麻疹。

| 用法用量 | 内服煎汤，6 ~ 15g。外用适量，煎汤洗。

| 附　　注 | 据有关资料记载，本种的原变型棣棠花 *K. japonica* 的根（棣棠根）、枝叶（棣棠枝叶）均可入药。

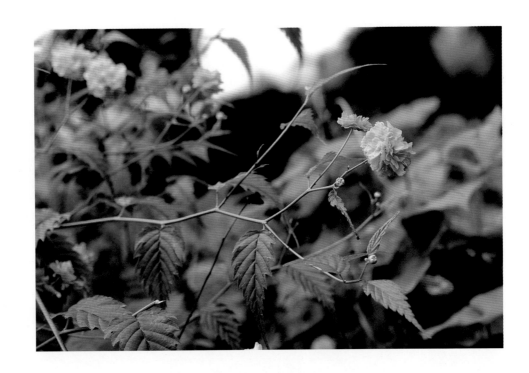

蔷薇科 Rosaceae 悬钩子属 Rubus

茅梅
Rubus parvifolius L.

| **植物别名** | 茅莓悬钩子、小叶悬钩子。

| **药 材 名** | 薅田藨根（药用部位：根）、薅田藨（药用部位：地上部分）。

| **形态特征** | 落叶灌木，高 2 ~ 3m。枝呈弓形弯曲，近平卧，小枝有毛和小刺。奇数羽状复叶，互生，小叶 3 ~ 5；中间小叶较大，菱状卵形至宽倒卵形，长 2.5 ~ 8cm，宽 2 ~ 8cm；侧生小叶较小，宽椭圆形；先端圆钝，基部宽楔形或近圆形，边缘浅裂或有不整齐粗圆齿；上面疏生柔毛，下面密生白色短绒毛；叶柄长 2.5 ~ 5（ ~ 12）cm，叶轴有柔毛及小皮刺；托叶线形，基部与叶柄连生。伞房花序顶生，有花 3 ~ 10，或顶生聚伞状圆锥花序及单花腋生，花序密生绒毛和稀疏细刺，苞片线状披针形；花直径 6 ~ 8mm；萼片披针形，先端

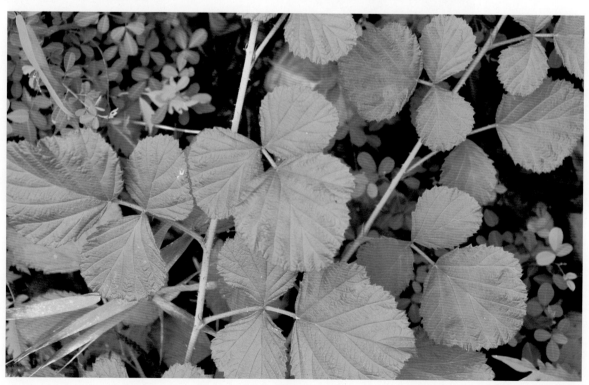

茅梅

渐尖，两面有柔毛；花瓣粉红色或紫红色，宽倒卵形；子房有柔毛。聚合果球形，直径 1 ~ 2cm，橙红色。花期 5 ~ 6 月，果期 7 ~ 8 月。

| **生境分布** | 生于向阳山谷、路旁、山坡、林下、阴坡。分布于天津蓟州盘山。

| **资源情况** | 野生资源较少。药材来源于野生。

| **采收加工** | 薅田藨根：秋、冬季采挖，洗净，鲜用，或切片晒干。

薅田藨：7 ~ 8 月采收，割取全草，捆成小把，晒干。

| **药材性状** | 薅田藨根：本品长短不等，多扭曲，直径 0.4 ~ 1.2cm。上端较粗，呈不规则块状，常附残留茎基。表面灰褐色，有纵皱纹，栓皮有时剥落，露出红棕色内皮。质坚硬，断面淡黄色，有放射状纹理。气微，味微涩。

薅田藨：本品长短不一，枝和叶柄具小钩刺，枝表面红棕色或枯黄色；质坚，断面黄白色，中央有白色髓。叶多皱缩破碎，上面黄绿色，下面灰白色，被柔毛。枝上部往往附枯萎的花序，花瓣多已掉落，萼片黄绿色，外卷，两面被长柔毛。气微弱，味微苦、涩。

| **功能主治** | 薅田藨根：甘、苦，凉。清热解毒，祛风利湿，活血凉血。用于感冒发热，咽喉肿痛，风湿痹痛，肝炎，肠炎，痢疾，肾炎水肿，尿路感染，泌尿系结石，跌打损伤，咯血，吐血。

薅田藨：苦、涩，凉。清热解毒，散瘀止血，杀虫疗疮。用于感冒发热，咳嗽痰血，痢疾，跌打损伤，产后腹痛，疥疮，疔肿，外伤出血。

| **用法用量** | 薅田藨根：内服煎汤，6 ~ 15g；或浸酒。外用适量，捣敷；或煎汤熏洗；或研末调敷。

薅田藨：内服煎汤，10 ~ 15g；或浸酒。外用适量，捣敷；或煎汤熏洗；或研末撒。

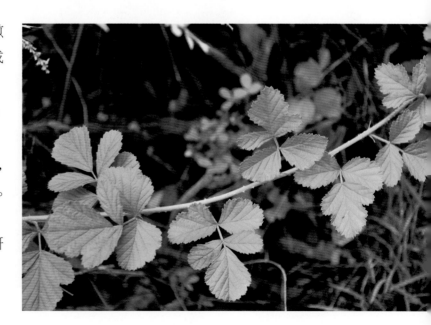

蔷薇科 Rosaceae 悬钩子属 Rubus

牛叠肚
Rubus crataegifolius Bge.

| 植物别名 | 牛迭肚、山楂叶悬钩子、托盘。

| 药 材 名 | 牛叠肚根（药用部位：根）、牛叠肚果（药用部位：果实）。

| 形态特征 | 落叶灌木，高 2 ~ 3m。茎直立，在近顶部分枝；小枝红褐色，有棱，幼时有柔毛；皮刺钩状。单叶，互生，宽卵形至近圆形，长 5 ~ 15cm，宽 4 ~ 13cm，3 ~ 5 掌状浅裂或中裂；基部心形或近截形；花枝上的叶较小，常 3 裂，裂片卵形至长卵形，先端渐尖，边缘有粗锯齿，下面有柔毛，沿中脉有小刺；叶柄长 2 ~ 5cm，散生小钩刺；托叶线形，长 5 ~ 8mm，与叶柄连生。花 2 ~ 6 聚生枝顶或成短伞房花序，腋生 1 ~ 2 花，稀 3 花成近伞房花序，花梗长 5 ~ 10mm，有柔毛，花直径 1 ~ 1.5cm；萼片卵圆形，先端渐尖，反折；花瓣白色，

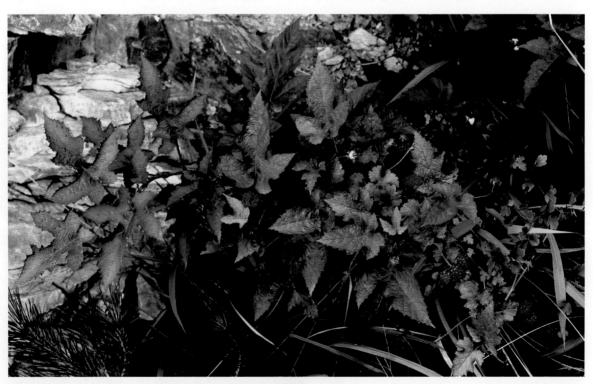

牛叠肚

椭圆形，先端钝圆。聚合果近球形，直径约 1cm，红色。花期 5 ~ 7 月，果期 7 ~ 9 月。

| **生境分布** | 生于山坡、山谷、林缘、灌丛、水边。分布于天津蓟州。

| **资源情况** | 野生资源丰富。药材来源于野生。

| **采收加工** | 牛叠肚根：秋季采挖，洗净，切片晒干。
牛叠肚果：夏、秋季采摘成熟果实，直接晒干，或先在沸水浸，再晒干。

| **功能主治** | 牛叠肚根：苦、涩，平。归肝经。祛风利湿。用于风湿性关节炎，痛风，肝炎。
牛叠肚果：酸、甘，温。归肝、肾经。补肾固涩，止渴。用于肝肾不足，阳痿遗精，尿频，遗尿，须发早白，不孕，口渴。

| **用法用量** | 内服煎汤，6 ~ 15g。

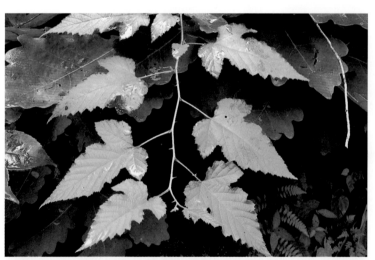

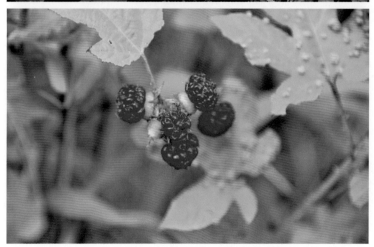

蔷薇科 Rosaceae 路边青属 *Geum*

路边青

Geum aleppicum Jacq.

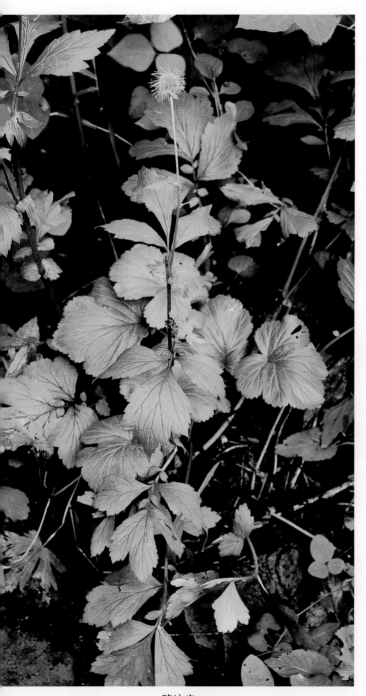

路边青

| 植物别名 |

水杨梅、草本水杨梅。

| 药 材 名 |

五气朝阳草（药用部位：全草或根）。

| 形态特征 |

多年生草本，高 30 ~ 75cm。茎直立，上部分枝，全株被毛。基生叶丛生，为不整齐的奇数羽状复叶，小叶 7 ~ 13，叶柄长，小叶间常具夹生小裂片；茎生叶互生，小叶 3 ~ 5，卵形，3 浅裂或羽状分裂，基部有 1 对托叶，叶柄短。花单生或常 3 朵成伞房状，直径 1.5 ~ 2cm；花梗粗壮，与花萼均有长、短柔毛；萼片两轮，各 5；副萼片线状披针形；萼片三角状卵形，比副萼片约长 1 倍；花瓣 5，黄色，宽卵形至近圆形，先端圆；雄蕊和雌蕊多数。瘦果多数，长椭圆形，稍扁，棕褐色，先端有由花柱形成的钩状长喙；由瘦果形成的聚合果近球形，直径 1 ~ 1.2cm。花期 5 ~ 8 月，果期 7 ~ 9 月。

| 生境分布 |

生于山坡草地、沟边、地边、河滩、林缘。分布于天津蓟州盘山、黄崖关、九山顶、九

龙山、八仙山等地。

| **资源情况** | 野生资源较少。药材来源于野生。

| **采收加工** | 夏季采收，鲜用或切段晒干。

| **药材性状** | 本品根茎粗短，长 1 ~ 2.5cm，有多数细须根，均为棕褐色。茎圆柱形，被毛或近无毛。基生叶有长柄，羽状全裂或近羽状复叶，顶裂片较大，卵形或宽卵形，边缘有锯齿，两面被毛，侧生裂片小，边缘有不规则的粗齿；茎生叶互生，卵形，3 浅裂或羽状分裂。花顶生，常脱落。聚合瘦果近球形。气微，味辛、微苦。

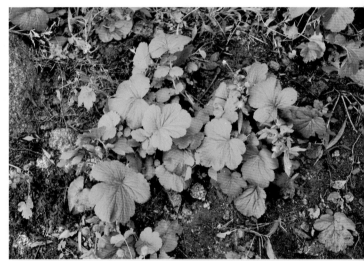

| **功能主治** | 苦、辛，微寒。归肝、脾、大肠经。清热解毒，活血止痛，调经止带。用于疮痈肿痛，口疮咽痛，跌打伤痛，风湿痹痛，泄泻腹痛，月经不调，崩漏带下，脚气水肿，小儿惊风。

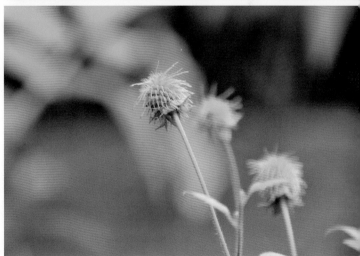

| **用法用量** | 内服煎汤，10 ~ 15g；研末服，1 ~ 1.5g。外用适量，捣敷；或煎汤洗。

薔薇科 Rosaceae 委陵菜属 *Potentilla*

钩叶委陵菜 *Potentilla ancistrifolia* Bge.

| 植物别名 | 皱叶委陵菜。

| 形态特征 | 多年生草本，高达 20cm。主根粗壮。茎斜上或直立，有疏生长柔毛。羽状复叶，基生叶的小叶 5 ~ 7，宽卵形，倒卵形或长圆状卵形，长 1.5 ~ 3cm，宽 1 ~ 1.5cm，先端小叶片大，先端急尖，基部楔形，边缘有急尖锯齿，齿常粗大，三角状卵形，近基部全缘，下面灰绿色，两面有贴生丝绒毛；托叶草质，贴生于叶柄；基生叶与茎生叶相似。聚伞花序顶生，总花梗和花梗有柔毛和腺毛；花萼有丝状毛，外萼片披针形，比内萼片短，内萼片卵圆状披针形；花瓣黄色，倒卵圆形，稍长于萼片；雄蕊和雌蕊多数离生；花托内面有柔毛。瘦果斜卵形，有皱纹，褐色，花柱顶生。花期 5 ~ 7 月，果期 8 ~ 9 月。

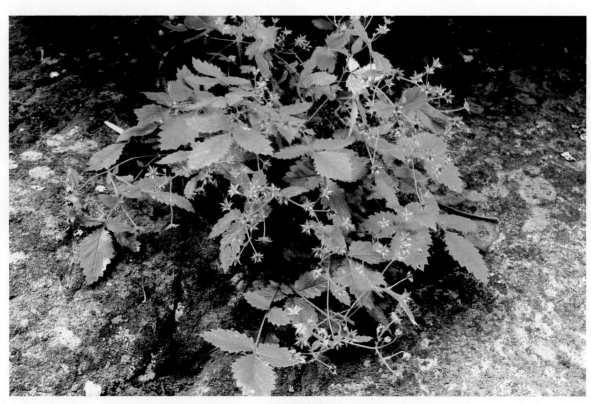

钩叶委陵菜

| **生境分布** | 生于山地阴坡和岩石缝间。分布于天津蓟州山区。

| **资源情况** | 野生资源稀少。药材来源于野生。

| **附 注** | 部分地区将本种作委陵菜药用。

蔷薇科 Rosaceae 委陵菜属 Potentilla

委陵菜 *Potentilla chinensis* Ser.

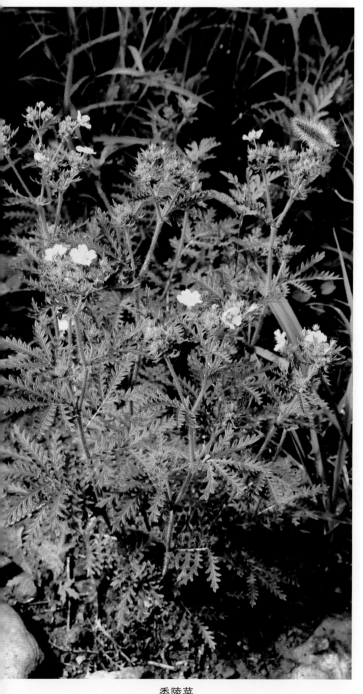

委陵菜

| 植物别名 |

翻白草、毛鸡腿子、土人参。

| 药 材 名 |

委陵菜（药用部位：全草）。

| 形态特征 |

多年生草本。根茎粗壮，木质化，有棕褐色
残余托叶。茎粗壮，高 30 ~ 60cm，多直立，
密生白绵毛。奇数羽状复叶，基生叶丛生，
小叶 13 ~ 31，连柄长达 30cm，宽 5 ~ 9cm。
茎生叶较小，小叶 7 ~ 15；托叶披针形至椭
圆状披针形，基部与叶柄连生；小叶对生或
互生，长圆形；小叶片羽状深裂，裂片长圆
状三角形，上面绿色，有毛或无，下面密生
灰白绒毛。伞房状聚伞花序，多花，与总花
梗均有毛；花萼有柔毛，萼片三角状卵圆形；
花瓣黄色，宽倒卵形，先端微凹；花柱近顶
生。瘦果肾状卵形，表面微皱。花期 5 ~ 9 月，
果期 6 ~ 10 月。

| 生境分布 |

生于路边、草丛、山坡荒地、河沟边、林缘。
分布于天津蓟州盘山、黄崖关、九山顶、九
龙山、八仙山等地。

| 资源情况 | 野生资源较丰富。药材来源于野生。

| 采收加工 | 春季未抽茎时采挖，除去泥沙，晒干。

| 药材性状 | 本品根呈圆柱形或类圆锥形，略扭曲，有的有分枝，长5～17cm，直径0.5～1.5cm；表面暗棕色或暗紫红色，有纵纹，粗皮易呈片状剥落；根茎部稍膨大；质硬，易折断，断面皮部薄，暗棕色，常与木部分离，射线呈放射状排列。叶基生，单数羽状复叶，有柄；小叶12～31对，狭长椭圆形，边缘羽状深裂，下表面和叶柄均灰白色，密被灰白色绒毛。气微，味涩、微苦。

| 功能主治 | 苦，寒。归肝、大肠经。清热解毒，凉血止痢。用于赤痢腹痛，久痢不止，痔疮出血，痈肿疮毒。

| 用法用量 | 内服煎汤，9～15g。外用适量。

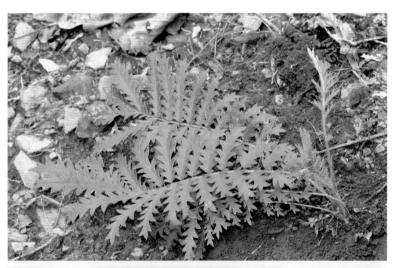

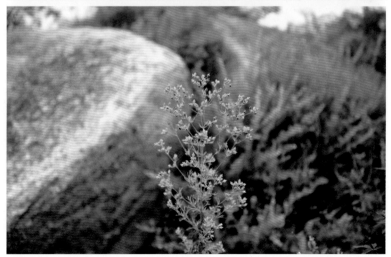

翻白草
Potentilla discolor Bge.

| **植物别名** | 翻白委陵菜、鸡腿根、叶下白。

| **药 材 名** | 翻白草（药用部位：全草）。

| **形态特征** | 多年生草本。根粗壮，下部常肥厚呈纺锤形。茎常弧形上升，基部有少数棕褐色残余托叶。茎、叶柄和花序密生白色绒毛。奇数羽状复叶，基生叶柄长 5 ~ 8cm，小叶 5 ~ 9，托叶三角状披针形；茎生小叶多为 3，近无柄，托叶宽，小叶无柄，对生稀互生，顶生小叶较大，长圆形或长圆卵形，长 2.5 ~ 6cm，宽 9 ~ 23mm，边缘有圆钝粗锯齿，上面深绿色，微有长柔毛，下面密生白绒毛。伞房状聚伞花序，多花；花梗与花萼均密生白色绒毛和疏生长柔毛，副萼片与萼片等长或稍短，窄长圆形或线形；萼片卵状三角形；花瓣黄

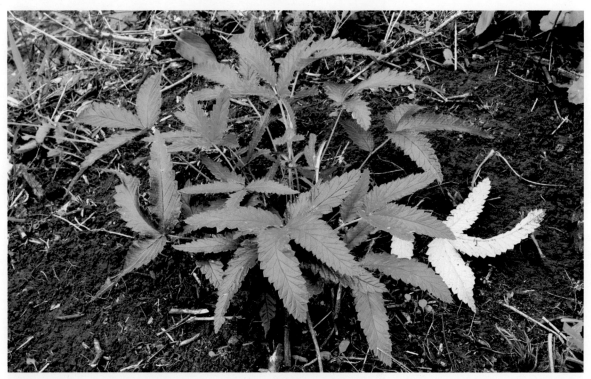

翻白草

色，倒卵圆形，先端微凹，比萼片稍长，花托内面生柔毛。瘦果长圆状卵圆形，宽约 1mm，花柱近顶生，比果实稍短。花期 5 ~ 7 月，果期 6 ~ 9 月。

| **生境分布** | 生于山坡、山谷、路边、草丛。分布于天津蓟州盘山、黄崖关、九山顶、九龙山、八仙山等地。

| **资源情况** | 野生资源丰富。药材来源于野生。

| **采收加工** | 夏、秋季开花前采挖，除去泥沙和杂质，干燥。

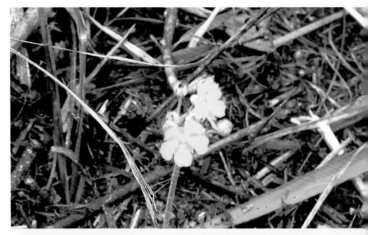

| **药材性状** | 本品块根呈纺锤形或圆柱形，长 4 ~ 8cm，直径 0.4 ~ 1cm；表面黄棕色或暗褐色，有不规则扭曲沟纹；质硬而脆，折断面平坦，呈灰白色或黄白色。基生叶丛生，单数羽状复叶，多皱缩弯曲，展平后长 4 ~ 13cm；小叶 5 ~ 9，柄短或无，长圆形或长椭圆形，先端小叶片较大，上表面暗绿色或灰绿色，下表面密被白色绒毛，边缘有粗锯齿。气微，味甘、微涩。

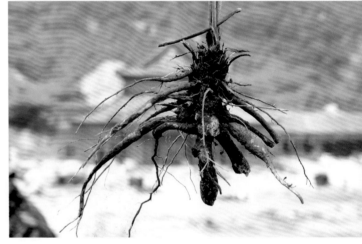

| **功能主治** | 甘、微苦，平。归肝、胃、大肠经。清热解毒，止痢，止血。用于湿热泻痢，痈肿疮毒，血热吐衄，便血，崩漏。

| **用法用量** | 内服煎汤，9 ~ 15g。

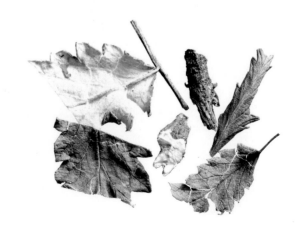

蔷薇科 Rosaceae 委陵菜属 Potentilla

朝天委陵菜 *Potentilla supina* L.

| 植物别名 | 涝洼筋、铺地委陵菜。

| 药 材 名 | 朝天委陵菜（药用部位：全草）。

| 形态特征 | 一年生或二年生草本，高 20 ~ 40cm。平展或外倾，自基部起有多数分枝。茎、叶柄、花梗疏生长柔毛。奇数羽状复叶，小叶 5 ~ 11，基生叶和下部叶有长柄，或近无柄，小叶倒卵圆形或长圆形，无柄，长 1.2 ~ 2cm，宽 3 ~ 12mm，顶生小叶常与先端的侧生小叶联合，先端圆钝，基部楔形，边缘有深圆钝锯齿，上面常无毛，下面微有毛，托叶基部与叶柄连生，全缘或有齿。花单生叶腋，直径 6 ~ 8mm；花谢后下垂，花萼有疏柔毛，副萼片披针形，萼片卵圆形；花瓣淡黄色，倒卵形，先端微凹，几与萼片等长，花柱近顶生。瘦果卵圆形，

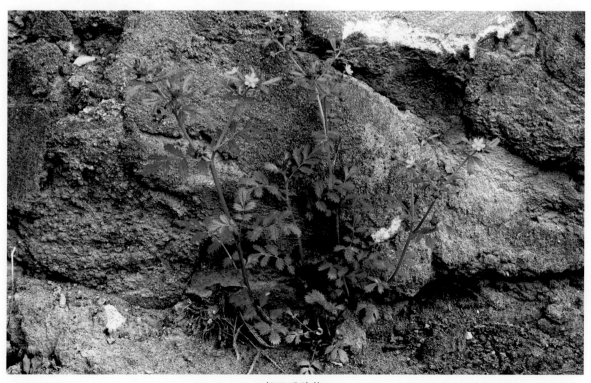

朝天委陵菜

黄褐色，有皱纹。花期 5 ~ 9 月，果期 6 ~ 10 月。

| **生境分布** | 生于荒地、田边、河岸、草甸、山坡湿地。分布于天津蓟州。

| **资源情况** | 野生资源较丰富。药材来源于野生。

| **采收加工** | 夏季枝叶茂盛时采割，除去杂质，扎成把晒干。

| **药材性状** | 本品茎呈圆柱形，直立中空，直径约 0.3cm；表面灰绿色或黄绿色，有的带淡紫色，有时可见黄褐色的细长根部。叶皱缩破碎，灰绿色，背面疏生细毛，完整叶基生者为单数羽状复叶，茎生叶向上小叶对数逐渐减少，小叶边缘具不规则深裂。花单生叶腋，多数已成果实，具长柄，长 0.8 ~ 1.2cm，聚合果扁圆球形，直径 0.3 ~ 0.5cm，基部有宿萼。小瘦果卵圆形，直径约 0.1cm，黄绿色或淡黄棕色。气微弱，味淡。

| **功能主治** | 甘、酸，寒。收敛止泻，凉血止血，滋阴益肾。用于泄泻，吐血，尿血，便血，血痢，须发早白，牙齿不固。

| **用法用量** | 内服煎汤，6 ~ 15g。外用适量，煎汤洗。

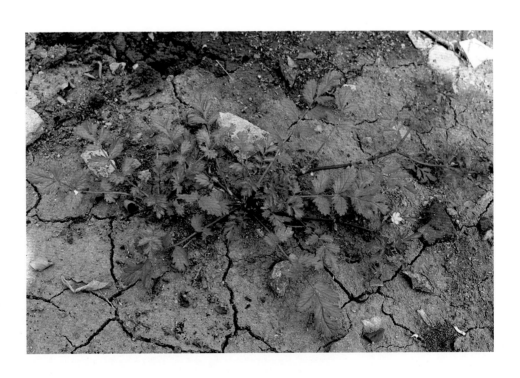

蔷薇科 Rosaceae 委陵菜属 Potentilla

莓叶委陵菜 *Potentilla fragarioides* L.

| 植物别名 | 假蛇莓。

| 药 材 名 | 雉子筵（药用部位：全草）、雉子筵根（药用部位：根、根茎）。

| 形态特征 | 多年生草本。根极多，簇生。茎多直立，高约 25cm，具长柔毛。奇
数羽状复叶，基生叶有小叶 5 ~ 9，叶柄 8 ~ 13cm；托叶膜质，卵
状披针形，有长柔毛。上部的茎生小叶常 3，叶柄长 1.5 ~ 4cm；托
叶较大，草质，卵圆形，有毛；小叶对生，稀互生，无柄，菱状卵
圆形或长圆状卵圆形，先端急尖，基部宽楔形至圆形，边缘有粗锯
齿，上面暗绿色，下面色淡，两面被毛。伞房状聚伞花序顶生，多花，
花梗细，长 2 ~ 3.5cm，有柔毛；花瓣黄色，宽倒卵形；萼片有长柔
毛，副萼片与萼片近等长，花托内部密生细柔毛。瘦果长圆状卵形，

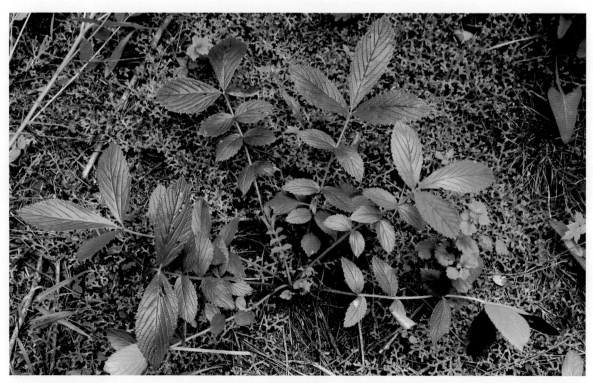

莓叶委陵菜

黄白色，有皱纹，花柱近顶生。花期 5 ～ 7 月，果期 7 ～ 9 月。

| **生境分布** | 生于山坡草丛、灌丛、阴坡林下、路旁。分布于天津蓟州盘山、黄崖关、九山顶、九龙山、八仙山等地。

| **资源情况** | 野生资源一般。药材来源于野生。

| **采收加工** | 雏子莛：夏季采收，洗净，晒干。
雏子莛根：夏季采挖，洗净，晒干。

| **药材性状** | 雏子莛：本品全株长约 25cm，密被毛绒。茎纤细。羽状复叶。基生叶有小叶 5 ～ 7（～ 9），先端 3 小叶较大，小叶宽倒卵形、卵圆形或椭圆形，长 0.8 ～ 4cm，宽 0.5 ～ 2cm，先端尖或稍钝，基部楔形或圆形，边缘具粗锯齿；茎生叶为三出复叶。花多，黄色。瘦果小，微有皱纹。气微，味涩、微苦。
雏子莛根：本品根茎呈短圆柱形或块状，有的略弯曲，长 0.5 ～ 2cm，直径 0.3 ～ 1.5cm。表面棕褐色，粗糙，周围着生多数须根或圆形根痕；先端有棕色叶基及芽，叶基边缘膜质，与芽均被淡黄色毛茸。质坚硬，断面皮部较薄，黄棕色至棕色，木部导管群黄色，中心有髓。根细长，弯曲，长 5 ～ 10cm，直径 1 ～ 4mm，表面具纵沟纹；质脆，易折断，折断面略平坦，黄棕色至棕色。无臭，味涩。

| **功能主治** | 雏子莛：甘、微辛，温。归肝经。活血化瘀，养阴清热。用于疝气，干血痨。
雏子莛根：止血。用于月经过多，功能失调性子宫出血，子宫肌瘤出血。

| **用法用量** | 雏子莛：内服煎汤，9 ～ 15g。
雏子莛根：内服煎汤，3 ～ 6g；或入丸、散。

薔薇科 Rosaceae 委陵菜属 Potentilla

匍枝委陵菜 *Potentilla flagellaris* Willd. ex Schlecht.

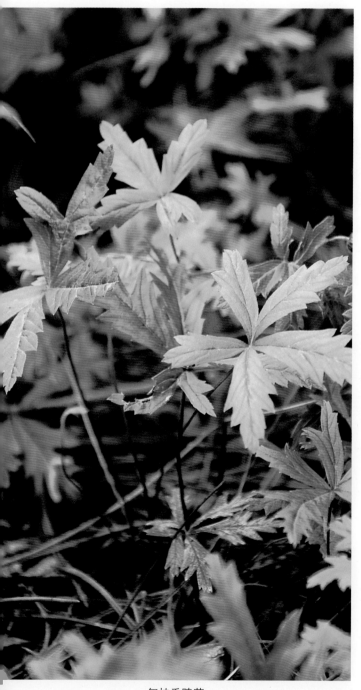

匍枝委陵菜

| 植物别名 |

蔓委陵菜。

| 形态特征 |

多年生草本。匍匐茎细长。根茎粗壮，有少数分枝。茎、叶柄和花序幼时密生长柔毛，后渐脱落。掌状复叶，有小叶 3 ~ 5，基生叶有长 5 ~ 7cm 的柄，茎生叶柄较短，长 2 ~ 4cm；小叶常无柄，多菱状倒卵形，长 2 ~ 3cm，基部楔形，边缘有不整齐锯齿，幼嫩时两面有长柔毛，后渐脱落；托叶小，卵圆状披针形，有毛，不分裂或稀裂。花单生叶腋，花梗细，长 3 ~ 7cm，有毛；花萼伏生长毛，副萼片长圆状披针形，与萼片近等长，萼片卵圆状三角形；花瓣黄色，倒卵圆形，先端微凹，稍长或与萼片等长；花托内面密生柔毛。瘦果长圆状卵圆形，表面微皱；花柱顶生，与果实近等长。花期 5 ~ 7 月，果期 7 ~ 9 月。

| 生境分布 |

生于山坡、水沟边、河岸草地、路边阳处、草丛、潮湿地。分布于天津蓟州。

| **资源情况** | 野生资源较少。药材来源于野生。

| **附   注** | 据报道，本种可作为广谱抗菌和免疫激发性药物，能提高机体免疫功能。

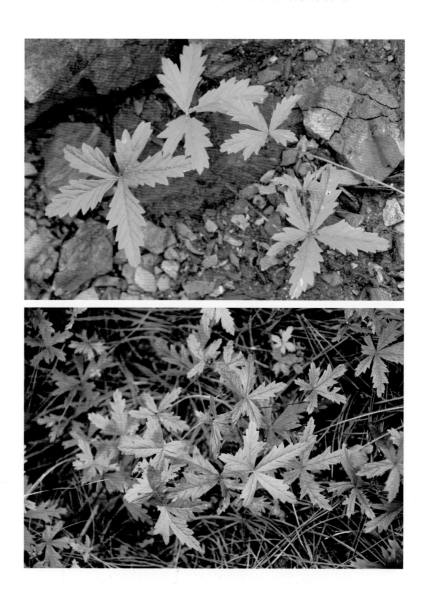

蔷薇科 Rosaceae 蛇莓属 Duchesnea

蛇莓

Duchesnea indica (Andr.) Focke

| 植物别名 | 鸡冠果、野杨梅、蛇蘸。

| 药 材 名 | 蛇莓（药用部位：全草）、蛇莓根（药用部位：根）。

| 形态特征 | 多年生草本，高 20 ~ 65cm。有长匍匐茎，全体被白色绢毛。三出复叶基生，或在茎上互生，叶柄长 5 ~ 12cm，基部有 2 片托叶，宽披针形；小叶片菱状卵圆形或倒卵圆形，长 1.5 ~ 4cm，宽1 ~ 3cm；先端钝，基部宽楔形，边缘有钝圆锯齿；两面散生长柔毛或上面近无毛，小叶柄甚短。花单生叶腋，直径 1.2 ~ 1.8cm；副萼片比萼片宽，先端有 3 浅裂，稀全缘，花后反折；萼片 5，宽披针形，较小；花瓣 5，黄色，倒宽卵形，先端微凹或圆钝，与萼片近等长；雄蕊比花瓣短；花托球形或长椭圆形，红色。瘦果小，

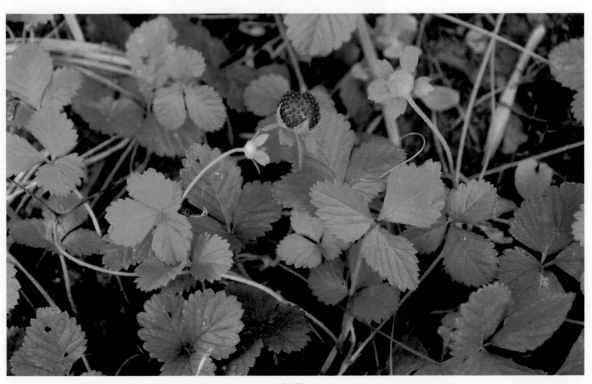

蛇莓

扁圆形，多数聚生于膨大柔软的花托上成卵状球形的聚合果，直径约 1cm，暗红色。花期 4 ~ 7 月，果期 5 ~ 10 月。

| **生境分布** | 生于山坡阴湿处、水边、田边、沟边、草丛和林中。分布于天津蓟州。

| **资源情况** | 野生资源较少。药材来源于野生。

| **采收加工** | 蛇莓：6 ~ 11 月采收全草，洗净，晒干或鲜用。
蛇莓根：夏、秋季采挖其根，除去茎叶，洗净晒干或鲜用。

| **药材性状** | 蛇莓：本品多缠绕成团，被白色毛茸，具匍匐茎，叶互生。三出复叶，基生叶叶柄长 6 ~ 10cm，小叶多皱缩，完整者倒卵形，长 1.5 ~ 4cm，宽 1 ~ 3cm，基部偏斜，边缘有钝齿，表面黄绿色，上面近无毛，下面被疏毛。花单生叶腋，具长柄。聚合果棕红色，瘦果小，花萼宿存。气微，味微涩。

| **功能主治** | 蛇莓：甘、苦，寒。清热解毒，凉血止血，散瘀消肿。用于热病，感冒，黄疸，目赤，口疮，咽痛，疔肿，吐血，崩漏，烫火伤，跌打肿痛。
蛇莓根：苦、微甘，寒；有小毒。清热泻火，解毒消肿。用于热病，小儿惊风，目赤红肿，痄腮，牙龈肿痛，咽喉肿痛，热毒疮疡。

| **用法用量** | 蛇莓：内服煎汤，9 ~ 15g，鲜品 30 ~ 60g；或捣汁饮。外用适量，捣敷；或研末撒。
蛇莓根：内服煎汤，3 ~ 6g。外用适量，捣敷。

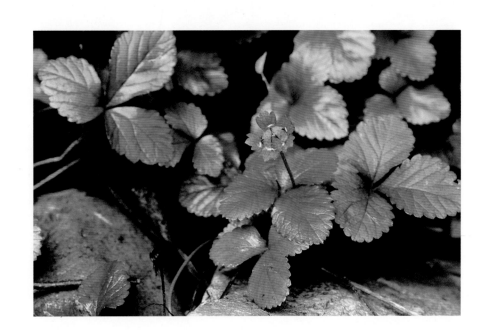

蔷薇科 Rosaceae 蔷薇属 Rosa

黄刺玫
Rosa xanthina Lindl.

| **植物别名** | 黄刺梅。

| **形态特征** | 落叶灌木，高达 3m。茎直立，小枝细长，开展，紫褐色，有散生硬直皮刺。奇数羽状复叶，小叶 7 ~ 13，宽卵形或近圆形，稀椭圆形，长 8 ~ 15mm，宽 5 ~ 10mm，边缘有钝锯齿，上面无毛，下面幼时稍有柔毛，托叶中部以下与叶柄连生。花单生，直径约 4cm；花梗长 1.5 ~ 2cm，无毛，无苞片；花托无毛；萼片披针形，长约 1cm，全缘，外面无毛；花瓣黄色，倒卵形，先端微凹，单瓣或重瓣；花柱离生，有短柔毛，稍伸出花托口。蔷薇果近球形，直径约 1.2cm，红褐色，萼片宿存。花期 5 ~ 7 月，果期 7 ~ 9 月。

| **生境分布** | 无野生分布，栽培于花坛、路边、庭院、公园。天津各地均有栽培。

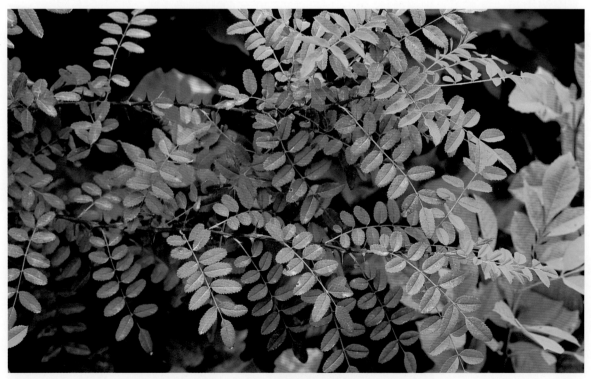

黄刺玫

| **资源情况** | 栽培资源一般。药材来源于栽培。

| **附 注** | 现代化学及药理学研究表明，黄刺玫果实含有丰富的维生素、皂苷、总黄酮、萜类等具有生物活性的化学物质，有加强清除活性氧、抗衰老、预防心血管疾病的药理作用。

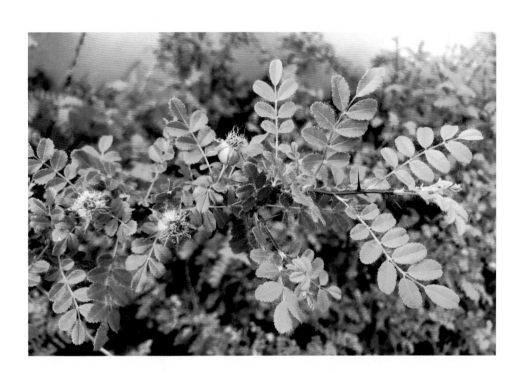

蔷薇科 Rosaceae 蔷薇属 Rosa

玫瑰
Rosa rugosa Thunb.

| 植物别名 | 刺玫花、徘徊花、刺客。

| 药 材 名 | 玫瑰花（药用部位：花蕾）、玫瑰根（药用部位：根）、玫瑰露（药材来源：花的蒸馏液）。

| 形态特征 | 落叶直立灌木，高达 2m。枝干粗壮，丛生，密生短绒毛，有刺。奇数羽状复叶，小叶 5 ~ 9，椭圆形或椭圆状倒卵形，长 2 ~ 5cm，宽 1 ~ 2cm；先端急尖，基部圆形或宽楔形；边缘有钝锯齿；上面光亮，多皱，无毛，下面灰绿色，有毛，网脉显著；叶柄长 2 ~ 4cm，有毛；托叶披针形，长 1.5 ~ 2.5cm，大部分与叶柄连生，边缘有细锯齿。花单生或 3 ~ 6 聚生枝端，气芳香，直径 6 ~ 8cm；花梗长 1 ~ 2.5cm，密被毛；花托外有毛；萼片卵状披针形，常扩大成

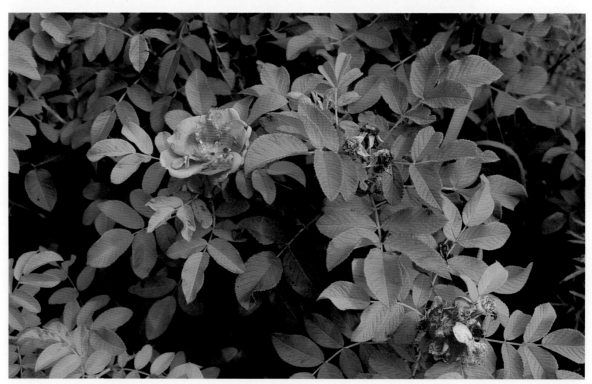

玫瑰

叶状，有毛；花瓣紫红色或白色，单瓣或重瓣；雄蕊多数，不等长；花柱离生。蔷薇果扁球形，直径 2 ~ 2.5cm，红色，平滑，萼片宿存。花期 5 ~ 6 月，果期 7 ~ 8 月。

| **生境分布** | 无野生分布。天津各地均有栽培。

| **资源情况** | 栽培资源一般。药材来源于栽培。

| **采收加工** | 玫瑰花：春末夏初花将开放时分批采摘，及时低温干燥。
玫瑰根：全年均可采挖，洗净，切片，晒干。

| **药材性状** | 玫瑰花：本品略呈半球形或不规则团状，直径 0.7 ~ 1.5cm。残留花梗上被细柔毛，花托半球形，与花萼基部合生；萼片 5，披针形，黄绿色或棕绿色，被细柔毛；花瓣多皱缩，展平后宽卵形，呈覆瓦状排列，紫红色，有的黄棕色；雄蕊多数，黄褐色；花柱多数，柱头在花托口集成头状，略凸出，短于雄蕊。体轻，质脆。气芳香浓郁；味微苦、涩。

| **功能主治** | 玫瑰花：甘、微苦，温。归肝、脾经。行气解郁，和血，止痛。用于肝胃气痛，食少呕恶，月经不调，跌打伤痛。
玫瑰根：甘、微苦，微温。归肝经。活血，调经，止带。用于月经不调，带下，跌打损伤，风湿痹痛。
玫瑰露：淡，平。归肝、胃经。和中，养颜泽发。用于肝气犯胃，脘腹胀满疼痛，肤发枯槁。

| **用法用量** | 玫瑰花：内服煎汤，3 ~ 6g。
玫瑰根：内服煎汤，9 ~ 15g。
玫瑰露：内服温饮，30 ~ 60g。

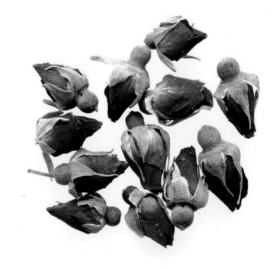

蔷薇科 Rosaceae 蔷薇属 *Rosa*

月季花 *Rosa chinensis* Jacq.

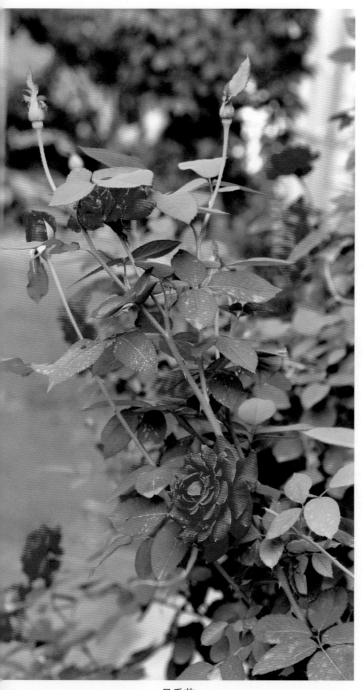

月季花

| 植物别名 |

月季。

| 药 材 名 |

月季花（药用部位：花）、月季花叶（药用部位：叶）、月季花根（药用部位：根）。

| 形态特征 |

常绿或半常绿直立灌木，高 1 ～ 2m。小枝具钩状、基部膨大的皮刺，无毛。奇数羽状复叶，小叶 3 ～ 5（～ 7），宽卵形或卵状长圆形，长 2 ～ 7cm，先端渐尖，基部宽楔形或近圆形，边缘有尖锯齿，两面无毛；叶柄与叶轴疏生皮刺及腺毛；托叶大部分与叶柄连生，长 1.3 ～ 2.2cm，边缘有腺毛和羽状裂片。花单生或数朵聚生成伞房状，直径 4 ～ 6cm，有微香；花梗长 2 ～ 4cm，常有腺毛；花重瓣，紫红色或粉红色，稀白色，三角状倒卵形，先端波状；花柱离生，子房被柔毛，长约雄蕊之半。蔷薇果卵圆形或梨形，红色，长 1.5 ～ 2cm，直径 1.2cm，萼片宿存。花期 5 ～ 6 月，果期 9 月。

| 生境分布 |

无野生分布，栽培于庭园。天津各地均有栽培。

| **资源情况** | 栽培资源较丰富。药材来源于栽培。 |

采收加工　月季花：全年均可采收，花微开时采摘，阴干或低温干燥。

月季花叶：春至秋季，枝叶茂盛时均可采叶，鲜用或晒干。

月季花根：全年均可采挖，洗净，切段晒干。

药材性状　月季花：本品呈类球形，直径 4 ~ 6cm。花托长圆形，萼片 5，暗绿色，先端尾尖；花瓣呈覆瓦状排列，有的散落，长圆形，紫红色或淡紫红色；雄蕊多数，黄色。体轻，质脆。气清香，味淡、微苦。

月季花叶：本品叶为羽状复叶，小叶 3 ~ 5，有的仅小叶入药。叶片宽卵形或卵状长圆形，长 2 ~ 6cm，宽 1.5 ~ 3cm，先端渐尖，基部宽楔形或近圆形，边缘有锐锯齿，两面光滑无毛，质较硬，不皱缩。叶柄和叶轴散生小皮刺。气微，味微涩。

功能主治　月季花：甘，温。归肝经。活血调经，解毒消肿。用于月经不调，痛经，闭经，跌打损伤，瘀血肿痛，瘰疬，痈肿，烫火伤。

月季花叶：微苦，平。归肝经。活血消肿，解毒，止血。用于疮疡肿毒，瘰疬，跌打损伤，腰膝肿痛，外伤出血。

月季花根：甘、苦、微涩，温。归肝经。活血调经，消肿散结，涩精止带。用于月经不调，痛经，闭经，血崩，跌打损伤，瘰疬，遗精，带下。

用法用量　月季花：内服煎汤，3 ~ 6g。

月季花叶：内服煎汤，3 ~ 9g。外用适量，嫩叶捣敷。

月季花根：内服煎汤，9 ~ 30g。

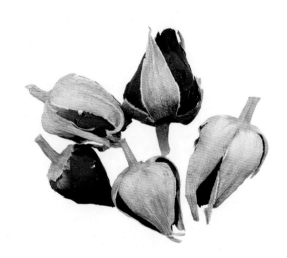

蔷薇科 Rosaceae 蔷薇属 Rosa

野蔷薇 *Rosa multiflora* Thunb.

| **植物别名** | 多花蔷薇、白玉棠。

| **药 材 名** | 蔷薇花（药用部位：花）、营实（药用部位：果实）、蔷薇根（药用部位：根）。

| **形态特征** | 攀缘灌木，高 1 ～ 3m。枝细长，上升或攀缘，无毛；有钩状皮刺，常生托叶下。奇数羽状复叶，互生，小叶 5 ～ 9，倒卵状圆形至长圆形，长 1.5 ～ 3cm，宽 8 ～ 20mm，先端渐尖或急尖，基部宽楔形或圆形，边缘有锐齿，两面有疏毛；叶柄长 2cm，被柔毛，叶轴长并疏生小刺，有毛；托叶大，羽状分裂，长约 2cm，大部分与叶柄合生，边缘有腺毛。伞房花序圆锥状，顶生；花多；花梗细，长 2 ～ 3cm，有毛；苞片边缘羽裂；花芳香，直径 2 ～ 3cm；花托有或无腺毛；萼片卵形或

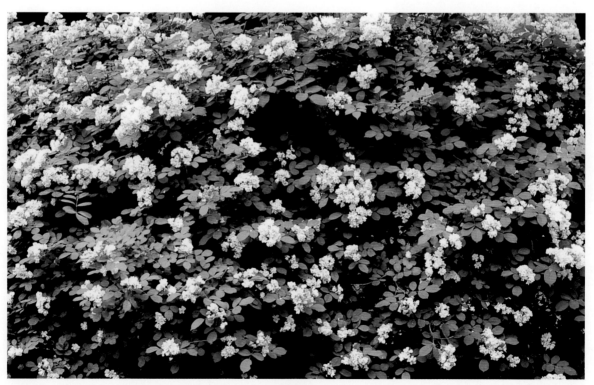

野蔷薇

三角状卵形，先端尾尖，边缘常有 1 ~ 2 对条状裂片；花瓣白色，5 或重瓣，倒卵形，先端微凹；雌蕊多数，花柱合生，无毛，与雄蕊近等长。蔷薇果球形至卵形，直径约 6mm，红褐色。花期 5 ~ 6 月，果期 8 ~ 9 月。

| **生境分布** | 无野生分布，栽培于庭园。天津各地均有栽培。

| **资源情况** | 栽培资源一般。药材来源于栽培。

| **采收加工** | 蔷薇花：5 ~ 6 月花盛开时择晴天采集，晒干。
营实：秋季采收，以半青半红未成熟时采收为佳，鲜用或晒干。
蔷薇根：秋季挖根，洗净，切片晒干备用。

| **药材性状** | 蔷薇花：本品花朵大多破碎不全；花萼披针形，密被绒毛；花瓣黄白色至棕色，多数萎落皱缩卷曲，平展后呈三角状卵形，长约 1.3cm，宽约 1cm，先端中央微凹，中部楔形，可见条状脉纹（维管束）；雄蕊多数，着生于花萼筒上，黄色，卷曲成团；花托小壶形，基部有长短不等的花柄。质脆易碎。气微香，味微苦而涩。
营实：本品呈卵圆形，长 6 ~ 8mm，具果柄，先端有宿存花萼之裂片。果实外皮红褐色，内为肥厚肉质果皮。种子黄褐色，果肉与种子间有白毛，果肉味甜、酸。

| **功能主治** | 蔷薇花：苦、涩，凉。归胃、肝经。清暑，和胃，活血止血，解毒。用于暑热烦渴，胃脘胀闷，吐血，衄血，口疮，痈疖，月经不调。
营实：酸，凉。归肝、肾、胃经。清热解毒，祛风活血，利水消肿。用于疮痈肿毒，风湿痹痛，关节不利，月经不调，水肿，小便不利。
蔷薇根：苦、涩，凉。归脾、胃、肾经。清热解毒，祛风除湿，活血调经，固精缩尿，消骨鲠。用于疮痈肿毒，烫火伤，口疮，痔血，鼻衄，关节疼痛，月经不调，痛经，久痢不愈，遗尿，尿频，白带过多，子宫脱垂，骨鲠。

| **用法用量** | 蔷薇花：内服煎汤，3 ~ 6g。
营实：内服煎汤，15 ~ 30g，鲜品用量加倍。外用适量，捣敷。
蔷薇根：内服煎汤，10 ~ 15g；研末，1.5 ~ 3g；或鲜品捣绞汁。外用适量，研粉敷；或煎汤含漱；或煎汤洗。

| **附　注** | 据有关资料记载，花的枝（蔷薇枝）、叶（蔷薇叶）、蒸馏液（蔷薇露）均可入药。

蔷薇科 Rosaceae 龙芽草属 Agrimonia

龙芽草
Agrimonia pilosa Ldb.

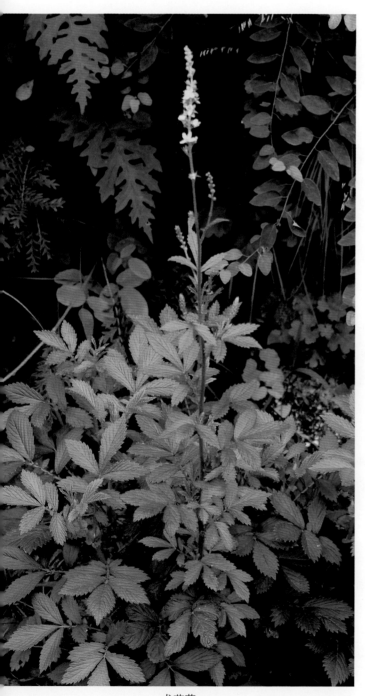

龙芽草

药材名

仙鹤草（药用部位：地上部分）、鹤草芽（药用部位：地下根茎芽）、龙芽草根（药用部位：根）。

形态特征

多年生草本，高 20 ~ 130cm。茎常分枝，有长柔毛。奇数羽状复叶；小叶 3 ~ 5 对，杂有小形小叶，叶质薄，无柄，椭圆状卵形或近圆形，长 2 ~ 5cm，先端急尖，基部楔形，边缘每侧各有粗齿 5 ~ 11，上面无毛或有极疏柔毛，下面仅侧脉上疏生柔毛，脉间无毛或少毛，疏生银白色腺体。总状花序顶生，多花，有长柔毛；苞片小，常 3 裂；花两性，直径 6 ~ 9mm；花萼倒圆锥形，萼片卵状三角形，外生短柔毛，萼筒上有钩状刺毛；花瓣黄色，短圆形，比萼片长。瘦果椭圆形，长 3.5mm，包于宿存萼筒内；种子 1，扁球形。花期 6 ~ 9 月，果期 8 ~ 10 月。

生境分布

生于山坡、山谷、草丛、水边、路边、阴湿地。分布于天津蓟州盘山、黄崖关、九山顶、九龙山、八仙山等地。

| 资源情况 | 野生资源丰富。药材来源于野生。

| 采收加工 | 仙鹤草：夏、秋季茎叶茂盛时采割，除去杂质，干燥。

鹤草芽：冬、春季新株萌发前挖取根茎，除去老根，留幼芽（带小根茎），洗净晒干，或低温烘干。

龙芽草根：秋后采收，除去地上部分，洗净，晒干。

| 药材性状 | 仙鹤草：本品长 50 ～ 100cm，全体被白色柔毛。茎下部圆柱形，直径 4 ～ 6mm，红棕色，上部方柱形，四面略凹陷，绿褐色，有纵沟和棱线，有节；体轻，质硬，易折断，断面中空。单数羽状复叶互生，暗绿色，皱缩卷曲；质脆，易碎；叶片有大小 2 种，相间生于叶轴上，先端小叶较大，完整小叶片展平后呈卵形或长椭圆形，先端尖，基部楔形，边缘有锯齿；托叶 2，抱茎，斜卵形。总状花序细长，花萼下部呈筒状，萼筒上部有钩刺，先端 5 裂，花瓣黄色。气微，味微苦。

鹤草芽：本品呈圆锥形，中上部常弯曲，全长 2 ～ 6cm，直径 0.5 ～ 1cm，顶部包以数枚浅棕色膜质芽鳞。根茎短缩，圆柱形，长 1 ～ 3cm，表面棕褐色，有紧密环状节，节上生有棕黑色退化鳞叶，根茎下部有时残存少数不定根，根芽质脆易碎，折断后断面平坦，黄白色。气微，略有豆腥气，味先微甜而后涩苦。

| 功能主治 | 仙鹤草：苦、涩，平。归心、肝经。收敛止血，截疟，止痢，解毒，补虚。用于咯血，吐血，崩漏下血，疟疾，血痢，痈肿疮毒，阴痒带下，脱力劳伤。

鹤草芽：苦、涩，凉。驱虫，解毒消肿。用于绦虫病，滴虫性阴道炎，疮疡疥癣，疔肿，赤白痢疾。

龙芽草根：辛、涩，温。解毒，驱虫。用于赤白痢疾，疮疡，肿毒，疟疾，绦虫病，闭经。

| 用法用量 | 仙鹤草：内服煎汤，6 ～ 12g。外用适量。

鹤草芽：内服煎汤，10 ～ 30g；研末，15 ～ 30g，小儿用量为 0.7 ～ 0.8g/kg。外用适量，煎汤洗；或鲜品捣敷。

龙芽草根：内服煎汤，9 ～ 15g；或研末。外用适量，捣敷。

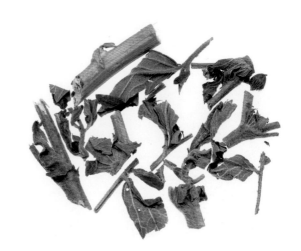

蔷薇科 Rosaceae 地榆属 Sanguisorba

地榆 *Sanguisorba officinalis* L.

| **植物别名** | 黄瓜香、红绣球。

| **药 材 名** | 地榆（药用部位：根）、地榆叶（药用部位：叶）。

| **形态特征** | 多年生草本，高 30 ～ 200cm。根粗壮。茎直立，无毛，有槽。奇数羽状复叶，小叶 2 ～ 7 对，对生，长椭圆形至长圆状卵形，长 2 ～ 6cm，宽 8 ～ 28mm，先端钝，基部微心形或近截形，边缘有尖锯齿，常无毛，小叶柄长 5 ～ 7mm；茎生叶有 2 托叶，抱茎，有锯齿。穗状花序顶生，倒卵圆形或圆柱形，长 5 ～ 13mm，总花梗长 8 ～ 15cm；萼片 4，暗紫红色，花瓣状，卵圆形，开展，基部有毛；无花瓣；雄蕊短于萼片，花丝红色，花药黑色；花柱 4，柱头 4 裂。瘦果褐色，有细毛，有纵棱，包于宿萼内；种子卵圆形。花期 6 ～ 7 月，果期 8 ～ 9 月。

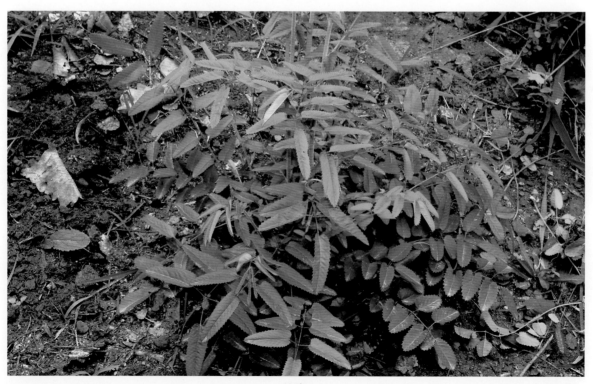

地榆

| **生境分布** | 生于山坡、山沟、草丛、灌丛、林缘、河谷滩。分布于天津蓟州盘山、黄崖关、九山顶、九龙山、八仙山等地。

| **资源情况** | 野生资源丰富。药材来源于野生。

| **采收加工** | 地榆：春季初发芽时或秋季植株枯萎后采挖，除去须根，洗净，干燥，或趁鲜切片，干燥。
地榆叶：夏季采收，鲜用或晒干。

| **药材性状** | 地榆：本品呈不规则纺锤形或圆柱形，稍弯曲，长 5 ~ 25cm，直径 0.5 ~ 2cm。表面灰褐色至暗棕色，粗糙，有纵纹。质硬，断面较平坦，粉红色或淡黄色，木部略呈放射状排列。气微，味微苦、涩。

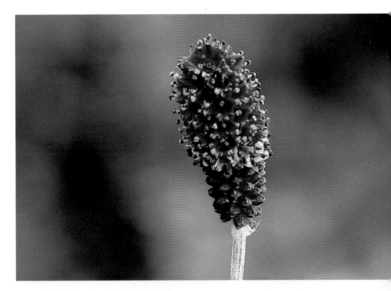

| **功能主治** | 地榆：苦、酸、涩，微寒。归肝、大肠经。凉血止血，解毒敛疮。用于便血，痔血，血痢，崩漏，烫火伤，痈肿疮毒。
地榆叶：苦，微寒。归胃经。清热解毒。用于热病，疮疡肿痛。

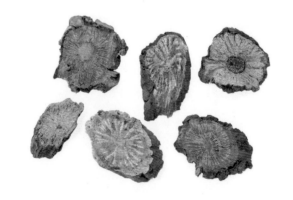

| **用法用量** | 地榆：内服煎汤，9 ~ 15g。外用适量，研末涂敷患处。
地榆叶：内服煎汤或泡茶，3 ~ 9g。外用适量，鲜品捣敷。

蔷薇科 Rosaceae 杏属 Armeniaca

杏
Armeniaca vulgaris Lam.

| **药 材 名** | 苦杏仁（药用部位：种子）。

| **形态特征** | 落叶乔木，高可达 10m。小枝褐色或红紫色，有光泽，通常无毛。叶片卵圆形至近圆形，长 5 ~ 9cm，宽 4 ~ 5cm，先端具短尾尖，稀具长尾尖，基部圆形或渐狭，边缘具钝锯齿，两面无毛或仅在脉腋处具毛；叶柄长 2 ~ 3cm，近先端处常有 2 腺体。花单生，无梗，或具极短梗，先于叶开放，直径 2 ~ 3cm；萼筒基部被短柔毛，紫红绿色；萼片卵圆形至椭圆形，花后反折；花瓣白色或浅粉红色；雄蕊多数，心皮 1，有短柔毛。核果球形，直径超过 2.5cm，黄白色至黄红色，常具红晕，微被短柔毛，果梗极短，果肉多汁，成熟时不开裂；核平滑，沿腹缝处有纵沟；种子扁圆形，味苦或甜。花期 4 月，果期 6 ~ 7 月。

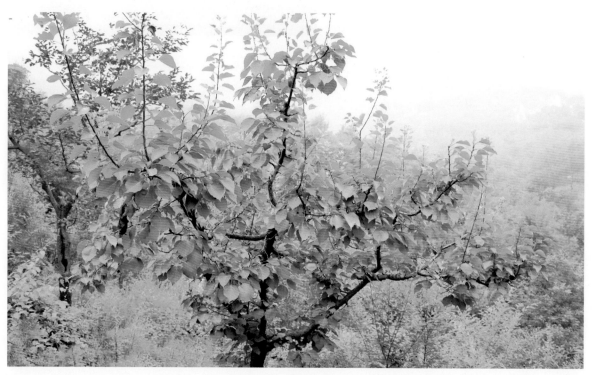

杏

| 生境分布 | 无野生分布。天津各地均有栽培。

| 资源情况 | 栽培资源丰富。药材来源于栽培。

| 采收加工 | 夏季采收成熟果实，除去果肉和核壳，取出种子，晒干。

| 药材性状 | 本品呈扁心形，长 1 ~ 1.9cm，宽 0.8 ~ 1.5cm，厚 0.5 ~ 0.8cm。表面黄棕色至深棕色，一端尖，另一端钝圆，肥厚，左右不对称，尖端一侧有短线形种脐，圆端合点处向上具多数深棕色的脉纹。种皮薄，子叶 2，乳白色，富油性。气微，味苦。

| 功能主治 | 苦，微温；有小毒。归肺、大肠经。降气止咳平喘，润肠通便。用于咳嗽气喘，胸满痰多，肠燥便秘。

| 用法用量 | 内服煎汤，5 ~ 10g，生品入煎剂后下。

| 附　　注 | 据有关资料记载，根（杏树根）、枝条（杏枝）、树皮（杏树皮）、叶（杏叶）、花（杏花）、果实（杏子）均可入药。2015 年版《中国药典》一部将其归并于李属 *Prunus*，收载其拉丁学名为 *Prunus armeniaca* L.。

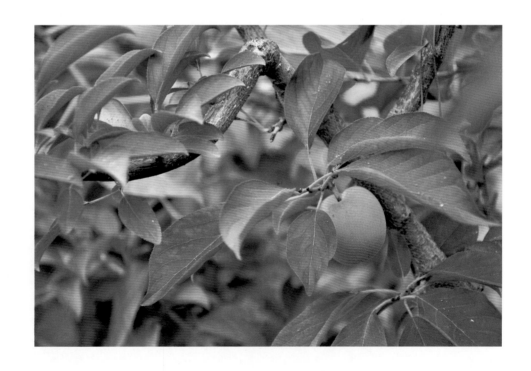

薔薇科 Rosaceae 杏属 *Armeniaca*

山杏
Armeniaca sibirica (L.) Lam.

| **药 材 名** | 苦杏仁（药用部位：种子）。 |

| **形态特征** | 落叶小乔木或灌木，高达 2 ~ 3m。小枝灰褐色或淡红褐色，常无毛。叶卵圆形，长 4 ~ 7cm，宽 3 ~ 5cm，先端具长尾尖，基部圆形或近心形，边缘具细锯齿，两面无毛或沿叶脉微被短柔毛；叶柄长 2 ~ 3cm，有腺体或无。花单生，近无梗，直径 1.5 ~ 2cm，萼筒微具柔毛或无毛；萼片长椭圆形，花后反折；花瓣白色或粉红色，雄蕊多数；子房被短柔毛。核果球形，直径不超过 2.5cm，黄色而具红晕，被短柔毛；果皮较薄而干燥，成熟时开裂；核平滑，腹棱明显而尖锐，背棱喙状突起；种子味苦。花期 3 ~ 5 月，果期 7 ~ 8 月。 |

| **生境分布** | 生于向阳坡地。分布于天津蓟州盘山、黄崖关、九山顶、九龙山、八仙山等地。 |

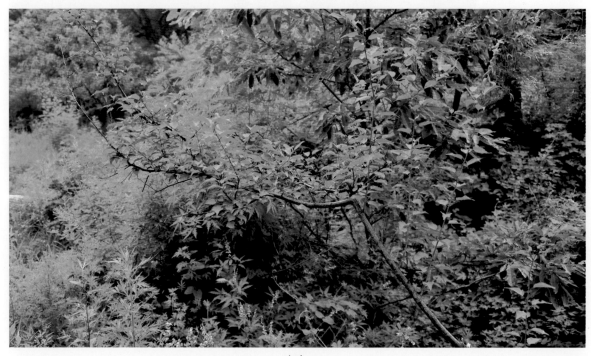

山杏

| 资源情况 | 野生资源较丰富。药材来源于野生。

| 采收加工 | 参见"杏"条。

| 药材性状 | 参见"杏"条。

| 功能主治 | 参见"杏"条。

| 用法用量 | 参见"杏"条。

| 附　　注 | 据有关资料记载，根（杏树根）、枝条（杏枝）、树皮（杏树皮）、叶（杏叶）、花（杏花）、果实（杏子）均可入药。2015 年版《中国药典》一部将其归并于李属 *Prunus*，收载其拉丁学名为 *Prunus sibirica* L.，收载其中文学名为西伯利亚杏。

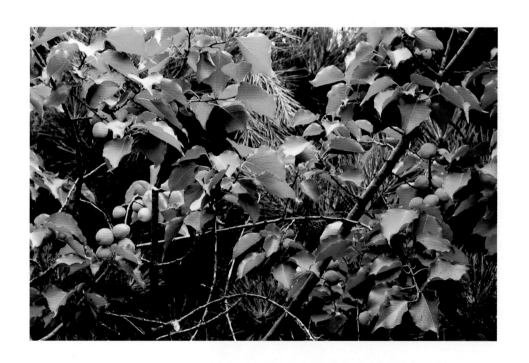

蔷薇科 Rosaceae 李属 Prunus

紫叶李

Prunus cerasifera Ehrhart f. *atropurpurea* (Jacq.) Rehd.

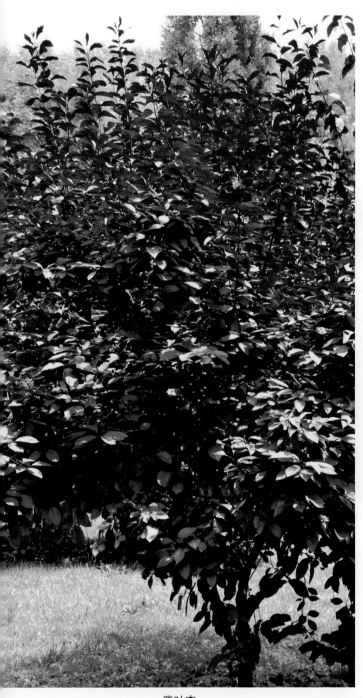

紫叶李

| 植物别名 |

红叶李、樱桃李。

| 形态特征 |

灌木或小乔木，高可达 8m。多分枝，小枝光滑。叶片椭圆形、卵圆形至倒卵形，长 5 ~ 7cm，先端尖，基部宽楔形至圆形，边缘具钝锯齿，两面光滑，或仅在叶下面沿中脉有柔毛，紫色。花常单生，直径 2 ~ 2.5cm，花梗长 1.5 ~ 2cm，光滑，花瓣淡粉红色；雄蕊多数。核果近球形，直径 2 ~ 3cm，暗红色，有沟槽。花期 4 ~ 5 月。

| 生境分布 |

无野生分布，栽培于公园或庭院中。天津各地均有栽培。

| 资源情况 |

栽培资源丰富。药材来源于栽培。

| 附　注 |

文献记载，本种叶、果实等具有抗氧化活性。

蔷薇科 Rosaceae 李属 Prunus

李

Prunus salicina Lindl.

| **植物别名** | 嘉应子、脆李、玉皇李。 |

| **药 材 名** | 李根（药用部位：根）、李子（药用部位：果实）、李核仁（药用部位：种子）。 |

| **形态特征** | 落叶乔木，高达 12m。枝条幼时带灰绿色，后变红褐色，无毛。叶片倒卵圆形至椭圆状倒卵形，长 5 ~ 10cm，宽 3 ~ 4cm，先端渐尖，基部楔形，边缘具圆钝重锯齿，两面无毛或仅下面脉腋间具毛；叶柄长 1 ~ 1.5cm，近先端有数个腺点，无毛。花常 3 朵簇生，直径约 2cm；花梗长 1 ~ 1.5cm，无毛；萼片长卵圆形，具稀疏锯齿；花瓣白色；雄蕊多数，心皮 1，无毛。核果卵圆形或近心形，直径 3 ~ 5cm，先端常尖，基部凹陷，表面具深槽，有光泽，外被蜡粉， |

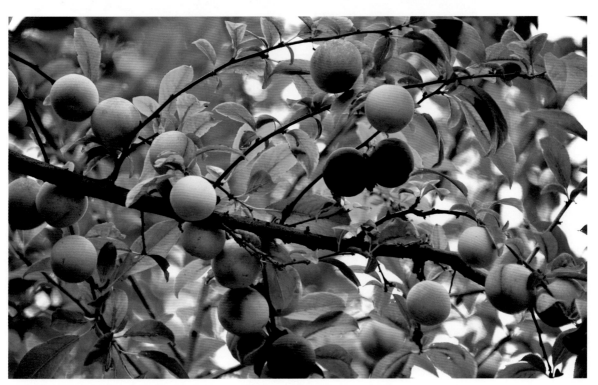

李

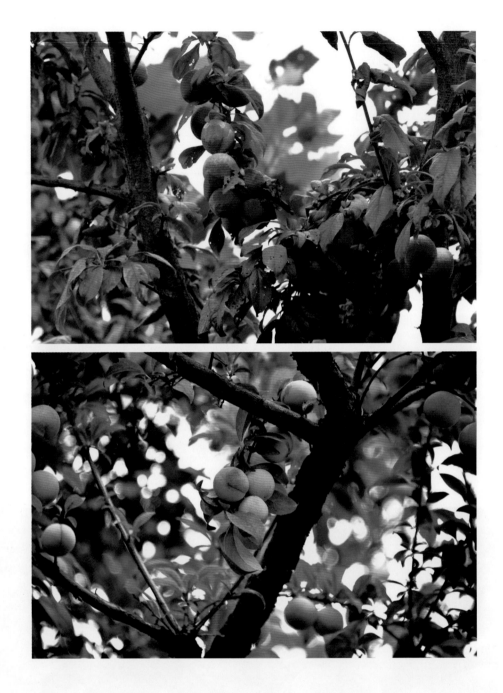

随品种不同有颜色区别；核具皱纹。花期 4 月，果期 7 ～ 8 月。

| **生境分布** | 无野生分布。分布于天津蓟州山区。

| **资源情况** | 栽培资源丰富。药材来源于栽培。

| **采收加工** | 李根：全年均可采挖，刮去粗皮，洗净，切段，晒干或鲜用。

李子：7 ～ 8 月果实成熟时采摘，鲜用。

李核仁：7 ～ 8 月果实成熟时采摘，除去果肉收果核，洗净，破核取仁，晒干。

| 药材性状 | 李根：本品呈圆柱形，长 30 ~ 130cm，直径 0.3 ~ 2.5cm。表面黑褐色或灰褐色，有纵皱纹及须根痕，质坚硬，不易折断，切断面黄白色或棕黄色，木部有放射状纹理。气微，味淡。

李子：本品呈球状卵形，直径 2 ~ 4cm，先端微尖，基部凹陷，一侧有深沟，表面黄棕色或棕色。果肉较厚，果核扁平，长椭圆形，长 6 ~ 10mm，宽 4 ~ 7mm，厚约 2mm，褐黄色，有明显纵向皱纹。气微，味酸、微甜。

李核仁：本品呈扁平长椭圆形，长 6 ~ 10mm，宽 4 ~ 7mm，厚约 2mm，种皮褐黄色，有明显纵皱纹。子叶 2，白色，含油脂。气微弱，味微甜，似甜杏仁。

| 功能主治 | 李根：苦，寒。清热解毒，利湿。用于疮疡肿毒，热淋，痢疾，带下。

李子：甘、酸，平。归肝、脾、胃经。清热，生津，消积。用于虚劳骨蒸，消渴，食积。

李核仁：苦，平。归肝、肺、大肠经。祛瘀，利水，润肠。用于血瘀疼痛，跌打损伤，水肿臌胀，脚气，肠燥便秘。

| 用法用量 | 李根：内服煎汤，6 ~ 15g。外用适量，烧存性，研末调敷。

李子：内服煎汤，10 ~ 15g；鲜者生食，每次 100 ~ 300g。

李核仁：内服煎汤，3 ~ 9g。外用适量，研末调敷。

| 附 注 | 据有关资料记载，根皮（李根皮）、叶（李树叶）、花（李子花）、树脂（李树胶）均可入药。

蔷薇科 Rosaceae 樱属 Cerasus

樱桃

Cerasus pseudocerasus (Lindl.) G. Don

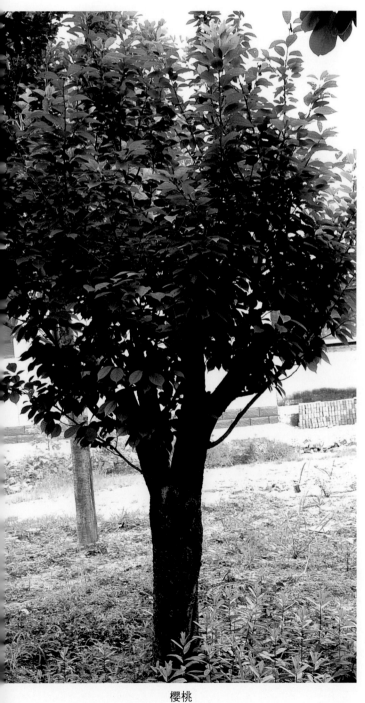

樱桃

| 植物别名 |

莺桃、荆桃、楔桃。

| 药 材 名 |

樱桃（药用部位：果实）、樱桃核（药用部位：果核）。

| 形态特征 |

落叶乔木，高可达 8m。嫩枝无毛或微被毛。叶片卵圆形至长圆状卵形，长 6 ~ 15cm，宽 3 ~ 8cm，先端渐尖，基部圆形，边缘具大小不等的尖锐重锯齿，齿尖有腺体，上面无毛或微具毛，下面被稀疏柔毛；叶柄长约 7 ~ 15mm，有短柔毛，近先端有 2 腺体。花序伞房状或近伞形，花 3 ~ 6，花直径 1.5 ~ 2.5cm，先叶开放；花梗长约 1.5cm，被短柔毛，萼筒圆筒形，具短柔毛；萼片卵圆形或长圆三角形，花后反折；花瓣白色；雄蕊多数；花柱与子房无毛。核果近球形，无沟，红色，直径约 1cm。花期 3 ~ 4 月，果期 5 月。

| 生境分布 |

生于庭院、公园等地。分布于天津蓟州。

| **资源情况** | 栽培资源较少。药材来源于栽培。

| **采收加工** | 樱桃：果实成熟后陆续采收，多鲜用。

樱桃核：夏季取成熟果实置于缸中，用器具揉搓，使果肉与核分离，取出核，洗净晒干。

| **药材性状** | 樱桃核：本品呈卵圆形或长圆形，长 8 ~ 10mm，直径约 5mm；先端略尖，微偏斜，基部钝圆而凹陷，一边稍薄，近基部呈翅状。表面黄白色或淡黄色，有网状纹理，两侧各有 1 明显棱线。质坚硬，不易破碎。敲开果核（内果皮）有种子 1，种皮黄棕色或黄白色，常皱缩，子叶淡黄色。气无，味微苦。

| **功能主治** | 樱桃：甘、酸，温。归脾、肾经。补脾益肾。用于脾虚泄泻，肾虚遗精，腰腿疼痛，四肢不仁，瘫痪。

樱桃核：辛，温。归肺经。发表透疹，消瘤去瘢，行气止痛。用于痘疹初期透发不畅，皮肤瘢痕，瘿瘤，疝气疼痛。

| **用法用量** | 樱桃：内服煎汤，30 ~ 150g；或浸酒。外用适量，浸酒涂擦；或捣敷。

樱桃核：内服煎汤，5 ~ 15g。外用适量，磨汁涂；或煎汤熏洗。

| **附　注** | 据有关资料记载，根（樱桃根）、枝条（樱桃枝）、叶（樱桃叶）、花（樱桃花）、樱桃水（果实经加工取得的浓汁）均可入药。

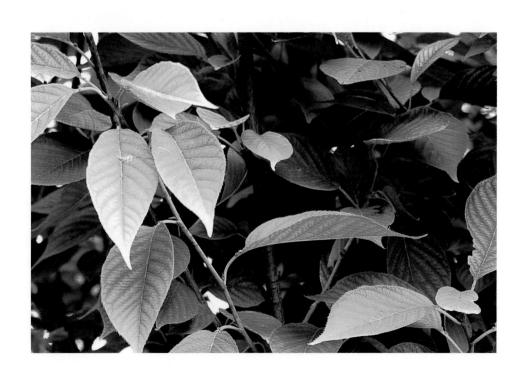

蔷薇科 Rosaceae 樱属 *Cerasus*

欧李
Cerasus humilis (Bge.) Sok.

| 植物别名 | 乌拉奈。

| 药 材 名 | 郁李仁（药用部位：种子）。

| 形态特征 | 落叶灌木，高达 1 ~ 1.5m。分枝多，嫩枝被短柔毛；芽 3，并生，中间为叶芽，两侧为花芽。叶长圆状倒卵形至长圆状披针形，长 2.5 ~ 4cm，宽 1 ~ 2cm，先端急尖，基部楔形，边缘具细锯齿，两面无毛，网脉较浅，叶柄极短。花 1 ~ 2，与叶同时开放，直径 1 ~ 2cm；花梗长 0.8 ~ 1.3cm，被稀疏毛；萼筒钟状，无毛或微具毛，萼片三角形，先端急尖，花后反折；花瓣淡红色；花柱与子房无毛。核果近球形，直径 1 ~ 1.5cm，鲜红色，有光泽，味酸；果梗长约 1cm。花期 5 月，果期 7 ~ 8 月。

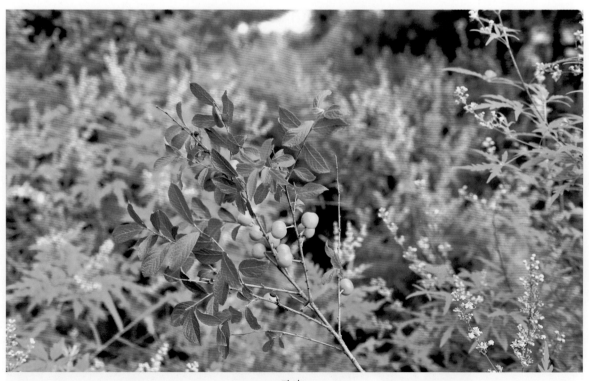

欧李

| 生境分布 | 生于干燥坡地或灌丛中。分布于天津蓟州。

| 资源情况 | 野生资源一般。药材来源于野生。

| 采收加工 | 夏、秋季采收成熟果实，除去果肉和核壳，取出种子，干燥。

| 药材性状 | 本品呈卵形，长 5 ~ 8mm，直径 3 ~ 5mm。表面黄白色或浅棕色，一端尖，另端钝圆。尖端一侧有线形种脐，圆端中央有深色合点，自合点处向上具多条纵向维管束脉纹。种皮薄，子叶 2，乳白色，富油性。气微，味微苦。

| 功能主治 | 辛、苦、甘，平。归脾、大肠、小肠经。润肠通便，下气利水。用于津枯肠燥，食积气滞，腹胀便秘，水肿，脚气，小便不利。

| 用法用量 | 内服煎汤，6 ~ 10g。

| 附 注 | 2015 年版《中国药典》一部将其归并于李属 *Prunus*，收载其拉丁学名为 *Prunus humilis* Bge.。

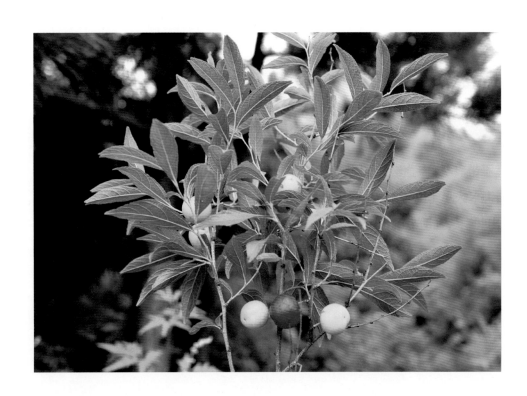

薔薇科 Rosaceae 桃属 *Amygdalus*

榆叶梅
Amygdalus triloba (Lindl.) Ricker

| 药 材 名 | 郁李仁（药用部位：种子）。

| 形态特征 | 落叶灌木或小乔木，高 2 ~ 5m。嫩枝无毛或微被毛。叶宽卵形至倒卵圆形，长 2.5 ~ 6cm，宽 1.5 ~ 3cm，先端渐尖，常 3 裂，基部宽楔形，边缘具粗重锯齿，上面具稀疏毛或无毛，下面被短柔毛；叶柄长 5 ~ 8mm，有短柔毛。花 1 ~ 2，先于叶开放，直径 2 ~ 3cm；萼筒宽钟形，微被毛或无毛；萼片卵圆形或卵圆状三角形，有细锯齿；花瓣粉红色，倒卵形或近圆形；雄蕊 30，离生，短于花瓣；子房密被短柔毛。核果近球形，红色，被毛，直径 1 ~ 1.5cm；果肉薄，成熟时开裂；核具厚硬壳，表面有皱纹。花期 3 ~ 4 月，果期 5 ~ 6 月。

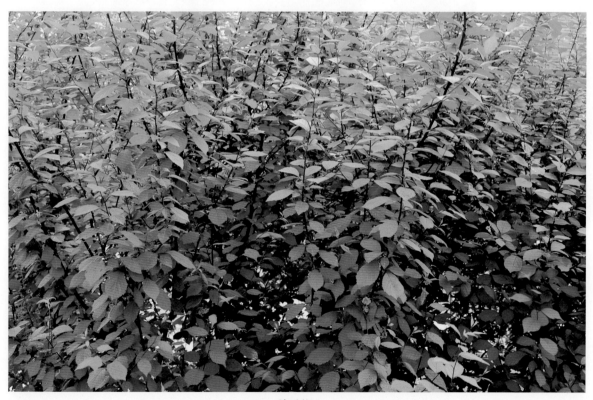

榆叶梅

| **生境分布** | 生于山坡、沟旁灌木林中或林缘。分布于天津蓟州。天津各地均有栽培。

| **资源情况** | 野生资源一般，栽培资源一般。药材来源于野生或栽培。

| **采收加工** | 5 月中旬至 6 月初当果实呈鲜红色后采收。将果实堆放在阴湿处，待果肉腐烂后，取其果核，清除杂质，稍晒干，将果核压碎去壳即得。

| **药材性状** | 本品呈圆锥形，长 7 ~ 8mm，直径约 6mm。种皮红棕色，具皱纹。合点深棕色，直径约 2mm。

| **功能主治** | 辛、苦、甘，平。归脾、大肠、小肠经。润燥滑肠，下气利水。用于大肠气滞，肠燥便秘，水肿腹满，脚气，小便不利。

| **用法用量** | 内服煎汤，3 ~ 10g；或入丸、散。

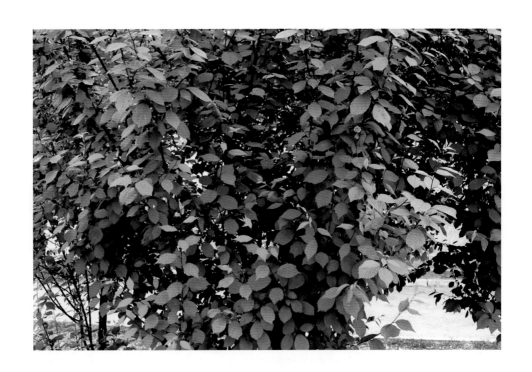

蔷薇科 Rosaceae 桃属 Amygdalus

桃 *Amygdalus persica* L.

| **植物别名** | 毛桃。

| **药 材 名** | 桃仁（药用部位：种子）、桃枝（药用部位：枝条）、桃叶（药用部位：
叶）、碧桃干（药用部位：幼果）。

| **形态特征** | 落叶乔木，高 4 ~ 8m。嫩枝无毛，有光泽；芽 2 ~ 3 并生，中间
为叶芽，其余为花芽。叶椭圆状披针形或长披针形，长 6 ~ 15cm，
宽 2 ~ 3.5cm，先端长渐尖，基部楔形，边缘锯齿较密，无毛或下
面脉腋被稀疏短毛；叶柄长 1 ~ 2cm，无毛，具腺点。花常单生，
先叶开放，直径 2.5 ~ 3.5cm；花梗极短；萼筒钟状，被短柔毛，
萼片卵圆形或长圆状三角形，被短柔毛；花瓣粉红色；雄蕊多数；
子房被毛。核果近球形或卵圆形，直径 5 ~ 7cm，表皮被绒毛，腹

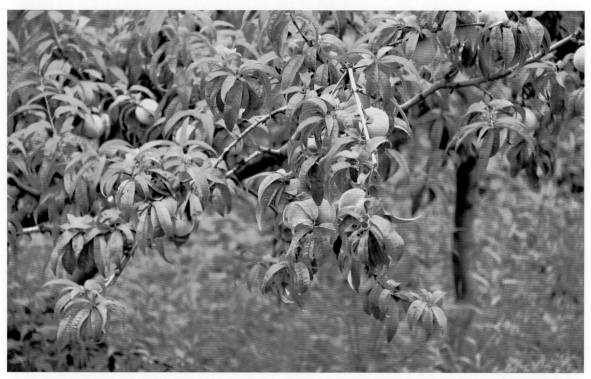

桃

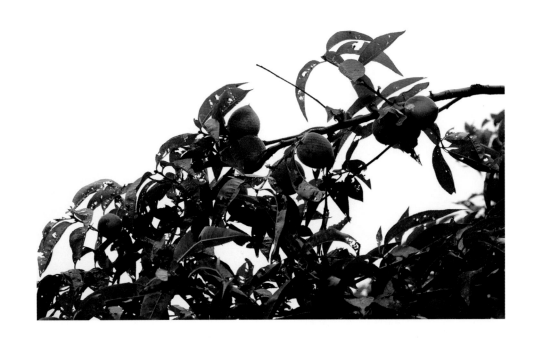

缝极明显；果肉多汁，离核或粘核，不开裂，核表面具沟和皱纹。花期 4 ~ 5 月，
果期 6 ~ 9 月。

| 生境分布 | 无野生分布。天津各地广泛栽培。

| 资源情况 | 栽培资源丰富。药材来源于栽培。

| 采收加工 | 桃仁：果实成熟后采收，除去果肉和核壳，取出种子，晒干。

桃枝：夏季采收，切段，晒干。

桃叶：夏季采摘，鲜用或晒干。

碧桃干：4 ~ 6 月未成熟的幼果，经风吹落后拾取，翻晒 4 ~ 6 天，由青色变为
青黄色即得。

| 药材性状 | 桃仁：本品呈扁长卵形，长 1.2 ~ 1.8cm，宽 0.8 ~ 1.2cm，厚 0.2 ~ 0.4cm。表
面黄棕色至红棕色，密布颗粒状突起。一端尖，中部膨大，另一端钝圆稍偏斜，
边缘较薄。尖端一侧有短线形种脐，圆端有颜色略深不甚明显的合点，自合点
处散出多数纵向维管束。种皮薄，子叶 2，类白色，富油性。气微，味微苦。

桃枝：本品呈圆柱形，长短不一，直径 0.2 ~ 1cm，表面红褐色，较光滑，有类
白色点状皮孔。质脆，易折断，切面黄白色，木部占大部分，髓部白色。气微，
味微苦、涩。

桃叶：本品多卷缩成条状，湿润展平后呈长圆状披针形，长 6 ~ 15cm，宽

2 ~ 3.5cm。先端渐尖，基部宽楔形，边缘具细锯齿或粗锯齿。上面深绿色，较光亮，下面色较淡、质脆。气微，味微苦。

碧桃干：本品（核已硬化者）呈矩圆形或卵圆形，长 1.8 ~ 3cm，直径 1.5 ~ 2cm，厚 0.9 ~ 1.5cm。先端渐尖，呈鸟喙状，基部不对称，有的存有少数棕红色的果柄。表面黄绿色，具网状皱缩纹理，并密被黄白色柔毛。质坚硬，不易折断。破开，断面内果皮厚而硬化，腹缝线凸出，背缝线不明显。含未成熟种子 1。气微弱，味微酸、涩。桃奴（核未硬者）呈扁压状卵形，较小，表面毛茸更多。质软，断面内果皮较薄，未硬化。

| 功能主治 | 桃仁：苦、甘，平。归心、肝、大肠经。活血祛瘀，润肠通便，止咳平喘。用于经闭痛经，癥瘕痞块，肺痈肠痈，跌打损伤，肠燥便秘，咳嗽气喘。

桃枝：苦，平。归心、肝经。活血通络，解毒杀虫。用于心腹刺痛，风湿痹痛，跌打损伤，疮癣。

桃叶：苦、辛，平。归脾、肾经。祛风清热，燥湿解毒，杀虫。用于外感风邪，头痛，风痹，湿疹，痈肿疮疡。

碧桃干：酸、苦，平。归肺、肝经。敛汗涩精，活血止血，止痛。用于盗汗，遗精，心腹痛，吐血，妊娠下血。

| 用法用量 | 桃仁：内服煎汤，5 ~ 10g。

桃枝：内服煎汤，9 ~ 15g，鲜品加倍。外用适量，煎汤含漱或洗浴。

桃叶：外用适量，煎汤洗；鲜品捣敷或捣汁涂。内服煎汤，3 ~ 6g。

碧桃干：内服煎汤，6 ~ 9g；或入丸、散。外用适量，研末调敷；或烧烟熏。

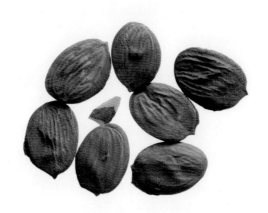

| 附 注 | 据有关资料记载，根或根皮（桃根）、除去栓皮的树皮（桃茎白皮）、树皮中分泌出来的树脂（桃胶）、花（桃花）、果实（桃子）、果实上的毛（桃毛）均可入药。2015 年版《中国药典》一部将其归并于李属 *Prunus*，收载其拉丁学名为 *Prunus persica*（L.）Batsch。

山桃

Amygdalus davidiana (Carr.) C. de Vos ex Henry

| 植物别名 | 山毛桃、野桃。

| 药 材 名 | 桃仁（药用部位：种子）、桃枝（药用部位：枝条）、桃叶（药用部位：叶）、碧桃干（药用部位：幼果）。

| 形态特征 | 落叶乔木，高可达10m。树皮暗紫色，光滑，有光泽，嫩枝无毛。叶片卵圆状披针形，长6～10cm，宽1.5～3cm，先端长渐尖，基部楔形，边缘被细锐锯齿，两面平滑无毛；叶柄长1～2cm，常无毛，稀具腺点。花单生，先于叶开放，近无梗，直径2～3cm；萼筒钟形，无毛，萼片卵圆形；花白色或浅粉红色；雄蕊多数；子房被毛。核果球形，直径约2cm，有沟，具毛；果肉干燥，离核；核小，球形，有凹沟。花期3～4月，果期7月。

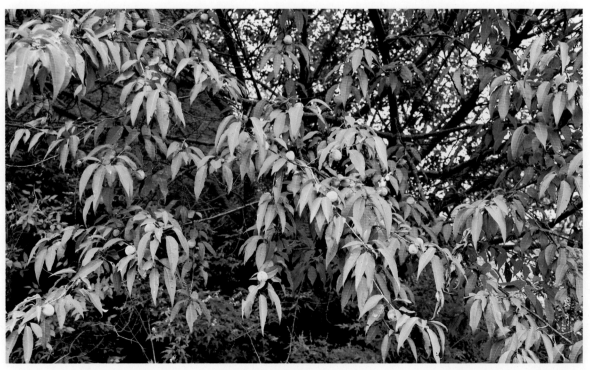

山桃

| 生境分布 | 生于向阳坡地或林缘。分布于天津蓟州盘山、黄崖关、九山顶、九龙山、八仙山等地。 |

| 资源情况 | 野生资源较丰富。药材来源于野生。 |

| 采收加工 | 参见"桃"条。 |

| 药材性状 | 桃仁：本品呈类卵圆形，较小而肥厚，长约 0.9cm，宽约 0.7cm，厚约 0.5cm。桃枝、碧桃干、桃叶：参见"桃"条。 |

| 功能主治 | 参见"桃"条。 |

| 用法用量 | 参见"桃"条。 |

| 附　注 | 2015 年版《中国药典》一部将其归并于李属 *Prunus*，收载其拉丁学名为 *Prunus davidiana* (Carr.) Franch.。 |

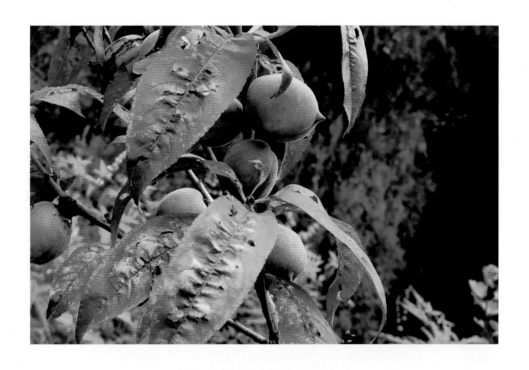

豆科 Leguminosae 皂荚属 Gleditsia

皂荚
Gleditsia sinensis Lam.

| **药 材 名** | 大皂角（药用部位：果实）、猪牙皂（药用部位：不育果实）、皂角刺（药用部位：棘刺）。

| **形态特征** | 乔木，高达 15m。刺粗壮，常分枝，长可达 16cm，圆柱形。小枝无毛。一回偶数羽状复叶，长 12 ~ 18cm；小叶 6 ~ 14，长卵形、长椭圆形至卵状披针形，长 3 ~ 8cm，宽 1.5 ~ 3.5cm，先端钝或渐尖，基部斜圆形或斜楔形，边缘有细锯齿，无毛。花杂性，总状花序腋生；花萼钟状，有披针形裂片 4；花瓣 4，白色；雄蕊 6 ~ 8；子房条形，沿缝线有毛。荚果条形，不扭转，长 12 ~ 30cm，宽 2 ~ 4cm，微厚，黑棕色，被白色粉霜。花期 4 ~ 5 月，果期 9 ~ 10 月。

| **生境分布** | 生于路边、沟旁、住宅附近。分布于天津蓟州。

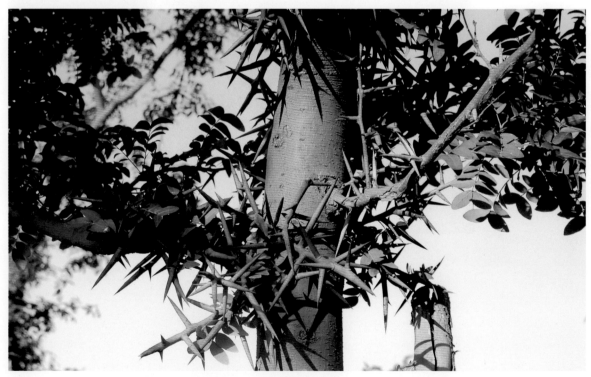

皂荚

| 资源情况 | 栽培资源稀少。药材来源于栽培。

| 采收加工 | 大皂角：秋季果实成熟时采摘，晒干。

猪牙皂：秋季采收，除去杂质，干燥。

皂角刺：全年均可采收，干燥，或趁鲜切片，干燥。

| 药材性状 | 大皂角：本品呈扁长的剑鞘状，有的略弯曲，长 15 ～ 30cm，宽 2 ～ 4cm，厚 0.2 ～ 1.5cm。表面棕褐色或紫褐色，被灰色粉霜，擦去后有光泽，种子所在处隆起。基部渐窄而弯曲，有短果柄或果柄痕，两侧有明显的纵棱线。质硬，摇之有声，易折断，断面黄色，纤维性。种子多数，扁椭圆形，黄棕色至棕褐色，光滑。气特异，有刺激性，味辛、辣。

猪牙皂：本品呈圆柱形，略扁而弯曲，长 5 ～ 11cm，宽 0.7 ～ 1.5cm。表面紫棕色或紫褐色，被灰白色蜡质粉霜，擦去后有光泽，并有细小的疣状突起和线状或网状的裂纹。先端有鸟喙状花柱残基，基部具果梗残痕。质硬而脆，易折断，断面棕黄色，中间疏松，有淡绿色或淡棕黄色的丝状物，偶有发育不全的种子。气微，有刺激性，味先甜而后辣。

皂角刺：本品为主刺和 1 ～ 2 次分枝的棘刺。主刺长圆锥形，长 3 ～ 15cm 或更长，直径 0.3 ～ 1cm；分枝刺长 1 ～ 6cm，刺端锐尖。表面紫棕色或棕褐色。体轻，质坚硬，不易折断。切片厚 0.1 ～ 0.3cm，常带有尖细的刺端；木部黄白色，髓部疏松，淡红棕色；质脆，易折断。气微，味淡。

| 功能主治 | 大皂角：辛、咸，温；有小毒。归肺、大肠经。祛痰开窍，散结消肿。用于中风口噤，昏迷不醒，癫痫痰盛，关窍不通，喉痹痰阻，顽痰喘咳，咳痰不爽，大便燥结。外用于痈肿。

猪牙皂：辛、咸，温；有小毒。归肺、大肠经。祛痰开窍，散结消肿。用于中风口噤，昏迷不醒，癫痫痰盛，关窍不通，喉痹痰阻，顽痰喘咳，咳痰不爽，大便燥结。外用于痈肿。

皂角刺：辛，温。归肝、胃经。消肿托毒，排脓，杀虫。用于痈疽初起或脓成不溃。外用于疥癣麻风。

| 用法用量 | 大皂角、猪牙皂：1 ～ 1.5g，多入丸、散用。外用适量，研末吹鼻取嚏或研末调敷患处。

皂角刺：内服煎汤，3 ～ 10g。外用适量，醋蒸取汁涂患处。

| 附　　注 | 据有关资料记载，茎皮和根皮（皂荚木皮）、叶（皂荚叶）、种子（皂荚子）均可入药。

豆科 Leguminosae 皂荚属 Gleditsia

山皂荚
Gleditsia japonica Miq.

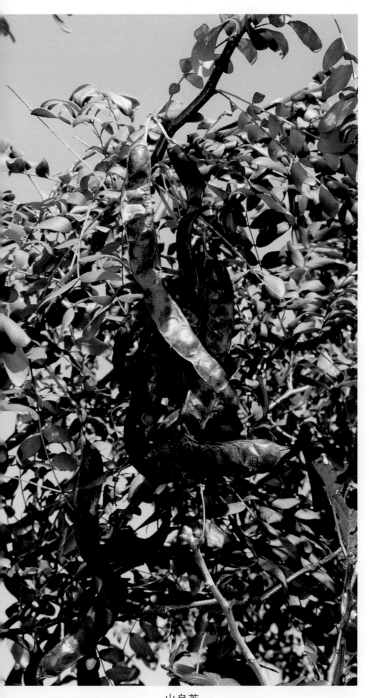

山皂荚

| 植物别名 |

日本皂荚。

| 药 材 名 |

皂角刺（药用部位：棘刺）。

| 形态特征 |

乔木，高达 14m。小枝灰绿色，无毛。刺红褐色，皮孔显著，粗壮，压扁，有分枝。羽状复叶簇生；小叶 6 ~ 20，卵状矩圆形或卵状披针形，长 3 ~ 6.5cm，宽 1.5 ~ 3cm，先端钝，有时微凹，基部阔楔形，全缘或有疏圆齿，无毛。雌雄异株；雄花排成约 16cm 的总状花序，较长；雌花亦呈总状。荚果条形，果荚纸质，长 20 ~ 30cm，宽约 3cm，棕黑色，扭转，腹缝线常于种子间缢缩。花期 5 月，果期 7 月。

| 生境分布 |

生于山坡、谷地、溪边、路旁。分布于天津蓟州。

| 资源情况 |

野生资源一般，栽培资源较少。药材来源于野生或栽培。

| **采收加工** | 全年均可采收，但以 9 月至翌年 3 月采收为宜，切片晒干。

| **药材性状** | 本品完整的棘刺为主刺及 1 ~ 2 次分枝刺；主刺扁圆柱状，长 5 ~ 18cm，基部直径 8 ~ 12mm，末端尖锐；分枝刺螺旋形排列，与主刺成 60° ~ 80° 角，向周围伸出，一般长 1 ~ 7cm；于次分枝上又常有更小的刺，分枝刺基部内侧常呈小阜状隆起；全体紫棕色，光滑或有细皱纹。体轻，质坚硬，不易折断。商品多切成斜薄片，一般呈长披针形，长 2 ~ 6cm，宽 3 ~ 7mm，厚 1 ~ 3mm。常带有尖细的刺端，切面木部黄白色，中心髓部松软，呈淡红色。质脆，易折断，无臭。味淡。

| **功能主治** | 辛，温。归肝、肺、胃经。消肿透脓，搜风，杀虫。用于痈疽肿毒，瘰疬，疮疹顽癣，产后缺乳，胎衣不下。

| **用法用量** | 内服煎汤，3 ~ 9g；或入丸、散。外用适量，醋煎涂；或研末撒；或调敷。

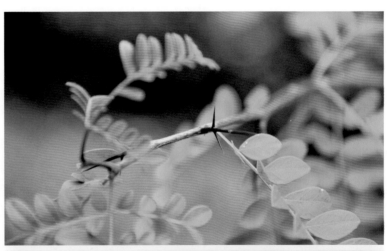

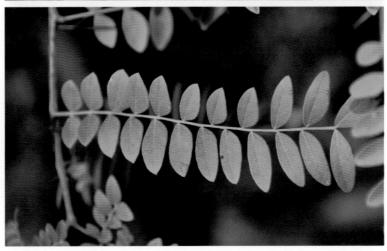

豆科 Leguminosae 苦参属 Sophora

苦参
Sophora flavescens Alt.

| 植物别名 | 山槐、地槐、地骨。

| 药 材 名 | 苦参（药用部位：根）、苦参实（药用部位：种子）。

| 形态特征 | 亚灌木或多年生草本，高 1.5 ~ 3m。小枝有锈色绒毛。奇数羽状复叶，长 11 ~ 25cm；小叶 15 ~ 29，线状披针形或长卵形，长 2 ~ 4cm，宽 1 ~ 2cm，先端渐尖，基部近圆形，上面近无毛，下面有平贴柔毛。总状花序顶生，长 10 ~ 20cm；花淡黄白色；花萼钟形，具 5 短齿，萼管及萼齿有短伏毛；旗瓣匙形，无爪，翼瓣无耳。荚果线形，长 5 ~ 8cm，稍具钝 4 棱；种子 1 ~ 5。花期 6 月，果期 8 ~ 9 月。

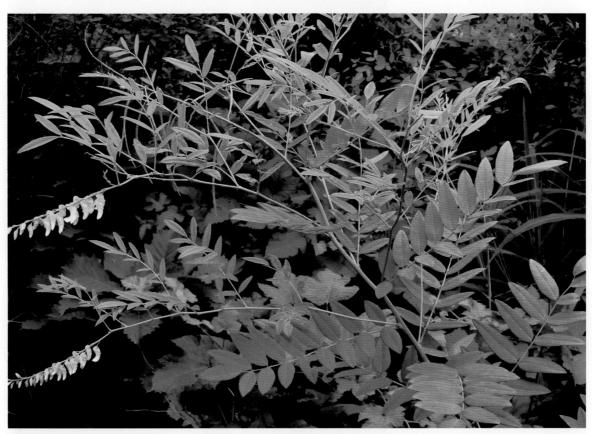

苦参

| 生境分布 | 生于山坡、山谷、沙地、草坡、灌木林中或田野附近。分布于天津蓟州。

| 资源情况 | 野生资源较丰富。药材来源于野生。

| 采收加工 | 苦参：春、秋季采挖，除去根头和小支根，洗净，干燥，或趁鲜切片，干燥。
苦参实：7～8月果实成熟时采收，晒干，打下种子，去净果壳等杂质，再晒干。

| 药材性状 | 苦参：本品呈长圆柱形，下部常有分枝，长10～30cm，直径1～6.5cm。表面灰棕色或棕黄色，具纵皱纹和横长皮孔样突起，外皮薄，多破裂反卷，易剥落，剥落处显黄色，光滑。质硬，不易折断，断面纤维性；切片厚3～6mm；切面黄白色，具放射状纹理和裂隙，有的具异型维管束，呈同心性环列或不规则散在。气微，味极苦。

| 功能主治 | 苦参：苦，寒。归心、肝、胃、大肠、膀胱经。清热燥湿，杀虫，利尿。用于热痢，便血，黄疸尿闭，赤白带下，阴肿阴痒，湿疹，湿疮，皮肤瘙痒，疥癣麻风。外用于滴虫性阴道炎。
苦参实：苦，寒。清热解毒，通便，杀虫。用于急性菌痢，大便秘结，蛔虫病。

| 用法用量 | 苦参：内服煎汤，4.5～9g。外用适量，煎汤洗患处。
苦参实：内服研末，0.6～1.5g，每日4次。

| 附　　注 | 本种为深根性植物，应选择地下水位低、排水良好地块种植；对土壤要求不严，在砂壤土和黏壤土中均可生长。

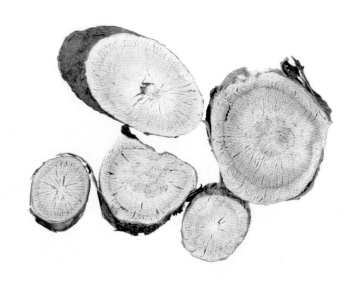

豆科 Leguminosae 槐属 Sophora

槐 *Sophora japonica* L.

| 植物别名 | 槐花树、紫槐、白槐。

| 药材名 | 槐花（药用部位：花及花蕾）、槐角（药用部位：果实）、槐根（药用部位：根）。

| 形态特征 | 落叶乔木，高 15 ～ 25m。奇数羽状复叶，长 15 ～ 25cm；托叶早落；叶柄有毛，基部膨大；小叶 7 ～ 17，卵形或卵状长圆形，长 2.5 ～ 7.5cm，宽 1.2 ～ 3cm，先端渐尖，具 1 锐尖头，基部阔楔形或近圆形，下面灰白色。顶生圆锥花序；花萼钟状，裂齿 5，疏被毛；花瓣黄白色，旗瓣近圆形，先端凹下，具短爪，有紫脉；雄蕊 10，不等长。荚果念珠状，肉质，长 2.5 ～ 5cm，光泽无毛，不裂，先端有细尖喙状物；种子 1 ～ 6，肾形，黑褐色。花期 7 ～ 9 月，果期 10 月。

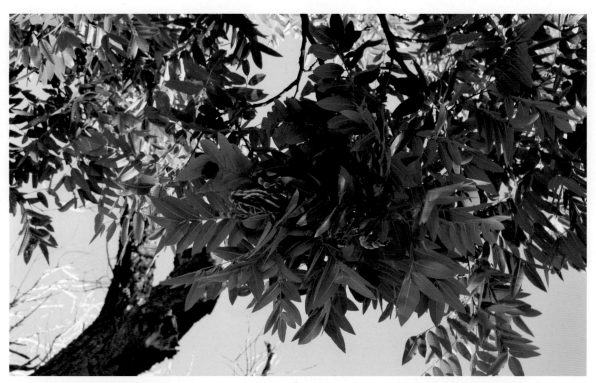

槐

| **生境分布** | 天津各地均有栽培。

| **资源情况** | 栽培资源丰富。药材来源于栽培。

| **采收加工** | 槐花：夏季花开放或花蕾形成时采收，及时干燥，除去枝、梗及杂质。前者习称"槐花"，后者习称"槐米"。

槐角：冬季采收，除去杂质，干燥。

槐根：全年均可采收，挖取根部，洗净，晒干。

| **药材性状** | 槐花：本品皱缩而卷曲，花瓣多散落。完整者花萼钟状，黄绿色，先端5浅裂；花瓣5，黄色或黄白色，1片较大，近圆形，先端微凹，其余4片长圆形。雄蕊10，其中9基部联合，花丝细长。雌蕊圆柱形，弯曲。体轻。气微，味微苦。

槐米：本品呈卵形或椭圆形，长2～6mm，直径约2mm。花萼下部有数条纵纹。花萼上方为黄白色未开放的花瓣。花梗细小，体轻，手捻即碎。气微，味微苦、涩。

槐角：本品呈连珠状，长2.5～5cm，直径0.6～1cm。表面黄绿色或黄褐色，皱缩而粗糙，背缝线一侧呈黄色。质柔润，干燥皱缩，易在收缩处折断，断面黄绿色，有黏性。种子1～6，肾形，长约8mm，表面光滑，棕黑色，一侧有灰白色圆形种脐；质坚硬，子叶2，黄绿色。果肉气微，味苦，种子嚼之有豆腥气。

槐根：本品呈圆柱形，长短粗细不一，有的略弯曲。表面黄色或黄褐色。质坚硬。折断面黄白色，纤维性，木部占大部分。气微，味微苦、涩。

| **功能主治** | 槐花：苦，微寒。归肝、大肠经。凉血止血，清肝泻火。用于便血，痔血，血痢，崩漏，吐血，衄血，肝热目赤，头痛眩晕。

槐角：苦，寒。归肝、大肠经。清热泻火，凉血止血。用于肠热便血，痔肿出血，肝热头痛，眩晕目赤。

槐根：苦，平。散瘀消肿，杀虫。用于痔疮，喉痹，蛔虫病。

| **用法用量** | 槐花：内服煎汤，5～10g。

槐角：内服煎汤，6～9g。

槐根：内服煎汤，30～60g。外用适量，煎汤洗或含漱。

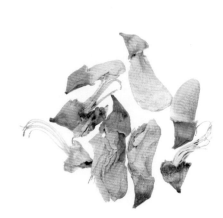

| **附　　注** | 据有关资料记载，树皮或根皮的韧皮部（槐白皮）、嫩枝（槐枝）、叶（槐叶）、树脂（槐胶）均可入药。

豆科 Leguminosae 决明属 Cassia

决明 *Cassia tora* L.

| 植物别名 | 草决明、马蹄决明、假花生。

| 药 材 名 | 决明子（药用部位：种子）、野花生（药用部位：全草或叶）。

| 形态特征 | 一年生半灌木状草本。茎直立，粗壮，高 1 ~ 2m。偶数羽状复叶，小叶 6；叶柄上无腺体，叶轴上每对小叶间有 1 棒状腺体；小叶倒卵形或倒卵状长圆形，长 1.5 ~ 6.5cm，宽 0.8 ~ 3cm，幼时两面疏生长柔毛。花通常 2 朵生于叶腋；总花梗很短；萼片 5，离生；花冠黄色，花瓣 5，倒卵形，长约 12mm，最下面的 2 花瓣稍长；雄蕊 10，7 能育，3 不育，能育雄蕊花药四方形，顶孔开裂，长约 4mm，花丝短于花药；子房无柄，被白色柔毛。荚果细圆柱形，有 4 棱，长达 15cm，直径 3 ~ 4mm；种子多数，近菱形，淡褐色，有光泽。花期 7 ~ 8 月，果期 9 月。

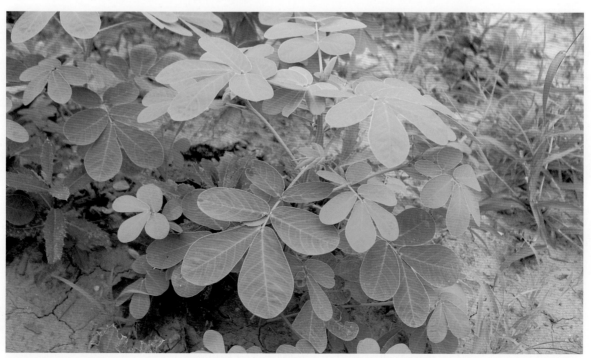

决明

| 生境分布 | 天津偶见栽培，偶逸生荒野及河滩沙地。分布于天津蓟州。

| 资源情况 | 栽培资源较少。药材来源于栽培。

| 采收加工 | 决明子：秋季采收成熟果实，晒干，打下种子，除去杂质。
野花生：全草于夏、秋季采收，晒干。

| 药材性状 | 决明子：本品呈短圆柱形，两端平行倾斜，长 3 ～ 5mm，宽 2 ～ 3mm。表面绿棕色或暗棕色，平滑有光泽。一端较平坦，另端斜尖，背腹面各有 1 凸起的棱线，棱线两侧各有 1 宽广的浅黄棕色带。质坚硬，不易破碎。种皮薄，子叶 2，黄色，呈 "S" 形折曲并重叠。气微，味微苦。

| 功能主治 | 决明子：甘、苦、咸，微寒。归肝、大肠经。清热明目，润肠通便。用于目赤涩痛，羞明多泪，头痛眩晕，目暗不明，大便秘结。
野花生：咸、微苦，平。祛风清热，解毒利湿。用于风热感冒，流行性感冒，急性结膜炎，湿热黄疸，急、慢性肾炎，带下，瘰疬，疮痈疔肿，乳腺炎。

| 用法用量 | 决明子：内服煎汤，9 ～ 15g。
野花生：内服煎汤，9 ～ 15g。

| 附　注 | （1）FOC 将本种归并于番泻决明属 *Senna*，修订其拉丁学名为 *Senna tora* (L.) Roxb.。
（2）本种喜高温湿润气候，需阳光充足，以盛夏高温多雨季节生长最快。适宜的土壤为疏松肥沃的砂壤土，低洼、阴坡地不宜栽种，忌连作。

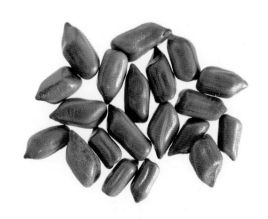

豆科 Leguminosae 决明属 Cassia

豆茶决明

Cassia nomame (Sieb.) Kitag.

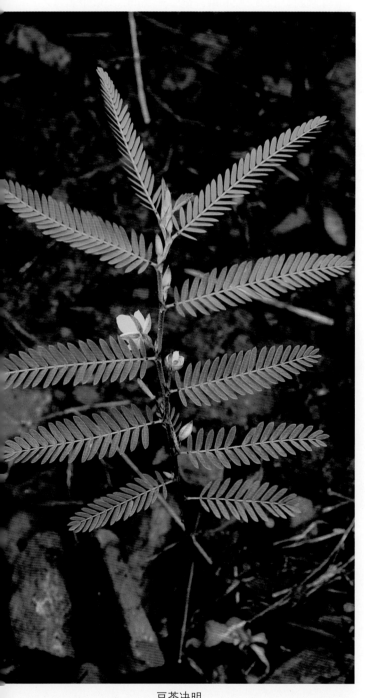

豆茶决明

| 植物别名 |

山扁豆。

| 药 材 名 |

关门草（药用部位：全草）。

| 形态特征 |

一年生草本，高 30 ～ 60cm。叶互生，偶数羽状复叶，长 5 ～ 10cm；叶柄细，长 4 ～ 10mm；托叶锥形，长 3 ～ 7mm；小叶 8 ～ 28 对，线状长圆形，长 5 ～ 9mm，宽 1.5 ～ 3mm，先端具短刺，两端略呈楔形，全缘。花黄色，腋生，1 ～ 2；花梗短，长 5 ～ 10mm；苞片 1 对，锥形或线状披针形；花萼 5 深裂，裂片披针形至阔披针形，外被细毛；花瓣 5，倒卵形，长 4 ～ 7mm；雄蕊 4 或 5；子房密被短柔毛。荚果条形，扁平，开裂，长 3 ～ 5cm，宽 5 ～ 6mm，密被灰黄色毛；种子 6 ～ 12，扁平，近菱形，浅黄棕色，长约 3mm。花期 7 ～ 8 月，果期 8 ～ 9 月。

| 生境分布 |

生于山坡草地、路旁及林缘。分布于天津蓟州。

| 资源情况 | 野生资源较丰富。药材来源于野生。

| 采收加工 | 7～8月花盛期采收，割取地上部分，晒干即成。

| 药材性状 | 本品全草长30～60cm。茎枝圆柱形，呈棕黄色，基部灰黑色，表面有纵纹及疣状皮孔，呈黄白色；质硬，易折断，断面白色，松泡中空。叶多卷缩，或脱落，棕绿色或黑绿色；质脆易碎。残存荚果呈棕褐色。气微，味淡。

| 功能主治 | 甘、苦，平。清热利尿，通便。用于水肿，脚气，黄疸，咳喘，便秘。

| 用法用量 | 内服煎汤，6～15g；或泡水代茶。

| 附　　注 | FOC将本种归并于番泻决明属 *Senna*，修订其拉丁学名为 *Senna nomame* (Makino) T. C. Chen。

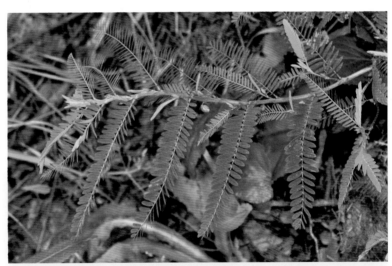

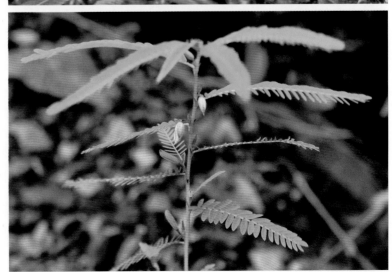

豆科 Leguminosae 合欢属 Albizia

山槐

Albizia kalkora (Roxb.) Prain

| 植物别名 | 山合欢、白夜和、马缨花。

| 药 材 名 | 山合欢皮（药用部位：根皮）。

| 形态特征 | 落叶乔木，高4～15m。小枝褐色，光泽，有皮孔。叶为二回羽状复叶，叶柄长4.5～5.5cm，2回叶的叶柄长1.2～1.8cm；1回羽片2～3对，小叶5～14对，线状长圆形，长1.5～4.5cm，宽1～1.8cm，先端急尖或圆，有小尖头，基部偏斜，中脉显著偏向叶片的上侧，全缘，上面绿色，下面苍白色，小叶柄长约1mm。头状花序1～3生于叶腋，头状花序或多数排成伞房状生于枝顶；花白色，有梗；花萼钟形，长6～8mm，5裂，裂片三角形；花冠5裂，比花萼长1倍；雄蕊淡黄色或白色，花丝长2.5～3cm，下部结合为管状；子房上位。荚果带状，长6.5～17cm，宽1～3cm，扁平而薄，褐色，柄长约

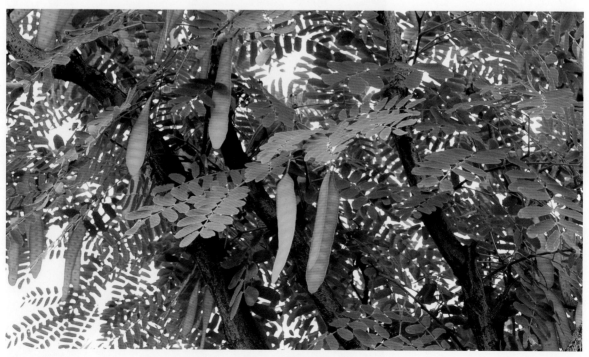

山槐

6mm；种子 5 ～ 12。花期 5 ～ 6 月，果期 8 ～ 10 月。

| 生境分布 | 生于溪边、路旁、山坡灌丛及杂木林中。分布于天津蓟州。

| 资源情况 | 野生资源一般。药材来源于野生。

| 采收加工 | 夏、秋季剥取，晒干。

| 药材性状 | 本品呈单卷筒状或槽状，长短不等，厚 1 ～ 7mm。外表面淡灰褐色、棕褐色或灰黑色相间。较薄的树皮上可见棕色或棕黑色纵棱线，老树皮粗糙，栓皮厚，常呈纵向开裂，皮孔在较薄的皮上多而密集，呈横长或点状，棕色。内表面淡黄白色，具细密纵纹。质坚，易折断，断面纤维状。气微，味淡，稍有刺舌感。

| 功能主治 | 甘，平。归心、肝、肺经。安神，活血，消肿。用于失眠，肺痈疮肿，跌打伤痛。

| 用法用量 | 内服煎汤，6 ～ 12g。外用适量，研末调敷。

| 附　　注 | 树皮在北京、山西、河北、河南、四川、江苏、江西、湖南等地区作"合欢皮"药用。

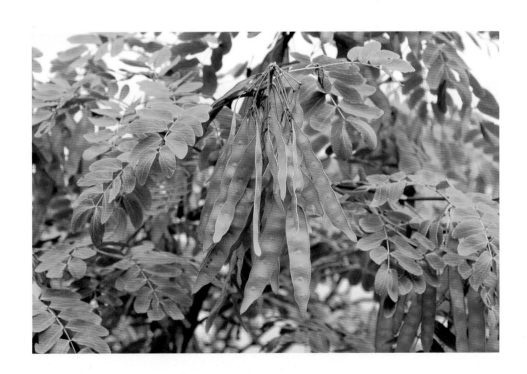

豆科 Leguminosae 合欢属 Albizia

合欢 *Albizia julibrissin* Durazz.

| 植物别名 | 绒花树、蓉花树、马缨花。

| 药 材 名 | 合欢皮（药用部位：树皮）、合欢花（药用部位：花序、花蕾）。

| 形态特征 | 落叶乔木，高达 4 ~ 10m。树皮浅灰色，小枝褐色，疏生皮孔。叶为二回羽状复叶，羽片 4 ~ 12 对；小叶 10 ~ 30 对，镰形或长圆形，长 6 ~ 12mm，宽 1 ~ 4mm，先端锐尖，基部截形，中脉极显著偏向叶片的上侧，全缘，有夜合现象；托叶披针形，早落。头状花序多数，生于新枝先端，伞房状排列；花粉红色，连同雄蕊长 25 ~ 50mm；花萼 5 裂，钟形，长约 3mm；花冠管长为萼管的 2 ~ 3 倍，淡黄色，漏斗状，先端 5 裂；雄蕊多数，花丝基部结合；花药小，2 室，子房上位，花柱丝状，与花丝等长，粉红色。荚果扁平，带状，长 8 ~ 16cm，宽 1.2 ~ 2.5cm，先端钝圆，有短尖头，

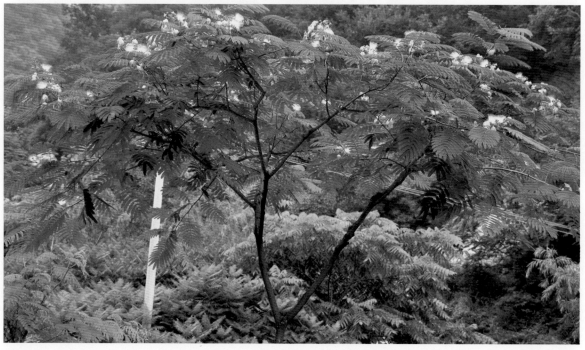

合欢

基部楔形，褐色；种子超过 10。花期 6 ~ 7 月，果期 8 ~ 10 月。

| 生境分布 | 生于山谷、平原。天津各地均有分布。

| 资源情况 | 野生资源较少，栽培资源一般。药材来源于野生或栽培。

| 采收加工 | 合欢皮：夏、秋季剥取树皮，晒干。

合欢花：夏季花开放时择晴天采收或花蕾形成时采收，及时晒干；前者习称"合欢花"，后者习称"合欢米"。

| 药材性状 | 合欢皮：本品呈卷筒状或半筒状，长 40 ~ 80cm，厚 0.1 ~ 0.3cm。外表面灰棕色至灰褐色，稍有纵皱纹，有的呈浅裂纹，密生明显的椭圆形横向皮孔，棕色或棕红色，偶有凸起的横棱或较大的圆形枝痕，常附有地衣斑；内表面淡黄棕色或黄白色，平滑，有细密纵纹。质硬而脆，易折断，断面呈纤维性片状，淡黄棕色或黄白色。气微香，味淡、微涩、稍刺舌，而后喉头有不适感。

合欢花：本品为头状花序，皱缩成团。总花梗长 3 ~ 4cm，有时与花序脱离，黄绿色，有纵纹，被稀疏毛茸。花全体密被毛茸，细长而弯曲，长 0.7 ~ 1cm，淡黄色或黄褐色，无花梗或几无花梗。花萼筒状，先端有 5 小齿；花冠筒长约为萼筒的 2 倍，先端 5 裂，裂片披针形；雄蕊多数，花丝细长，黄棕色至黄褐色，下部合生，上部分离，伸出花冠筒外。气微香，味淡。合欢米，本品呈棒槌状，长 2 ~ 6mm，膨大部分直径约 2mm，淡黄色至黄褐色，全体被毛茸，花梗极短或无。花萼筒状，先端有 5 小齿；花冠未开放；雄蕊多数，细长并弯曲，基部联合，包于花冠内。气微香，味淡。

| 功能主治 | 合欢皮：甘，平。归心、肝、肺经。解郁安神，活血消肿。用于心神不安，忧郁失眠，肺痈，疮肿，跌打伤痛。

合欢花：甘，平。归心、肝经。解郁安神。用于心神不安，忧郁失眠。

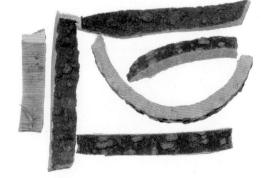

| 用法用量 | 合欢皮：内服煎汤，6 ~ 12g。外用适量，研末调敷。

合欢花：内服煎汤，5 ~ 10g。

豆科 Leguminosae 紫藤属 Wisteria

紫藤
Wisteria sinensis (Sims) Sweet

| 植物别名 | 藤花、葛藤、葛花、紫萝树。

| 药 材 名 | 紫藤子（药用部位：种子）、紫藤根（药用部位：根）、紫藤（药用部位：茎、茎皮）。

| 形态特征 | 落叶木质藤本。枝灰褐色至暗灰色。奇数羽状复叶，互生，长20～30cm；小叶7～13，卵状长圆形至卵状披针形，长5～11cm，宽1.5～5cm，先端渐尖，基部圆形或宽楔形，全缘，幼时两面疏生柔毛，成熟时近无毛；叶轴、小叶柄及中脉有柔毛。总状花序侧生且下垂，长15～30cm；花萼钟状，有柔毛，蝶形花冠紫色或深紫色，长约2cm。荚果扁，长条形，长10～20cm，密生灰褐色短柔毛。花期4～5月，果期8～9月。

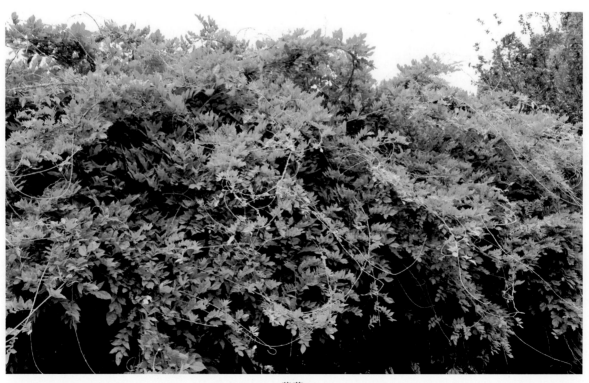

紫藤

| 生境分布 | 生于花坛、庭院、公园。天津各地均有栽培。

| 资源情况 | 栽培资源一般。药材来源于栽培。

| 采收加工 | 紫藤子：冬季果实成熟时采收，除去果壳，晒干。
紫藤根：全年均可采挖，除去泥土，洗净，切片，晒干。
紫藤：夏季采收，晒干。

| 药材性状 | 紫藤子：本品呈扁圆形或略呈肾圆形，一面平坦，另一面稍隆起，直径 1.2 ～ 2.3cm，厚 2 ～ 3mm；表面淡棕色至黑棕色，平滑，具光泽，散有黑色斑纹，种子一端有细小合点，自合点分出少数条略凹下的弧形脉纹，另一端侧边凹陷处有黄色椭圆形的种脐，并有种柄残迹。质坚硬，种皮薄，剥去后可见黄白色坚硬的子叶 2。嚼之有豆腥气，微有麻舌感。

| 功能主治 | 紫藤子：甘，微温；有小毒。活血，通络，解毒，驱虫。用于筋骨疼痛，腹痛吐泻。
紫藤根：甘，温。祛风除湿，舒筋活络。用于痛风，痹证。
紫藤：甘、苦，微温；有小毒。利水，除痹，杀虫。用于浮肿，关节疼痛，肠寄生虫病。

| 用法用量 | 紫藤、紫藤根：内服煎汤，9 ～ 15g。
紫藤子：内服煎汤（炒熟）15 ～ 30g；或浸酒。

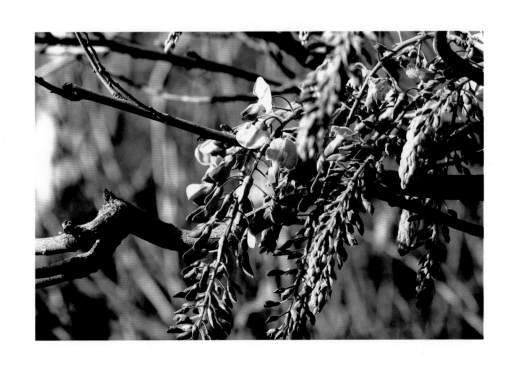

豆科 Leguminosae 刺槐属 Robinia

刺槐
Robinia pseudoacacia L.

| 植物别名 | 洋槐、槐树。

| 药 材 名 | 刺槐花（药用部位：花）、刺槐根（药用部位：根）。

| 形态特征 | 落叶乔木，高达 25m。树皮褐色，有深沟，小枝光滑。羽状复叶，小叶 7 ~ 25，椭圆形或卵形，长 2 ~ 5cm，宽 1 ~ 2cm，先端圆形或截形，有小尖头，基部宽楔形，全缘，无毛或幼时疏生短毛。总状花序腋生，长 10 ~ 20cm；花萼杯状，浅裂；花白色，芳香，长 1.5 ~ 2cm；旗瓣具爪，基部常有黄色斑点。荚果扁平，线状长圆形，长 4 ~ 10cm，红褐色，无毛；种子 3 ~ 13，黑色，肾形。花期 5 月，果期 9 ~ 10 月。

| 生境分布 | 无野生分布。天津各地均有栽培。

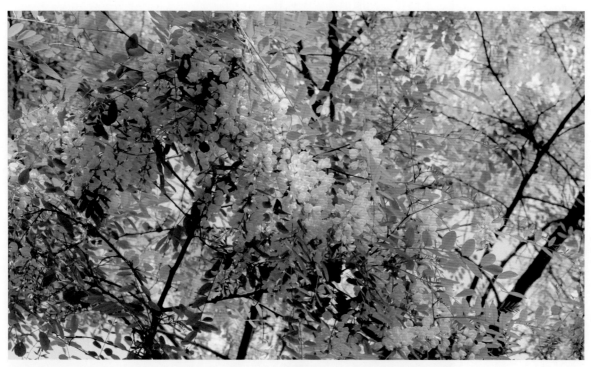

刺槐

| **资源情况** | 栽培资源丰富。药材来源于栽培。

| **采收加工** | 刺槐花：花盛开时采收花序，摘下花，晒干。
刺槐根：秋季采挖，洗净，切片，晒干。

| **药材性状** | 刺槐花：本品略呈飞鸟状或未开放者为钩镰状，长 1.3 ～ 1.6cm。下部为钟状花萼，棕色，被亮白色短柔毛，先端 5 齿裂，基部有花柄，其近上端有 1 关节，节上略粗，节下狭细。上部为花冠，花瓣 5，皱缩，有时残破或脱落，其中旗瓣 1，宽大，常反折，翼瓣 2，两侧生，较狭，龙骨瓣 2，上部合生，钩镰状；雄蕊 10，9 枚花丝合生，1 枚花丝下部参与联合；子房线形，棕色，花柱弯生，先端有短柔毛。质软，体轻。气微，味微甘。

| **功能主治** | 刺槐花：甘，平。止血。用于大肠下血，咯血，吐血，血崩。
刺槐根：苦，微寒。凉血止血，舒筋活络。用于便血，咯血，吐血，崩漏，劳伤乏力，风湿骨痛，跌打损伤。

| **用法用量** | 刺槐花：内服煎汤，9 ～ 15g；或泡茶饮。
刺槐根：内服煎汤，9 ～ 30g。

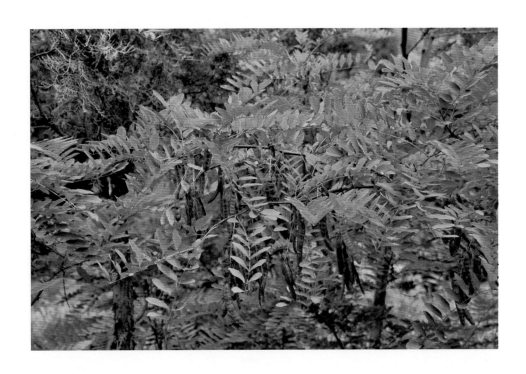

豆科 Leguminosae 木蓝属 *Indigofera*

花木蓝
Indigofera kirilowii Maxim. ex Palibin

| 植物别名 | 吉氏木蓝、山绿豆、山扫帚。

| 药 材 名 | 木蓝山豆根（药用部位：根）。

| 形态特征 | 小灌木，高 30 ~ 60cm。嫩枝条有棱，生有丁字毛和柔毛，后渐变光滑无毛，老枝灰褐色。奇数羽状复叶，长 8 ~ 16cm；小叶 7 ~ 11，宽卵形、菱形或椭圆形，长 1.5 ~ 3cm，宽 1 ~ 2cm，先端钝或圆形，有短尖头，基部宽楔形或圆形，全缘，两面疏生白色丁字毛和柔毛。总状花序腋生，与复叶近等长；花萼钟状，萼齿 5，披针形，不等长，疏生柔毛；蝶形花冠粉红色，长 1.5 ~ 1.8cm，无毛。荚果圆柱形，长 3.5 ~ 7cm，直径 4 ~ 5mm，含种子多粒；种子长圆形，直径约 4mm。花期 5 ~ 6 月，果期 7 ~ 10 月。

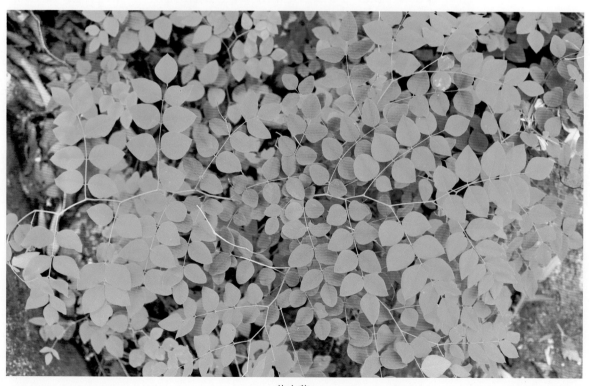

花木蓝

| 生境分布 | 生于阳坡的灌丛中、疏林内或岩石缝处。分布于天津蓟州盘山、九山顶、九龙山、八仙山等地。 |

| 资源情况 | 野生资源丰富。药材来源于野生。 |

| 采收加工 | 秋季采收，鲜用或晒干。 |

| 药材性状 | 本品根呈圆柱形，头部略膨大或呈不规则结节状，先端有残留茎基，其下着生圆柱形根数条，略扭曲，扭曲处稍肥大成结节状，少有分枝和须根。长 15 ~ 45cm，直径 0.3 ~ 0.8cm。表面灰黄色至灰褐色，有纵皱纹及凸起的横长皮孔，栓皮有时呈鳞片状脱落，脱落处呈类白色至淡黄色。质坚硬，不易折断，断面纤维状，皮部呈类白色至浅棕色，木部淡黄色，有放射状纹理。气微，味微苦。 |

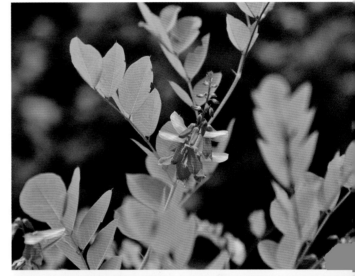

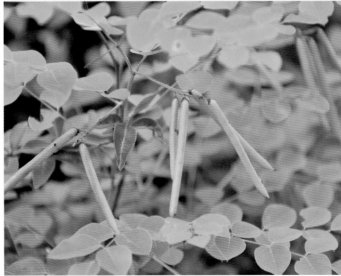

| 功能主治 | 苦，寒。清热利咽，解毒，通便。用于暑温，热结便秘，咽喉肿痛，肺热咳嗽，黄疸，痔疮，秃疮，蛇虫咬伤。 |

| 用法用量 | 内服煎汤，15 ~ 30g。外用适量，研末敷或捣汁搽。 |

豆科 Leguminosae 木蓝属 Indigofera

河北木蓝
Indigofera Bungeana Walp.

| 植物别名 | 本氏木蓝、铁扫帚、鸡骨柴。

| 药 材 名 | 铁扫竹（药用部位：根或全草）。

| 形态特征 | 直立灌木，高 40 ～ 100cm。茎褐色，有皮孔，枝条被白色丁字毛。叶互生，奇数羽状复叶，长 3 ～ 5cm；小叶 7 ～ 9，长圆形或倒卵状长圆形，长 7 ～ 15mm，宽 4 ～ 8mm，先端钝圆，有短尖，基部圆形，两面被白色丁字毛。总状花序腋生，花疏松，有 10 ～ 15 极小的花；花萼钟形，偏斜，5 裂，裂片披针形；蝶形花，紫色或紫红色，旗瓣阔倒卵形，长约 5mm，外被丁字毛，翼瓣与龙骨瓣等长；雄蕊 10；子房圆柱形，花柱内弯。荚果圆柱形，长 2.5 ～ 3cm，宽约 3mm，褐色，有白色丁字毛；种子 5 ～ 8，椭圆形。花期 6 月，果期 7 ～ 9 月。

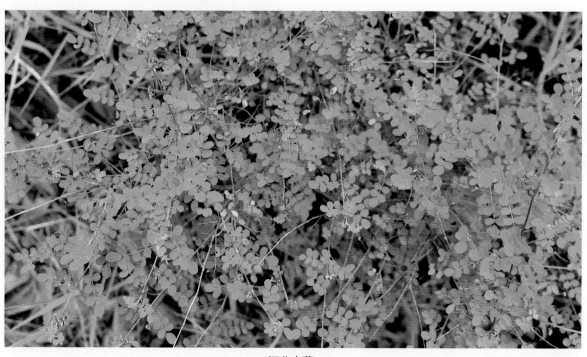

河北木蓝

| 生境分布 | 生于山坡草丛及河滩。分布于天津蓟州盘山、九山顶、九龙山、八仙山等地。

| 资源情况 | 野生资源丰富。药材来源于野生。

| 采收加工 | 春、秋季采收,洗净,鲜用或切段晒干。

| 药材性状 | 本品全草长 40 ~ 100cm,茎枝被白色丁字毛。羽状复叶互生,叶柄、小叶柄及叶两面均被白色丁字毛,小叶 5 ~ 9,矩圆形或倒卵状矩圆形,长 5 ~ 15mm,宽 3 ~ 8mm,先端骤尖,基部圆形。总状花序腋生,花冠紫色。荚果圆柱形,被白色丁字毛。种子椭圆形。气微。

| 功能主治 | 苦、涩,凉。止血敛疮,清热利湿。用于吐血,创伤,无名肿毒,口疮,痔疮,泄泻腹痛。

| 用法用量 | 内服煎汤,9 ~ 15g,鲜品 30 ~ 60g。外用适量,研末调敷;或鲜品捣敷;或煎汤洗。

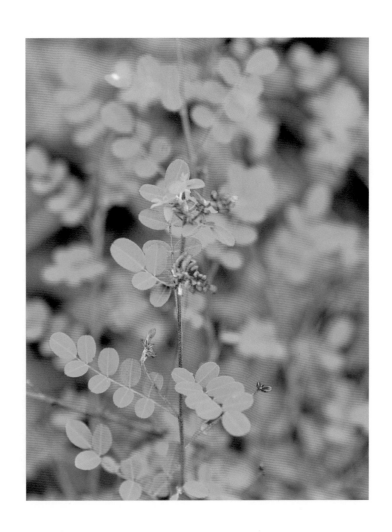

豆科 Leguminosae 杭子梢属 Campylotropis

杭子梢

Campylotropis macrocarpa (Bge.) Rehd.

| **植物别名** | 万年梢、假花生。

| **药 材 名** | 壮筋草（药用部位：根、枝叶）。

| **形态特征** | 落叶灌木，高 1 ~ 2.5m。嫩枝上密生白色短柔毛。叶为三出复叶，叶柄长 2 ~ 4cm；托叶线状披针形；先端小叶椭圆形，长 3 ~ 6.5cm，宽 1.5 ~ 4cm，先端圆形或微凹，有短尖，基部圆形，全缘，上面无毛，下面有柔毛，中脉上密生淡黄色柔毛；两侧小叶较先端小叶小。总状花序腋生，或由数枝总状花序组成顶生圆锥花序，花梗细长，苞片易早落；花三角状弯镰形或半月形；萼筒钟状，长约 2mm，萼齿 5，上部 2 齿结合，下部 3 齿分离，三角形；花冠紫色，长约 10mm。荚果斜椭圆形，长 1 ~ 1.5cm，有网状纹，先端有尖喙；种子 1，不

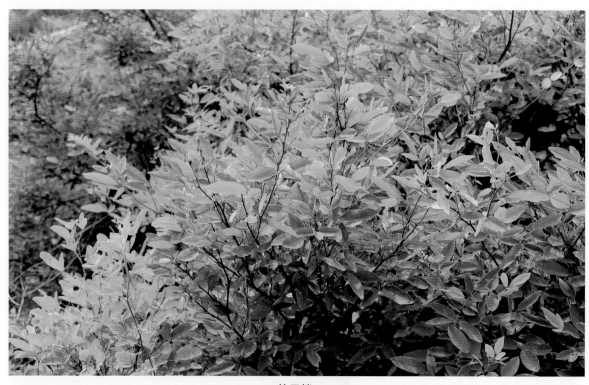

杭子梢

开裂。花期 8 ～ 9 月，果期 9 ～ 10 月。

| **生境分布** | 生于山坡、沟谷、灌丛中或林缘。分布于天津蓟州盘山、九山顶、九龙山、八仙山等地。

| **资源情况** | 野生资源较丰富。药材来源于野生。

| **采收加工** | 夏、秋季采挖根部或采收枝叶，洗净，切片或切段，晒干。

| **功能主治** | 苦、微辛，平。疏风解表，活血通络。用于风寒感冒，痧症，肾炎水肿，肢体麻木，半身不遂。

| **用法用量** | 内服煎汤，10 ～ 15g；或浸酒。

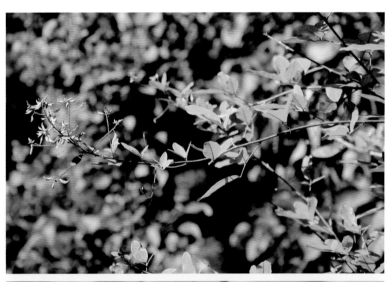

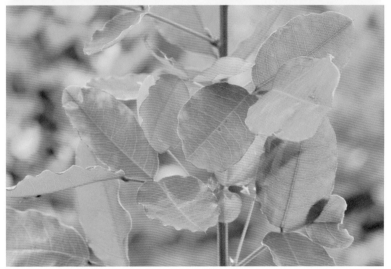

豆科 Leguminosae 胡枝子属 Lespedeza

胡枝子
Lespedeza bicolor Turcz.

| **植物别名** | 胡枝条。

| **药 材 名** | 胡枝子根（药用部位：根）、胡枝子（药用部位：枝叶）、胡枝子花（药用部位：花）。

| **形态特征** | 直立灌木，高达 2m。嫩枝黄褐色或绿褐色，老枝灰褐色。小叶 3，互生，顶生小叶较大，宽椭圆形、倒卵状椭圆形或卵形，长 1.5 ～ 5cm，宽 1 ～ 2cm，先端圆钝，微凹，少有锐尖，具短刺尖，基部宽楔形或圆形，上面绿色，下面淡绿色，具短柄。总状花序腋生；花萼杯状，长 4.5 ～ 5mm，紫褐色，萼片披针形或卵状披针形，与萼筒近等长；花冠紫色，旗瓣倒卵形，长 10 ～ 12mm，先端圆或微凹，基部有短爪，翼瓣矩圆形，长约 10mm，龙骨瓣与旗瓣等长或稍长；子房条形，有

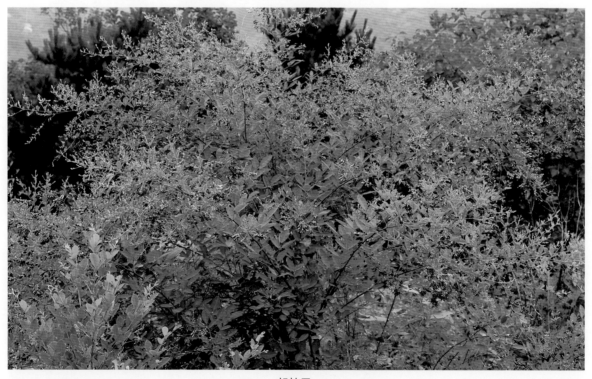

胡枝子

毛。荚果卵形,微凸,长 5 ~ 7mm,宽 3 ~ 5mm,先端有短尖,基部有柄,网脉明显,被柔毛。花期 6 ~ 8 月,果期 9 ~ 10 月。

| 生境分布 | 生于山坡灌丛或杂木林间。分布于天津蓟州盘山、九山顶、九龙山、八仙山等地。

| 资源情况 | 野生资源丰富。药材来源于野生。

| 采收加工 | 胡枝子根:夏、秋季采根,洗净,切片,晒干。
胡枝子:夏、秋季采收,鲜用或切段晒干。
胡枝子花:7 ~ 8 月花开放时采收,阴干。

| 药材性状 | 胡枝子根:本品呈圆柱形,稍弯曲,长短不等,直径 0.8 ~ 1.4cm。表面灰棕色,有支根痕、横向突起及纵皱纹。质坚硬,难折断。断面中央无髓,木部灰黄色,皮部棕褐色。气微弱,味微苦、涩。

| 功能主治 | 胡枝子根:甘,平。归心、肝经。祛风除湿,活血止痛,止血止带,清热解毒。用于感冒发热,风湿痹痛,跌打损伤,鼻衄,赤白带下,流注肿毒。
胡枝子:甘,平。清热润肺,利尿通淋,止血。用于肺热咳嗽,感冒发热,百日咳,淋证,吐血,衄血,尿血,便血。
胡枝子花:甘,平。清热止血,润肺止咳。用于便血,肺热咳嗽。

| 用法用量 | 胡枝子根:内服煎汤,9 ~ 15g,鲜品 30 ~ 60g;或炖肉;或浸酒。外用适量,研末调敷。
胡枝子:内服煎汤,9 ~ 15g,鲜品 30 ~ 60g;或泡作茶饮。
胡枝子花:内服煎汤,9 ~ 15g。

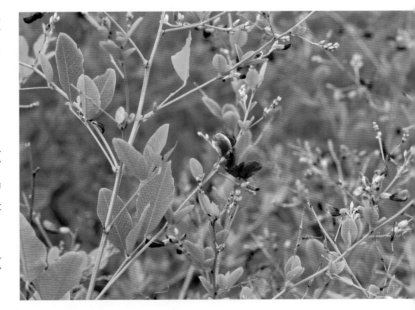

豆科 Leguminosae 胡枝子属 Lespedeza

多花胡枝子
Lespedeza floribunda Bge.

| 植物别名 | 米汤草。

| 药 材 名 | 铁鞭草（药用部位：根或全草）。

| 形态特征 | 半灌木，高 30 ~ 60cm。多于茎的下部分枝，枝略斜升，暗褐色，有细棱，被白毛。三出复叶，互生；托叶 2，条形；叶轴长 3 ~ 15mm；小叶倒卵状长圆形或倒圆形，长 8 ~ 17mm，宽 4 ~ 8mm，先端微凹，有短刺尖，基部宽楔形，全缘。总状花序腋生，总花梗长 1.5 ~ 2.5cm；小苞片卵状披针形，与萼筒贴生；花萼杯状，长 4 ~ 5mm，萼片披针形，较萼筒长；花冠紫红色，旗瓣椭圆形，长约 8mm，翼瓣略短，龙骨瓣长于旗瓣；子房有毛。荚果扁，卵形，长 5 ~ 7mm，宽约 3mm，先端尖，密被柔毛。花期 6 ~ 9 月，果期 9 ~ 10 月。

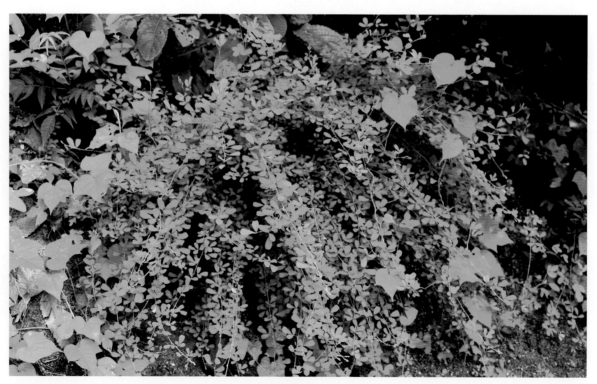

多花胡枝子

| 生境分布 | 生于干旱山坡石缝或山坡丛林中。分布于天津蓟州盘山、九山顶、九龙山、八仙山等地。

| 资源情况 | 野生资源较丰富。药材来源于野生。

| 采收加工 | 6 ~ 10月采收。将根洗净，切片晒干；将茎，叶切段，晒干备用。

| 药材性状 | 本品茎多基部分枝，枝条细长柔弱，具条纹。三出复叶，叶片多皱缩，完整小叶倒卵形或狭长倒卵形，长 8 ~ 17mm，宽 4 ~ 8mm，先端截形，具尖刺，嫩叶下表面密被白色绒毛。总状花序腋生，蝶形花冠暗紫红色。荚果卵状菱形，长约 5mm，有柔毛。气微，味涩。

| 功能主治 | 根，涩，凉。消积，截疟。用于小儿疳积，疟疾。

| 用法用量 | 内服煎汤，9 ~ 15g。

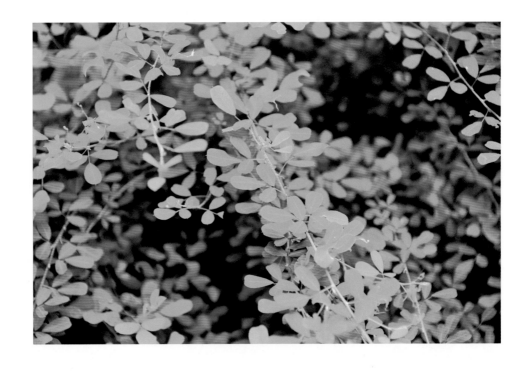

豆科 Leguminosae 胡枝子属 Lespedeza

细梗胡枝子

Lespedeza virgata (Thunb.) DC.

| 植物别名 | 莳绘萩。

| 药 材 名 | 掐不齐（药用部位：全草）。

| 形态特征 | 草本状半灌木，高 50 ~ 80cm。小枝纤弱，褐色，被绒毛。小叶矩圆形，长 7 ~ 20mm，宽 5 ~ 10mm，纸质，先端圆形，有短尖，基部圆形，边缘微卷，上面近光滑，下面被伏生白毛；托叶硬毛状，长 5 ~ 6mm。总状花序腋生，花疏生，总花梗细长，比叶长；花梗短，无关节；小苞片狭披针形；花萼浅杯状，萼齿 5，狭披针形，有白色柔毛，花冠白色或黄白色，旗瓣长约 6mm，基部有紫斑，翼瓣较短，龙骨瓣长于旗瓣或近等长；无瓣花簇生叶腋，无花梗。荚果斜卵形，长约 4mm，宽 3mm，被短毛。花期 7 ~ 9 月，果期 9 ~ 10 月。

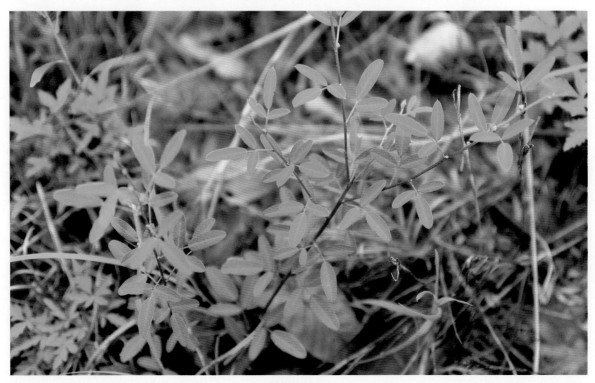

细梗胡枝子

| **生境分布** | 生于海拔 800m 以下的丘陵山地。分布于天津蓟州盘山、九山顶、九龙山、八仙山等地。 |

| **资源情况** | 野生资源较丰富。药材来源于野生。 |

| **采收加工** | 夏季采收，洗净，切碎晒干。 |

| **药材性状** | 本品根呈长圆柱形，具分枝，长 10 ~ 30cm，表面淡黄棕色，具细纵皱纹，皮孔呈点状或横向延长疤状。茎圆柱形，较细，长约 50cm，多分枝或丛生，表面灰黄色至灰褐色，木质。叶为三出复叶，小叶片狭卵形、倒卵形或椭圆形，长 0.7 ~ 2cm，宽 0.5 ~ 1cm，先端圆钝，稍具短尖，全缘，绿色或绿褐色，上面近无毛或被平伏短毛，背面毛较密集。有时可见腋生的总状花序，总花梗长 4 ~ 15cm，花梗无关节，花萼杯状，长约 4.5mm，被疏毛，花冠蝶形。荚果斜倒卵形。气微，味淡，具豆腥气。 |

| **功能主治** | 甘、微苦，平。清暑利尿，截疟。用于中暑，小便不利，疟疾，感冒，高血压。 |

| **用法用量** | 内服煎汤，15 ~ 30g。 |

豆科 Leguminosae 胡枝子属 Lespedeza

绒毛胡枝子

Lespedeza tomentosa (Thunb.) Sieb. ex Maxim.

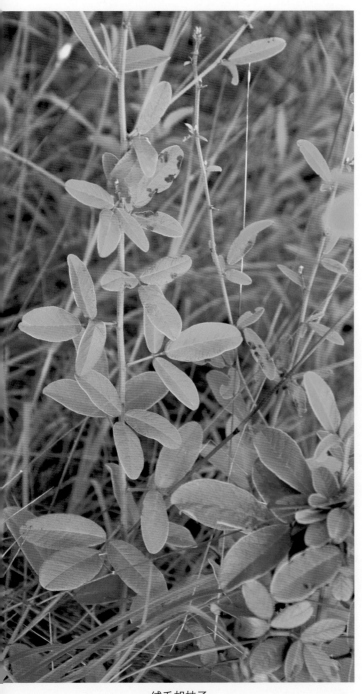

绒毛胡枝子

| 植物别名 |

山豆花、毛胡枝子。

| 药 材 名 |

小雪人参（药用部位：根）。

| 形态特征 |

草本状灌木，高约 1m，全株有白色柔毛。枝有细棱。羽状复叶具小叶 3，顶生或互生；托叶 2，线形；小叶卵圆形或卵状椭圆形，长 4 ~ 6cm，宽 1.5 ~ 3cm，先端圆，有短尖，基部钝；叶柄长 1.5 ~ 4cm。总状花序顶生或腋生，花密集，花梗无关节；无瓣花腋生，呈头状花序状；小苞片条状披针形；花萼杯状，萼齿 5 深裂，裂片披针形；花冠淡黄色，长 7 ~ 8mm，旗瓣椭圆形，长约 1cm，翼瓣长圆形，龙骨瓣与翼瓣等长；子房条形，有绢毛。荚果很小，倒卵形，长 3 ~ 4mm，宽 2 ~ 3mm，包于宿存萼内，先端有短喙。花期 7 ~ 9 月，果期 9 ~ 10 月。

| 生境分布 |

生于山坡、路边沙地或灌丛中。分布于天津蓟州盘山、九山顶、九龙山、八仙山等地。

| **资源情况** | 野生资源较少。药材来源于野生。

| **采收加工** | 秋季采收，洗净，切片，晒干。

| **功能主治** | 甘、微淡，平。健脾补虚，清热利湿，活血调经。用于虚劳，血虚头晕，水肿，腹水，痢疾，经闭，痛经。

| **用法用量** | 内服煎汤，15 ~ 30g。

豆科 Leguminosae 胡枝子属 Lespedeza

兴安胡枝子

Lespedeza daurica (Laxm.) Schindl.

| **植物别名** | 达乌里胡枝子、毛果胡枝子、牛枝子。

| **药 材 名** | 枝儿条（药用部位：全草或根）。

| **形态特征** | 草本状灌木，高 30 ~ 60cm。茎单一或几条簇生，通常稍斜升；老枝黄褐色，嫩枝绿褐色，有细棱和柔毛。羽状三出复叶，托叶 2，刺芒状；叶轴长 5 ~ 15mm；小叶披针状矩圆形，长 1.5 ~ 3cm，宽 5 ~ 10mm，先端圆钝，有短刺尖，基部圆形，全缘。总状花序腋生；总花梗有毛；小苞片披针状条形；萼筒杯状，萼片披针状钻形，先端刺芒状，几与花冠等长；花冠黄白色至黄色，长约 1cm，旗瓣椭圆形，翼瓣矩圆形，龙骨瓣长于翼瓣，均有长爪；子房条形，有毛。荚果小，包于宿存萼内，倒卵形或长倒卵形，长 3 ~ 4mm，宽 2 ~ 3mm，

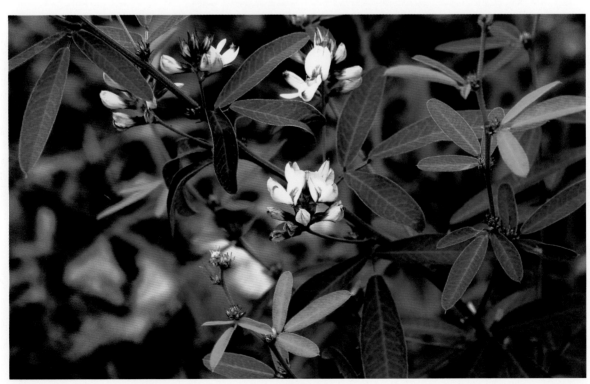

兴安胡枝子

先端有宿存花柱，两面凸出，有毛。花期 7 ~ 8 月，果期 9 ~ 10 月。

| **生境分布** | 生于森林草原、山坡、丘陵地区。分布于天津蓟州盘山、九山顶、九龙山、八仙山等地。

| **资源情况** | 野生资源丰富。药材来源于野生。

| **采收加工** | 夏、秋季采挖，切段，晒干备用。

| **功能主治** | 辛，温。解表散寒。用于感冒发热，咳嗽。

| **用法用量** | 内服煎汤，9 ~ 15g。

| **附　注** | 《中国植物志》第 41 卷收载本种拉丁学名为 *L. daurica*，FOC 收载其拉丁学名为 *L. davurica*，应是存在笔误。

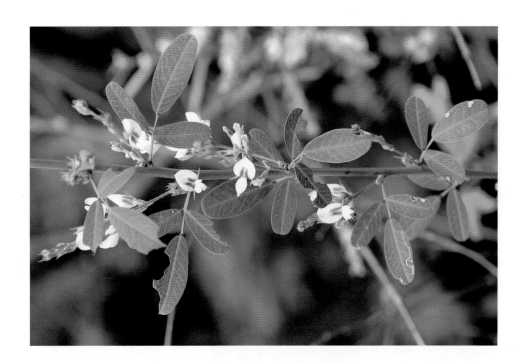

豆科 Leguminosae 鸡眼草属 Kummerowia

长萼鸡眼草
Kummerowia stipulacea (Maxim.) Makino

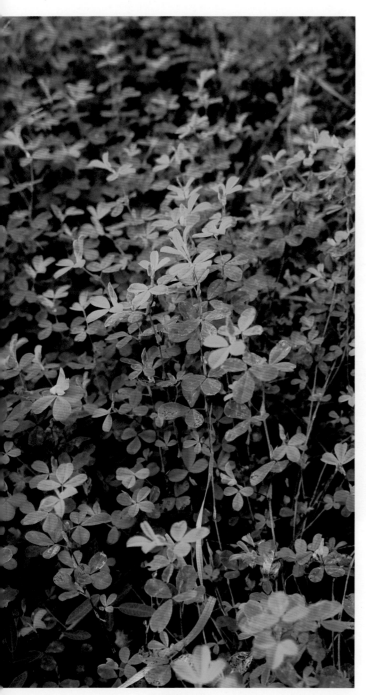

长萼鸡眼草

| 植物别名 |

竖毛鸡眼草、掐不齐、公母草。

| 药 材 名 |

鸡眼草（药用部位：全草）。

| 形态特征 |

一年生草本。茎匍匐，上升或直立，分枝多而密；茎和枝有向上的硬毛，幼枝和节上较多，老枝上较少。叶为三出掌状复叶；托叶卵形或卵状披针形，比叶柄长或近等长；叶柄短；小叶纸质，倒卵形、宽倒卵形或倒卵状楔形，长 5 ~ 18mm，宽 3 ~ 12mm，先端微凹或近截形，基部楔形，全缘；下面中脉及边缘有白色的须毛。花常 1 ~ 2 腋生，花梗有毛，基部有 2 苞片；花萼钟状，淡绿色，萼齿 5，近卵形；花冠紫红色，长 6 ~ 7mm，旗瓣椭圆形，与翼瓣近等长，比龙骨瓣短。荚果椭圆形或长椭圆形，长约 4mm，先端圆形，有小刺突。花期 7 ~ 8 月，果期 8 ~ 10 月。

| 生境分布 |

生于路旁、草地、山坡。分布于天津蓟州盘山、九山顶、九龙山、八仙山等地。

| **资源情况** | 野生资源丰富。药材来源于野生。

| **采收加工** | 7～8月采收，晒干或鲜用。

| **药材性状** | 本品茎多分枝，较粗壮，长10～25cm，疏被向上生长的硬毛。叶具3小叶，完整小叶倒卵形或椭圆形，长5～18mm，宽3～12mm；先端圆或微凹，具短尖，基部楔形；上面无毛，下面中脉及叶缘有白色长硬毛。花簇生叶腋，花梗有白色硬毛，花萼钟状，花冠暗紫色。荚果卵形，长约3mm。种子黑色，平滑。气微，味淡。

| **功能主治** | 甘、辛、微苦，平。清热解毒，健脾利湿，活血止血。用于感冒发热，暑湿吐泻，黄疸，痈疖疔疮，痢疾，疳疾，血淋，咯血，衄血，跌打损伤，赤白带下。

| **用法用量** | 内服煎汤，9～30g，鲜品30～60g；或捣汁；或研末。外用适量，捣敷。

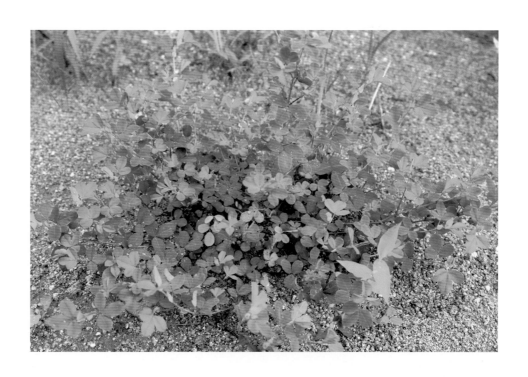

豆科 Leguminosae 葛属 Pueraria

葛

Pueraria lobata (Willd.) Ohwi

| 植物别名 | 葛藤、野扁葛。

| 药 材 名 | 葛根（药用部位：根）、葛花（药用部位：花）。

| 形态特征 | 多年生藤本，全株被黄褐色硬毛。块根肥厚。叶为三出复叶，叶柄长 5.5 ~ 11cm；托叶卵状长椭圆形，基部在着生处下延成盾形，小托叶线状披针形；顶生小叶菱状卵形，长 6 ~ 19cm，宽 5 ~ 17cm，先端渐尖，基部圆形，全缘，有时 3 浅裂，侧生小叶斜卵形，比顶生小叶稍小。总状花序腋生，花多，1 ~ 3 花簇生在具有节瘤状突起的花序轴上；花梗短；苞片线状披针形，比小苞片长；花萼钟状；花冠紫红色，长 1 ~ 1.5cm，旗瓣近圆形，基部有附属体和爪，翼瓣狭窄，基部有爪和耳，龙骨瓣长圆形或倒长斜卵形；子房有柄。

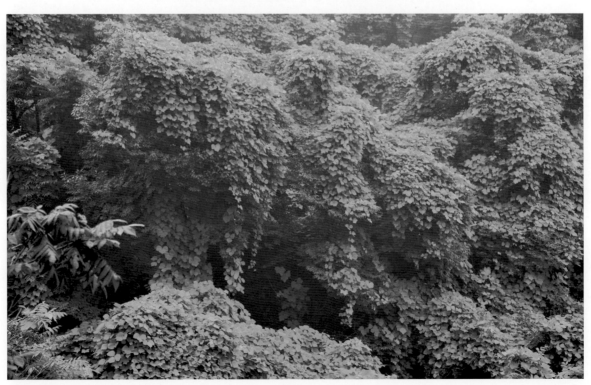

葛

荚果线形，长 3 ~ 10cm，宽 8 ~ 10mm，密生硬毛。花期 6 ~ 8 月，果期 8 ~ 9 月。

| 生境分布 | 生于草坡、路旁、沟边、林缘或灌丛中。分布于天津蓟州盘山、九山顶、九龙山、八仙山等地。

| 资源情况 | 野生资源丰富。药材来源于野生。

| 采收加工 | 葛根：秋、冬季采挖，趁鲜切成厚片或小块，干燥，习称"野葛"。
葛花：立秋后当花未全开放时采收，去枝叶，晒干。

| 药材性状 | 葛根：本品呈纵切的长方形厚片或小方块，长 5 ~ 35cm，厚 0.5 ~ 1cm。外皮淡棕色至棕色，有纵皱纹，粗糙。切面黄白色至淡黄棕色，有的纹理明显。质韧，纤维性强。气微，味微甜。
葛花：本品花蕾呈扁长圆形。开放的花皱缩，花萼灰绿色至灰黄色，萼齿 5，披针形，约与萼筒等长或稍长，上面 2 齿合生，长 8 ~ 11mm，下面裂片最长 1 片可长达 15mm，其他 2 片长 5 ~ 7mm，内、外均有灰白色毛。花冠蓝色至蓝紫色，久置则呈灰黄色；旗瓣近圆形或长圆形，高 6 ~ 15mm，宽 6 ~ 12mm，先端中央缺刻，深 0.5 ~ 1mm；翼瓣窄三角形，长 6 ~ 12mm，宽 2 ~ 5mm，基部附属体一侧甚小或缺，弦侧附属体明显长大于宽；龙骨瓣长 5 ~ 13mm，宽 3 ~ 5mm，弦侧基部有三角形附属体。花药长 0.6 ~ 0.9mm，宽 0.3 ~ 0.5mm。无臭，味淡。

| 功能主治 | 葛根：甘、辛，凉。归脾、胃、肺经。解肌退热，生津止渴，透疹，升阳止泻，通经活络，解酒毒。用于外感发热头痛，项背强痛，口渴，消渴，麻疹不透，热痢，泄泻，眩晕头痛，中风偏瘫，胸痹心痛，酒毒伤中。
葛花：甘，凉。归脾、胃经。解酒醒脾，止血。用于伤酒烦热口渴，头痛头晕，脘腹胀满，呕逆吐酸，不思饮食，吐血，肠风下血。

| 用法用量 | 葛根：内服煎汤，10 ~ 15g。
葛花：内服煎汤，3 ~ 9g；或入丸、散。

| 附　注 | （1）据有关资料记载，本种块根经水磨而澄取的淀粉（葛粉）、藤茎（葛蔓）、叶（葛叶）、种子（葛谷）均可入药。
（2）2015 年版《中国药典》一部收载其中文学名为野葛。FOC 将其作为葛 *Pueraria montana* 的变种处理，修订其学名为 *Pueraria montana* var. lobata，修订其中文学名为葛麻姆。

豆科 Leguminosae 大豆属 Glycine

大豆 *Glycine max* (L.) Merr.

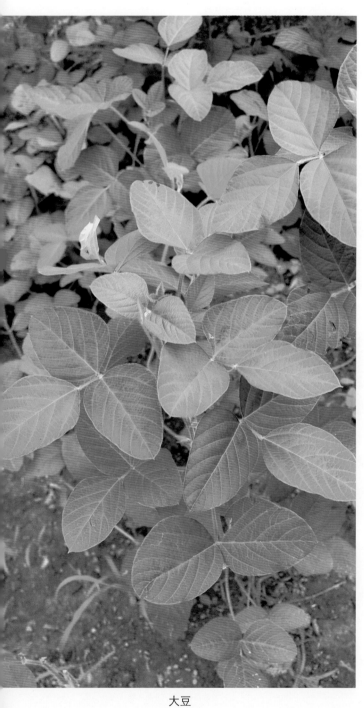

大豆

| 植物别名 |

菽、黄豆。

| 药 材 名 |

淡豆豉（药材来源：种子发酵加工品）、大豆黄卷（药材来源：种子经发芽干燥的炮制加工品）、黑豆（药用部位：种子）。

| 形态特征 |

一年生草本，高 60 ~ 100cm。茎粗壮，直立或有时上部为缠绕，密生黄色长硬毛。叶为三出复叶，叶柄长达 12cm 或更长；托叶披针形或线状披针形；小叶卵形或菱状卵形，长 8 ~ 15cm，宽 3 ~ 7cm，先端钝或极尖，基部圆形或宽楔形，全缘。总状花序腋生，花白色或淡紫色，长 5 ~ 8mm；花萼钟状，萼齿披针形；旗瓣近圆形，先端微凹，基部有短爪，龙骨瓣倒卵形，有爪。荚果扁平，长圆形，密生黄色硬毛，长 3 ~ 5cm，宽 0.8 ~ 1.2cm；种子 2 ~ 5，椭圆形、近球形、卵圆形，黄色、淡绿色、黑色等。花期 7 ~ 8 月，果期 8 ~ 9 月。

| 生境分布 |

无野生分布。天津各地均有栽培。

| **资源情况** | 栽培资源较丰富。药材来源于栽培。

| **采收加工** | 淡豆豉：为成熟种子的发酵加工品。取桑叶、青蒿各 70 ~ 100g，加水煎煮，滤过，煎液拌入净大豆 1000g 中，俟吸尽后，蒸透，取出，稍晾，再置容器内，用煎过的桑叶、青蒿渣覆盖，闷使发酵至黄衣上遍时取出，除去药渣，洗净，置容器内再闷 15 ~ 20 天，至充分发酵、香气溢出时取出，略蒸，干燥即得。

大豆黄卷：将净大豆用水浸泡至膨胀，放掉水，用湿布覆盖，每日淋水 2 次，待芽长至 0.5 ~ 1cm 时，取出，干燥。

黑豆：秋季采收成熟果实，晒干，打下种子，除去杂质。

| **药材性状** | 淡豆豉：本品呈椭圆形，略扁，长 0.6 ~ 1cm，直径 0.5 ~ 0.7cm。表面黑色，皱缩不平。质柔软，断面棕黑色。气香，味微甘。

大豆黄卷：本品略呈肾形，长约 8mm，宽约 6mm。表面黄色或黄棕色，微皱缩，一侧有明显的脐点；一端有 1 弯曲胚根。外皮质脆，多破裂或脱落。子叶 2，黄色。气微，味淡，嚼之有豆腥味。

黑豆：本品呈椭圆形或类球形，稍扁，长 6 ~ 12mm，直径 5 ~ 9mm。表面黑色或灰黑色，光滑或有皱纹，具光泽，一侧有淡黄白色长椭圆形种脐。质坚硬。种皮薄而脆，子叶 2，肥厚，黄绿色或淡黄色。气微，味淡，嚼之有豆腥味。

| **功能主治** | 淡豆豉：苦、辛，凉。归肺、胃经。解表，除烦，宣发郁热。用于感冒，寒热头痛，烦躁胸闷，虚烦不眠。

大豆黄卷：甘，平。归脾、胃、肺经。解表祛暑，清热利湿。用于暑湿感冒，湿温初起，发热汗少，胸闷脘痞，肢体酸重，小便不利。

黑豆：甘，平。归脾、肾经。益精明目，养血祛风，利水，解毒。用于阴虚烦渴，头晕目昏，体虚多汗，肾虚腰痛，水肿尿少，痹痛拘挛，手足麻木，药食中毒。

| **用法用量** | 淡豆豉：内服煎汤，6 ~ 12g。

大豆黄卷：内服煎汤，9 ~ 15g。

黑豆：内服煎汤，9 ~ 30g。外用适量，煎汤洗患处。

| **附　注** | 据有关资料记载，根（大豆根）、叶（黑大豆叶）、花（黑大豆花）、黄色种皮的种子（黄大豆）、黑色种皮（黑大豆皮）、种子蒸罨加工品（豆黄）、种子所榨取之脂肪油（豆油）、种子的加工制成品（豆腐）、种子制成的浆汁（豆腐浆）等均可入药。

豆科 Leguminosae 大豆属 Glycine

野大豆

Glycine soja Sieb. et Zucc.

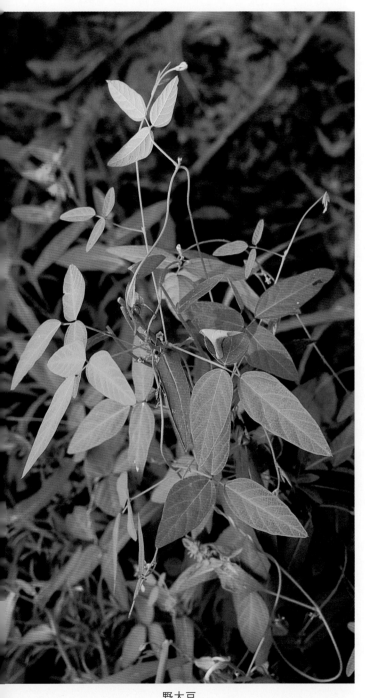

野大豆

| 植物别名 |

乌豆、鹿藿。

| 药 材 名 |

稆豆（药用部位：种子）、野大豆藤（药用部位：茎叶、根）。

| 形态特征 |

一年生草本。茎纤细，缠绕，疏生褐色硬毛。叶为三出羽状复叶；托叶卵状披针形；顶生小叶卵状披针形，长 3 ~ 5cm，宽 1 ~ 2.5cm，先端急尖或钝，全缘，两面有毛；侧生小叶斜卵状披针形，比顶生小叶稍小。总状花序腋生，花小，长 3 ~ 5mm，淡紫色；苞片披针形；花萼钟状，萼齿 5，三角状披针形，密生长毛；旗瓣近圆形，先端微凹，基部有短爪，翼瓣斜倒卵形，龙骨瓣较短小。荚果线状长圆形或镰形，两面稍扁平，长 1.5 ~ 2.6cm，宽约 5mm，密生淡褐色硬毛。花期 6 ~ 7 月，果期 8 ~ 9 月。

| 生境分布 |

生于河岸、沼泽地附近、湿草地及灌木丛中。分布于天津蓟州盘山、九山顶、九龙山、八仙山等地。

| 资源情况 | 野生资源较丰富。药材来源于野生。

| 采收加工 | 稆豆：秋季果实成熟时割取全株，晒干，打开果荚，收集种子再晒至足干。
野大豆藤：秋季采收，晒干。

| 药材性状 | 稆豆：本品呈圆矩形而略扁，外表面黑褐色，有黄白色斑纹，微具光泽，质坚硬。
内有子叶 2，黄色。嚼之微有豆腥气。

| 功能主治 | 稆豆：甘，凉。归肾、肝经。
补益肝肾，祛风解毒。用
于肾虚腰痛，风痹，筋骨
疼痛，阴虚盗汗，内热消
渴，目昏头晕，产后风痉，
小儿疳积，痈肿。
野大豆藤：甘，凉。清热敛
汗，舒筋止痛。用于盗汗，
劳伤筋痛，胃脘痛，小儿
食积。

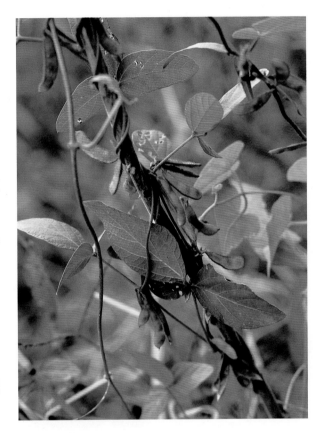

| 用法用量 | 稆豆：内服煎汤，9 ~ 15g；
或入丸、散。
野大豆藤：内服煎汤，
30 ~ 120g。外用适量，捣
敷或研末调敷。

豆科 Leguminosae 扁豆属 Lablab

扁豆
Lablab purpureus (L.) Sweet

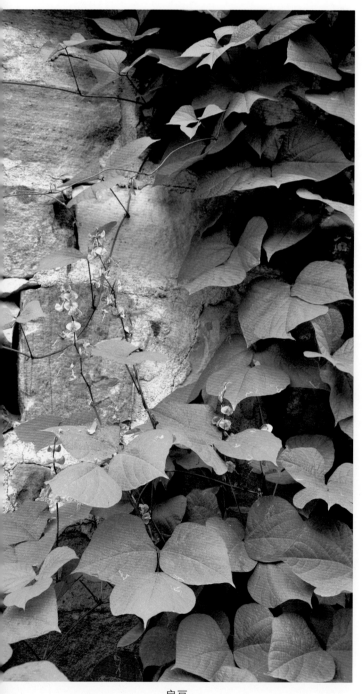

扁豆

| 植物别名 |

藊豆、火镰扁豆、膨皮豆。

| 药 材 名 |

白扁豆（药用部位：白色种子）、扁豆花（药用部位：花）、扁豆衣（药用部位：种皮）。

| 形态特征 |

一年生缠绕草质藤本。茎淡紫色或淡绿色，无毛。小叶 3，顶生小叶宽三角状卵形、菱状广卵形，长 5 ~ 9cm，宽 6 ~ 10cm，两面疏生短硬毛；侧生小叶较大，斜卵形；托叶小，披针形。总状花序腋生，长 15 ~ 25cm，直立，花序轴粗壮；花 2 ~ 4 丛生于花序轴的节上；小苞片 2，脱落；萼齿 5，上部 2 齿几完全合生，其余 3 齿近相等；花冠白色或紫红色，长约 2cm，旗瓣基部两侧有 2 附属体并下延为 2 耳；子房有绢毛，基部有腺体，花柱近先端有白色髯毛。荚果扁，镰形或半椭圆形，稍弯，扁平，长 5 ~ 7cm；种子 3 ~ 5，扁，长圆形，白色或紫黑色。花期 7 ~ 8 月，果期 9 月。

| 生境分布 |

无野生分布。天津各地均有栽培。

| 资源情况 | 栽培资源一般。药材来源于栽培。

| 采收加工 | 白扁豆：秋、冬季采收成熟果实，晒干，取出种子，再晒干。

扁豆花：7 ~ 8 月采收未完全开放的花，晒干或阴干。

扁豆衣：秋季采收种子，剥取种皮，晒干。

| 药材性状 | 白扁豆：本品呈扁椭圆形或扁卵圆形，长 8 ~ 13mm，宽 5 ~ 9mm，厚约 7mm。表面淡黄白色或淡黄色，平滑，略有光泽，一侧边缘有隆起的白色眉状种阜。质坚硬。种皮薄而脆，子叶 2，肥厚，黄白色。气微，味淡，嚼之有豆腥气。

扁豆花：本品呈扁平不规则三角形，长、宽约 1cm。下部有绿褐色钟状花萼，萼齿 5，其中有 2 齿几合生，外被白色短柔毛。花瓣 5，皱缩，黄白色、黄棕色或紫棕色，未开放的花外为旗瓣包围，开放后，广卵圆形的旗瓣则向外反折；两侧为翼瓣，斜椭圆形，基部有小耳；龙骨瓣镰钩状，几弯成直角。雄蕊 10，其中 9 枚基部联合，内有 1 柱状雌蕊，弯曲。质软，体轻。气微香，味淡。

扁豆衣：本品呈囊壳状、凹陷或卷缩成不规则瓢片状，长约 1cm，厚不超过 1mm，表面光滑，乳白色或淡黄白色，有的可见种阜，完整的种阜半月形，类白色。质硬韧，体轻。气微，味淡。

| 功能主治 | 白扁豆：甘，微温。归脾、胃经。健脾化湿，和中消暑。用于脾胃虚弱，食欲不振，大便溏泄，白带过多，暑湿吐泻，胸闷腹胀。

扁豆花：甘，平。解暑化湿，和中健脾。用于夏伤暑湿，发热，泄泻，痢疾，赤白带下，跌打伤肿。

扁豆衣：甘，微温。归脾、胃经。消暑化湿，健脾和胃。用于暑湿内蕴，呕吐泄泻，胸闷纳呆，脚气浮肿，妇女带下。

| 用法用量 | 白扁豆：内服煎汤，9 ~ 15g。

扁豆花：内服煎汤，3 ~ 9g；或研末；或捣汁。外用适量，捣敷。

扁豆衣：内服煎汤，3 ~ 9g。

| 附　注 | 2015 年版《中国药典》一部将其归并于镰扁豆属 *Dolichos*，修订其拉丁学名为 *Dolichos lablab* L.。据有关资料记载，本种根（扁豆根）、藤茎（扁豆藤）、叶（扁豆叶）均可入药。

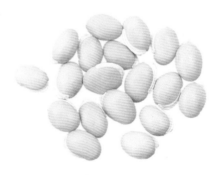

豆科 Leguminosae 豇豆属 Vigna

绿豆

Vigna radiata (L.) Wilczek

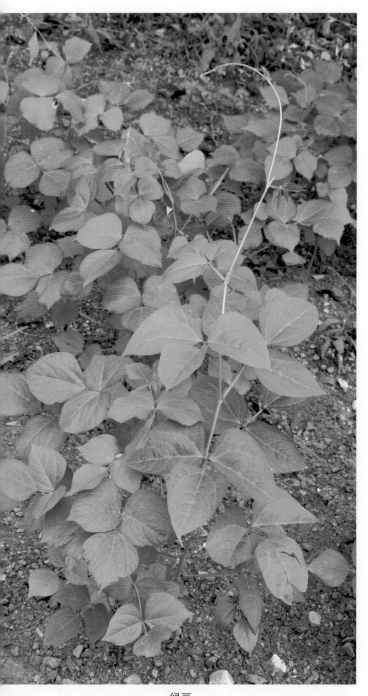

绿豆

| 植物别名 |

青小豆、植豆、菉豆。

| 药 材 名 |

绿豆（药用部位：种子）、绿豆皮（药用部位：种皮）。

| 形态特征 |

一年生草本。茎直立或上部略呈缠绕状，有分枝，具有褐色硬毛。叶为三出羽状复叶，顶生小叶卵形，长 6 ~ 9cm，宽 4 ~ 6cm，先端渐尖，基部圆形或宽楔形，全缘或有浅 3 裂，有长硬毛；侧生小叶斜卵形，比顶生小叶稍小。花黄色，长约 1cm，数朵组成腋生总状花序；花梗短；苞片线状长圆形，小苞片线形；花萼钟状，下面 1 片萼裂最长；旗瓣近肾形，与翼瓣、龙骨瓣近等长，龙骨瓣上端弯曲约半圈，其中 1 片中部以下有角状突起；子房线形，有毛。荚果圆柱形，长 6 ~ 8cm，直径 4 ~ 6mm；种子超过 10，短圆柱形，绿色或有时为黄褐色。花期 6 ~ 7 月，果期 8 ~ 9 月。

| 生境分布 |

无野生分布。天津各地均有栽培。

| **资源情况** | 栽培资源一般。药材来源于栽培。

| **采收加工** | 绿豆：立秋后种子成熟时采收，拔取全株，晒干，打下种子，簸去杂质。

绿豆皮：将绿豆用水浸胖，揉搓取种皮。一般取绿豆发芽后残留的皮壳晒干而得。

| **药材性状** | 绿豆：本品呈短矩圆形，长 4 ~ 6mm。表面绿黄色、暗绿色、绿棕色，光滑而有光泽。种脐位于种子的一侧，白色，条形，约为种子长的 1/2。种皮薄而坚韧，剥离后露出淡黄绿色或黄白色肥厚的子叶 2。气微，嚼之具豆腥气。

绿豆皮：本品多向内卷成梭形或不规则形，长 4 ~ 7mm，直径约 2mm。表面黄绿色至暗绿色，微有光泽。种脐呈长圆形槽状，其上常有残留黄白色种柄；内表面色较淡。质较脆，易捻碎。气微，味淡。

| **功能主治** | 绿豆：甘，寒。归心、肝、胃经。清热，消暑，利水，解毒。用于暑热烦渴，感冒发热，霍乱吐泻，痰热哮喘，头痛目赤，口舌生疮，水肿尿少，疮疡痈肿，风疹丹毒，药物及食物中毒。

绿豆皮：甘，寒。归心、胃经。消暑止渴，利尿解毒，退目翳。用于暑热烦渴，泄泻，痢疾，水肿，痈肿，丹毒，目翳。

| **用法用量** | 绿豆：内服煎汤，15 ~ 30g，大剂量可用 120g；或研末；或生研绞汁。外用适量，研末调敷。

绿豆皮：内服煎汤，9 ~ 30g；或研末。外用适量，研末；或煎汤洗。

| **附　注** | 据有关资料记载，本种叶（绿豆叶）、花（绿豆花）、种子经水磨加工而得的淀粉（绿豆粉）、种子经浸罨后发出的嫩芽（绿豆芽）均可入药。

豆科 Leguminosae 豇豆属 Vigna

豇豆

Vigna unguiculata (L.) Walp.

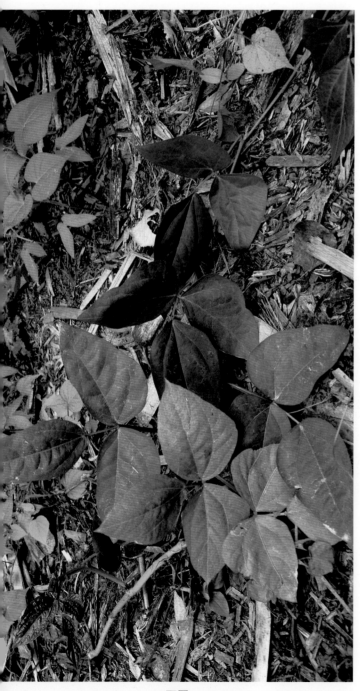

豇豆

| 植物别名 |

羊角、角豆、腰豆。

| 药 材 名 |

豇豆根（药用部位：根）、豇豆叶（药用部位：叶）、豇豆（药用部位：种子）、豇豆壳（药用部位：荚壳）。

| 形态特征 |

一年生草本。茎缠绕，无毛或近无毛。叶为羽状三出复叶；顶生小叶通常为菱状卵形，长 7 ~ 12.5cm，宽 4 ~ 6cm，先端渐尖，基部楔形；侧生小叶斜卵形，基部以上每边有或多或少浅而圆的裂片。总状花序腋生，有花 2 ~ 3；花大，淡蓝紫色，长 2 ~ 2.5cm；花萼钟状，萼齿 5，披针形，长度不等；旗瓣扁圆形，先端微凹，基部有耳和短爪，翼瓣斜卵形，有爪，龙骨瓣稍弯，有爪。荚果圆柱形，长 20 ~ 90cm，直径 5 ~ 10mm；种子多数，肾形，长 5 ~ 9mm。花期 6 ~ 7 月，果期 7 ~ 8 月。

| 生境分布 |

生于田间、林园、菜园。天津各地均有栽培。

| **资源情况** | 栽培资源丰富。药材来源于栽培。

| **采收加工** | 豇豆根：秋季挖根，除去泥土，洗净，鲜用或晒干。

豇豆叶：夏、秋季采收，鲜用或晒干。

豇豆：秋季果实成熟后采收，晒干，打下种子。

豇豆壳：秋季采收果实，除去种子，晒干。

| **功能主治** | 豇豆根：甘，平。健脾益气，消积，解毒。用于脾胃虚弱，食积，带下，淋浊，痔血，疔疮。

豇豆叶：甘、淡，平。利小便，解毒。用于淋证，小便不利，蛇咬伤。

豇豆：甘、咸，平。归脾、肾经。健脾利湿，补肾涩精。用于脾胃虚弱，泄泻，痢疾，吐逆，肾虚腰痛，遗精，消渴，带下，内浊，小便频数。

豇豆壳：甘，平。补肾健脾，利水消肿，镇痛，解毒。用于腰痛，肾炎，胆囊炎，带状疱疹，乳痈。

| **用法用量** | 豇豆根：内服煎汤，鲜根 60 ~ 90g。外用适量，捣敷；或烧灰存性，研末调敷。

豇豆叶：内服煎汤，鲜叶 60 ~ 90g。外用适量，捣敷。

豇豆：内服煎汤，30 ~ 60g；或煮食；或研末，6 ~ 9g。外用适量，捣敷。

豇豆壳：内服煎汤，30 ~ 60g，鲜品 90 ~ 150g。外用适量，烧灰，研末调敷。

豆科 Leguminosae 紫穗槐属 Amorpha

紫穗槐
Amorpha fruticosa L.

| **植物别名** | 椒条、穗花槐、紫翠槐。

| **药 材 名** | 紫穗槐（药用部位：叶）。

| **形态特征** | 落叶灌木，丛生，高 1 ~ 4m。奇数羽状复叶；小叶 11 ~ 25，卵形、椭圆形或披针形，长 1.5 ~ 4cm，宽 0.6 ~ 1.5cm，先端圆或微凹，有短尖，基部圆形，两面有白色短柔毛。穗状花序集生枝条上部，长 7 ~ 15cm；花冠紫色，旗瓣心形，无翼瓣和龙骨瓣；雄蕊 10，5 个 1 组，包于旗瓣之中，伸出花冠外。荚果下垂，弯曲，棕褐色，有瘤状腺点，长 7 ~ 9mm，宽约 3mm。

| **生境分布** | 无野生分布。天津各地均有栽培。

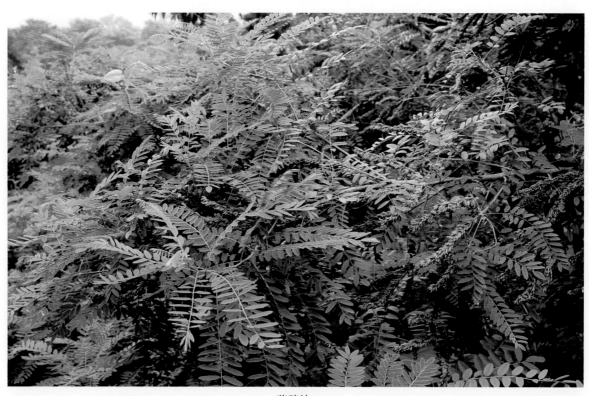

紫穗槐

| 资源情况 | 栽培资源一般。药材来源于栽培。

| 采收加工 | 春、夏季采收，鲜用或晒干。

| 功能主治 | 微苦，凉。清热解毒，祛湿消肿。用于痈疮，烫火伤，湿疹。

| 用法用量 | 外用适量，捣敷；或煎汤洗。

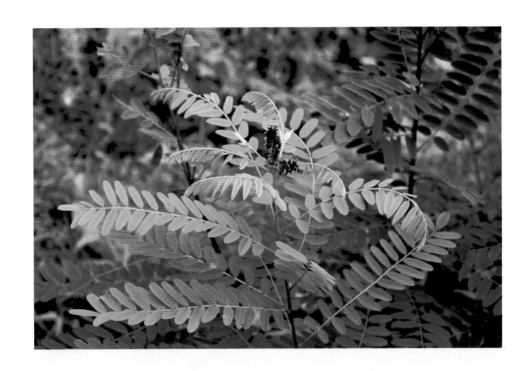

豆科 Leguminosae 落花生属 Arachis

落花生 Arachis hypogaea L.

| **植物别名** | 花生、地果、番果。

| **药 材 名** | 落花生(药用部位:种子)、花生油(药材来源:种子榨出之脂肪油)。

| **形态特征** | 一年生草本。根部多根瘤。茎高 20 ~ 70cm,有棕色长柔毛。羽状
复叶,具小叶 4,倒卵形,长 2.5 ~ 5cm,先端圆形,基部狭,两
面无毛;托叶披针形,长 1.5 ~ 3cm,疏生长柔毛。花单生或簇生
叶腋;花萼与花托合成托管,成花梗状,萼齿二唇形;花冠黄色,
旗瓣近圆形,龙骨瓣先端有喙;雄蕊 9 枚合生,1 枚退化;子房柄
极短,花柱细长,伸于萼筒的喉部之外,柱头有毛,受精后子房柄
迅速延长入土结实。荚果大,膨胀,有网纹,不开裂;种子 1 ~ 4。
花期 7 ~ 8 月,果期 9 ~ 10 月。

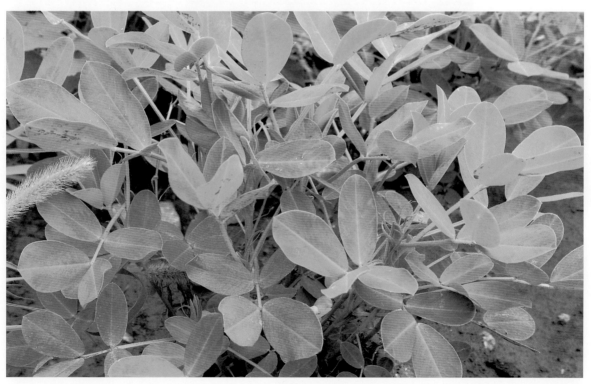

落花生

| **生境分布** | 无野生分布。天津各地均有栽培。

| **资源情况** | 栽培资源一般。药材来源于栽培。

| **采收加工** | 落花生：秋末挖取果实，剥去果壳，取种子，晒干。

| **药材性状** | 落花生：本品呈短圆柱形或一端较平截，长 0.5 ~ 1.5cm，直径 0.5 ~ 0.8cm。种皮棕色或淡棕红色，不易剥离，子叶 2，类白色，油润，中间有胚芽。气微，味淡，嚼之有豆腥味。

花生油：本品为淡黄色的澄明液体。有类似落花生种子的香气，味淡。

| **功能主治** | 落花生：甘，平。归脾、肺经。健脾养胃，润肺化痰。用于脾虚不运，乳妇奶少，肺燥咳嗽，大便燥结。

花生油：甘，平。润燥滑肠去积。用于蛔虫性肠梗阻，胎衣不下，烫火伤。

| **用法用量** | 落花生：内服煎汤，30 ~ 100g；生研冲汤，每次 10 ~ 15g；炒熟或煮熟食，30 ~ 60g。

花生油：内服，60 ~ 125g。外用适量，涂抹。

| **附　　注** | 据有关资料记载，本种的根（落花生）、茎叶（落花生枝叶）、果皮（花生壳）、种皮（花生衣）均可入药。

豆科 Leguminosae 锦鸡儿属 Caragana

小叶锦鸡儿 *Caragana microphylla* Lam.

| **植物别名** | 柠鸡儿果。

| **药 材 名** | 小叶锦鸡儿（药用部位：果实、根）。

| **形态特征** | 多分枝灌木，高 50 ～ 100cm。树皮灰黄色或黄白色，嫩枝有毛。长枝上的托叶宿存并硬化成针刺，长 5 ～ 8mm，常弯曲；叶轴长 15 ～ 55mm，全部不硬化成刺，脱落；小叶 5 ～ 10 对，羽状排列，倒卵形或近椭圆形，长 3 ～ 10mm，宽 1 ～ 8mm，先端圆或浅凹，有细针尖，幼时两面密生平伏丝状短柔毛。花单生，长 20 ～ 25mm，花梗长 10 ～ 20mm，密生丝状短柔毛，近中部有关节；花萼钟状，长 9 ～ 12mm，宽 3 ～ 7mm，密生短柔毛，基部偏斜，萼齿阔三角形，边缘密生短柔毛；花冠蝶形，黄色，旗瓣近圆

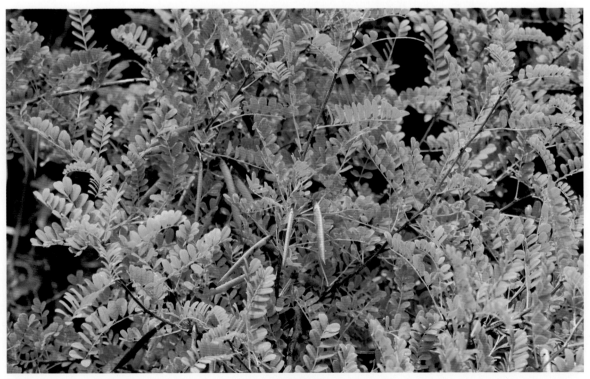

小叶锦鸡儿

形，翼瓣爪长为瓣片的一半，龙骨瓣先端钝；子房无毛。荚果扁平，条形，长 3～5cm，宽4～6mm，深红色，无毛。花期5～6月，果期8～9月。

| 生境分布 | 生于山坡、岸边草地、沙丘或干燥坡地。分布于天津蓟州下营、盘山。

| 资源情况 | 野生资源较丰富。药材来源于野生。

| 采收加工 | 秋季采收果实，晒干；或挖取根部，洗净，切片，晒干。

| 功能主治 | 苦，寒。清热利咽。用于咽喉肿痛。

| 用法用量 | 内服煎汤，5～15g；或入散剂。

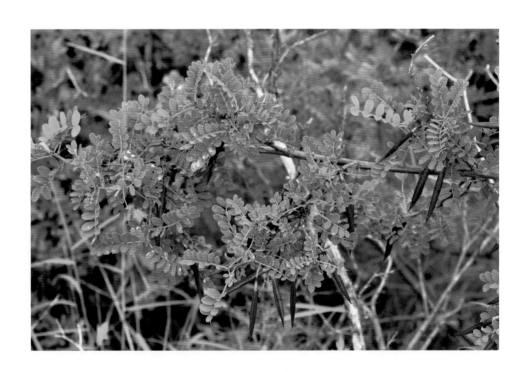

豆科 Leguminosae 锦鸡儿属 Caragana

红花锦鸡儿
Caragana rosea Turcz. ex Maxim.

| **植物别名** | 甘肃锦鸡儿、金雀花。

| **药 材 名** | 红花锦鸡儿（药用部位：根）。

| **形态特征** | 多枝直立灌木，高 60 ~ 100cm。树皮灰褐色或灰黄色。小枝细长，具条棱，灰褐色，无毛。长枝上的托叶宿存并硬化成针刺状，长 3 ~ 4mm，短枝上的托叶脱落；叶轴长 5 ~ 10mm，脱落或宿存变成针刺状；小叶 4，假掌状排列，椭圆状倒卵形，长 10 ~ 25mm，宽 4 ~ 10mm，先端有刺尖，基部楔形，上面平滑，下面叶脉明显而稍隆起，边缘略向下面反卷。花单生，中部有关节；花萼筒状，萼齿三角形，有刺尖，边缘有短柔毛；花冠黄褐色或淡红色，龙骨瓣白色，凋谢时变为红紫色，旗瓣长椭圆状倒卵形，龙骨瓣端钝；

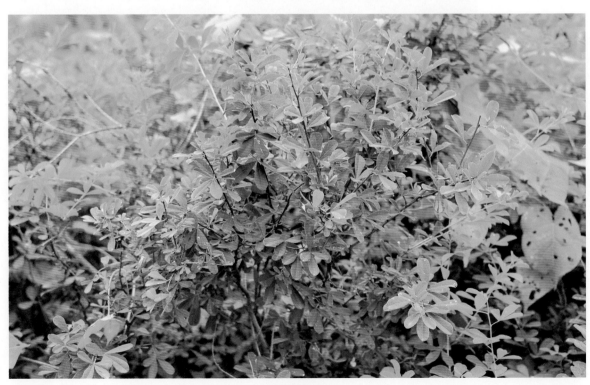

红花锦鸡儿

子房条形，无毛。荚果圆筒形，长 3 ～ 6cm，褐色，先端具尖。花期 5 ～ 6 月，果期 7 ～ 8 月。

| **生境分布** | 生于山坡灌丛及山地沟谷灌丛中。分布于天津蓟州盘山、九山顶、九龙山、八仙山等地。

| **资源情况** | 野生资源较丰富。药材来源于野生。

| **采收加工** | 秋季采挖根部，洗净，切片，晒干。

| **功能主治** | 甘、微辛，平。健脾，益肾，通经，利尿。用于虚损劳热，咳喘，淋浊，阳痿，妇女血崩，带下，乳少，子宫脱垂。

| **用法用量** | 内服煎汤，6 ～ 24g。

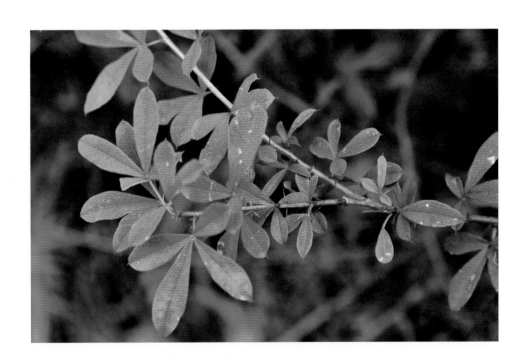

豆科 Leguminosae 黄耆属 Astragalus

膜荚黄耆

Astragalus membranaceus (Fisch.) Bge.

| 药 材 名 | 黄芪（药用部位：根）。

| 形态特征 | 高大草本。茎高 60 ~ 150cm，有长柔毛。奇数羽状复叶，小叶 13 ~ 31，卵状披针形或椭圆形，长 7 ~ 30mm，宽 4 ~ 10mm，两面有白色长柔毛；叶轴有长柔毛；托叶狭披针形，长 6mm，有白色长柔毛。总状花序腋生；花下有线形苞片；花萼筒状，长约 5mm，萼齿短，有白色长柔毛；花冠白色，旗瓣无爪，较翼瓣和龙骨瓣长，翼瓣、龙骨瓣有长爪；子房有毛，具柄。荚果膜质，膨胀，卵状长圆形，有长柄，有黑色短柔毛。花期 6 ~ 8 月，果期 8 ~ 9 月。

| 生境分布 | 无野生分布。天津偶见栽培。

| 资源情况 | 栽培资源稀少。药材来源于栽培。

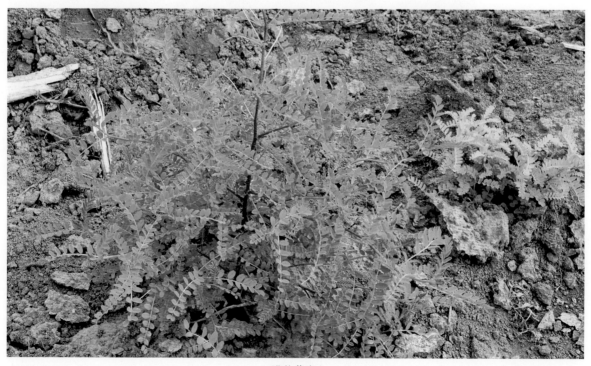

膜荚黄耆

| **采收加工** | 春、秋季采挖，除去须根和根头，晒干。

| **药材性状** | 本品呈圆柱形，有的有分枝，上端较粗，长 30 ~ 90cm，直径 1 ~ 3.5cm。表面淡棕黄色或淡棕褐色，有不整齐的纵皱纹或纵沟。质硬而韧，不易折断，断面纤维性强，并显粉性，皮部黄白色，木部淡黄色，有放射状纹理和裂隙，老根中心偶呈枯朽状，黑褐色或呈空洞。气微，味微甜，嚼之微有豆腥味。

| **功能主治** | 甘，微温。归肺、脾经。补气升阳，固表止汗，利水消肿，生津养血，行滞通痹，托毒排脓，敛疮生肌。用于气虚乏力，食少便溏，中气下陷，久泻脱肛，便血崩漏，表虚自汗，气虚水肿，内热消渴，血虚萎黄，半身不遂，痹痛麻木，痈疽难溃，久溃不敛。

| **用法用量** | 内服煎汤，9 ~ 30g。

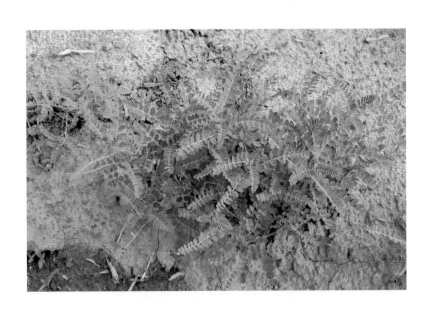

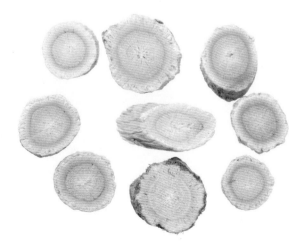

豆科 Leguminosae 黄耆属 *Astragalus*

草木樨状黄耆

Astragalus melilotoides Pall.

| 植物别名 | 草木樨状紫云英、苦豆根。

| 药 材 名 | 秦头（药用部位：全草）。

| 形态特征 | 多年生草本。茎直立，有分枝，高 1 ~ 1.5m，有条棱，疏生短柔毛
或近无毛。奇数羽状复叶，小叶 3 ~ 5（~ 7）；托叶三角形至披针
形，基部联合；叶柄有短柔毛；小叶有短柄，长圆形或线状长圆形，
长 8 ~ 23mm，宽 1 ~ 4mm，先端截形，全缘，被白色短柔毛。总
状花序腋生，花小，长约 5mm，粉红色或白色，疏生；花萼钟状，
外面生短毛，萼齿三角形，短于萼筒，旗瓣近圆形或宽椭圆形，基
部具短爪，先端微凹，翼瓣比旗瓣稍短，先端不均等 2 裂，基部具
耳和爪，龙骨瓣比翼瓣短；子房无毛，无柄。荚果近圆形或椭圆形，

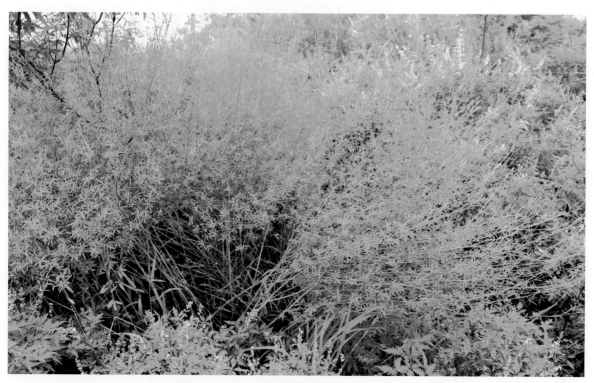

草木樨状黄耆

长 2.5 ～ 3.5mm，先端微凹，具短喙，表面有横纹，无毛，背部具有稍深的沟，2 室。花期 7 ～ 8 月。

| **生境分布** | 生于向阳坡沟边或河床沙地、草坡、沙质碎石坡地、沙丘。分布于天津蓟州盘山、九山顶、九龙山、八仙山等地。

| **资源情况** | 野生资源丰富。药材来源于野生。

| **采收加工** | 夏、秋季采收，洗净，晒干。

| **功能主治** | 苦，平。祛风除湿，止咳。用于风湿关节疼痛，四肢麻木，咳嗽。

| **用法用量** | 内服煎汤，10 ～ 15g。

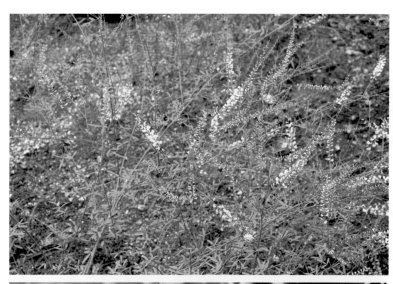

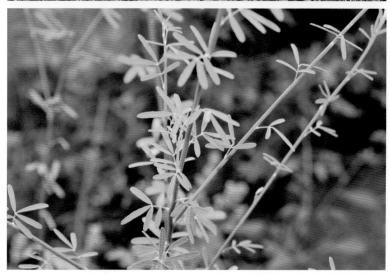

豆科 Leguminosae 黄耆属 Astragalus

华黄耆
Astragalus chinensis L. f.

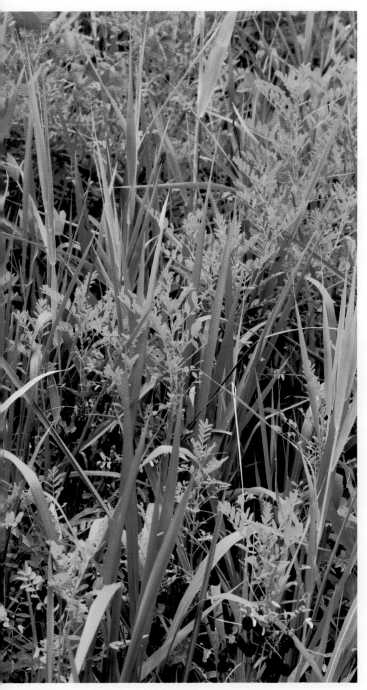

华黄耆

形态特征

多年生草本，高 30 ~ 90cm。茎直立，通常单一，无毛，具深沟槽。奇数羽状复叶，具 17 ~ 25 小叶，长 5 ~ 12cm；叶柄长 1 ~ 2cm；托叶离生，基部与叶柄稍贴生，披针形，长 7 ~ 11mm，无毛或下面有白色短柔毛；小叶椭圆形至长圆形，长 1.5 ~ 2.5cm，宽 4 ~ 9mm，先端钝圆，具小尖头，基部宽楔形或近圆形，上面无毛，下面疏被白色伏毛，稀近无毛。总状花序生多数花，稍密集；总花梗上部腋生，较叶短；苞片披针形，膜质，长 2 ~ 3mm；花梗长 4 ~ 5mm，连同花序轴散生白色柔毛；花管状钟形，长 6 ~ 7mm，外面疏被白色伏毛，弯齿三角状披针形，长约 2mm，内面被伏贴的白色短柔毛；小苞片披针形；花冠黄色，旗瓣宽椭圆形或近圆形，长 12 ~ 16mm，先端微凹，基部渐狭成瓣柄，翼瓣小，长 9 ~ 12mm，瓣片长圆形，宽约 2mm，先端钝尖，基部具短耳，瓣柄长 4 ~ 5mm，龙骨瓣与旗瓣近等长，瓣片半卵形，瓣柄长约为瓣片的 1/2；子房无毛，具长柄。荚果椭圆形，长 10 ~ 15mm，宽 5 ~ 6mm，膨胀，先端具长约 1mm 的弯喙，无毛，密布横皱纹，果瓣坚厚，假 2 室，果颈长 6 ~ 9mm；

种子肾形，长 2.5 ~ 3mm，褐色。花期 6 ~ 7 月，果期 7 ~ 8 月。

| 生境分布 | 生于向阳山坡、路旁沙地和草地上。分布于天津武清。

| 资源情况 | 野生资源稀少。药材来源于野生。

| 附　　注 | 本种在分布区作沙苑蒺藜药用。补肾固精，益肝明目。用于肝肾不足，腰痛膝软，遗精早泄，小便频数，耳鸣眩晕，眼目昏花。

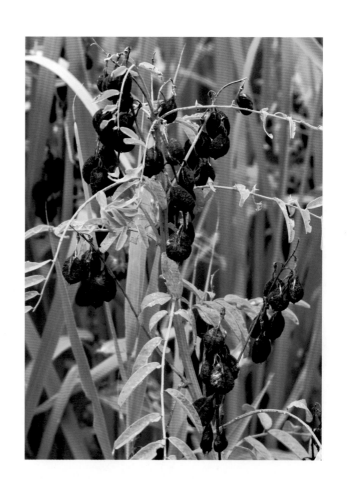

豆科 Leguminosae 黄耆属 Astragalus

达乌里黄耆 *Astragalus dahuricus* (Pall.) DC.

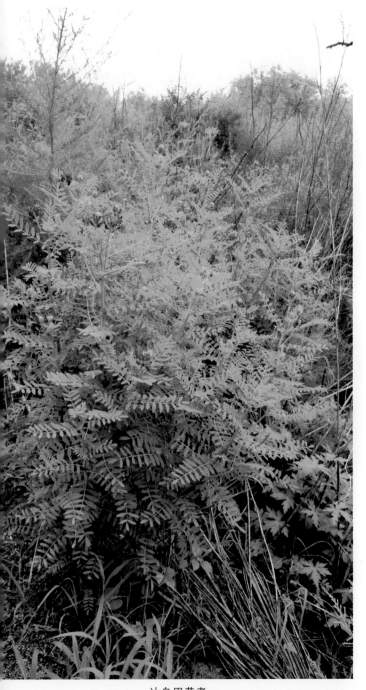

达乌里黄耆

| 植物别名 |

兴安黄耆。

| 形态特征 |

多年生草本，高 30 ~ 60cm。茎直立，有分枝，全株有长柔毛。奇数羽状复叶，长 3.5 ~ 8cm；小叶疏生，11 ~ 25，小叶柄极短，长约 1mm；小叶长圆形、狭长圆形至倒卵状长圆形，长 9 ~ 17mm，宽 2 ~ 5mm，先端钝形，基部楔形，全缘，两面有白色长柔毛。总状花序腋生，花多而密，总花梗有长柔毛；花萼钟状，上唇 2 齿较短，三角形，下唇 3 齿较长，有长柔毛；旗瓣宽椭圆形，先端微缺，基部具短爪，龙骨瓣短于旗瓣，翼瓣狭窄；子房有长柔毛，有柄。荚果筒状，略弯，长 1.5 ~ 3cm，先端有硬尖，被疏毛。花期 7 ~ 9 月，果期 8 ~ 10 月。

| 生境分布 |

生于向阳山坡、河岸沙地及草地、草甸上。分布于天津蓟州。

| 资源情况 |

野生资源丰富。药材来源于野生。

| 附 注 | 本种为芳香植物，全株可供药用，亦可作饲料，大牲畜喜食，故有"驴干粮"之称。

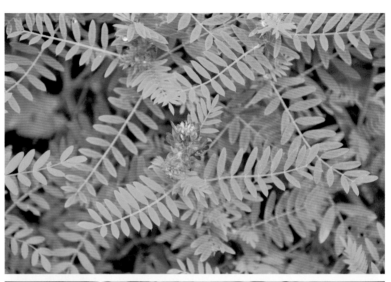

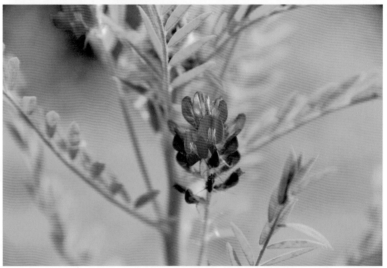

豆科 Leguminosae 米口袋属 Gueldenstaedtia

米口袋 Gueldenstaedtia verna (Georgi) Boriss. ssp. *multiflora* (Bge.) Tsui

| 植物别名 | 少花米口袋、米布袋。

| 药材名 | 甜地丁（药用部位：带根全草）。

| 形态特征 | 多年生草本。根圆锥形。茎缩短，在根茎上丛生。全株有白色柔毛。叶为奇数羽状复叶，丛生于茎的先端；小叶 9 ~ 21，椭圆形、长圆形或卵形，长 0.5 ~ 2cm，宽 0.2 ~ 1cm，先端圆形或稍尖，基部圆形或宽楔形，全缘，两面密生白色柔毛，老时近无毛；托叶卵状三角形至披针形。伞形花序总梗由叶丛中抽出，先端有花 2 ~ 8；花梗极短，基部有 1 苞片，萼下有 2 小苞片；花萼钟状，长 5 ~ 8mm，萼齿 5，上面 2 齿较大；花冠紫红色或蓝紫色，长 12 ~ 14mm。荚果圆柱形，长 1.5 ~ 2cm，直径约 3.5mm，有长柔毛，含种子多粒；

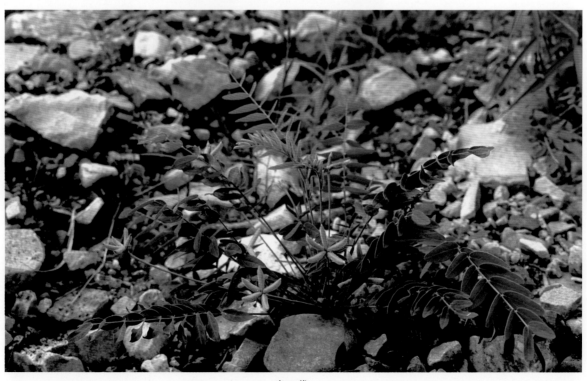

米口袋

种子肾形，有蜂窝状凹点，有光泽。花期 4 ~ 5 月，果期 5 ~ 6 月。

| 生境分布 | 生于山坡、草地、田边、路旁。分布于天津蓟州盘山、九山顶、九龙山、八仙山等地。

| 资源情况 | 野生资源较丰富。药材来源于野生。

| 采收加工 | 夏、秋季采收，鲜用或扎把晒干。

| 药材性状 | 本品根呈长圆锥形，有的略扭曲，长 9 ~ 18cm，直径 0.3 ~ 0.8cm；表面红棕色或灰黄色，有纵皱纹、横向皮孔及细长侧根；质硬，断面黄白色，边缘绵毛状，中央浅黄色，颗粒状。茎短而细，灰绿色，有茸毛。单数羽状复叶，丛生，具托叶，叶多皱缩、破碎，完整小叶片展平后椭圆形，长 0.5 ~ 2cm，宽 0.2 ~ 1cm，灰绿色，有白色茸毛。有时可见伞形花序，蝶形花冠紫色或黄棕色。荚果圆柱形，长 1.5 ~ 2cm，棕色，有白色茸毛；种子黑色，细小。气微，味淡、微甜，嚼之有豆腥味。

| 功能主治 | 甘、苦，寒。归心、肝经。清热解毒，凉血消肿。用于痈肿疔疮，丹毒，肠痈，瘰疬，毒虫咬伤，黄疸，肠炎，痢疾。

| 用法用量 | 内服煎汤，6 ~ 30g。外用适量，鲜品捣敷；或煎汤洗。

| 附　　注 | FOC 将本亚种米口袋 *Gueldenstaedtia verna* subsp. *multiflora* 归并于少花米口袋 *Gueldenstaedtia verna*，修订其拉丁学名为 *Gueldenstaedtia verna* (Georgi) Boriss.，修订其中文学名为少花米口袋。

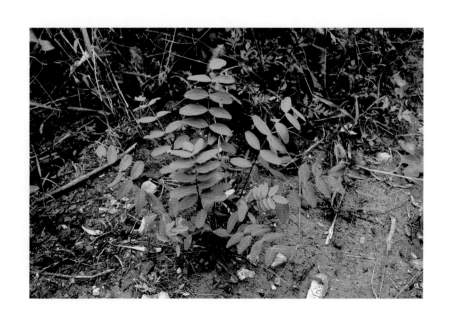

豆科 Leguminosae 米口袋属 *Gueldenstaedtia*

狭叶米口袋 *Gueldenstaedtia stenophylla* Bge.

| 药 材 名 | 甜地丁（药用部位：带根全草）。

| 形态特征 | 多年生草本。主根细长，地上茎很短，全株有白色柔毛。叶为奇数羽状复叶，丛生于短茎的上端；小叶 7 ~ 19，果期为长圆形至线形，春季常为近圆形，长 6 ~ 35mm，宽 1 ~ 6mm，先端锐尖或钝尖，基部圆形或宽楔形，全缘，两面密生白色柔毛。总花梗数条自叶丛间抽出，先端有花 2 ~ 3，成伞形花序，每朵花下有 1 苞片，萼下有 2 小苞片，苞片及小苞片为披针形；花萼钟状，长约 5mm，萼齿 5，上面 2 齿最长，约 2mm；花冠淡紫色，长 6 ~ 8mm。荚果圆柱形，长 14 ~ 18mm。花期 4 ~ 5 月，果期 5 ~ 7 月。

| 生境分布 | 生于河滩沙地、阳坡草地、田边、路旁。分布于天津蓟州。

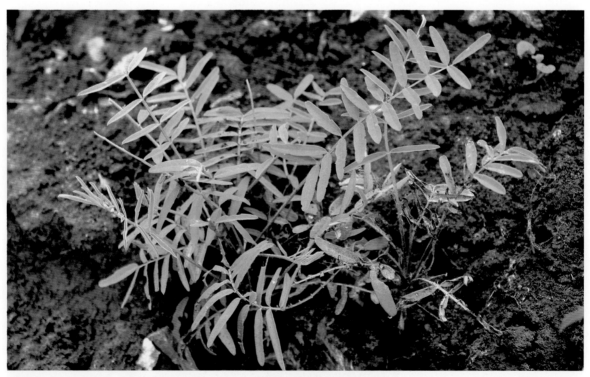

狭叶米口袋

| 资源情况 | 野生资源较少。药材来源于野生。

| 采收加工 | 参见"米口袋"条。

| 药材性状 | 参见"米口袋"条。

| 功能主治 | 参见"米口袋"条。

| 用法用量 | 参见"米口袋"条。

| 附　　注 | FOC 将本种归并于少花米口袋 *Gueldenstaedtia verna*，修订其拉丁学名为 *Gueldenstaedtia verna* (Georgi) Boriss.，修订其中文学名为少花米口袋。

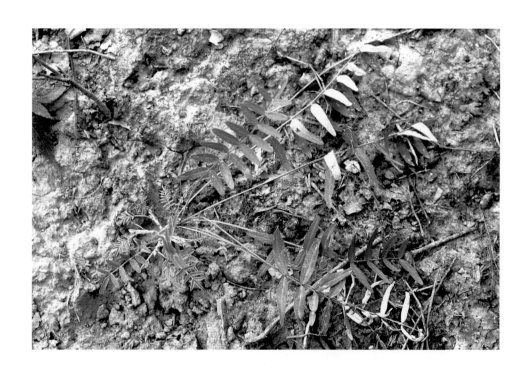

豆科 Leguminosae 甘草属 Glycyrrhiza

甘草 *Glycyrrhiza uralensis* Fisch.

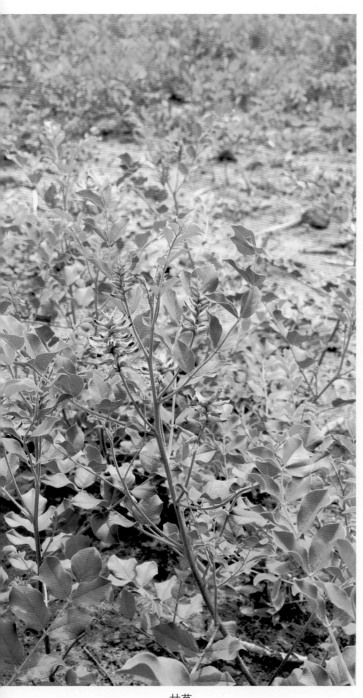

甘草

| 植物别名 |

甜草。

| 药 材 名 |

甘草（药用部位：根、根茎）。

| 形态特征 |

多年生草本。根和根茎粗壮，外皮红棕色。茎直立，有白色短毛和刺毛状腺体。羽状复叶；小叶 7 ~ 17，卵形或宽卵形，长 2 ~ 5cm，宽 1 ~ 3cm，先端急尖或钝，基部圆，两面有短毛和腺体。总状花序腋生；花密集；花萼钟状，外面有短毛和腺体；花冠蓝紫色，长 1.4 ~ 2.5cm。荚果条形，呈镰状或环状弯曲，外面密生刺毛状腺体；种子 6 ~ 8，肾形。花期 7 ~ 8 月，果期 8 ~ 9 月。

| 生境分布 |

生于干旱沙地、河岸沙地、山坡草地及盐渍化土壤中。分布于天津蓟州盘山。

| 资源情况 |

野生资源稀少。药材来源于野生。

| 采收加工 | 春、秋季采挖，除去须根，晒干。

| 药材性状 | 本品呈圆柱形，长 25 ~ 100cm，直径 0.6 ~ 3.5cm。外皮松紧不一。表面红棕色或灰棕色，具明显的纵皱纹、沟纹、皮孔及稀疏的细根痕。质坚实，断面略显纤维性，黄白色，粉性，形成层环明显，射线放射状，有的有裂隙。根茎呈圆柱形，表面有芽痕，断面中部有髓。气微，味甜而特殊。

| 功能主治 | 甘，平。归心、肺、脾、胃经。补脾益气，清热解毒，祛痰止咳，缓急止痛，调和诸药。用于脾胃虚弱，倦怠乏力，心悸气短，咳嗽痰多，脘腹、四肢挛急疼痛，痈肿疮毒，缓解药物毒性、烈性。

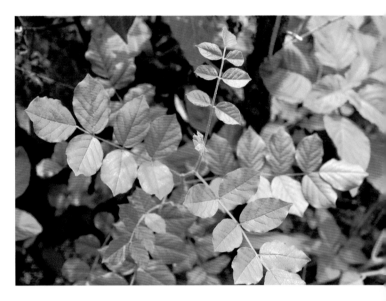

| 用法用量 | 内服煎汤，2 ~ 10g。

| 附　　注 | （1）据有关资料记载，本种根的末梢部分或细根（甘草梢）、根或根茎内充填有棕黑色及树脂状物质的部分（甘草节）、芦头（甘草头）均可入药。（2）本种抗寒、抗旱，喜光，为钙质土的指示植物。宜选土层深厚、排水良好、地下水位较低的砂壤土栽种，涝洼和地下水位高的地区不宜种植。

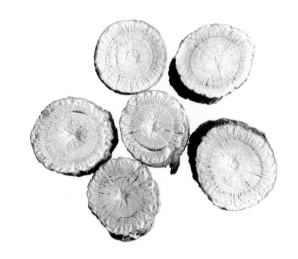

豆科 Leguminosae 甘草属 Glycyrrhiza

圆果甘草
Glycyrrhiza squamulosa Franch.

| **形态特征** | 多年生草本，高 30 ～ 60cm。茎直立，有条棱，有白色短毛和鳞片状腺体。奇数羽状复叶；小叶 9 ～ 13，长圆形或倒卵状长圆形，或椭圆形，长 10 ～ 15mm，宽 5 ～ 10mm，先端钝或微凹，基部楔形，全缘；托叶披针形；叶柄较短。总状花序腋生，总花梗长 6 ～ 10cm；花萼钟状，长约 3mm，萼齿 5，披针形，与萼筒等长；花冠白色，长约 8mm。荚果近圆形，扁平，长 5 ～ 8mm，宽 4 ～ 7mm，有瘤状突起，先端有短尖，含种子 2。花期 6 ～ 7 月，果期 8 ～ 9 月。 |

| **生境分布** | 生于盐碱地及砂壤土中。分布于天津静海、滨海等地。 |

| **资源情况** | 野生资源稀少。药材来源于野生。 |

| **附 注** | 部分地区以本种的根及根茎作"甘草"药用。 |

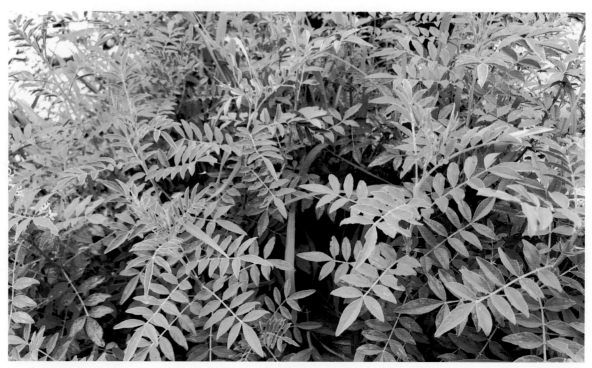

圆果甘草

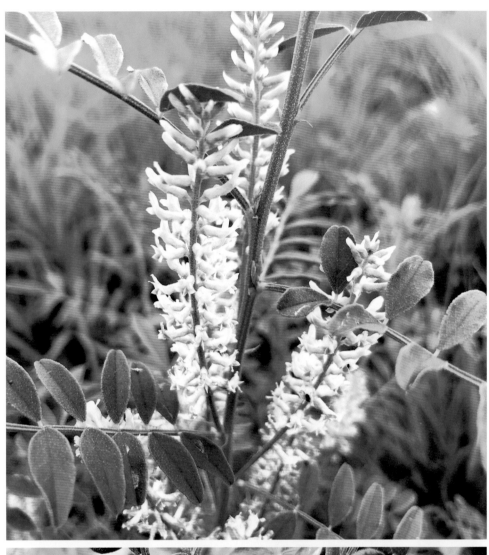

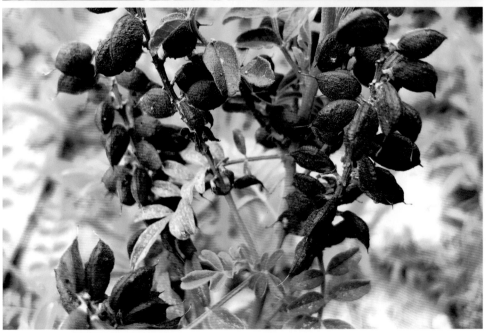

豆科 Leguminosae 野豌豆属 Vicia

山野豌豆 *Vicia amoena* Fisch. ex DC.

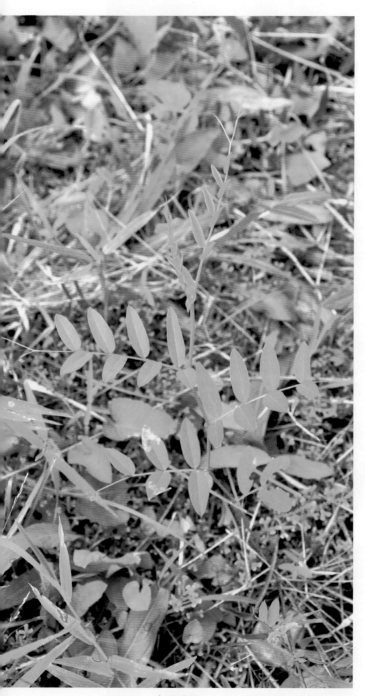

山野豌豆

| 植物别名 |

豆豆苗、芦豆苗。

| 药 材 名 |

山野豌豆（药用部位：嫩茎叶）。

| 形态特征 |

多年生草本，高 15 ～ 100cm。茎四棱，有疏长柔毛。羽状复叶，有卷须；小叶 8 ～ 12，椭圆形或矩圆形，长 1.5 ～ 3.5cm，先端钝，有时微凹，具短尖，基部圆形，下面有粉霜；托叶戟形，有毛。总状花序腋生，有花 10 ～ 30，与叶近等长；花萼斜钟形，萼齿 5，狭披针形；花冠紫色或淡紫色；雄蕊 10（9+1）；子房有毛，具长柄，花柱上部周围有腺毛。荚果矩形，膨胀，棕褐色，长约 20mm，两端急尖。花期 7 ～ 8 月，果期 8 ～ 9 月。

| 生境分布 |

生于山地、路旁、山坡等处的草丛中。分布于天津蓟州盘山、九山顶、九龙山、八仙山等地。

| **资源情况** | 野生资源较丰富。药材来源于野生。

| **采收加工** | 7 ~ 9 月采收植株上部的嫩茎叶，晒干。

| **功能主治** | 甘，平。祛风除湿，活血止痛。用于风湿疼痛，筋脉拘挛，阴囊湿疹，跌打损伤，无名肿毒，鼻衄，崩漏。

| **用法用量** | 内服煎汤，6 ~ 15g，鲜品 30 ~ 45g。外用适量，煎汤熏洗；或研末调敷。

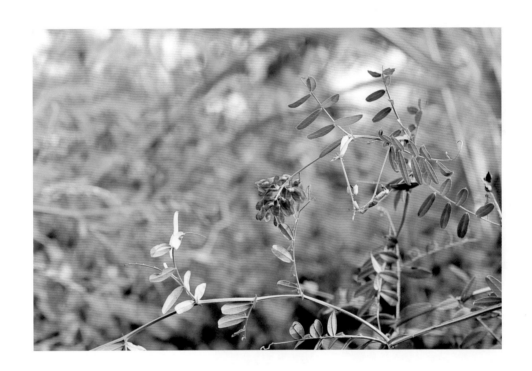

豆科 Leguminosae 野豌豆属 Vicia

歪头菜 *Vicia unijuga* A. Br.

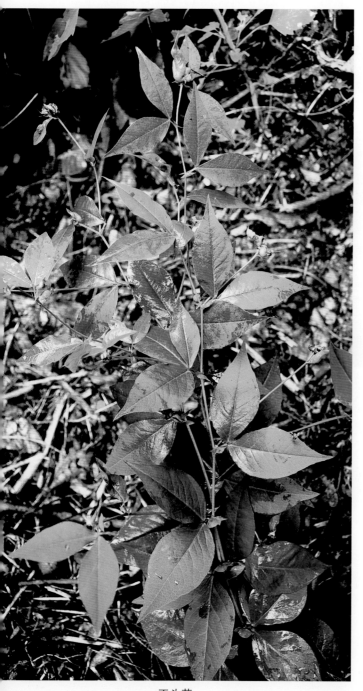

歪头菜

| 植物别名 |

两叶豆苗、二叶萩。

| 药 材 名 |

歪头菜（药用部位：全草）。

| 形态特征 |

多年生草本，高 40 ~ 100cm。茎通常直立，常数茎丛生，具细棱，幼枝被淡黄色疏柔毛。卷须不发达常变为针状。小叶 2，大小和形态变化很大，卵形、椭圆形或卵状披针形，有时为菱状卵形，长 3 ~ 10cm，宽 2 ~ 5cm，先端急尖，基部斜楔形，边缘粗糙，有微凸出的小齿，两面无毛或仅于叶脉上有微毛；托叶半箭头形。总状花序腋生；花萼斜钟状，萼齿 5，三角形，下面 3 齿较长，疏生短毛；花冠蓝色、蓝紫色或紫红色，长 10 ~ 15mm；子房有柄，无毛，花柱上半部四周被白色短柔毛。荚果窄长圆形，扁平，长 2.5 ~ 3.5cm，宽约 6mm，褐黄色；种子扁球形，棕褐色。花期 7 ~ 8 月，果期 9 ~ 10 月。

| 生境分布 |

生于山沟、草地。分布于天津蓟州盘山、九山顶、九龙山、八仙山等地。

| **资源情况** | 野生资源一般。药材来源于野生。 |

| **采收加工** | 夏、秋季采挖，洗净，切段，晒干。 |

| **药材性状** | 本品茎具棱角。托叶半边箭形，小叶 2 片对生，偏向一侧，叶片卵形，菱形，全缘。夏季开蓝紫色蝶形花，排列成倒生总状花序。荚果长椭圆形。 |

| **功能主治** | 甘，平。补虚，调肝，利尿，解毒。用于虚劳，头晕，胃痛，浮肿，疔疮。 |

| **用法用量** | 内服煎汤，9 ~ 30g。外用适量，捣敷。 |

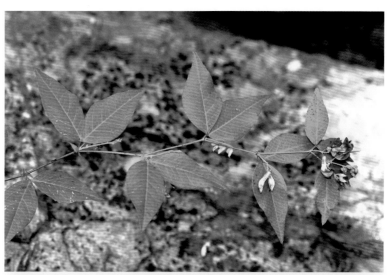

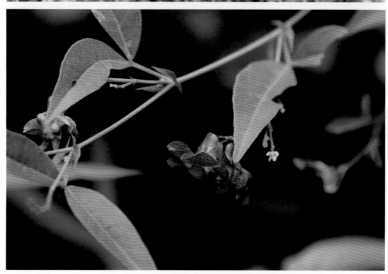

豆科 Leguminosae 山黧豆属 Lathyrus

大山黧豆 *Lathyrus davidii* Hance

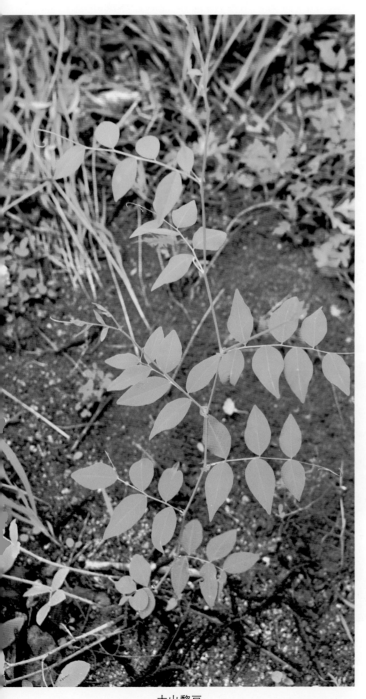

大山黧豆

| 植物别名 |

茳芒决明香豌豆、茳芒山黧豆、茳芒香豌豆。

| 药 材 名 |

大山黧豆（药用部位：种子）。

| 形态特征 |

多年生草本。茎近直立或上升，高 80 ～ 150cm。羽状复叶，小叶 2 ～ 5 对；上部叶轴先端的卷须分枝，下部叶轴先端的卷须不分枝；托叶大，半箭头状；小叶卵形或椭圆形，长 4 ～ 10cm，宽 2 ～ 6cm，先端急尖，基部圆形或宽楔形，全缘，无毛，下面苍白色。总状花序腋生，花黄色，长 16 ～ 26mm；花萼斜钟状，萼齿 5，下面 3 齿较长，三角形，无毛，旗瓣长圆形或倒卵状长圆形；子房线形，有短柄，无毛，花柱扁，上部里面有须毛。荚果线状长圆形，两面凸起，长 6 ～ 9cm，宽 5 ～ 7mm，含种子多粒；种子近球形，直径约3.5mm，褐色。花期 5 ～ 7 月，果期 7 ～ 9 月。

| 生境分布 |

生于林缘、草坡、疏林下及灌丛中。分布于天津蓟州盘山、九山顶、九龙山、八仙山等地。

| **资源情况** | 野生资源一般。药材来源于野生。

| **采收加工** | 秋季果实成熟后采收，晒干。

| **功能主治** | 辛，温。疏肝理气，调经止痛。用于痛经，月经不调。

| **用法用量** | 内服煎汤，6 ~ 15g。

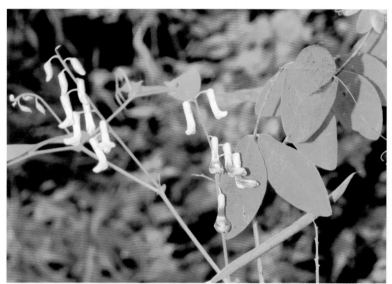

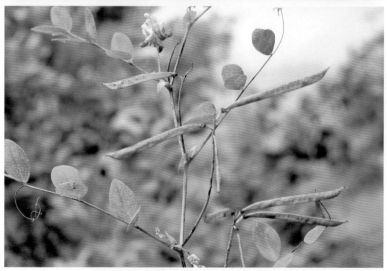

豆科 Leguminosae 草木犀属 Melilotus

草木犀 *Melilotus officinalis* (L.) Pall.

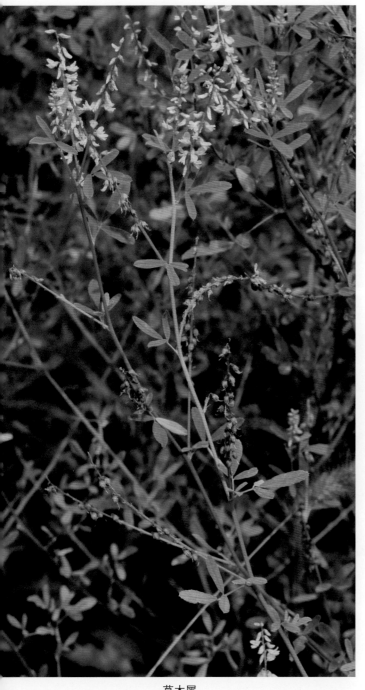

草木犀

| 植物别名 |

黄香草木犀。

| 药 材 名 |

黄零陵香（药用部位：全草）。

| 形态特征 |

一年生或二年生草本。茎高通常 60 ~
90cm，多分枝，无毛。叶具 3 小叶；小叶长
椭圆形至倒披针形，长 1 ~ 3cm，宽 0.3 ~ 1cm，
先端截形或圆钝，中脉凸出成短尖形，基
部楔形或近圆形，边缘有疏细齿；托叶线
形或线状披针形，两侧不齿裂。总状花序
细长，腋生，长达 20cm；花萼钟状；花
冠黄色，旗瓣长于翼瓣。荚果长 3mm，
无毛，卵球形，有网脉，有种子 1；种子
卵球形，黄褐色，平滑。花期 6 ~ 9 月，
果期 7 ~ 10 月。

| 生境分布 |

生于路边、宅旁、山坡、荒地。分布于天津
蓟州。

| 资源情况 |

野生资源丰富。药材来源于野生。

| 采收加工 | 夏、秋季割取地上部分，洗净，切段，晒干。

| 功能主治 | 微甘，平。止咳平喘，散结止痛。用于哮喘，支气管炎，肠绞痛，创伤，淋巴结肿痛。

| 用法用量 | 内服煎汤，3 ~ 9g；或用粗末做成卷烟吸。外用适量，熬膏敷。

| 附　　注 | 《中华本草》第 4 卷收载 *Melilotus officinalis* 的中文学名为黄香草木犀，全草入药称为"黄零陵香"，收载 *Melilotus suaveolens* 的中文学名为草木犀，全草入药称为"辟汗草"，二者性味归经、功能主治不尽相同。《中国植物志》第 42 卷将此二种归并为草木犀 *Melilotus officinalis*。

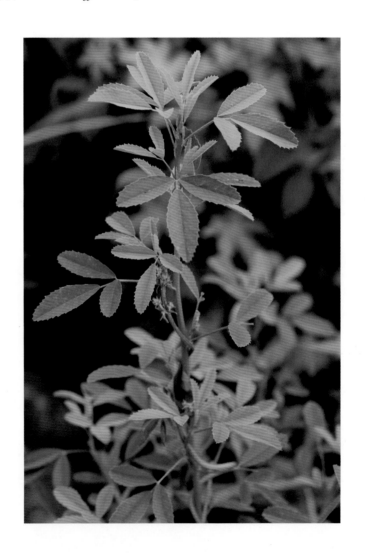

豆科 Leguminosae 草木犀属 Melilotus

细齿草木犀

Melilotus dentatus (Wald. et Kit.) Pers.

| 植物别名 | 黄花草木犀。

| 药 材 名 | 草木犀（药用部位：全草）。

| 形态特征 | 二年生草本，高 20 ~ 50（~ 80）cm。茎直立，无毛。羽状复叶；小叶 3，倒卵状长圆形或长椭圆形，长 15 ~ 30mm，宽 4 ~ 10mm，先端钝圆，中脉凸出成短尖，基部圆形或近楔形，边缘具 2 ~ 3 尖齿或缺裂，表面无毛，背面沿脉有毛或近无毛；托叶线形或线状披针形，基部两侧齿裂。总状花序腋生，花多而密；花萼钟状，5 齿裂，萼齿窄三角形，与萼管等长或稍短，微有毛；花冠黄色，长 3.5 ~ 4mm，旗瓣较翼瓣长；子房线状长圆形。荚果椭圆形，长 3 ~ 5mm，表面有皱纹；种子 1 ~ 2，褐色。花期 6 ~ 8 月，果期 7 ~ 10 月。

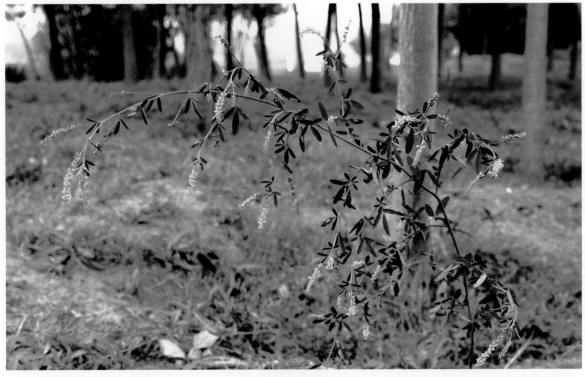

细齿草木犀

| **生境分布** | 生于路旁、沟边草地。分布于天津蓟州山区。 |

| **资源情况** | 野生资源较少。药材来源于野生。 |

| **采收加工** | 8 ~ 9 月果实大部分成熟时采收，割起全株，晒干即成。 |

| **功能主治** | 辛，凉。清热解毒，化湿和中，利尿。用于暑湿胸闷，口腻，口臭，赤白痢，淋病，疔疮。 |

| **用法用量** | 内服煎汤，9 ~ 15g。 |

豆科 Leguminosae　苜蓿属 Medicago

紫苜蓿 *Medicago sativa* L.

| **植物别名** | 苜草。

| **药 材 名** | 苜蓿（药用部位：全草）、苜蓿根（药用部位：根）。

| **形态特征** | 多年生草本，高 30 ~ 100cm。根粗而长。茎直立，有时斜升，多分枝，无毛或疏生柔毛。三出复叶；托叶狭披针形或锥形，长 5 ~ 10mm，全缘或稍有齿，下部与叶柄合生；小叶长圆状倒卵形、倒卵形或倒披针形，长 7 ~ 30mm，宽 3.5 ~ 13mm，先端钝或圆，具小刺尖，基部楔形，叶缘上部有锯齿，中、下部全缘，上面无毛或近无毛，下面疏生柔毛。短总状花序腋生，花 5 ~ 20，通常较密；苞片小，条状锥形；花萼筒状钟形，有毛，萼齿锥形或狭披针形；花紫色或蓝紫色。荚果螺旋形，通常卷曲 2 ~ 4 圈，密生毛，无刺；种子小，

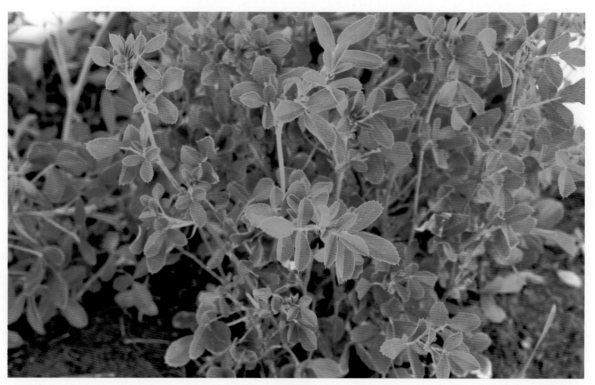

紫苜蓿

肾形，1～10。花期6～7月，果期7～8月。

| 生境分布 | 生于旷野和田间。分布于天津蓟州。

| 资源情况 | 野生资源较丰富。药材来源于野生。

| 采收加工 | 苜蓿：夏、秋季收割，鲜用或切段晒干备用。
苜蓿根：夏季采挖，洗净，鲜用或晒干。

| 药材性状 | 苜蓿：本品茎长30～100cm，多分枝。三出复叶，多皱缩卷曲，完整小叶呈倒卵形或倒披针形，长0.7～3cm，宽0.35～1.3cm，仅上部叶缘有锯齿，两面均有白色长柔毛；小叶柄长约1mm；托叶披针形，长约5mm。总状花序腋生；花萼有柔毛，萼齿狭披针形，急尖；花冠暗紫色，长于花萼。荚果螺旋形，2～4绕圈不等，黑褐色，稍有毛；种子1～10，肾形，小，黄褐色。气微，味淡。

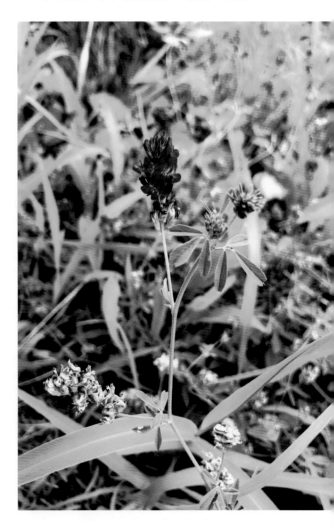

苜蓿根：本品根呈圆柱形，细长，直径0.5～2cm，分枝较多。根头部较粗大，有时具地上茎残基。表面灰棕色至红棕色，皮孔少且不明显。质坚而脆，断面刺状。气微弱，略具刺激性，味微苦。

| 功能主治 | 苜蓿：苦、涩、微甘，平。清热凉血，利湿退黄，通淋排石。用于热病烦满，黄疸，肠炎，痢疾，浮肿，尿路结石，痔疮出血。
苜蓿根：苦，寒。清热利湿，通淋排石。用于热病烦满，黄疸，尿路结石。

| 用法用量 | 苜蓿：内服煎汤，15～30g；或捣汁，鲜品90～150g；或研末，3～9g。
苜蓿根：内服煎汤，15～30g；或捣汁。

豆科 Leguminosae 车轴草属 *Trifolium*

白车轴草
Trifolium repens L.

| 植物别名 | 白花苜蓿、白三叶、金花草。

| 药 材 名 | 三消草（药用部位：全草）。

| 形态特征 | 多年生草本，高 15 ~ 20cm。茎匍匐，蔓生，无毛，随地生根。三出复叶；具长柄达 10cm；小叶 3，叶片倒卵形至倒心形，长 1 ~ 2cm，宽 1 ~ 1.5cm，先端圆或凹陷，基部宽楔形，边缘具细齿，上面无毛，背面微有毛；托叶椭圆形，抱茎。花序头状，总花梗长；花萼筒状，萼齿三角形；花冠白色或淡红色，旗瓣椭圆形，具短爪，先端圆，翼瓣明显短于旗瓣，龙骨瓣稍长；子房线形，花柱长而弯。花果期 5 ~ 10 月。

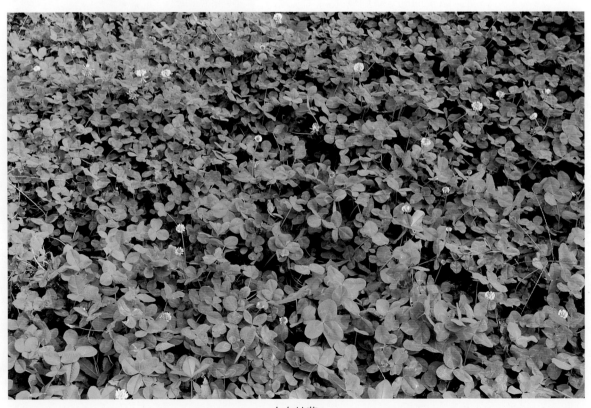

白车轴草

| 生境分布 | 生于路边草地、沟边湿地。天津各地均有栽培。

| 资源情况 | 栽培资源一般。药材来源于栽培。

| 采收加工 | 夏、秋季花盛期采收全草，晒干。

| 药材性状 | 本品全草皱缩卷曲。茎圆柱形，多扭曲，直径 5 ～ 8mm，表面有细皱纹，节间长 7 ～ 9cm，节上有膜质托叶鞘。三出复叶，叶柄长达 10cm；托叶椭圆形，抱茎；小叶 3，多卷折或脱落，完整者展平后呈倒卵形或倒心形，长 1.5 ～ 2cm，宽 1 ～ 1.5cm，边缘具细齿，近无柄。花序头状，直径 1.5 ～ 2cm，类白色，有总花梗，长可达 20cm。气微，味淡。

| 功能主治 | 微甘，平。清热，凉血，宁心。用于癫痫，痔疮出血，硬结肿块。

| 用法用量 | 内服煎汤，15 ～ 30g。外用适量，捣敷。

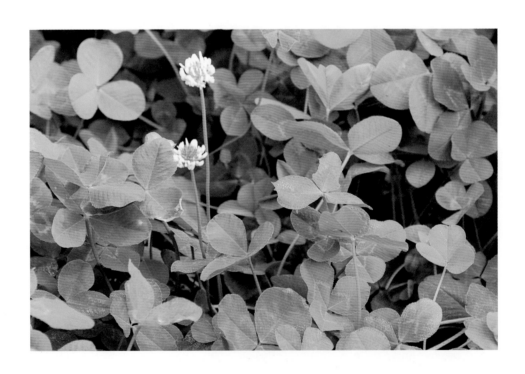

豆科 Leguminosae 野决明属 Thermopsis

披针叶野决明 *Thermopsis lanceolata* R. Br.

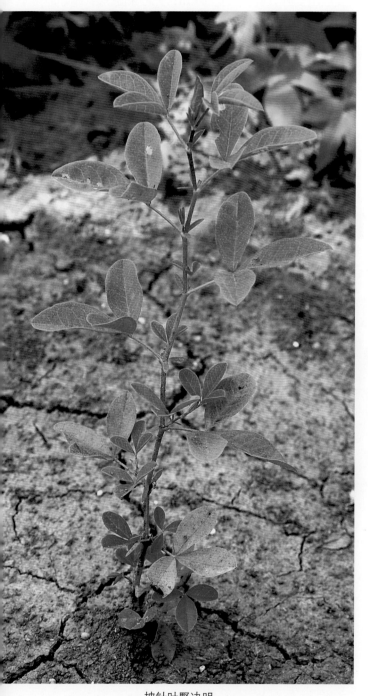

披针叶野决明

| 植物别名 |

披针叶黄华。

| 药 材 名 |

牧马豆（药用部位：全草）、牧马豆根（药用部位：根、根茎）。

| 形态特征 |

多年生草本。茎直立，高20～40cm，常分枝，嫩时密生柔毛，后部分脱落。叶为三出复叶，互生，叶柄长2～8mm；托叶披针形至卵状披针形，长2.5～8.5cm，宽0.7～1.5cm，基部联合，抱茎；小叶倒披针形至长圆形，长3～7.5cm，宽1.2～1.8cm，先端钝或稍尖，基部渐狭。花黄色，轮生，每轮2～3，长2～2.7cm；花萼筒状钟形，萼齿披针形，密生平伏长柔毛；花冠长2～2.5cm，旗瓣近圆形，基部渐狭成爪，先端微凹，翼瓣、龙骨瓣比旗瓣稍短。荚果扁平，线形，长5～9cm，宽8～11mm，先端急尖，花柱喙状；种子6～14，肾形，黑褐色，有光泽，长约4mm。花期5～6月，果期7～8月。

| 生境分布 |

生于河岸、草地、沙丘、田边、路旁。分布于天津蓟州。

| **资源情况** | 野生资源稀少。药材来源于野生。 |

| **采收加工** | 牧马豆：7～9月结果时收割全草，晒干或风干。 |
| | 牧马豆根：9～10月挖根，洗去泥土，除去须根，晾干。 |

| **药材性状** | 牧马豆：本品全体有黄白色长柔毛。茎偶有分枝，掌状复叶，小叶3；托叶卵状披针形，长2.5～8.5cm，宽0.7～1.5cm，基部联合。小叶多皱缩破碎，完整者展平后呈倒披针形或长圆状倒卵形，长3～7.5cm，宽1.2～1.8cm，有短柄。有时可见花序和荚果，花蝶形，黄色。荚果线状长圆形，长约4cm，先端有长缘，浅棕色，密被短柔毛，内有种子6～14；种子近肾形，黑褐色，具光泽。气微，味淡；种子嚼之有豆腥气。 |
| | 牧马豆根：本品呈圆柱状长条形，弯曲，长13～35cm，直径3～5mm。表面棕黄色至棕黑色，有纵皱纹，有的外皮剥落，根茎节上有芽痕或叶基痕。质硬，易折断，断面不平整，淡黄色或淡黄绿色。气微，味微苦、涩、微腥。 |

| **功能主治** | 牧马豆：甘，微温；有毒。祛痰止咳，润肠通便。用于咳嗽痰喘，大便干结。 |
| | 牧马豆根：辛，微苦，凉。清热解毒，利咽。用于感冒，肺热咳嗽，咽痛。 |

| **用法用量** | 牧马豆：内服煎汤，6～12g。外用适量，捣敷；或研末调擦。 |
| | 牧马豆根：内服煎汤，3～9g。 |

酢浆草科 Oxalidaceae 酢浆草属 Oxalis

红花酢浆草 *Oxalis corymbosa* DC.

植物别名	紫花酢浆草、多花酢浆草。
药 材 名	铜锤草（药用部位：全草）、铜锤草根（药用部位：根）。
形态特征	多年生草本，高20～25cm。全株疏生柔毛，有鳞茎。叶为掌状三出复叶，叶柄长约20cm；小叶宽倒卵形，长约2cm，宽1.8cm，下面近边缘处有褐色瘤状腺点。复伞形花序，总花梗由基部的叶丛中生出，有花8～10，有时多达20或更多，两性；萼片5，长圆状披针形；花瓣5，淡紫红色，长圆状倒卵形，长12～15mm，宽约6mm，先端截形或钝，基部楔形，有深色花纹；雄蕊10，5长5短；子房心皮5，5室，花柱5，离生。蒴果。花期5～9月，果期6～10月。

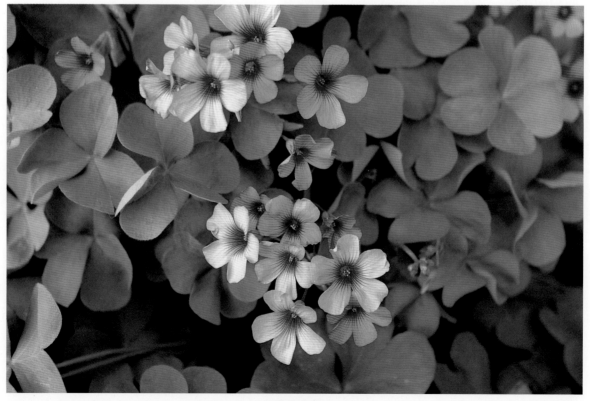

红花酢浆草

| **生境分布** | 栽培于公园、温室。天津各地均有栽培。

| **资源情况** | 栽培资源一般。药材来源于栽培。

| **采收加工** | 铜锤草：3 ~ 6 月采收全草，洗净鲜用或晒干。
铜锤草根：秋季采挖，洗去泥土，鲜用或晒干。

| **功能主治** | 铜锤草：酸，寒。归肝、小肠经。散瘀消肿，清热利湿，解毒。用于跌打损伤，月经不调，咽喉肿痛，水泻，痢疾，水肿，带下，淋浊，痔疮，痈肿疮疖，烫火伤。
铜锤草根：酸，寒。清热，平肝，定惊。用于小儿肝热，惊风。

| **用法用量** | 铜锤草：内服煎汤，15 ~ 30g；或浸酒、炖肉。外用适量，捣敷。
铜锤草根：内服煎汤，9 ~ 15g。

酢浆草科 Oxalidaceae 酢浆草属 Oxalis

酢浆草
Oxalis corniculata L.

| 植物别名 | 三叶酸草、老鸭嘴、满天星。

| 药 材 名 | 酢浆草（药用部位：全草）。

| 形态特征 | 多年生草本。茎柔弱，多分枝，平卧或斜向上方，疏生白伏毛；茎长 10 ～ 30cm，常淡紫色。叶互生，掌状 3 小叶；托叶小而明显；小叶倒心形，长 0.4 ～ 1cm，宽 1.5 ～ 2cm，先端凹陷，基部楔形，上面近无毛，下面密生伏毛，脉上毛较密，边有贴伏的缘毛，昼开夜合，近无柄。花 1 ～ 6 组成腋生伞形花序，花梗紫红色；花黄色，长 8 ～ 10mm；萼片长卵状披针形，先端钝；花瓣长倒卵形，长约 9mm，先端圆；雄蕊的花丝基部合生成筒；柱头 5 裂。蒴果圆柱形，成熟时果梗斜上或平展，不反折，果皮开裂，弹出种子；种子扁平，

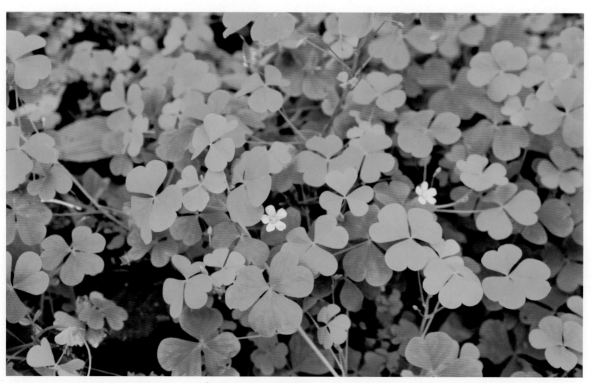

酢浆草

卵形，成熟时褐色或红棕色，有横条纹。花期6～8月，果期6～9月。

| **生境分布** | 生于山坡林下、山沟、路旁、沟渠和荒芜草地。天津各地均有分布。

| **资源情况** | 野生资源较少。药材来源于野生。

| **采收加工** | 全年均可采收，尤以夏、秋季采收为宜，洗净，鲜用或晒干。

| **药材性状** | 本品呈段片状。茎、枝被疏长毛。叶纸质，皱缩或破碎，棕绿色。花黄色，萼片、花瓣均5。蒴果近圆柱形，有5棱，被柔毛；种子小，扁卵形，褐色。具酸气。味咸而酸涩。

| **功能主治** | 酸，寒。归肝、肺、膀胱经。清热利湿，凉血散瘀，解毒消肿。用于湿热泄泻，痢疾，黄疸，淋证，带下，吐血，衄血，月经不调，跌打损伤，咽喉肿痛，痈肿疔疮，丹毒，湿疹，疥癣，痔疮，麻疹，烫火伤，蛇虫咬伤。

| **用法用量** | 内服煎汤，9～15g，鲜品30～60g；或研末；或鲜品绞汁饮。外用适量，煎汤洗；或捣敷；或捣汁涂；或煎汤漱口。

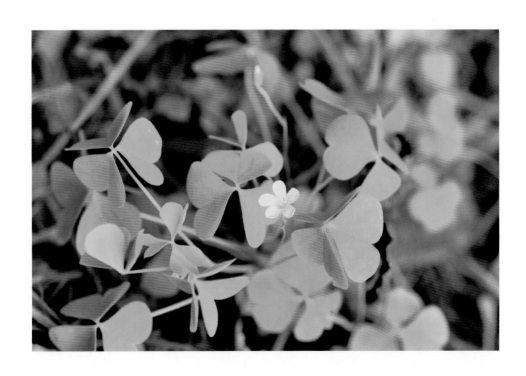

| 酢浆草科 | Oxalidaceae | 酢浆草属 | Oxalis

直酢浆草 *Oxalis corniculata* L. var. *stricta* (L.) Huang et L. R. Xu

| 植物别名 | 直立酢浆草、紧密酢浆草、酸溜溜。

| 药 材 名 | 扭筋草（药用部位：全草）。

| 形态特征 | 多年生草本。根茎细长，横生，节间处疏生鳞片。茎直立，高
12 ～ 30cm，单一或分枝，红紫色，全株伏生白毛。叶互生，通常
无托叶，顶生 3 小叶；小叶倒广心形，近无柄，先端凹入，基部宽
楔形，表面无毛，背面疏生伏毛，脉上毛较密，边缘常具伏毛。总
花梗腋生，长 3 ～ 5cm，顶生 1 或 2 ～ 4 花，花有短梗；萼片 5，
披针形，先端钝，边缘及背面具伏毛，果期宿存；花瓣 5，黄色，
长圆状倒卵形；雄蕊 10，花丝基部联合；子房长圆形，花柱 5，细长，
有毛。蒴果近圆柱形，略具 5 棱面，先端尖，表面疏生伏毛；种子

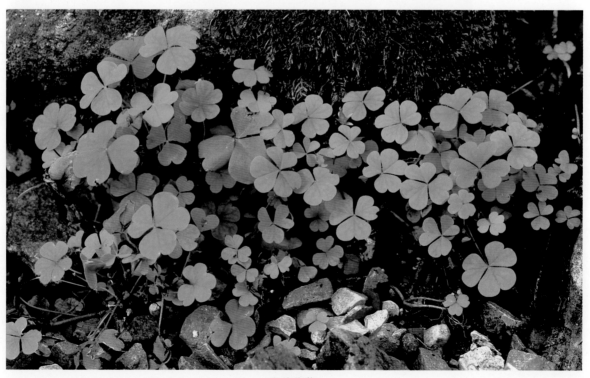

直酢浆草

扁平，成熟时红棕色或褐色，具横条纹。花期5~8月，果期6~9月。

| **生境分布** | 生于山坡林下、山沟路旁。分布于天津蓟州山区。

| **资源情况** | 野生资源稀少。药材来源于野生。

| **采收加工** | 春末夏初采收全草，晒干。

| **功能主治** | 苦，寒；有小毒。清热消肿，祛瘀止痛。用于流火，肿毒，淋证，跌打损伤，烫火伤，疥癣。

| **用法用量** | 内服煎汤，6~9g。外用适量，捣敷或捣烂取汁搽。

| **附　注** | FOC 修订本种拉丁学名为 *Oxalis stricta* L.。

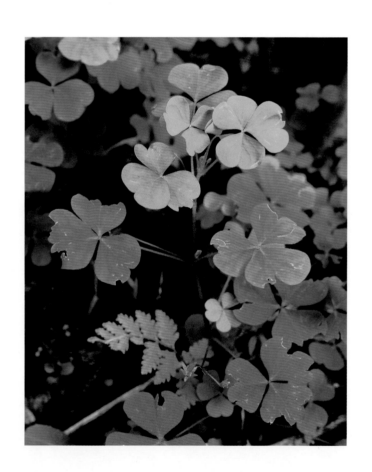

牻牛儿苗科 Geraniaceae 牻牛儿苗属 Erodium

牻牛儿苗
Erodium stephanianum Willd.

| 植物别名 | 太阳花、长嘴老鹳草、车车路。

| 药 材 名 | 老鹳草（药用部位：地上部分）。

| 形态特征 | 一年生或二年生草本。根直立，细圆柱形。茎高 10 ~ 50cm，平铺地面或稍斜升，多分枝，有节，具柔毛。叶对生，长卵形或长圆状三角形，2 回羽状深裂；羽片 4 ~ 9 对，基部下延，小羽片线形，全缘或有 1 ~ 3 粗齿，两面具疏柔毛，叶柄长 4 ~ 6cm。伞形花序腋生，总花梗长 5 ~ 15cm，通常具 2 ~ 5 花，花梗长 2 ~ 3cm，具开展长柔毛或近无毛；萼片长圆形，具多数脉及长硬毛，先端有长芒；花瓣紫蓝色，倒卵形，基部具白毛，先端钝圆；雄蕊花丝较短；子房被银色长硬毛。蒴果长约 4cm，先端有长喙，具密而极短的伏毛，

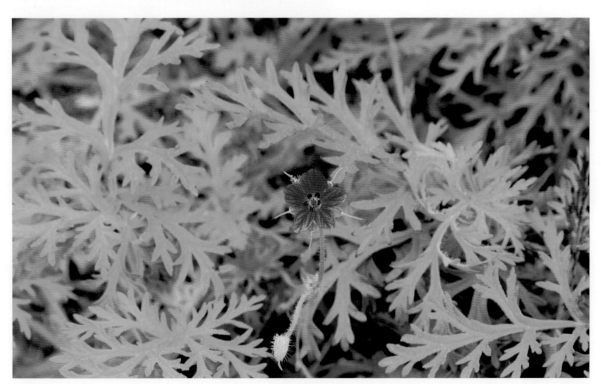

牻牛儿苗

成熟时 5 个果瓣与中轴分离，喙部呈螺旋状卷曲。花期 4 ~ 7 月，果期 7 ~ 9 月。

| **生境分布** | 生于山坡、河岸沙地或草地。分布于天津蓟州盘山、九山顶、九龙山、八仙山等地。

| **资源情况** | 野生资源丰富。药材来源于野生。

| **采收加工** | 夏、秋季果实近成熟时采割，捆成把，晒干。

| **药材性状** | 本品习称"长嘴老鹳草"。茎长 30 ~ 50cm，直径 0.3 ~ 0.7cm，多分枝，节膨大。表面灰绿色或带紫色，有纵沟纹和稀疏茸毛。质脆，断面黄白色，有的中空。叶对生，具细长叶柄；叶片卷曲皱缩，质脆易碎，完整者为 2 回羽状深裂，裂片披针线形。果实长圆形，长 0.5 ~ 1cm。宿存花柱长 2.5 ~ 4cm，形似鹳喙，有的裂成 5 瓣，呈螺旋形卷曲。气微，味淡。

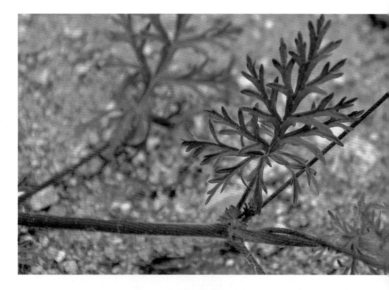

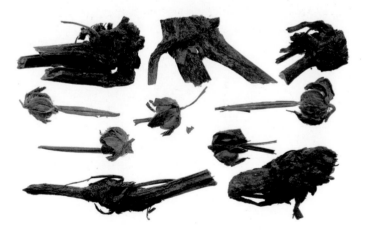

| **功能主治** | 辛、苦，平。归肝、肾、脾经。祛风湿，通经络，止泻痢。用于风湿痹痛，麻木拘挛，筋骨酸痛，泄泻，痢疾。

| **用法用量** | 内服煎汤，9 ~ 15g。

牻牛儿苗科 Geraniaceae 老鹳草属 Geranium

老鹳草
Geranium wilfordii Maxim.

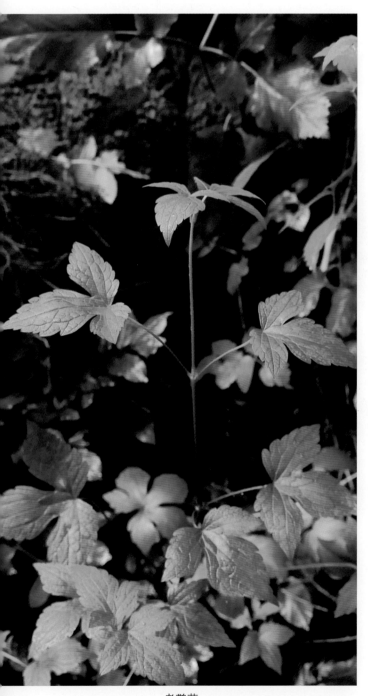

老鹳草

| 植物别名 |

鸭脚老鹳草。

| 药 材 名 |

老鹳草（药用部位：地上部分）。

| 形态特征 |

多年生草本。根茎短而直立，有长根。茎高 30 ~ 80cm，直立或匍匐，有倒生微毛。基生叶和下部茎生叶为圆形或肾状三角形，基部心形，长 3 ~ 5cm，宽 4 ~ 6cm，3 或 5 深裂，中央裂片较大，卵状菱形，先端尖，上部边缘有缺刻或粗牙齿，叶柄长 4 ~ 10cm；托叶锥形；顶部的叶宽三角形，3 深裂。花序腋生，花柄长 2 ~ 4cm，具 2 花，花柄与花序柄几等长，果期下弯，有柔毛；萼片卵形，渐尖，具芒，有 3 脉，背部有长毛；花瓣淡红色或近白色，倒卵形，有 5 脉，基部楔形，有短爪；花丝基部扩大部分有睫毛；花柱极短或不明显。蒴果长约 2cm，有短毛；种子黑褐色，有微细状隆起。花期 7 ~ 8 月，果期 8 ~ 10 月。

| 生境分布 |

生于林缘、灌丛或山坡。分布于天津蓟州盘

山、九山顶、九龙山、八仙山等地。

| **资源情况** | 野生资源稀少。药材来源于野生。

| **采收加工** | 参见"牻牛儿苗"条。

| **药材性状** | 本品习称"短嘴老鹳草"。茎较细，略短。叶片圆形，3 或 5 深裂，裂片较宽，边缘具缺刻。果实球形。花柱长 1 ~ 1.5cm，有的 5 裂，向上卷曲成伞形。

| **功能主治** | 参见"牻牛儿苗"条。

| **用法用量** | 参见"牻牛儿苗"条。

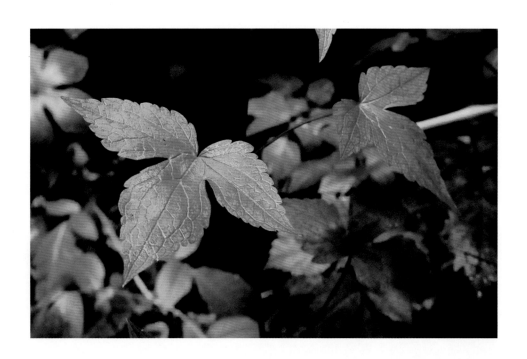

牻牛儿苗科 Geraniaceae 老鹳草属 Geranium

鼠掌老鹳草 *Geranium sibiricum* L.

| 植物别名 | 西伯利亚老鹳草、白毫花、风露草。

| 药 材 名 | 老鹳草（药用部位：带果实全草）。

| 形态特征 | 多年生草本。根直伸，分枝或不分枝。茎高 20 ~ 100cm，伏卧或上部斜向上，多分枝，被倒生短毛。叶对生，宽肾状五角形，基部宽心形或截平，叶片长 3 ~ 6cm，宽 4 ~ 8cm，掌状 5 深裂，裂片卵状披针形，有羽状分裂或齿状深缺刻，上、下两面具疏伏毛，基生叶及下部的茎生叶具长柄，上部叶 3 深裂，具短柄；托叶线状披针形。花单个腋生，花柄丝状，长 3 ~ 5cm，具倒生柔毛或伏毛；萼片长卵形，具 3 缘脉，边缘膜质，具芒尖，沿脉有疏柔毛；花瓣淡红色或近白色，倒卵形，具 3 脉；花丝基部扩大部分具睫毛；花柱极

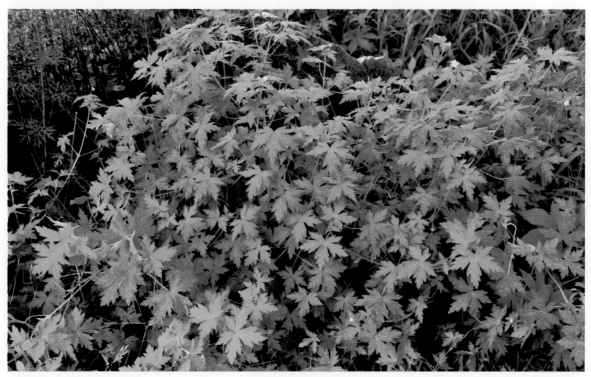

鼠掌老鹳草

短或不明显，花后伸长。蒴果长 1.5 ~ 2cm，有微柔毛；种子具细网状隆起。花期 6 ~ 8 月，果期 7 ~ 10 月。

| **生境分布** | 生于草地、林缘、山地及路旁。分布于天津蓟州盘山、九山顶、九龙山、八仙山等地。

| **资源情况** | 野生资源丰富。药材来源于野生。

| **采收加工** | 夏、秋季果实将成熟时割取地上部分或将全株拔起，去除泥土和杂质，晒干。

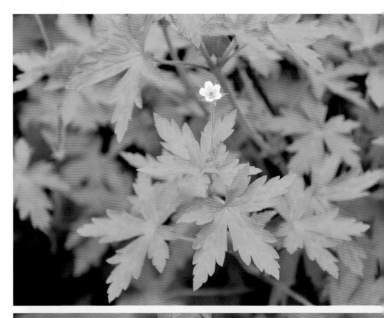

| **药材性状** | 本品茎多分枝，略有倒生毛。叶肾状五角形，掌状 5 深裂，裂片卵状披针形，羽状深裂或齿状深缺刻，有毛。蒴果长 1.5 ~ 2cm，宿存花柱成熟时 5 裂，向上卷曲呈伞形。

| **功能主治** | 苦、微辛，平。归肝、大肠经。祛风通络，活血，清热利湿。用于风湿痹痛，肌肤麻木，筋骨酸楚，跌打损伤，泄泻，痢疾，疮毒。

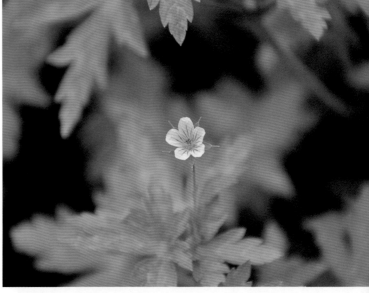

| **用法用量** | 内服煎汤，9 ~ 15g；或浸酒；或熬膏。外用适量，捣烂，加酒炒热外敷或制成软膏涂敷。

牻牛儿苗科 Geraniaceae   老鹳草属 Geranium

少花老鹳草 *Geranium nepalense* Sweet var. *oliganthum* (Huang) Huang et L. R. Xu

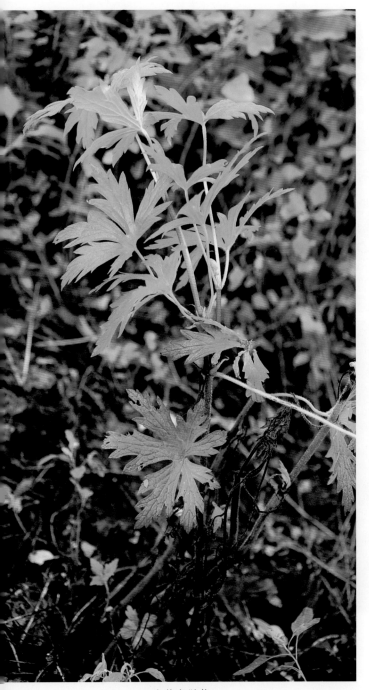

少花老鹳草

| 形态特征 |

多年生草本。根茎粗，肉质，有丝状支根。茎直立，高 20 ~ 50cm，有棱，被扩展的长柔毛。叶对生或偶为互生；基生叶有柄，长达 25cm，密生长柔毛，最上部的叶柄甚短，叶片宽 7 ~ 10cm，五角状肾形，掌状 5 深裂，达叶片的 4/5 ~ 5/6，基部心形，裂片卵形或长卵形，有不规则钝锯齿，有极小的锐尖头。花序梗长达 4 ~ 15cm；总苞片 4，线状；通常为 2 花，花后伸长并反曲；萼片长圆状披针形，有 3 脉，脉被长毛，边缘膜质，锐尖头；花瓣与萼片等长或稍长于萼片，长约 6mm，宽 2.5 ~ 3mm，长圆状卵形，先端凹入，基部有短柄；花丝基部膨大，在中部以下有睫毛，花药深色。果瓣有毛，喙有微细短毛。花期 6 ~ 7 月，果期 7 ~ 8 月。

| 生境分布 |

生于山坡草地、山谷草丛及针阔叶林林缘、沟边或灌丛中。分布于天津蓟州。

| 资源情况 |

野生资源稀少。药材来源于野生。

| 附　注 | 本种的原变种尼泊尔老鹳草 *G. nepalense* Sweet 以带果实的全草被称为"老鹳草"入药。该药苦、微辛，平，归肝、大肠经。可祛风通络，活血，清热利湿。用于风湿痹痛，肌肤麻木，筋骨酸楚，跌打损伤，泄泻，痢疾，疮毒。

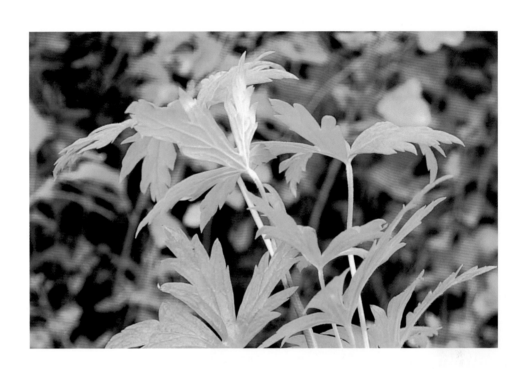

牻牛儿苗科 Geraniaceae 天竺葵属 Pelargonium

天竺葵
Pelargonium hortorum Bailey

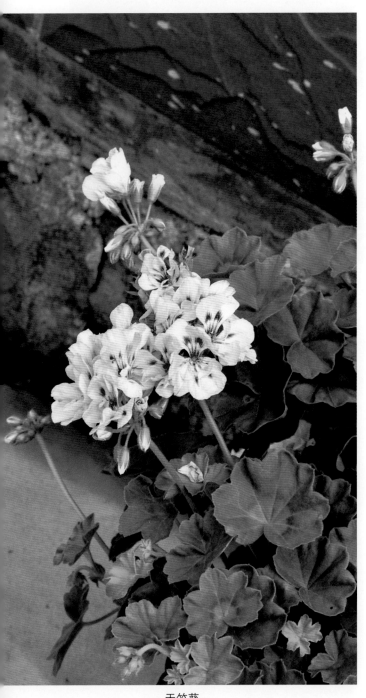

天竺葵

| 植物别名 |

洋绣球。

| 药 材 名 |

石蜡红（药用部位：花）。

| 形态特征 |

多年生草本，高 30 ~ 60cm。茎直立，基部木质化，上部肉质，多分枝或不分枝，具明显的节，密被短柔毛，具浓烈鱼腥味。叶互生；托叶宽三角形或卵形，长 7 ~ 15mm，被柔毛和腺毛；叶柄长 3 ~ 10cm，被细柔毛和腺毛；叶片圆形或肾形，基部心形，直径 3 ~ 7cm，边缘波状浅裂，具圆形齿，两面被透明短柔毛，表面叶缘以内有暗红色马蹄形环纹。伞形花序腋生，具多花，总花梗长于叶，被短柔毛；总苞片数枚，宽卵形；花梗 3 ~ 4cm，被柔毛和腺毛，芽期下垂，花期直立；萼片狭披针形，长 8 ~ 10mm，外面密被腺毛和长柔毛；花瓣红色、橙红色、粉红色或白色，宽倒卵形，长 12 ~ 15mm，宽 6 ~ 8mm，先端圆形，基部具短爪，下面 3 枚通常较大；子房密被短柔毛。蒴果长约 3cm，被柔毛。花期 5 ~ 7 月，果期 6 ~ 9 月。

| **生境分布** | 无野生分布。天津各地均有栽培。 |

| **资源情况** | 栽培资源较少。药材来源于栽培。 |

| **采收加工** | 春、夏季摘花，鲜用。 |

| **功能主治** | 苦、涩，凉。清热解毒。用于中耳炎。 |

| **用法用量** | 外用适量，榨汁滴耳。 |

| **附　　注** | 据报道，本种具有平衡内分泌、治疗静脉曲张、促进创伤愈合、刺激毛发生长等药理作用，对癌症也有一定的治疗效果，其提取物还具有抑菌作用。 |

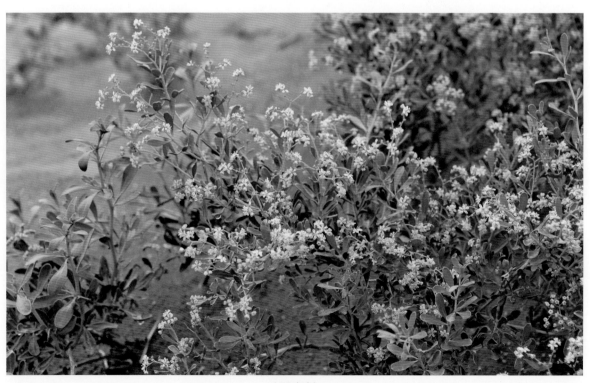

蒺藜科 Zygophyllaceae 白刺属 Nitraria

小果白刺 *Nitraria sibirica* Pall.

| **植物别名** | 西伯利亚白刺。

| **药 材 名** | 卡密（药用部位：果实）。

| **形态特征** | 落叶灌木。多分枝，铺散地面，弯曲，有时直立，枝上生不定根；小枝灰白色，有贴生丝状毛，先端针刺状。叶无柄，常 4 ~ 6 簇生，肉质，倒卵状匙形或倒披针形，长 6 ~ 15mm，宽 2 ~ 5mm，先端钝圆，有小凸尖，基部窄楔形，无毛或嫩时有柔毛；托叶早落。蝎尾状聚伞花序生于嫩枝先端，长 1 ~ 3cm，有疏柔毛；花小，直径 5 ~ 6mm；萼片 5，绿色；花瓣 5，白色或微带淡蓝色，长圆形，长 2 ~ 3mm；雄蕊 10 ~ 15；子房 3 室。核果近球形、椭圆形或锥状卵形，长 6 ~ 10mm，两端钝圆，成熟时黑紫色，果汁蓝紫色，味甜而微

小果白刺

咸；果核卵形，先端尖，长 4 ~ 5mm。花期 5 ~ 6 月，果期 7 ~ 8 月。

| 生境分布 | 生于内陆和沿海盐渍化沙地。分布于天津塘沽、大港、宁河等地。

| 资源情况 | 野生资源较少。药材来源于野生。

| 采收加工 | 秋季果实成熟时采收，晒干。

| 功能主治 | 甘、酸、微咸，温。归脾、胃经。健脾胃，益气血，调月经。用于脾虚食少，消化不良，气血两亏，身体瘦弱，月经不调。

| 用法用量 | 内服煎汤，9 ~ 15g；或入丸、散。

| 附　　注 | 本种喜盐碱，是盐渍土指示植物，又是重要的防风固沙植物。

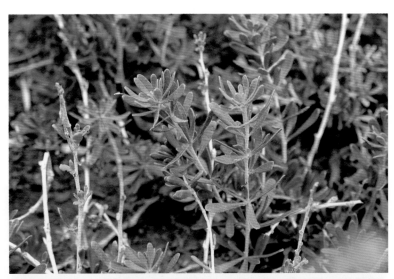

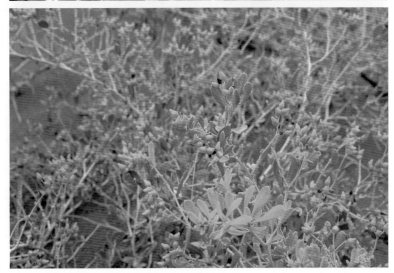

蒺藜科 *Zygophyllaceae* 蒺藜属 *Tribulus*

蒺藜
Tribulus terrester L.

| 植物别名 | 刺蒺藜、地菱、白蒺藜。

| 药材名 | 蒺藜（药用部位：果实）。

| 形态特征 | 一年生草本。茎常由基部分枝，平卧地面，长可达 1m 左右，全体被绢丝状柔毛。偶数羽状复叶，对生或互生，小叶 3 ~ 7 对，长椭圆形，长 6 ~ 15mm，宽 2 ~ 5mm，先端锐尖或钝，基部常偏斜，全缘，有银色柔毛，呈灰绿色；托叶披针形，小而尖。花黄色，单生叶腋，有短梗；萼片 5，卵状披针形；花瓣 5，倒卵形；雄蕊 10，基部有鳞片状腺体，花药以背面中央点着生于花丝上。果实由 5 个呈星状排列的果瓣形成，成熟时分离，果瓣上各有 1 对长刺和 1 对短刺，背面有短硬毛及瘤状突起，每室含种子 2 ~ 3。花期 5 ~ 8 月，果期 8 ~ 10 月。

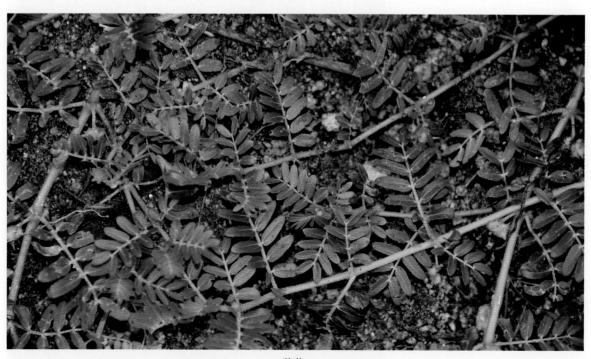

蒺藜

| 生境分布 | 生于荒野、田边、河川流域的石砾质冲积地上。分布于天津蓟州、静海、滨海、武清、宁河等地。

| 资源情况 | 野生资源一般。药材来源于野生。

| 采收加工 | 秋季果实成熟时采割植株，晒干，打下果实，除去杂质。

| 药材性状 | 本品由 5 分果瓣组成，呈放射状排列，直径 7 ~ 12mm。常裂为单一的分果瓣，分果瓣呈斧状，长 3 ~ 6mm；背部黄绿色，隆起，有纵棱和多数小刺，并有对称的长刺和短刺各 1 对，两侧面粗糙，有网纹，灰白色。质坚硬。气微，味苦、辛。

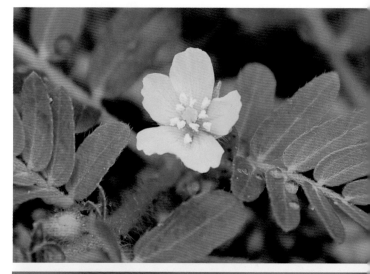

| 功能主治 | 辛、苦，微温；有小毒。归肝经。平肝解郁，活血祛风，明目，止痒。用于头痛眩晕，胸胁胀痛，乳闭乳痈，目赤翳障，风疹瘙痒。

| 用法用量 | 内服煎汤，6 ~ 10g。

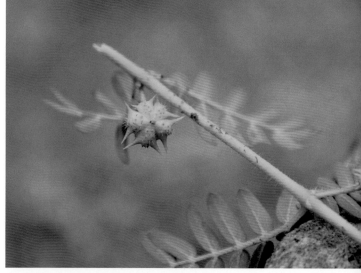

| 附 注 | （1）2015 年版《中国药典》一部及 FOC 收载本种拉丁学名为 *Tribulus terrestris* L.。（2）据有关资料记载，本种的根（蒺藜根）、茎叶（蒺藜苗）、花（蒺藜花）均可入药。

亚麻科 Linaceae 亚麻属 Linum

野亚麻 *Linum stelleroides* Planch.

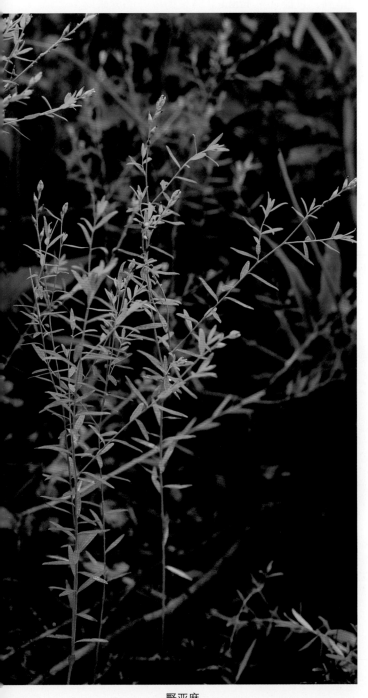

野亚麻

| 植物别名 |

疔毒草、野胡麻。

| 药 材 名 |

野亚麻（药用部位：全草）、野亚麻子（药用部位：种子）。

| 形态特征 |

一年生或二年生草本。茎细长，直立，光滑，高 40 ~ 60cm，先端有分枝，基部略木质，上部多分枝。叶互生，线形，长 1 ~ 3cm，宽 1 ~ 4mm，两面无毛，全缘，先端锐尖。单歧聚伞花序；花淡紫色；萼片下部有不明显的 3 脉，椭圆形或宽卵形，先端急尖，边缘稍膜质，有少数黑色凸出的腺体；花瓣倒卵形，长为萼片的 2 ~ 3 倍；雄蕊 5，退化雄蕊 5，与花柱等长，花丝基部合生；花柱顶生，柱头小头状，子房 5 室。蒴果球形，直径 3.5 ~ 4mm。花期 6 ~ 8 月，果期 7 ~ 9 月。

| 生境分布 |

生于干燥山坡、草地或路旁。分布于天津蓟州、北仓等地。

| **资源情况** | 野生资源一般。药材来源于野生。

| **采收加工** | 野亚麻：夏、秋季采收全草，洗净，鲜用。
野亚麻子：秋季果实成熟时摘下果实，搓出种子，簸净，晒干。

| **药材性状** | 野亚麻：本品全株无毛，黄绿色。茎细圆柱形，长 30 ~ 70cm，直径 2 ~ 3mm，中部以上多分枝。质脆易折，断面中空，周围有纤维连接。叶线形，互生。花淡紫色，单生茎枝端，形成聚伞花序。气微，味苦。

| **功能主治** | 野亚麻：甘，平。解毒消肿。用于疔疮肿毒。
野亚麻子：甘，平。养血，润燥，祛风。用于肠燥便秘，皮肤瘙痒。

| **用法用量** | 野亚麻：外用适量，鲜品捣敷。
野亚麻子：内服煎汤，3 ~ 10g。

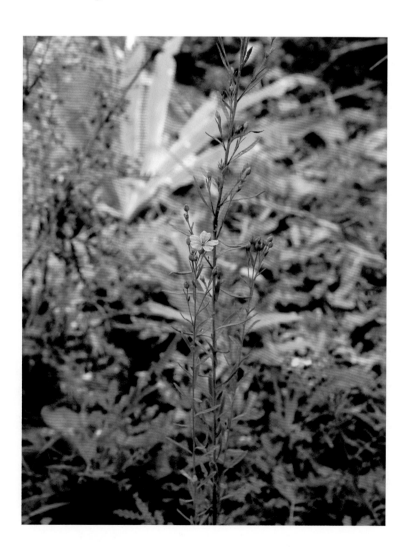

| 大戟科 | Euphorbiaceae | 雀舌木属 | *Leptopus*

雀儿舌头 *Leptopus chinensis* (Bge.) Pojark.

| 植物别名 | 黑钩叶、断肠草。

| 药 材 名 | 雀儿舌头（药用部位：根）。

| 形态特征 | 小灌木，高可达 80cm。多分枝。叶互生，卵形、长圆形至披针形，长 1 ~ 5cm，宽 0.4 ~ 3cm，先端钝或具短尖，基部圆形或亚心形，稍不对称，光滑或有时下面近基部有柔毛；叶柄纤细，光滑或偶有毛；托叶小，褐色。花小，雌雄同株，单生或 2 ~ 4 簇生叶腋，花梗线形，有毛，比叶柄长。雄花萼片 5，基部合生，先端钝，边缘有睫毛；花瓣 5，白色，短于萼片，倒卵状匙形；腺体 5，扁平，各 2 裂；雄蕊 5，花丝分离，退化子房小，3 裂，呈花柱状。雌花萼片较大，先端尖；花瓣小，长圆形；腺体 2 裂；子房 3 室，无毛，

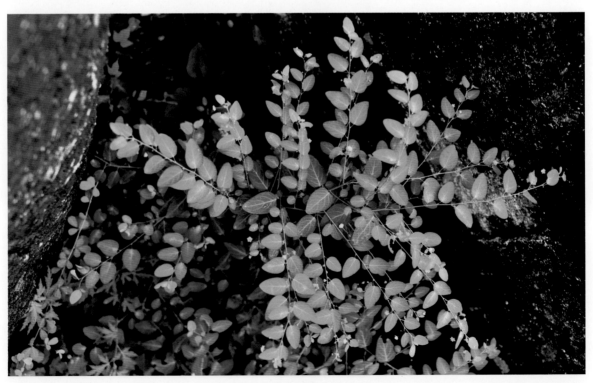

雀儿舌头

花柱 3，各 2 裂。蒴果球形或扁球形，光滑，直径约 6mm。花期 4 ～ 8 月，果期 5 ～ 10 月。

| **生境分布** | 生于山坡、路旁、田埂、林缘。分布于天津蓟州盘山、九山顶、九龙山、八仙山等地。

| **资源情况** | 野生资源丰富。药材来源于野生。

| **采收加工** | 全年均可采挖，切段晒干。

| **功能主治** | 辛，温。归胃、大肠经。理气止痛。用于脾胃气滞所致脘腹胀痛，食欲不振，寒疝腹痛，下痢腹痛。

| **用法用量** | 内服煎汤，6 ～ 12g。

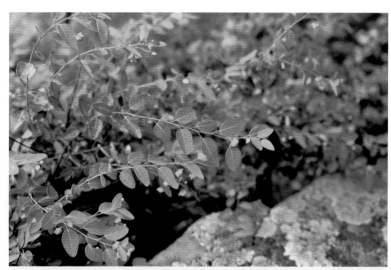

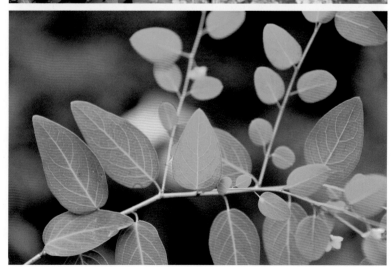

大戟科 Euphorbiaceae 白饭树属 Flueggea

一叶萩
Flueggea suffruticosa (Pall.) Baill.

| 植物别名 | 叶底珠。

| 药 材 名 | 一叶萩（药用部位：嫩枝叶、根）。

| 形态特征 | 小灌木，高1～3m。多分枝，枝细，无毛，小枝浅绿色，具棱。叶互生，椭圆形、长圆形或卵状长圆形，长1.5～6cm，宽0.6～2.5cm，基部楔形。花小，单性，雌雄异株，无花瓣。雄花3～12簇生叶腋；萼片5，卵形，不等大；雄蕊5～6，花丝长于萼片；花盘腺体5，分离，2裂，与萼片互生。雌花少数簇生叶腋，萼片宽卵形，覆瓦状排列，外层1片通常较狭小；子房3室，花柱3，各2裂；花盘几不分裂。蒴果三棱状扁球形，直径3～4mm，红褐色，光滑，3浅裂；种子半圆形，褐色，稍具光泽，具3棱。花期6～7月，果

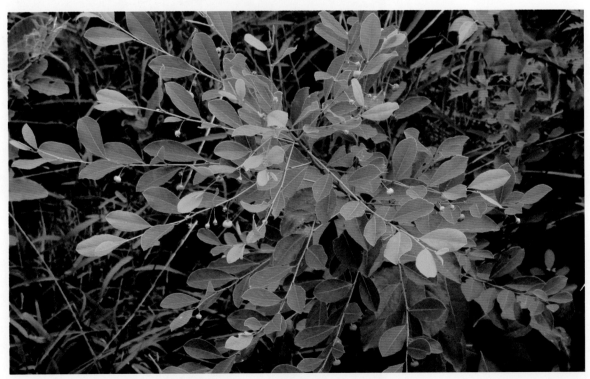

一叶萩

期 8 ~ 9 月。

| **生境分布** | 生于山地路旁、灌丛及向阳处。分布于天津蓟州盘山、九山顶、九龙山、八仙山等地。

| **资源情况** | 野生资源丰富。药材来源于野生。

| **采收加工** | 嫩枝叶，春末至夏末均可采收，割取连叶的绿色嫩枝，扎成小把，阴干。根，全年均可采挖，除去泥沙，洗净，切片晒干。

| **药材性状** | 本品嫩枝条呈圆柱形，略具棱角，长 25 ~ 40cm，粗端直径 2mm。表面暗绿黄色，具纵向细纹理。叶多皱缩破碎，有时尚有黄色花朵或灰黑色果实。质脆，断面中央白色，四周纤维状。气微，味微辛而苦。根不规则分枝，圆柱形，表面红棕色，有细纵皱，疏生凸起的小点或横向皮孔。质脆，断面不整齐，木部淡黄白色。气微，味淡转涩。

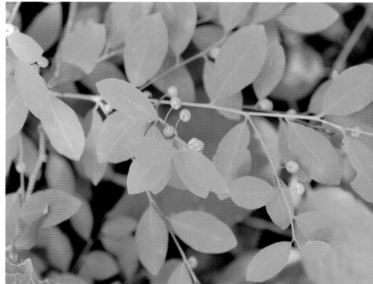

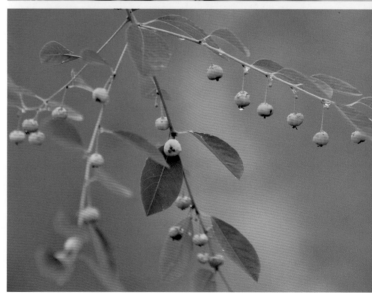

| **功能主治** | 辛、苦，微温；有小毒。祛风活血，益肾强筋。用于风湿腰痛，四肢麻木，阳痿，小儿疳积，面神经麻痹，小儿麻痹后遗症。

| **用法用量** | 内服煎汤，6 ~ 9g。

大戟科 Euphorbiaceae 叶下珠属 Phyllanthus

叶下珠
Phyllanthus urinaria L.

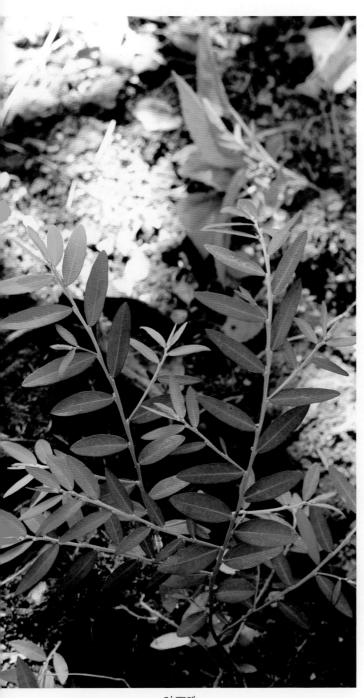

叶下珠

| 植物别名 |

珍珠草、夜合草。

| 药 材 名 |

叶下珠（药用部位：带根全草）。

| 形态特征 |

一年生草本，高 10 ~ 25（~ 40）cm。全株无毛。茎单一或自基部分枝，上部扁平而具棱。叶排成 2 列，似羽状复叶，椭圆状披针形，长 5 ~ 15mm，宽 2 ~ 5mm，先端钝或具短尖，基部微心形而稍偏斜，有短柄；托叶小，具狭尖。花单生或 2 ~ 3（~ 4）着生于叶腋。雄花花梗长，萼片 6，宽卵形或近圆形；雄蕊 3，花丝合生，花药近球形，腺体 6，长圆形，片状。雌花近无梗，花萼基部合生，先端 6 裂，紫红色，边缘黄色膜质；子房球形，花柱 3，花盘圆盘状，不裂。蒴果扁球形，直径 2 ~ 3mm，紫红色，表面具鳞片状突起；种子略呈三角形，长 1.6mm，表面具微小的乳头状突起排列成的条纹。花期 6 ~ 7 月，果期 8 ~ 9 月。

| 生境分布 |

生于草地、田边、路旁、山坡。分布于天津

蓟州盘山、九山顶、九龙山、八仙山等地。

| **资源情况** | 野生资源丰富。药材来源于野生。

| **采收加工** | 夏、秋季采收，去杂质，鲜用或晒干。

| **药材性状** | 本品长短不一，根茎外表面浅棕色，主根不发达，须根多数，浅灰棕色。茎直径 2 ~ 3mm，老茎基部灰褐色。茎枝有纵皱，灰棕色、灰褐色或棕红色，质脆易断，断面中空。分枝有纵皱及不甚明显的膜翅状脊线。叶片薄而小，长椭圆形，尖端有短凸尖，基部圆形或偏斜，边缘有白色短毛，灰绿色，皱缩，易脱落。花细小，腋生于叶背之下，多已干缩。有的带有三棱状扁球形黄棕色果实，其表面有鳞状突起，常 6 纵裂。气微香，味微苦。

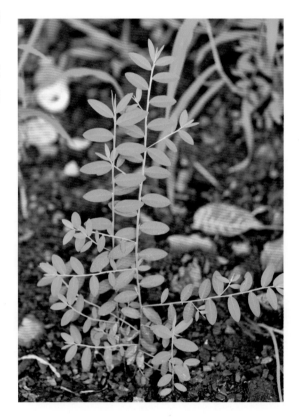

| **功能主治** | 微苦，凉。归肝、脾、肾经。清热解毒，利水消肿，明目，消积。用于痢疾，泄泻，黄疸，水肿，热淋，石淋，目赤，夜盲，疳积，毒蛇咬伤。

| **用法用量** | 内服煎汤，15 ~ 30g。外用适量，捣敷。

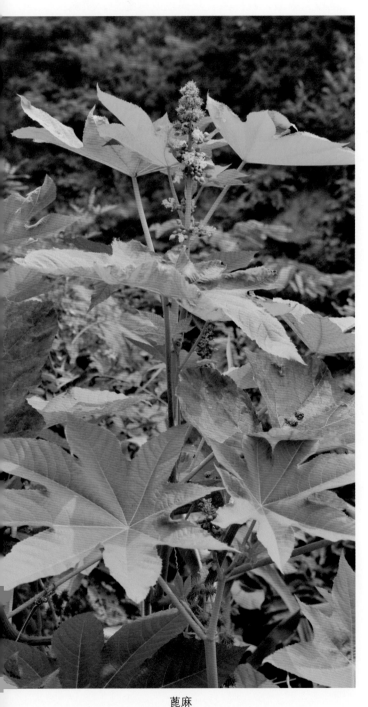

大戟科 Euphorbiaceae 蓖麻属 Ricinus

蓖麻 *Ricinus communis* L.

蓖麻

| 植物别名 |

草麻、牛篦子草、红蓖麻。

| 药 材 名 |

蓖麻子（药用部位：种子）、蓖麻油（药材来源：种子榨取的脂肪油）、蓖麻叶（药用部位：叶）、蓖麻根（药用部位：根）。

| 形态特征 |

一年生大型草本，高达 2 ~ 4m。全株光滑无毛，幼嫩部分被白粉。叶互生，大形，盾状着生，直径 13 ~ 60（~ 90）cm，掌状中裂或较深裂，裂片 5 ~ 11，卵状披针形至长圆形，先端渐尖，边缘有粗锯齿，齿顶具腺体。花单性，雌雄同株，顶生或与叶对生，圆锥花序长 10 ~ 30cm，无花瓣。雄花生于花序下部，花萼 3 ~ 5 裂；雄蕊多数，花丝多分枝。雌花生于花序上部，较小，花梗较短；萼片 3 ~ 5 裂；子房球形，被软刺，3 室，每室有 1 胚珠，花柱 3，深红色，各 2 裂。蒴果近球形或长圆形，长 1.5 ~ 2cm，直径约 1.2cm，具 3 纵沟，具软刺，稀无刺；种子长椭圆形，光滑，有斑纹和加厚的种阜。花期 7 ~ 8 月，果期 9 ~ 10 月。

| **生境分布** | 无野生分布。天津偶见栽培。

| **资源情况** | 栽培资源稀少。药材来源于栽培。

| **采收加工** | 蓖麻子：秋季采摘成熟果实，晒干，除去果壳，收集种子。

蓖麻叶：夏、秋季采摘，鲜用或晒干。

蓖麻根：春、秋季采挖，晒干或鲜用。

| **药材性状** | 蓖麻子：本品呈椭圆形或卵形，稍扁，长 0.9 ~ 1.8cm，宽 0.5 ~ 1cm。表面光滑，有灰白色与黑褐色或黄棕色与红棕色相间的花斑纹。一面较平，一面较隆起，较平的一面有 1 隆起的种脊；一端有灰白色或浅棕色凸起的种阜。种皮薄而脆，胚乳肥厚，白色，富油性。子叶 2。无臭，味微苦、辛。

蓖麻油：本品为几乎无色或微带黄色的澄清黏稠液体。气微，味淡而后微辛。

蓖麻叶：本品叶片皱缩破碎，完整的叶展平后呈盾状圆形，掌状分裂，深达叶片的一半以上，裂片一般 7 ~ 9，先端长尖，边缘有不规则的锯齿，齿端具腺体，下面被为白粉。气微，味甘、辛。

| **功能主治** | 蓖麻子：甘、辛，平；有毒。归大肠、肺经。泻下通滞，消肿拔毒。用于大便燥结，痈疽肿毒，喉痹，瘰疬。

蓖麻油：甘、辛，平；有毒。归大肠经。滑肠，润肤。用于肠内积滞，腹胀，便秘，疥癣癣疮，烫火伤。

蓖麻叶：苦、辛，平；有小毒。祛风除湿，拔毒消肿。用于脚气，风湿痹痛，痈疮肿毒，子宫下垂，咳嗽痰喘。

蓖麻根：辛，平；有小毒。祛风解痉，活血消肿。用于破伤风，癫痫，风湿痹痛，痈肿瘰疬，跌打损伤，脱肛，子宫脱垂。

| **用法用量** | 蓖麻子：内服煎汤，2 ~ 5g。外用适量。

蓖麻油：内服，10 ~ 20ml。外用适量，涂敷。

蓖麻叶：内服煎汤，5 ~ 10g；或入丸、散。外用适量，捣敷；或煎汤洗；或热熨。

蓖麻根：内服煎汤，15 ~ 30g。外用适量，捣敷。

大戟科 Euphorbiaceae 铁苋菜属 Acalypha

铁苋菜 *Acalypha australis* L.

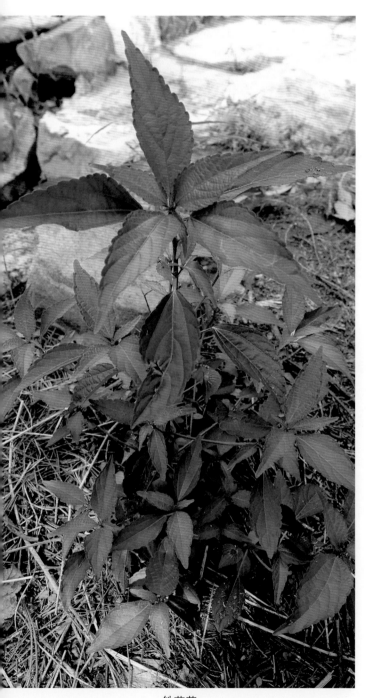

铁苋菜

| 植物别名 |

海蚌含珠、血见愁。

| 药 材 名 |

铁苋（药用部位：全草）。

| 形态特征 |

一年生草本，高 30 ~ 60cm。全株被短毛。茎直立或倾斜，自基部分枝，具棱条。叶互生，卵形、菱状卵形、长卵圆形或卵状披针形，长 2.5 ~ 8cm，宽 1.5 ~ 3.5cm，先端渐尖，基部广楔形，边缘有钝粗齿，两面通常有稀毛或近光滑，脉上伏生硬毛。穗状花序，生于叶腋，雌雄花同花序。雄花多数，小形，生于花序上部；花萼 4 裂，膜质，裂片卵形；雄蕊 8。雌花生于花序基部，常 3 花生于 1 大形叶状苞片内，苞片三角状卵形或肾形，长约 1cm，合时如蚌，绿色，稀带紫红色，边缘有钝锯齿；子房球形，花柱 3，带紫红色，在 1 苞片内常仅 1 果成熟。蒴果近球形，直径约 3mm，被粗毛，黑褐色。花期 7 ~ 9 月，果期 8 ~ 10 月。

| 生境分布 |

生于荒地、田间、路旁、山沟、山坡草地或

林下。分布于天津蓟州、静海、滨海、武清、宁河等地。

| 资源情况 | 野生资源丰富。药材来源于野生。

| 采收加工 | 5 ～ 7 月采收，除去杂质，晒干或鲜用。

| 药材性状 | 本品全草长 20 ～ 40cm，茎细，单一或分枝，棕绿色，有纵条纹，具灰白色细柔毛。单叶互生，具柄；叶片膜质，卵形或卵状菱形或近椭圆形，长 2.5 ～ 5.5cm，宽 1.2 ～ 3cm，先端稍尖，基部广楔形，边缘有钝齿，表面棕绿色，两面略粗糙，均有白色细柔毛。花序自叶腋抽出，单性，无花瓣；苞片呈角状肾形。蒴果小，三角状半圆形，表面淡褐色，被粗毛。气微，味苦、涩。

| 功能主治 | 苦、涩，凉。归心、肺、大肠、小肠经。清热利湿，凉血解毒，消积。用于痢疾，泄泻，吐血，便血，崩漏，小儿疳积，痈疖疮疡，皮肤湿疹。

| 用法用量 | 内服煎汤，10 ～ 15g，鲜品 30 ～ 60g。外用适量，煎汤洗或捣敷。

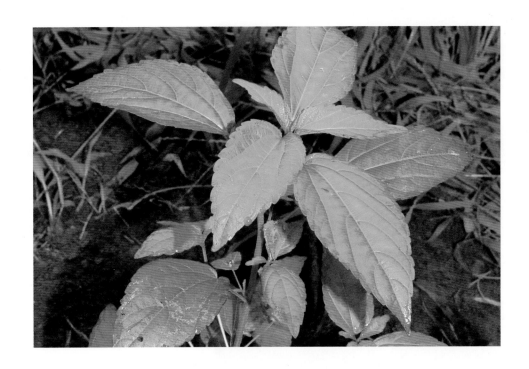

大戟科 Euphorbiaceae 大戟属 Euphorbia

通奶草
Euphorbia hypericifolia L.

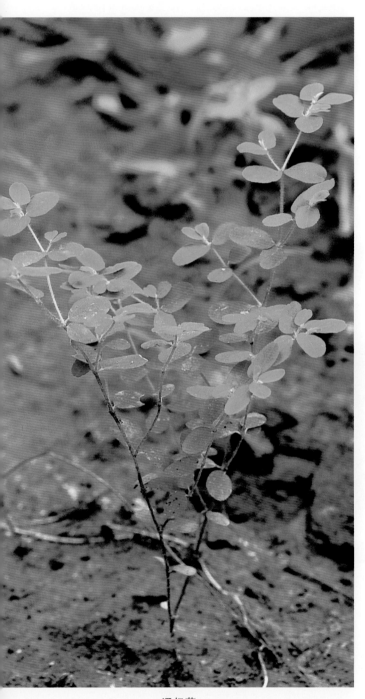

通奶草

植物别名

光叶小飞扬、蚂蝗草。

药 材 名

大地锦（药用部位：全草）。

形态特征

一年生草本，高 10 ~ 35cm。茎单生或具多数簇生的茎，自基部分枝或不分枝，被短柔毛或在开花时中下部被疏毛或毛脱落。叶对生，倒卵形或狭长圆形，长 1 ~ 2.5cm，宽 0.5 ~ 1cm，边缘具不明显的细锯齿，先端圆钝，基部圆形，通常偏斜，两面被极稀短柔毛或无毛；叶柄短；托叶卵状三角形，边缘刚毛状撕裂。杯状聚伞花序，数个簇生叶腋或侧枝先端；总苞陀螺形，长约 1mm，先端 4 裂，裂片间有头状小腺体，具白色花瓣状附属物。蒴果长 1.5 ~ 2mm，被伏贴的短柔毛；种子卵状四棱形，各面有 4 ~ 5 横沟。花果期 6 ~ 10 月。

生境分布

生于荒地、旷野、路旁或阴湿灌丛下。分布于天津蓟州。

| **资源情况** | 野生资源一般。药材来源于野生。

| **采收加工** | 春、夏季采收，鲜用或晒干。

| **功能主治** | 辛、微苦，平。通乳，利尿，清热解毒。用于妇人乳汁不通，水肿，泄泻，痢疾，皮炎，湿疹，烫火伤。

| **用法用量** | 内服煎汤，15 ~ 30g。外用适量，捣敷。

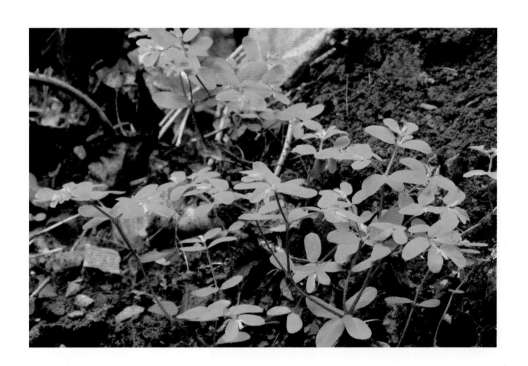

大戟科 Euphorbiaceae 大戟属 *Euphorbia*

地锦
Euphorbia humifusa Willd. ex Schlecht.

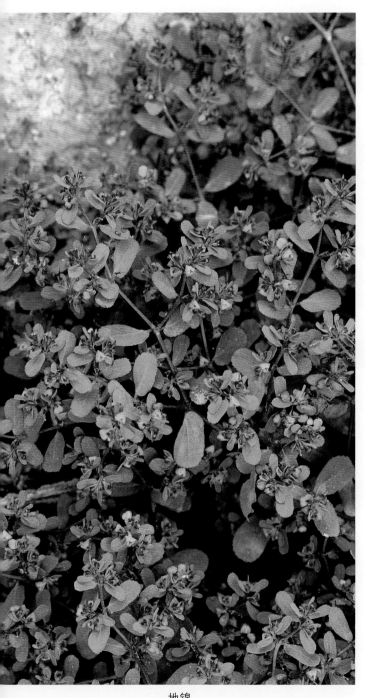

地锦

| 植物别名 |

草血竭、血见愁。

| 药 材 名 |

地锦草（药用部位：全草）。

| 形态特征 |

一年生草本。茎纤细，平卧，长 10 ~ 30cm，由基部多次叉状分枝，被稀疏柔毛或无毛，浅红色，秋季呈红紫色。叶对生，长圆形或长圆状倒卵形，长 5 ~ 12mm，宽 3 ~ 7mm，先端钝，基部不对称，近先端及一侧边缘有细锯齿，背面被疏柔毛，有时表面也有毛；托叶甚小，细锥形。杯状聚伞花序单生小枝的叶腋内；总苞倒圆锥形，先端 4 裂，裂片长三角形；腺体 4，横长圆形，具白色花瓣状附属物；子房具 3 纵棱，花柱 3，短小，各 2 裂。蒴果三棱状球形，直径约 2mm，无毛；种子卵形，长 1.2mm，宽 0.7mm，黑褐色，外被白色蜡粉。花期 6 ~ 9 月，果期 7 ~ 10 月。

| 生境分布 |

生于路旁、田间、荒地、山坡、海滩。天津各地均有分布。

| **资源情况** | 野生资源丰富。药材来源于野生。

| **采收加工** | 夏、秋季采收，除去杂质，晒干。

| **药材性状** | 本品常皱缩卷曲，根细小。茎细，呈叉状分枝，表面带紫红色，光滑无毛或疏生白色细柔毛；质脆，易折断，断面黄白色，中空。单叶对生，具淡红色短柄或几无柄；叶片多皱缩或已脱落，展平后呈长椭圆形，长 5 ~ 10mm，宽 4 ~ 6mm；绿色或带紫红色，通常无毛或疏生细柔毛；先端钝圆，基部偏斜，边缘具小锯齿或呈微波状。杯状聚伞花序腋生，细小。蒴果三棱状球形，表面光滑；种子细小，卵形，褐色。气微，味微涩。

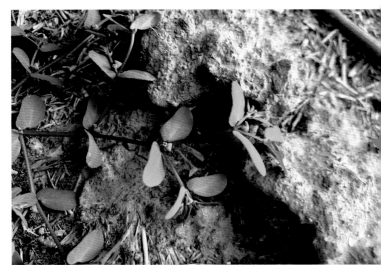

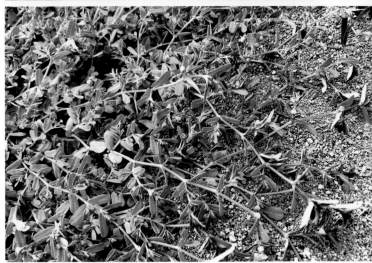

| **功能主治** | 辛，平。归肝、大肠经。清热解毒，凉血止血，利湿退黄。用于痢疾，泄泻，咯血，尿血，便血，崩漏，疮疖痈肿，湿热黄疸。

| **用法用量** | 内服煎汤，9 ~ 20g。外用适量。

| 大戟科 | Euphorbiaceae | 大戟属 | Euphorbia

斑地锦
Euphorbia maculata L.

| **植物别名** | 草血竭、血见愁。

| **药 材 名** | 地锦草（药用部位：全草）。

| **形态特征** | 一年生草本。根纤细。茎匍匐，被白色疏柔毛。叶对生，长椭圆形至肾状长圆形，长 6 ~ 12mm，宽 2 ~ 4mm，先端钝，基部偏斜，不对称，略呈渐圆形，边缘中部以下全缘，中部以上常具细小疏锯齿；叶面绿色，中部常具有 1 长圆形的紫色斑点；叶柄极短；托叶钻状。花序单生叶腋，基部具短柄；总苞狭杯状，外部具白色疏柔毛，边缘 5 裂，裂片三角状圆形；腺体 4，黄绿色，边缘具白色附属物；雄花 4 ~ 5，微伸出总苞外；雌花 1，子房柄伸出总苞外，且被柔毛；子房被疏柔毛；花柱短，近基部合生；柱头 2 裂。蒴果三角状卵形，

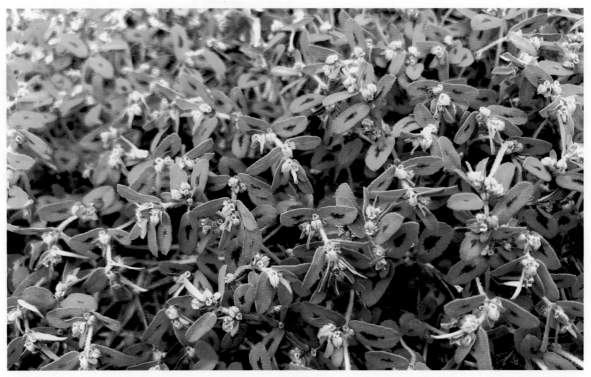

斑地锦

长约2mm，直径约2mm，被稀疏柔毛，成熟时易分裂为3分果片；种子卵状四棱形，灰色或灰棕色，每个棱面具5横沟，无种阜。花果期4～9月。

| **生境分布** | 生于路旁、田间、荒地、山坡。天津各地均有分布。

| **资源情况** | 野生资源丰富。药材来源于野生。

| **采收加工** | 参见"地锦"条。

| **药材性状** | 与地锦相似，区别在于本品叶上表面具红斑，蒴果被稀疏白色短柔毛。

| **功能主治** | 参见"地锦"条。

| **用法用量** | 参见"地锦"条。

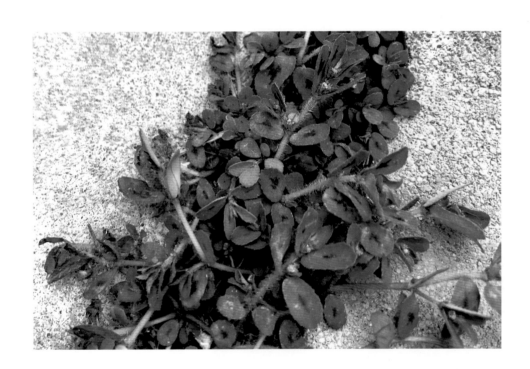

| 大戟科 | Euphorbiaceae | 大戟属 | Euphorbia |

大戟
Euphorbia pekinensis Rupr.

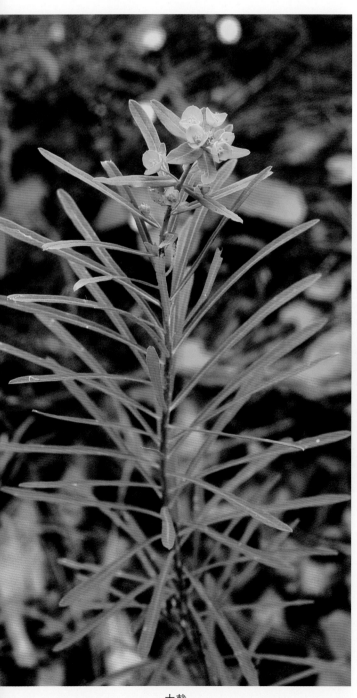

大戟

| 植物别名 |

乳浆草、猫眼草。

| 药 材 名 |

京大戟（药用部位：根）。

| 形态特征 |

多年生草本。根粗壮，圆锥形，有分枝。茎直立，高 40 ～ 90cm，常丛生或单生，不分枝或上部分枝，被白色短柔毛。叶互生，狭长圆形、线状长圆形或长圆状倒披针形，长 3 ～ 8cm，宽 0.4 ～ 1.5cm，先端钝或稍尖，基部渐狭，全缘或稍呈波状，具明显中脉，两面无毛或下面中脉上有毛，无柄。总花序顶生，具 5 ～ 7 伞梗，基部具 5 ～ 7 轮生苞叶，各伞梗顶部有时再生出 3 ～ 4 小伞梗，小伞梗基部具 3 ～ 4 苞片，广椭圆状卵形或菱状广卵形，杯状聚伞花序下具 2 小苞片，全缘，黄绿色；雄花 10 ～ 20；雌花 1；子房球形，表面具疣状突起，花柱 3，先端 2 裂。蒴果三棱状球形，直径约 4mm，表面具圆锥形疣状突起；种子卵形，光滑，长约 2mm。花期 5 ～ 9 月，果期 6 ～ 10 月。

| 生境分布 | 生于山坡、路旁、田边、荒地、草丛、林缘及疏林下。分布于天津蓟州盘山、九山顶、九龙山、八仙山等地。

| 资源情况 | 野生资源较少。药材来源于野生。

| 采收加工 | 秋、冬季采挖，洗净，晒干。

| 药材性状 | 本品呈不整齐的长圆锥形，略弯曲，常有分枝，长 10 ~ 20cm，直径 1.5 ~ 4cm。表面灰棕色或棕褐色，粗糙，有纵皱纹、横向皮孔样突起及支根痕。先端略膨大，有多数茎基及芽痕。质坚硬，不易折断，断面类白色或淡黄色，纤维性。气微，味微苦、涩。

| 功能主治 | 苦，寒；有毒。归肺、脾、肾经。泻水逐饮，消肿散结。用于水肿胀满，胸腹积水，痰饮积聚，气逆咳喘，二便不利，痈肿疮毒，瘰疬痰核。

| 用法用量 | 内服煎汤，1.5 ~ 3g；或入丸、散，每次 1g。内服醋制。外用适量，生用。

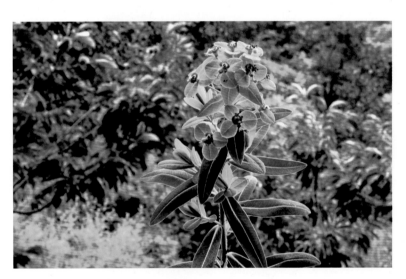

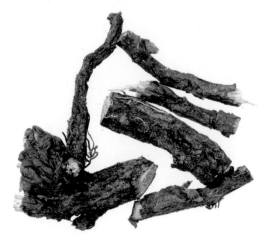

| 大戟科 | Euphorbiaceae | 大戟属 | Euphorbia

乳浆大戟 *Euphorbia esula* L.

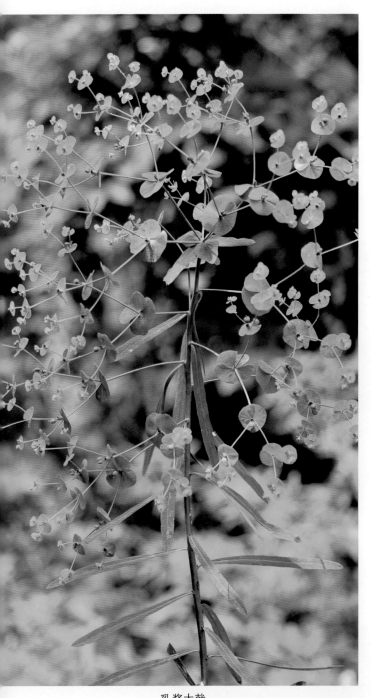

乳浆大戟

| 植物别名 |

烂疤眼、咪咪草、猫眼草。

| 药 材 名 |

乳浆大戟（药用部位：全草）。

| 形态特征 |

多年生草本，高 15 ~ 40（~ 50）cm。全株无毛。根细长，褐色。茎通常丛生，稀单一，具纵沟。叶线形、线状披针形或倒披针状线形，长 1 ~ 5cm，宽 2 ~ 6mm，先端稍钝或具细尖头，全缘，无柄；有时具无性枝，其上的叶较小而密。总花序多歧聚伞状，顶生，花序基部具 3 ~ 7 轮生苞叶，线形、披针形、卵状披针形，先端渐尖或钝，基部钝圆或微心形；伞梗 3 ~ 10，有时伞梗生于上部的叶腋，各伞梗先端再 1 ~ 2（~ 4）次叉状分枝，每次分枝的基部具 1 对苞片，杯状总苞长 2 ~ 3mm，先端 4 裂；腺体 4；子房卵圆形，3 室，花柱 3，先端 2 浅裂。蒴果卵球形，无毛，直径 3 ~ 3.5mm；种子卵形，长约 2mm。花期 4 ~ 7 月，果期 6 ~ 8 月。

| **生境分布** | 生于干燥沙地、路旁、河滩、草原、山坡及山沟内。分布于天津蓟州。 |

| **资源情况** | 野生资源较少。药材来源于野生。 |

| **采收加工** | 春、夏季采收，鲜用或晒干。 |

| **功能主治** | 微苦，平；有毒。归大肠、膀胱经。利水消肿，散结，杀虫。用于水肿，臌胀，瘰疬，皮肤瘙痒。 |

| **用法用量** | 内服煎汤，0.9 ~ 2.4g。外用适量，捣敷。 |

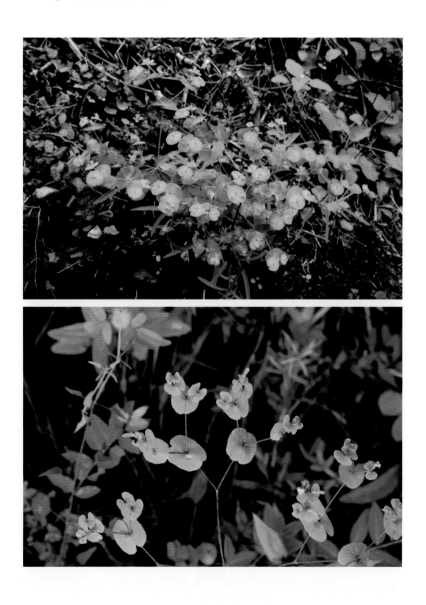

芸香科 Rutaceae 花椒属 *Zanthoxylum*

花椒
Zanthoxylum bungeanum Maxim.

| 植物别名 | 秦椒、川椒、红椒。

| 药 材 名 | 花椒（药用部位：果皮）、花椒根（药用部位：根）、花椒叶（药用部位：叶）、椒目（药用部位：种子）。

| 形态特征 | 落叶灌木或小乔木，高 3 ~ 7m。全株有香气，枝干常有增大的、略向上生的皮刺，皮刺基部宽扁，长 5 ~ 16mm。奇数羽状复叶，互生，叶轴边缘有狭翅和小皮刺，小叶 5 ~ 9，对生，纸质，卵形或卵状长圆形，长 1 ~ 7cm，宽 1 ~ 3cm，先端急尖或短渐尖，常微凹，基部圆形或钝，边缘有细钝锯齿，齿缝间有粗大透明的油腺点，下面中脉基部两侧常密被长柔毛。聚伞状圆锥花序，顶生；花单性，花被 4 ~ 8；雄花的雄蕊 4 ~ 8；雌花心皮 3 ~ 4。蓇葖果，红色至

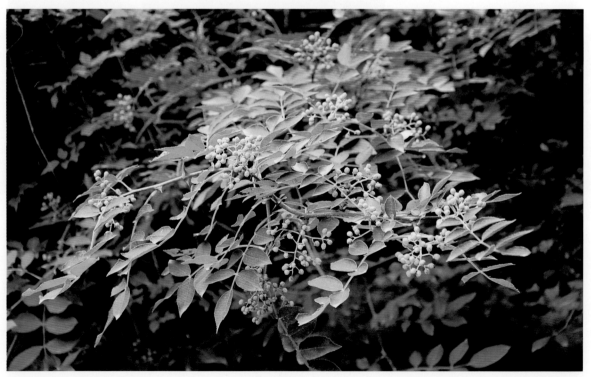

花椒

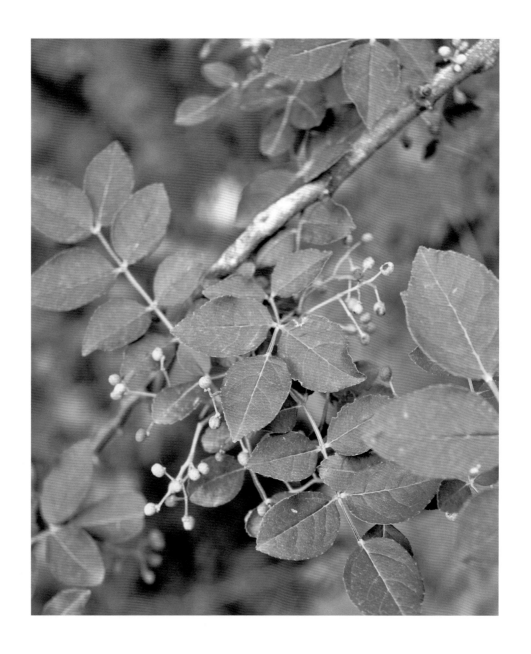

紫红色，成熟心皮 2～3，果瓣半球形，表面密生粗大而凸起的油腺点；种子卵圆形，直径 3～4mm，黑色，有光泽。花期 6～7 月，果期 8～9 月。

| 生境分布 | 生于阳光充足、温暖的环境及肥沃的土壤中。天津常见栽培。

| 资源情况 | 栽培资源较丰富。药材来源于野生。

| 采收加工 | 花椒：秋季采收成熟果实，晒干，除去种子和杂质。
花椒根：全年均可采挖，挖根，洗净，切片晒干。
花椒叶：全年均可采收，鲜用或晒干。

椒目：果实成熟时采摘，晾干，待果实开裂，果皮与种子分开时，取出种子。

| **药材性状** | 花椒：本品蓇葖果多单生，直径 4 ~ 5mm。外表面紫红色或棕红色，散有多数疣状突起的油点，直径 0.5 ~ 1mm，对光观察半透明；内表面淡黄色。香气浓，味麻辣而持久。

花椒根：本品呈圆柱形，略弯曲，长短不一，直径 0.5 ~ 3cm。表面深黄色，具深纵沟及灰色斑痕。质坚硬，横断面栓皮易碎，深黄色，较粗的根可见环纹，皮部深棕色，木部鲜黄色，味极苦，稍麻舌。

花椒叶：本品奇数羽状复叶或散落的小叶。小叶片卵形或卵状长圆形，较大，长 1.5 ~ 6cm，宽 0.6 ~ 3cm。表面暗绿色或棕绿色，先端急尖，基部钝圆，边缘具钝齿，对光透视，齿缝间有大而透明的油点，主脉微凹，侧脉斜向上展。具叶轴者，叶轴腹面具狭小翼，背面有小皮刺。气香，味微苦。

椒目：本品呈椭圆形、类圆形或半球形，直径 3 ~ 4mm，外表面黑色，具光泽，密布细小疣点。表皮脱落后露出黑色多边形网状纹理。种脐椭圆形，种脊明显。种皮质硬脆，剥除后可见淡黄色胚乳或子叶，胚乳发达；子叶肥厚，位于胚乳中央，有的种子内面大部中空，仅残留黄白色胚乳。气芳香浓烈，味辛辣、凉口。

| **功能主治** | 花椒：辛，温。归脾、胃、肾经。温中止痛，杀虫止痒。用于脘腹冷痛，呕吐泄泻，虫积腹痛。外用于湿疹，阴痒。

花椒根：辛，温；有小毒。归胃、肾、膀胱经。散寒，除湿，止痛，杀虫。用于虚寒血淋，风湿痹痛，胃痛，牙痛，痔疮，湿疮，脚气，蛔虫病。

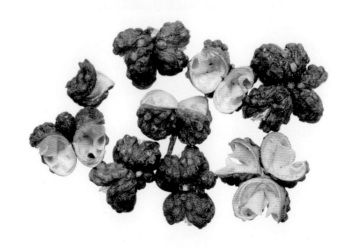

花椒叶：辛，热。归脾、胃、大肠经。温中散寒，燥湿健脾，杀虫解毒。用于奔豚，寒积，霍乱转筋，脱肛，脚气，风弦烂眼，漆疮，疥疮，毒蛇咬伤。

椒目：苦、辛，温；有小毒。归脾、肺、膀胱经。利水消肿，祛痰平喘。用于水肿胀满，哮喘。

| 用法用量 | 花椒：内服煎汤，3～6g。外用适量，煎汤熏洗。

花椒根：内服煎汤，9～15g。外用适量，煎汤洗；或烧炭，研末敷。

花椒叶：内服煎汤，3～9g。外用适量，煎汤洗浴；或鲜品捣敷。

椒目：内服煎汤，2～5g；研末，1.5g；或制成丸、片、胶囊剂。外用适量，研末，醋调敷。

| 附　注 | 据有关资料记载，本种的茎（花椒茎）亦可入药。

芸香科 Rutaceae 花椒属 Zanthoxylum

青花椒
Zanthoxylum schinifolium Sieb et Zucc.

| 植物别名 | 青椒、崖椒、狗椒。

| 药 材 名 | 花椒（药用部位：果皮）、花椒叶（药用部位：叶）、椒目（药用部位：种子）。

| 形态特征 | 常绿或落叶灌木，高 1 ～ 3m。枝有短小皮刺，小枝暗紫色，光滑。奇数羽状复叶，互生，叶轴两侧有狭翅，并疏生略向上的小皮刺；小叶 11 ～ 21，近无柄，对生或近对生，纸质，披针形或椭圆状披针形，长 1.5 ～ 4.5cm，宽 7 ～ 15mm，先端渐尖、急尖或狭尖而钝头，基部略呈楔形或歪斜而不整齐，边缘有细锯齿，齿缝间有油点。伞房状圆锥花序，顶生，长 3 ～ 8cm；花小，密集，黄绿色，单性；萼片 5；花瓣 5，长圆形；雄花的雄蕊 5，药隔顶部有色泽较深的油点 1；雌

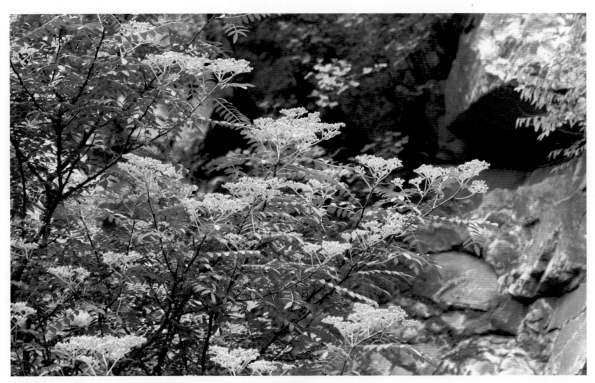

青花椒

花心皮 3，柱头头状。蓇葖果，紫红色，果瓣近球形，内有种子 1；种子蓝黑色，有光泽。花期 6 ~ 7 月，果期 9 ~ 10 月。

| **生境分布** | 生于山地灌丛中。分布于天津蓟州盘山、九山顶、九龙山、八仙山等地。

| **资源情况** | 野生资源较丰富。药材来源于野生。

| **采收加工** | 参见"花椒"条。

| **药材性状** | 花椒：本品又称"青椒"。多为 2 ~ 3 上部离生的小蓇葖果，集生于小果梗上，蓇葖果球形，沿腹缝线开裂，直径 3 ~ 4mm。外表面灰绿色或暗绿色，散有多数油点和细密的网状隆起皱纹；内表面类白色，光滑。内果皮常由基部与外果皮分离。残存种子呈卵形，长 3 ~ 4mm，直径 2 ~ 3mm，表面黑色，有光泽。气香，味微甜而辛。

花椒叶：本品为复叶，小叶较多，15 ~ 21，小叶片小，长 1 ~ 3.5cm，宽 0.5 ~ 1cm，基部多不对称。叶轴具狭翼，中间下陷成小沟状。

椒目：参见"花椒"条。

| **功能主治** | 参见"花椒"条。

| **用法用量** | 参见"花椒"条。

| **附　　注** | 2015 年版《中国药典》一部收载本种中文学名为青椒。

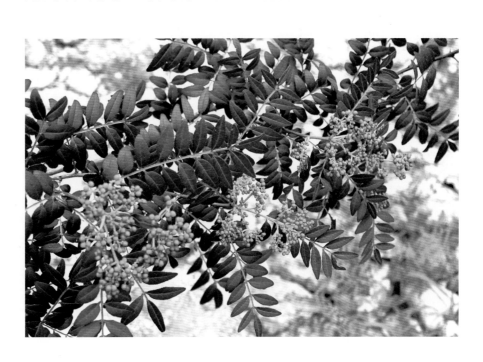

芸香科 Rutaceae 吴茱萸属 Evodia

臭檀吴萸

Evodia daniellii (Benn.) Hemsl.

| **植物别名** | 臭檀、臭檀吴茱萸。

| **药 材 名** | 黑辣子（药用部位：果实）。

| **形态特征** | 落叶乔木，高 8 ～ 15m。树皮暗灰色，平滑，小枝红褐色，密被柔毛。奇数羽状复叶，对生；小叶 5 ～ 11，长圆形或卵形，长 5 ～ 16cm，宽 3 ～ 8cm，近无柄，先端渐尖，基部圆形或宽楔形，两侧略不对称，边缘有钝锯齿，上面无毛，深绿色，下面仅沿中脉及脉腋密生白色长柔毛。聚伞状圆锥花序，顶生，直径 10 ～ 16cm，花轴及花梗被短绒毛，花密集，小形，白色；萼片 5，深裂，宽卵形；花瓣 5，狭卵状椭圆形；雌雄异株，雄花的花瓣内被柔毛。蓇葖果，直径约 8mm，紫红色或红褐色，有褐色腺点及柔毛，果瓣喙长 2 ～ 3.5mm，

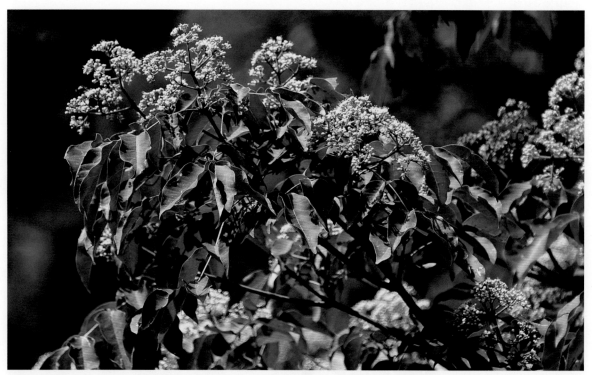

臭檀吴萸

内有种子 2，上下叠生成 110° 角，上粒大，下粒小；种子椭圆形，长 2 ~ 4mm，黑褐色，有光泽。花期 6 月，果期 9 ~ 10 月。

| **生境分布** | 生于疏林、沟边或山坡上。分布于天津蓟州盘山、小港、八仙山等地。

| **资源情况** | 野生资源较丰富。药材来源于野生。

| **采收加工** | 7 ~ 8 月采收幼果，晒干或烘干备用。

| **功能主治** | 行气止痛。用于胃脘疼痛，腹痛，头痛。

| **用法用量** | 内服煎汤，9 ~ 15g。

| **附　注** | FOC 将本种归并于四数花属 *Tetradium*，修订其拉丁学名为 *Tetradium daniellii* (Bennett) T. G. Hartley。

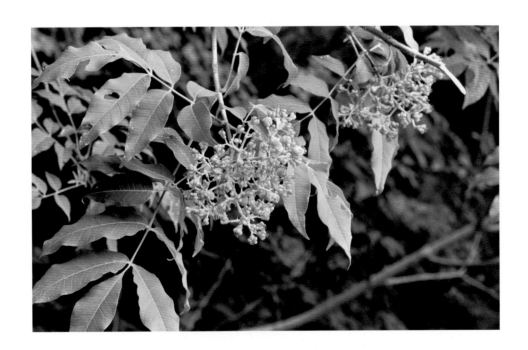

芸香科 Rutaceae 黄檗属 Phellodendron

黄檗
Phellodendron amurense Rupr.

| 药 材 名 | 关黄柏（药用部位：树皮）。

| 形态特征 | 落叶乔木，高 10 ～ 15m。枝开展，树皮厚，浅灰色或灰褐色，木栓质发达，内皮鲜黄色，小枝棕褐色，无毛。叶对生，奇数羽状复叶；小叶 5 ～ 13，有短柄，卵状披针形或卵形，长 5 ～ 12cm，宽 3 ～ 4.5cm，先端渐尖，基部宽楔形，边缘有细钝锯齿，有缘毛，下面中脉基部有长柔毛。花小，5 基数，雌雄异株，聚伞状圆锥花序；雄蕊较花瓣长，花丝线形，基部被毛，退化雌蕊小；雌花的退化雄蕊鳞片状，子房上位，近卵形，有短柄，5 室，每室 1 胚珠。果实为浆果状核果，直径 1cm，球形，黑色，有特殊香气与苦味，内有种子 2 ～ 5。花期 5 ～ 6 月，果期 10 月。

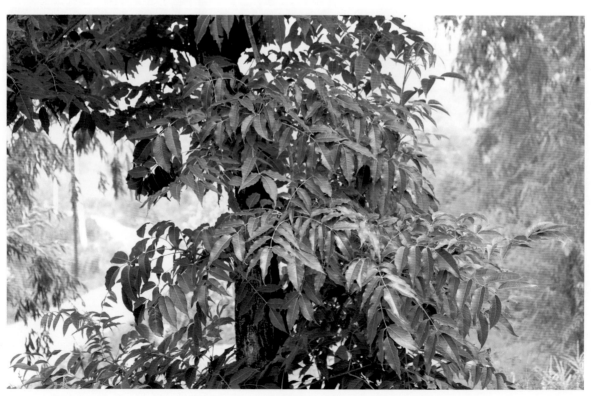

黄檗

| **生境分布** | 生于山沟杂木林中。分布于天津蓟州盘山、黄崖关、八仙山等地。

| **资源情况** | 野生资源稀少。药材来源于野生。

| **采收加工** | 剥取树皮，除去粗皮，晒干。

| **药材性状** | 本品呈板片状或浅槽状，长宽不一，厚 2 ~ 4mm。外表面黄绿色或淡棕黄色，较平坦，有不规则的纵裂纹，皮孔痕小而少见，偶有灰白色的粗皮残留；内表面黄色或黄棕色。体轻，质较硬，断面纤维性，有的呈裂片状分层，鲜黄色或黄绿色。气微，味极苦，嚼之有黏性。

| **功能主治** | 苦，寒。归肾、膀胱经。清热燥湿，泻火除蒸，解毒疗疮。用于湿热泻痢，黄疸尿赤，带下阴痒，热淋涩痛，脚气痿躄，骨蒸劳热，盗汗，遗精，疮疡肿毒，湿疹湿疮。

| **用法用量** | 内服煎汤，3 ~ 12g。外用适量。

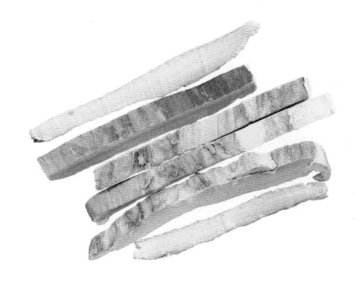

苦木科 Simaroubaceae 臭椿属 Ailanthus

臭椿
Ailanthus altissima (Mill.) Swingle

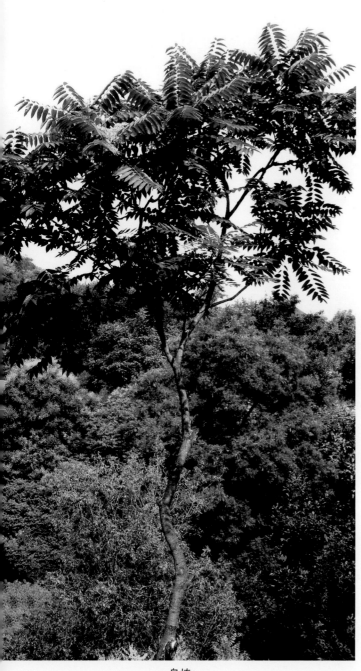

臭椿

| 植物别名 |

樗树、山椿。

| 药 材 名 |

椿皮（药用部位：根皮、干皮）、樗叶（药用部位：叶）、凤眼草（药用部位：果实）。

| 形态特征 |

落叶乔木，高达 20m。树皮有灰色斑纹，嫩枝密生细毛。奇数羽状复叶，互生，小叶 13 ~ 25 或更多，卵状披针形，长 6 ~ 12cm，宽 2 ~ 4.5cm，先端渐尖，基部斜截形，具细缘毛，近基部有 1 ~ 2 对粗齿，齿端下面有 1 腺体，小叶柄长 6 ~ 12mm。花小，多数，白色带绿色，杂性或雌雄异株，组成顶生圆锥花序，长 10 ~ 20cm；萼片卵形；花瓣长圆形，中部以下具绒毛；心皮 5，花柱合生，柱头 5 裂。翅果，长圆状纺锤形，淡黄褐色，长 3 ~ 5cm。花期 6 ~ 7 月，果期 9 ~ 10 月。

| 生境分布 |

生于或栽培于山坡阔叶林中、林缘及村边。天津各地均有分布。

| 资源情况 | 野生资源丰富，栽培资源丰富。药材来源于野生或栽培。

| 采收加工 | 椿皮：全年均可剥取，晒干，或刮去粗皮晒干。

樗叶：春、夏季采收，鲜用或晒干。

凤眼草：8 ～ 9 月果熟时采收，除去果柄，晒干。

| 药材性状 | 椿皮：本品根皮呈不整齐的片状或卷片状，大小不一，厚 0.3 ～ 1cm。外表面灰黄色或黄褐色，粗糙，有多数纵向皮孔样突起和不规则纵、横裂纹，除去粗皮者显黄白色；内表面淡黄色，较平坦，密布梭形小孔或小点。质硬而脆，断面外层颗粒性，内层纤维性。气微，味苦。干皮呈不规则板片状，大小不一，厚 0.5 ～ 2cm。外表面灰黑色，极粗糙，有深裂。

樗叶：本品多皱缩，破碎，完整者展平后为奇数羽状复叶，叶轴长，多折断，灰黄色，具小叶超过 10 对，每小叶片卵状披针形，长 7 ～ 12cm，宽 2 ～ 4cm，先端渐尖，基部一侧圆，一侧斜，近基部边缘常有 1 ～ 2 对粗锯齿。上表面暗绿色，下表面灰绿色。叶柄长 4 ～ 6mm。有时可见短的顶枝，黄褐色。质脆，易破断。气微，味淡。

凤眼草：本品呈菱状长椭圆形，扁平，长 3 ～ 4.5cm，宽 1 ～ 1.5cm。表面淡黄棕色，具细密的纵脉纹，微具光泽；中央隆起呈扁球形，其上有 1 明显的横向脊纹通向一侧边；常无果柄。种子 1，扁心形，长约 5mm，宽约 4mm，种皮黄色，内有 2 富油质的子叶，呈淡黄色。气微，味苦。

| 功能主治 | 椿皮：苦、涩，寒。归大肠、胃、肝经。清热燥湿，收涩止带，止泻，止血。用于赤白带下，湿热泻痢，久泻久痢，便血，崩漏。

樗叶：苦，凉。清热燥湿，杀虫。用于湿热带下，泄泻，痢疾，湿疹，疮疥，疖肿。

凤眼草：苦、涩，凉。清热燥湿，止痢，止血。用于痢疾，白浊，带下，便血，尿血，崩漏。

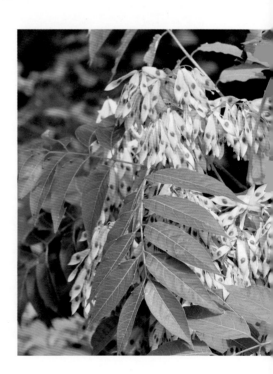

| 用法用量 | 椿皮：内服煎汤，6 ～ 9g。

樗叶：内服煎汤，6 ～ 15g，鲜品 30 ～ 60g；或绞汁。外用适量，煎汤洗。

凤眼草：内服煎汤，3 ～ 9g；或研末。外用适量，煎汤洗。

苦木科 Simaroubaceae 苦树属 Picrasma

苦树
Picrasma quassioides (D. Don) Benn.

植物别名	苦楝树。
药材名	苦木（药用部位：枝、叶）、苦树皮（药用部位：茎皮）。
形态特征	灌木或小乔木，高达 10m。小枝红褐色，有明显的黄色皮孔。叶互生，奇数羽状复叶，长 20 ~ 30cm；小叶 9 ~ 15，卵形至长圆状卵形，长 4 ~ 10cm，宽 2 ~ 4cm，基部宽楔形，偏斜，先端锐尖至短渐尖，边缘有锯齿。聚伞花序腋生，总花梗长达 12cm，有柔毛，花杂性异株，黄绿色；花瓣 4 ~ 5，倒卵形；雄蕊 4 ~ 5，着生于花盘基部；心皮 4 ~ 5，离生，卵形。核果倒卵形，3 ~ 4 并生，蓝色至红色，萼宿存。花期 5 ~ 6 月，果期 9 月。

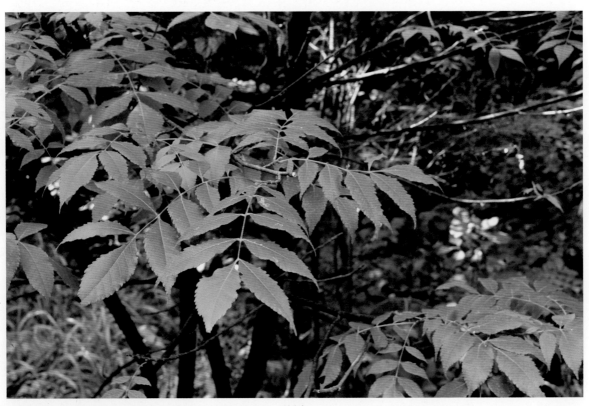

苦树

| **生境分布** | 生于湿润肥沃的山坡、山谷、林缘及村边。分布于天津蓟州九龙山、八仙山等地。

| **资源情况** | 野生资源较少。药材来源于野生。

| **采收加工** | 苦木：夏、秋季采收，干燥。
苦树皮：全年均可采收，剥取树皮，切段晒干。

| **药材性状** | 苦木：本品枝呈圆柱形，长短不一，直径 0.5 ～ 2cm；表面灰绿色或棕绿色，有细密的纵纹和多数点状皮孔；质脆，易折断，断面不平整，淡黄色，嫩枝色较浅且髓部较大。叶为单数羽状复叶，易脱落；小叶卵状长椭圆形或卵状披针形，近无柄，长 4 ～ 10cm，宽 1.5 ～ 4cm；先端锐尖，基部偏斜或稍圆，边缘具钝齿；两面通常绿色，有的下表面淡紫红色，沿中脉有柔毛。气微，味极苦。
苦树皮：本品单卷状、槽状或长片状，长 20 ～ 55cm，宽 2 ～ 10cm，大多数已除去栓皮。未去栓皮的幼皮表面棕绿色，皮孔细小，淡棕色，稍凸起；未去栓皮的老皮表面棕褐色，圆形皮孔纵向排列，中央下凹，四周凸起，常附有白色地衣斑纹。内表面黄白色，平滑。质脆，易折断，折断面略粗糙，可见微细的纤维。气微，味苦。

| **功能主治** | 苦木：苦，寒；有小毒。归肺、大肠经。清热解毒，祛湿。用于风热感冒，咽喉肿痛，湿热泻痢，湿疹，疮疖，蛇虫咬伤。
苦树皮：苦，寒；有小毒。清热燥湿，解毒杀虫。用于湿疹，疮毒，疥癣，蛔虫病，急性胃肠炎。

| **用法用量** | 苦木：内服煎汤，枝 3 ～ 4.5g；叶 1 ～ 3g。外用适量。
苦树皮：内服煎汤，3 ～ 9g；研末，每次 1.5 ～ 3g；或泡酒。外用适量，煎汤洗；或研末撒。

| **附　注** | （1）2015 年版《中国药典》一部收载本种中文学名为苦木。
（2）据有关资料记载，本种的根（苦木根）、木材（苦木）、叶（苦木叶）均可入药。

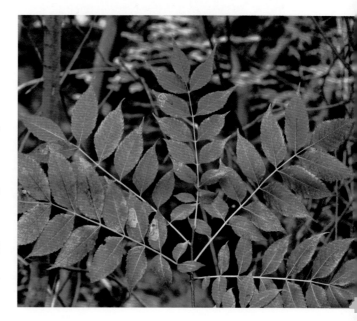

楝科 Meliaceae 香椿属 Toona

香椿 *Toona sinensis* (A. Juss.) Roem.

| **植物别名** | 红椿、椿芽树、椿。

| **药 材 名** | 椿白皮（药用部位：树皮、根皮）、椿叶（药用部位：叶）。

| **形态特征** | 落叶乔木。树皮赭褐色，片状剥落，幼枝被柔毛。偶数羽状复叶，长 25 ~ 50cm，有特殊气味；小叶 10 ~ 22，对生，纸质，长圆形至披针状长圆形，长 8 ~ 15cm，两面无毛或仅下面脉腋内有长髯毛。圆锥花序顶生；花芳香；花萼短小；花瓣 5，白色，卵状长圆形；退化雄蕊 5，与 5 发育雄蕊互生；子房有沟纹 5。蒴果狭椭圆形或近卵形，长 1.5 ~ 2.5cm，5 瓣裂开；种子椭圆形，一端有膜质长翅。花期 5 ~ 6 月，果期 8 ~ 9 月。

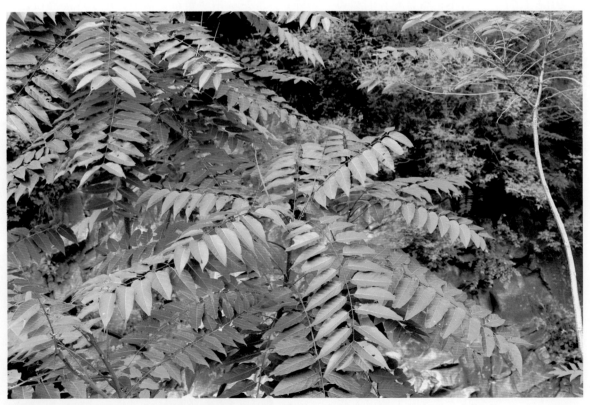

香椿

| 生境分布 | 生于村边、路旁及山坡。天津各地均有栽培。

| 资源情况 | 野生资源较少，栽培资源一般。药材来源于野生或栽培。

| 采收加工 | 椿白皮：全年均可采收，采干皮时可将其从树上剥下，鲜用或晒干；采根皮时须先将树根挖出，刮去外面黑皮，以木槌轻捶之，使皮部与木质部分离，再行剥取，宜仰面晒干，以免发霉发黑，亦可鲜用。
椿叶：春季采收，多鲜用。

| 药材性状 | 椿白皮：本品呈半卷筒状或片状，厚 0.2 ~ 0.6cm。外表面红棕色或棕褐色，有纵纹及裂隙，有的可见圆形细小皮孔。内表面棕色，有细纵纹。质坚硬，断面纤维性，呈层状。有香气，味淡。

| 功能主治 | 椿白皮：苦、涩，微寒。归大肠、胃经。清热燥湿，涩肠，止血，止带，杀虫。用于泄泻，痢疾，肠风便血，崩漏，带下，蛔虫病，丝虫病，疮癣。
椿叶：辛、苦，平。归脾、胃经。祛暑化湿，解毒，杀虫。用于暑湿伤中，恶心呕吐，食欲不振，泄泻，痢疾，痈疽肿毒，疥疮，白秃疮。

| 用法用量 | 椿白皮：内服煎汤，6 ~ 15g；或入丸、散。外用适量，煎汤洗；或熬膏涂；或研末调敷。
椿叶：内服煎汤，鲜叶 30 ~ 60g。外用适量，煎汤洗；或捣敷。

| 附 注 | 据有关资料记载，本种树干流出的液汁（春尖油）、花（椿树花）、果实（香椿子）均可入药。

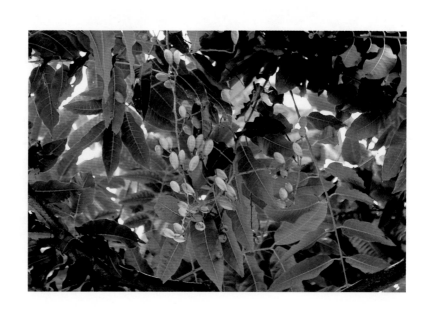

楝科 Meliaceae 楝属 Melia

楝
Melia azedarach L.

| **植物别名** | 楝树、苦楝。

| **药 材 名** | 苦楝皮（药用部位：树皮、根皮）、苦楝子（药用部位：果实）、
苦楝叶（药用部位：叶）、苦楝花（药用部位：花）。

| **形态特征** | 落叶乔木，高达 10 ~ 20m。树皮纵裂，褐色。叶二至三回奇数羽状
复叶，长 20 ~ 40cm；小叶多数，卵形、椭圆形至披针形，长 3 ~ 7cm，
宽 2 ~ 3cm，边缘有钝锯齿。圆锥花序与叶等长，腋生；花紫色或
淡紫色，长约 1cm；花萼 5 裂；花瓣 5，倒披针形；雄蕊 10，花丝
合生成筒，紫色；子房近球形，5 ~ 6 室，每室 2 胚珠。核果椭圆
形至球形，黄色，内果皮木质，每室有 1 椭圆形种子。花期 4 ~ 5 月，
果期 9 ~ 10 月。

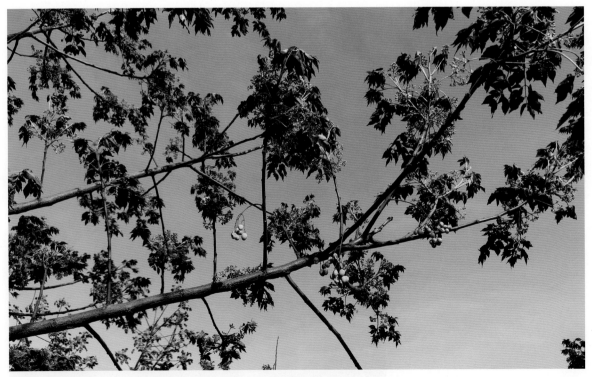

楝

| **生境分布** | 生于旷野或路旁，常栽培于房前屋后，有时栽培于庭院。天津各地均有栽培。

| **资源情况** | 栽培资源较少。药材来源于栽培。

| **采收加工** | 苦楝皮：春、秋季剥取，晒干，或除去粗皮，晒干。
苦楝子：秋、冬季果实成熟呈黄色时采收，或收集落下的果实，晒干、阴干或烘干。
苦楝叶：全年均可采收，晒干或鲜用。
苦楝花：4 ~ 5 月采收，晒干、阴干或烘干。

| **药材性状** | 苦楝皮：本品呈不规则板片状、槽状或半卷筒状，长宽不一，厚 2 ~ 6mm。外表面灰棕色或灰褐色，粗糙，有交织的纵皱纹和点状灰棕色皮孔，除去粗皮者淡黄色；内表面类白色或淡黄色。质韧，不易折断，断面纤维性，呈层片状，易剥离。气微，味苦。
苦楝子：本品呈长圆形至近球形，长 1.2 ~ 2cm，直径 1.2 ~ 1.5cm，外表面棕黄色至灰棕色，微有光泽，干皱。先端偶见花柱残痕，基部有果梗痕。果肉较松软，淡黄色，遇水浸润显黏性。果核卵圆形，坚硬，具 4 ~ 5 棱，内分 4 ~ 5 室，每室含种子 1。气特异，味酸、苦。

| **功能主治** | 苦楝皮：苦，寒；有毒。归肝、脾、胃经。杀虫，疗癣。用于蛔虫病，蛲虫病，虫积腹痛。外用于疥癣瘙痒。
苦楝子：苦，寒；有小毒。归肝、胃经。行气止痛，杀虫。用于脘腹胁肋疼痛，疝痛，虫积腹痛，头癣，冻疮。
苦楝叶：苦，寒；有毒。清热燥湿，杀虫止痒，行气止痛。用于湿疹瘙痒，疮癣疥癞，蛇虫咬伤，滴虫性阴道炎，疝气疼痛，跌打肿痛。
苦楝花：苦，寒。清热祛湿，杀虫止痒。用于热痱，头癣。

| **用法用量** | 苦楝皮：内服煎汤，3 ~ 6g。外用适量，研末，用猪脂调敷患处。
苦楝子：内服煎汤，3 ~ 10g。外用适量，研末调涂。行气止痛炒用，杀虫生用。
苦楝叶：内服煎汤，5 ~ 10g。外用适量，煎汤洗；或捣敷；或绞汁涂。
苦楝花：外用适量，研末撒或调涂。

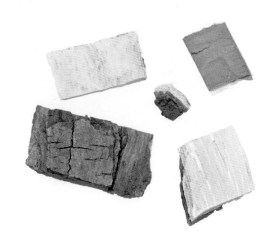

| **附　注** | FOC 将川楝 *Melia toosendan* Sieb. et Zucc. 归并为楝 *Melia azedarach* L.。

远志科 Polygalaceae 远志属 Polygala

西伯利亚远志 *Polygala sibirica* L.

| **植物别名** | 宽叶远志、卵叶远志。

| **药材名** | 远志（药用部位：根）、小草（药用部位：全草）。

| **形态特征** | 多年生草本。根粗壮。茎高达 30cm，由基部分枝，丛生，微被柔毛。叶互生，椭圆形至长圆状披针形，长 1 ~ 2cm，宽 0.3 ~ 0.8cm，全缘。总状花序腋生，与叶对生或互生，最上 1 个假顶生，具稀疏的花；花蓝紫色；萼片 5，外轮 3 片小，内轮 2 片花瓣状，宿存，背部及边缘有毛；花瓣 3，中间龙骨状花瓣背面顶部有撕裂成条状的鸡冠状附属物，两侧瓣下部与花丝鞘贴生，内面下部具短柔毛；雄蕊 8，花丝下部合生成鞘状，上部 1/3 处离生。蒴果扁平，倒心形，先端凹缺，长约 6mm，周围具窄翅，疏生短睫毛；种子 2，长圆形，

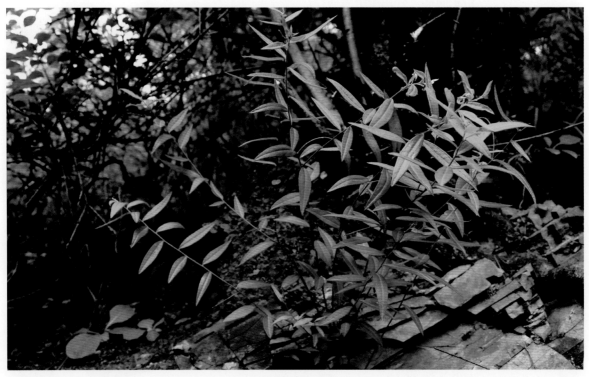

西伯利亚远志

除假种皮外，密被白绢状毛。花果期 5 ~ 9 月。

| **生境分布** | 生于山坡草地、路旁。分布于天津蓟州九山顶、九龙山、八仙山等地。

| **资源情况** | 野生资源较丰富。药材来源于野生。

| **采收加工** | 远志：春、秋季采挖，除去须根和泥沙，晒干。

小草：春、夏季采收全草，鲜用或晒干。

| **药材性状** | 远志：本品圆柱形，略弯曲，长 3 ~ 15cm，直径 0.3 ~ 0.8cm。表面灰黄色至灰棕色，有较密并深陷的横皱纹、纵皱纹及裂纹，老根的横皱纹较密更深陷，略呈结节状。质硬而脆，易折断，断面皮部棕黄色，木部黄白色，皮部易与木部剥离。气微，味苦、微辛，嚼之有刺喉感。

| **功能主治** | 远志：苦、辛，温。归心、肾、肺经。安神益智，交通心肾，祛痰，消肿。用于心肾不交引起的失眠多梦、健忘惊悸、神志恍惚，咳痰不爽，疮疡肿毒，乳房肿痛。

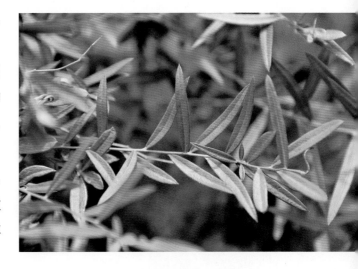

小草：辛、苦，平。归肺、心经。祛痰，安神，消痈。用于咳嗽痰多，虚烦，梦遗失精，胸痹心痛，痈肿疮疡。

| **用法用量** | 远志：内服煎汤，3 ~ 10g。

小草：内服煎汤，3 ~ 10g；或入丸、散。外用适量，捣敷。

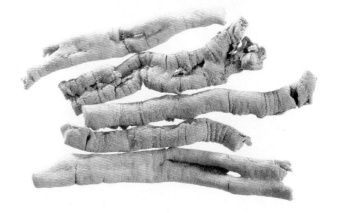

| **附　注** | 2015 年版《中国药典》一部记载记载本种中文学名为卵叶远志。

远志科 Polygalaceae 远志属 Polygala

远志
Polygala tenuifolia Willd.

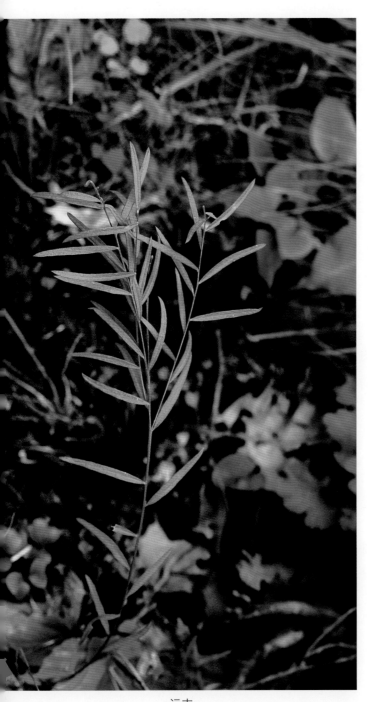

远志

| 植物别名 |

细叶远志。

| 药 材 名 |

远志（药用部位：根）、小草（药用部位：全草）。

| 形态特征 |

多年生草本。根长而肥厚。茎基微带木质，多分枝，高 15 ~ 55cm，枝绿色，有软毛。叶互生，线形至线状披针形，先端渐尖，基部渐窄，全缘，叶片长 1 ~ 3cm，宽 1 ~ 3mm，无毛，几无柄。花序偏侧生于小枝先端，长 2 ~ 14cm；花具梗及苞，常稍下垂，淡蓝色至紫蓝色；苞片 3，极细小；萼片 5，宿存，外萼片 3，内萼片 2，长圆形，绿白色，花瓣状；花瓣 3，中间龙骨状花瓣比侧瓣长，呈鸡冠状，2 个侧瓣倒卵形，内侧基部稍有毛；花丝 8，合生成鞘状，上部分离，基部与两侧花瓣贴生；子房扁圆形，2 室，花柱细长。蒴果扁平，卵圆形或近圆形，边缘有窄翅；种子 2，扁卵形。花果期 5 ~ 9 月。

| 生境分布 |

生于山坡、道旁、灌丛及杂木林下。分布于

天津蓟州盘山、八仙山等地。

| **资源情况** | 野生资源较丰富。药材来源于野生。

| **采收加工** | 参见"西伯利亚远志"条。

| **药材性状** | 远志：参见"西伯利亚远志"条。

小草：本品茎呈圆柱形，长 20 ~ 40cm，直径 0.5 ~ 1.5mm。表面黄绿色，有细纵纹，稍被细柔毛，质脆易断。叶互生，皱缩，易脱落，展平后呈线形至狭线形；先端尖，基部渐狭成短柄，全缘，上表面暗绿色，下表面色较淡，中脉较明显。总状花序顶生，花柄纤细，花小，绿白色，带紫色，左右对称。有的具蒴果。气微，味微苦。

| **功能主治** | 参见"西伯利亚远志"条。

| **用法用量** | 参见"西伯利亚远志"条。

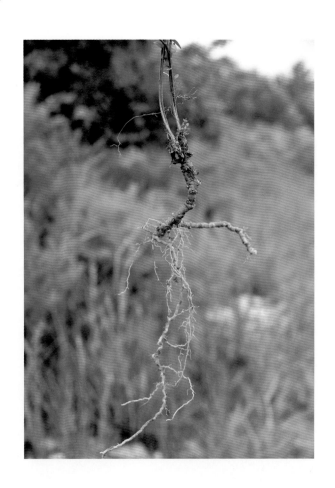

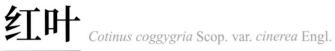

漆树科 Anacardiineae 黄栌属 Cotinus

红叶

Cotinus coggygria Scop. var. *cinerea* Engl.

| 植物别名 | 灰毛黄栌、黄栌、光叶黄栌。

| 药 材 名 | 黄栌枝叶（药用部位：枝叶）、黄栌根（药用部位：根）。

| 形态特征 | 灌木或小乔木，高 3 ~ 5m。叶倒卵形或卵圆形，长 3 ~ 8cm，宽
2.5 ~ 6cm，先端圆形或微凸，基部圆形或阔楔形，全缘，两面或尤
其叶背显著被灰色柔毛；侧脉 6 ~ 11 对，先端常叉开；叶柄短。圆
锥花序被柔毛；花杂性，直径约 3mm；花梗长 7 ~ 10mm，花萼无
毛，裂片卵状三角形；花瓣卵形或卵状披针形，长 2 ~ 2.5mm，宽
约 1mm，无毛；雄蕊 5，长约 1.5mm，花药卵形，与花丝等长，花
盘 5 裂，紫褐色；子房近球形，直径约 0.5mm，花柱 3，分离；不
等长。果序长 5 ~ 20cm，有多数不育花的紫绿色羽毛状细长花梗宿

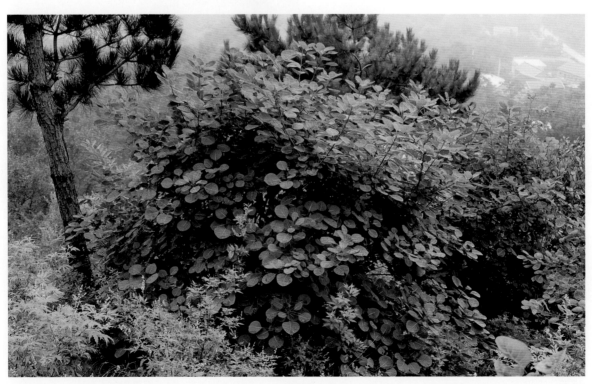

红叶

存，核果稍歪斜，扁；种子肾形，直径 3 ～ 4mm。花期 4 ～ 5 月，果期 6 ～ 7 月。

| 生境分布 | 无野生分布。天津蓟州山区广泛栽培。

| 资源情况 | 栽培资源较丰富。药材来源于栽培。

| 采收加工 | 黄栌枝叶：夏、秋季采收，扎成把，晒干。
黄栌根：全年均可采挖，切段晒干。

| 药材性状 | 黄栌枝叶：本品叶片纸质多缩皱，破碎，完整者展平后卵圆形至倒卵形，长 3 ～ 8cm，宽 2.5 ～ 6cm，灰绿色，两面均被白色短柔毛，下表面沿叶脉处较密；叶柄长 4 ～ 7.5cm。气微香，味涩、微苦。

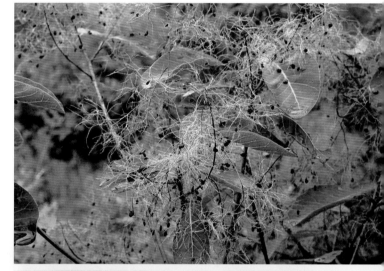

| 功能主治 | 黄栌枝叶：苦、辛，寒。清热解毒，活血止痛。用于黄疸性肝炎，丹毒，漆疮，烫火伤，结膜炎，跌打瘀痛。
黄栌根：苦、辛，寒。清热利湿，散瘀，解毒。用于黄疸，肝炎，跌打瘀痛，皮肤瘙痒，赤眼，丹毒，烫火伤，漆疮。

| 用法用量 | 黄栌枝叶：内服煎汤，9 ～ 15g。外用适量，煎汤洗，或捣敷。
黄栌根：内服煎汤，10 ～ 30g。外用适量，煎汤洗。

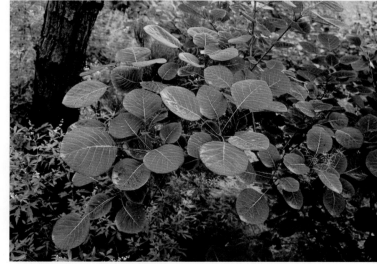

漆树科 Anacardiaceae 盐肤木属 Rhus

盐肤木 *Rhus chinensis* Mill.

| 植物别名 | 五倍子树。

| 药 材 名 | 五倍子（药用部位：虫瘿）、盐肤叶（药用部位：叶）、盐肤子（药用部位：果实）。

| 形态特征 | 落叶灌木或小乔木，高 2 ~ 10m。树皮有灰褐色或赤褐色斑点，小枝密生锈色柔毛。奇数羽状复叶，互生，总叶柄基部膨大，叶轴及叶柄常具翅；小叶 7 ~ 13，纸质，卵形至长卵形，长 5 ~ 12cm，宽 2 ~ 6cm，先端急尖或渐尖，基部广楔形或圆形，边缘有粗锯齿，下面密生锈色柔毛。圆锥花序顶生，长 15 ~ 30cm，密生锈色柔毛；花小，黄白色，长约 2mm，被微毛；萼片 5 ~ 6；花瓣 5 ~ 6；雄蕊 5 ~ 6；子房卵形，密生长柔毛，花柱 3，柱头头状。核果近圆形，

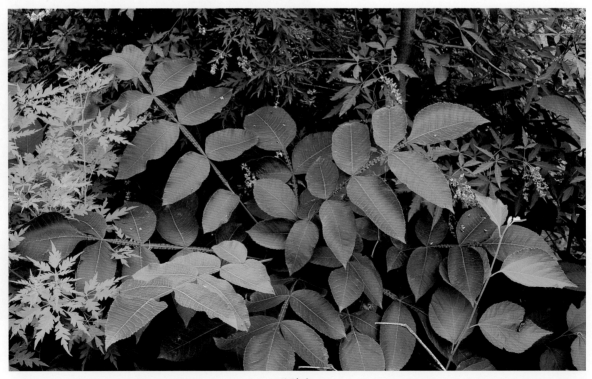

盐肤木

直径 3 ~ 5mm，红色，有灰白色短柔毛。花期 8 ~ 9 月，果期 10 月。

| 生境分布 | 生于山地、林中及灌丛中。分布于天津蓟州盘山、九山顶、九龙山、八仙山等地。

| 资源情况 | 野生资源丰富。药材来源于野生。

| 采收加工 | 五倍子：秋季采摘，置沸水中略煮或蒸至表面呈灰色，杀死蚜虫，取出，干燥。
盐肤叶：夏、秋季采收，随采随用。
盐肤子：10 月采收成熟的果实，鲜用或晒干。

| 药材性状 | 五倍子：本品按外形不同，分为"肚倍"和"角倍"。肚倍呈长圆形或囊状纺锤形，长 2.5 ~ 9cm，直径 1.5 ~ 4cm。表面灰褐色或灰棕色，微有柔毛。质硬而脆，易破碎，断面角质样，有光泽，壁厚 0.2 ~ 0.3cm，内壁平滑，有黑褐色死蚜虫及灰色粉状排泄物。气特异，味涩。角倍呈菱形，具不规则的钝角状分枝，柔毛较明显，壁较薄。

| 功能主治 | 五倍子：酸、涩，寒。归肺、大肠、肾经。敛肺降火，涩肠止泻，敛汗，止血，收湿敛疮。用于肺虚久咳，肺热痰嗽，久泻久痢，自汗盗汗，消渴，便血痔血，外伤出血，痈肿疮毒，皮肤湿烂。
盐肤叶：酸、微苦，凉。止咳，止血，收敛，解毒。用于痰咳，便血，疮疡。
盐肤子：酸、咸，凉。生津润肺，降火化痰，止痢。用于喉痹，黄疸，痢疾。

| 用法用量 | 五倍子：内服煎汤，3 ~ 6g。外用适量。
盐肤叶：内服煎汤，9 ~ 15g，鲜品 30 ~ 60g。外用适量，煎汤洗；或鲜品捣敷；或捣汁涂。
盐肤子：内服煎汤，9 ~ 15g；或研末。外用适量，煎汤洗；或捣敷；或研末调敷。

| 附　注 | 据有关资料记载，本种的根（盐肤木根）、去掉栓皮的根皮（盐肤木根皮）、幼嫩枝苗（五倍子苗）、去掉栓皮的树皮（盐肤木皮）、花（盐肤木花）均可入药。

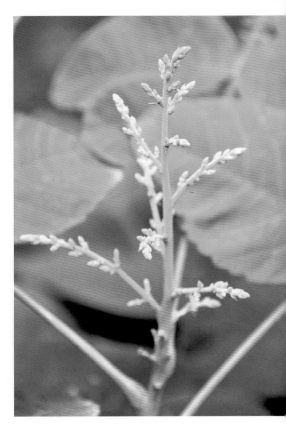

漆树科 Anacardiaceae 盐肤木属 Rhus

火炬树 *Rhus typhina* L.

| 植物别名 | 鹿角漆树、加拿大盐肤木。

| 形态特征 | 灌木或小乔木，高 9 ~ 10m。树皮灰褐色。小枝、叶柄、叶轴和花序密生灰绿色柔毛。奇数羽状复叶，长 25 ~ 40cm，小叶 19 ~ 31（多为 19 ~ 23），披针形或长圆状披针形，长 4 ~ 8cm，宽 8 ~ 18mm，先端渐尖或尾尖，基部宽楔形，边缘有锯齿；上面绿色，无毛，下面灰绿色，叶脉上有毛。圆锥花序，顶生，长 10 ~ 20cm；花小，带绿色，密生短柔毛；萼片、花瓣、雄蕊均为 5。核果，球形，深红色，有毛。花期 7 ~ 8 月，果期 9 ~ 10 月。

| 生境分布 | 无野生分布。天津各地均有栽培。

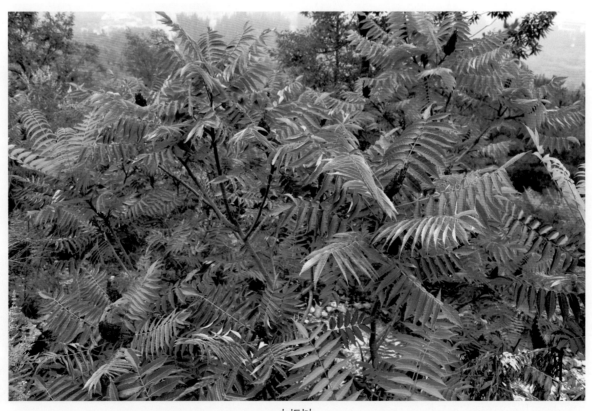

火炬树

| **资源情况** | 栽培资源丰富。药材来源于栽培。

| **附 注** | 据报道，本种的根皮、果实均入药，可抗螨。

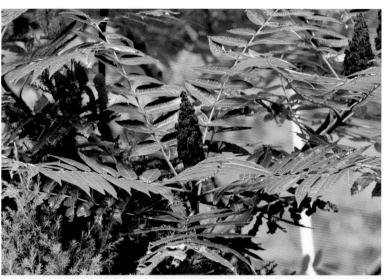

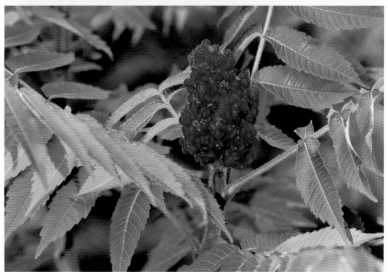

槭树科 Aceraceae 槭属 Acer

元宝槭 *Acer truncatum* Bge.

| **植物别名** | 平基槭、五脚树。

| **药 材 名** | 元宝槭（药用部位：根皮）。

| **形态特征** | 落叶乔木，高达 8m。树皮灰黄色，深纵裂，幼枝绿色光滑。单叶对生，叶为掌状深 5 裂，长 7 ~ 10cm，宽 5 ~ 11cm，基部截形稀近心形，裂片三角形，先端锐尖或尾状锐尖，全缘，中裂片有时 3 裂，上面深绿色，无毛，主脉 5，无毛。伞房花序顶生，花黄绿色，直径约 1cm，杂性，雄花与两性花同株；萼片 5，黄绿色，长圆形，先端钝；花瓣 5，淡黄色，长圆形倒卵形；雄蕊 8，着生于花盘内侧边缘，花药黄色，花丝无毛，子房扁平，花柱短，2 裂。果实嫩时淡绿色，成熟时淡黄色或淡褐色；小坚果略扁，果翅长圆形，常与小坚果等长，

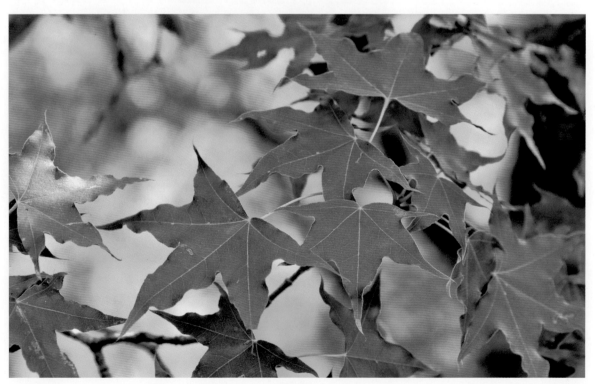

元宝槭

稀稍长，两果翅张开成直角或钝角。花期5月，果熟期9月。

| **生境分布** | 生于山坡、疏林中。分布于天津蓟州盘山、九山顶、九龙山、八仙山等地。

| **资源情况** | 野生资源较丰富。药材来源于野生。

| **采收加工** | 夏季采挖，洗净，切片，晒干。

| **功能主治** | 辛、微苦，微温。祛风除湿，舒筋活络。用于腰背疼痛。

| **用法用量** | 内服煎汤，15 ~ 30g；或浸酒，9 ~ 15g。

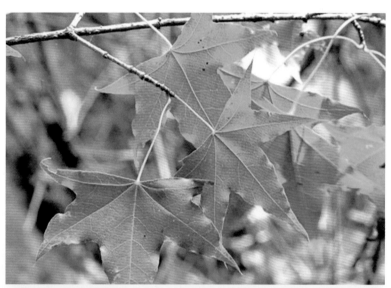

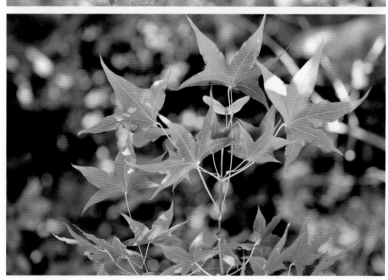

槭树科 Aceraceae 槭属 Acer

色木槭 *Acer mono* Maxim.

| **植物别名** | 色木枫、五角枫、水色树。

| **药材名** | 地锦槭（药用部位：枝、叶）。

| **形态特征** | 落叶乔木，高 15 ~ 20m。树皮暗灰色或灰褐色，粗糙，纵裂。单叶对生，叶片宽长圆形，长 5 ~ 8cm，宽 9 ~ 11cm，掌状 5 裂，裂片卵形，基部心形，先端渐尖或尾状锐尖，全缘，上面暗绿色，无毛，下面淡绿色，叶脉及脉腋有簇毛；主脉 5，出自基部；叶柄细。伞房花序顶生，总花梗长 1 ~ 2cm，花多数，杂性，雄花与两性花同株；花萼 5，黄绿色，长圆形，先端钝形；花瓣 5，黄白色，椭圆形或倒卵形；子房平滑无毛，在雄花中不发育，花柱很短，柱头 2 裂，反卷；花梗细，无毛。小坚果压扁状，长约 1cm，宽 5 ~ 8mm，果翅长圆形，

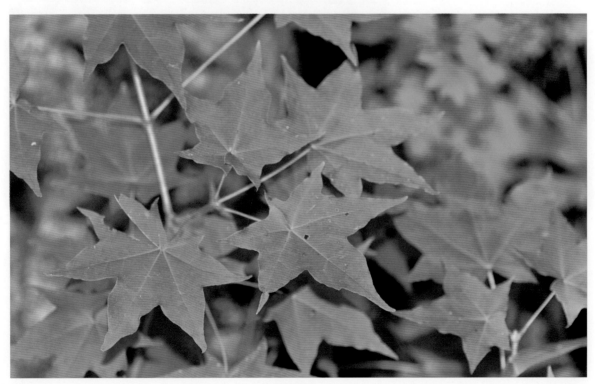

色木槭

长约为坚果的 2 倍，两翅张开成锐角。花期 4 ~ 5 月，果熟期 9 月。

| **生境分布** | 生于山坡或山谷疏林中。分布于天津蓟州盘山、九山顶、九龙山、八仙山等地。

| **资源情况** | 野生资源较丰富。药材来源于野生。

| **采收加工** | 夏季采收，鲜用或晒干。

| **功能主治** | 辛、苦，温。祛风除湿，活血止痛。用于偏正头痛，风寒湿痹，跌打瘀痛，湿疹，疥癣。

| **用法用量** | 内服煎汤，10 ~ 15g，鲜品加倍。外用适量，煎汤洗。

| **附　　注** | FOC 修订本种的拉丁学名为 *Acer pictum* subsp. *mono* (Maxim.) H. Ohashi，修订其中文学名为五角枫。

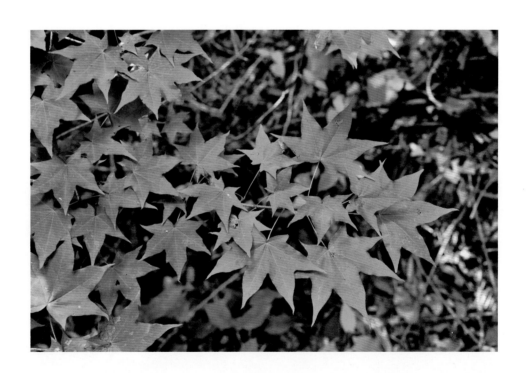

槭树科 Aceraceae 槭属 Acer

葛萝槭
Acer grosseri Pax

| 植物别名 |

葛罗枫、飞蛾树。

| 形态特征 |

落叶乔木。树皮光滑，淡褐色。叶卵形，长 7 ~ 9cm，宽 4 ~ 5.5cm，5 裂，中裂片三角形或三角状卵形，先端钝尖，有短尾尖，侧裂片和基部的裂片钝尖，边缘有密而尖锐的重锯齿，基部近心形，上面无毛，下面嫩叶在叶脉基部有淡黄色丛毛；叶柄长 2 ~ 3cm，细瘦，无毛。花序总状，下垂；花淡黄色，单性，雌雄异株；花瓣 5，倒卵形，长 3mm，宽 2mm，雄蕊 8，花丝短于花瓣，无毛，在雌花中不发育；花盘无毛，位于雄蕊的内侧；子房紫色，无毛，花梗长 3 ~ 4mm。小坚果成熟后黄褐色，长 7mm，宽 4mm，略扁平，翅连同小坚果长 2.5 ~ 3cm，宽 5mm，张开成钝角或近水平。花期 4 月，果期 9 月。

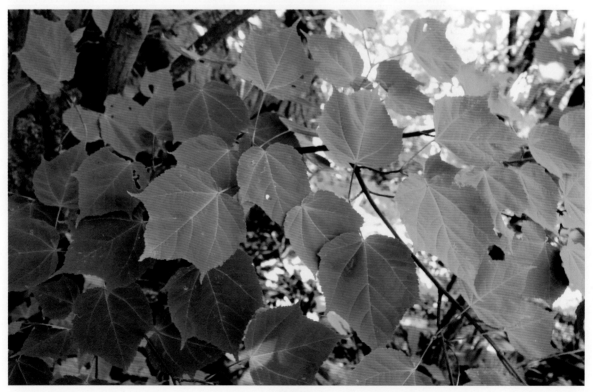

葛萝槭

| **生境分布** | 生于山地阴坡疏林中。分布于天津蓟州八仙山。

| **资源情况** | 野生资源较少。药材来源于野生。

| **附   注** | 据《中华本草》第 5 卷记载，本种的变种长裂葛萝槭的嫩枝和果实可入药，被称为"飞蛾树"。夏季采收果实，春末夏初采收嫩枝，晒干供药用。该药味苦、咸，性平。止咳，敛疮。用于新久咳嗽，鹅口疮。

FOC 将本种与其长裂变种予以归并，修订其拉丁学名为 *Acer davidii* subsp. *grosseri* (Pax) P. C. de Jong，修订其中文学名为葛萝枫。因此，本种极可能具有与其长裂变种相似的药用价值。

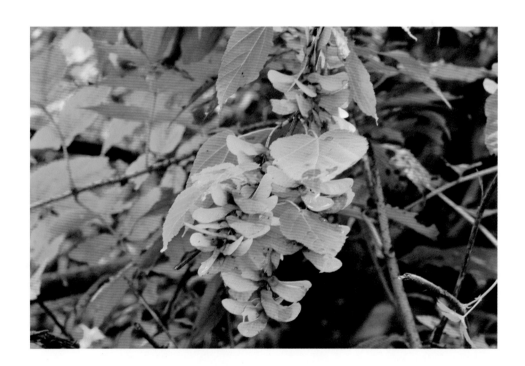

无患子科 Sapindaceae 栾树属 Koelreuteria

栾树
Koelreuteria paniculata Laxm.

| **植物别名** | 黑叶树、乌叶树。

| **药材名** | 栾华（药用部位：花）。

| **形态特征** | 落叶乔木，高达 10m。小枝有柔毛。奇数羽状复叶，有时为二回或不完全的二回羽状复叶，连叶柄长 20 ~ 40cm；小叶 7 ~ 15，纸质，卵形或卵状披针形，长 3.5 ~ 7.5cm，宽 2.5 ~ 3.5cm，边缘有锯齿或羽状分裂。圆锥花序顶生，广展，长 25 ~ 40cm，有柔毛；花淡黄色，中心紫色；萼片 5，有睫毛；花瓣 4，卷向上方，长 8 ~ 9mm；雄蕊 8。蒴果囊状，长卵形，长 4 ~ 5cm，先端锐尖，边缘有膜质薄翅 3；种子圆形，黑色。花期 6 ~ 7 月，果期 8 ~ 9 月。

| **生境分布** | 生于山坡杂木林或灌丛中。分布于天津蓟州盘山、九山顶、九龙山、

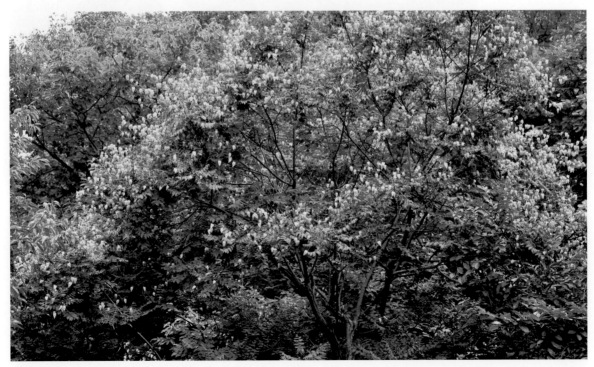

栾树

八仙山等地。天津各地广泛栽培。

| **资源情况** | 野生资源丰富，栽培资源丰富。药材来源于野生或栽培。

| **采收加工** | 6 ~ 7 月采花，阴干或晒干。

| **功能主治** | 苦，寒。清肝明目。用于目赤肿痛，多泪。

| **用法用量** | 内服煎汤，3 ~ 6g。

| **附　　注** | 河北地区常于春季采本种嫩叶作野菜食用。

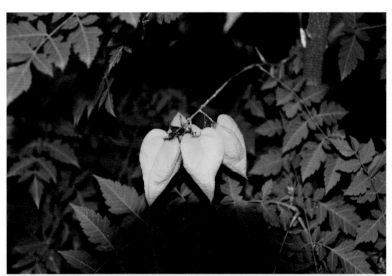

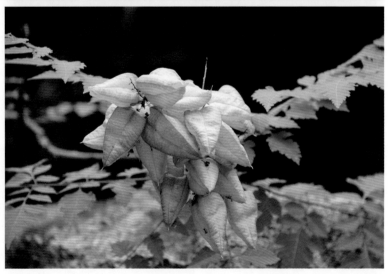

无患子科 Sapindaceae 文冠果属 Xanthoceras

文冠果 *Xanthoceras sorbifolia* Bge.

| **植物别名** | 文光果、文冠树、木瓜。

| **药 材 名** | 文冠果（药用部位：茎、枝叶）。

| **形态特征** | 落叶灌木或小乔木，高 2 ~ 5m。小枝粗壮，褐红色，无毛。奇数羽状复叶，互生，连叶柄长 15 ~ 30cm；小叶 9 ~ 17，膜质或纸质，披针形或近卵形，两侧稍不对称，长 2.5 ~ 6cm，宽 1.2 ~ 2cm，先端渐尖，基部楔形，边缘有锐利锯齿，顶生小叶通常 3 深裂，无毛或中脉上有疏毛，嫩时被绒毛和成束的星状毛。花序先叶抽出或与叶同时抽出，花杂性，两性花的花序顶生，雄花序腋生，长 12 ~ 20cm，直立，总花梗短，基部常有残存芽鳞；花梗长 1.2 ~ 2cm；苞片长 0.5 ~ 1cm；萼片 5，长 6 ~ 7mm，两面被灰色绒毛；花瓣 5，

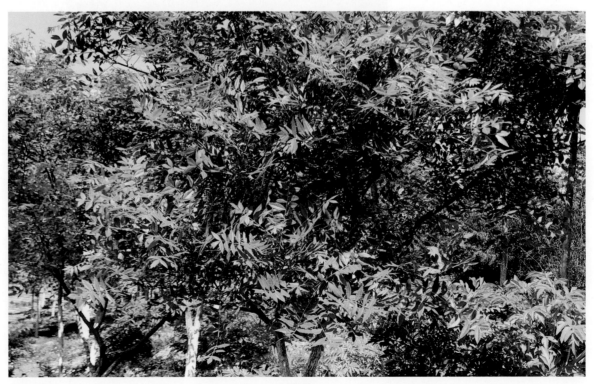

文冠果

白色，基部紫红色或黄色，脉纹显著，长约 2cm，宽 7 ~ 10mm，爪两侧有须毛；花盘的角状附属体橙黄色；雄蕊 8，长约 1.5cm，花丝无毛；子房 3 室，被灰色绒毛；花柱顶生，柱头乳突状。蒴果近球形或阔椭圆形，具 3 棱，室背开裂，长达 6cm；种子长达 1.8cm，扁球状，黑色而有光泽。花期春季，果期秋初。

| **生境分布** | 生于丘陵、山坡等地。分布于天津蓟州庄果峪。

| **资源情况** | 野生资源稀少。药材来源于野生。

| **采收加工** | 春、夏季采茎干，剥去外皮取木材，晒干；或取鲜枝叶，切碎熬膏。

| **药材性状** | 本品茎干木部呈不规则的块状，表面红棕色或黄褐色，横断面红棕色，有同心性环纹，纵剖面有细皱纹。枝条多为细圆柱形，表面黄白色或黄绿色，断面有年轮环纹，外侧黄白色，内部红棕色。质坚硬。气微，味甘、涩、苦。

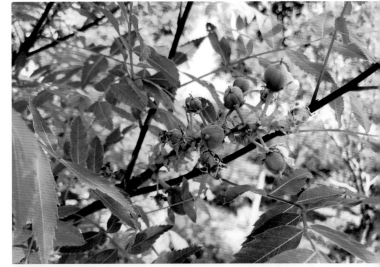

| **功能主治** | 甘、微苦，平。祛风除湿，消肿止痛。用于风湿热痹，筋骨疼痛。

| **用法用量** | 内服煎汤，3 ~ 9g；或熬膏，每次 3g。外用适量，熬膏敷。

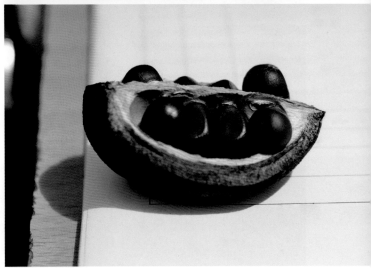

| **附　　注** | FOC 修订本种拉丁学名为 *Xanthoceras sorbifolium* Bge.。

凤仙花科 Balsaminaceae 凤仙花属 Impatiens

凤仙花 *Impatiens balsamina* L.

| **植物别名** | 指甲花、小桃红。

| **药材名** | 急性子（药用部位：种子）、凤仙透骨草（药用部位：茎）、凤仙花（药用部位：花）、凤仙根（药用部位：根）。

| **形态特征** | 一年生草本，高 40 ~ 100cm。茎直立，肉质。叶互生，披针形，长 4 ~ 16cm，宽 1.2 ~ 3cm，先端渐尖，基部狭楔形，边缘有锐锯齿；叶柄长 1 ~ 3cm，两侧着生数个有柄腺体。花单生或数朵簇生叶腋，密生短柔毛；花大，下垂，粉红色或杂色，单瓣或重瓣；萼片 3，宽卵形，有疏短柔毛；花瓣 3，旗瓣圆形，先端凹，有小尖头，翼瓣宽，有短柄，2 裂，基部裂片近圆形，上部裂片宽斧形，先端 2 浅裂；花丝先端合生，花药合生。蒴果纺锤形，密生灰白色细毛；种子多数，

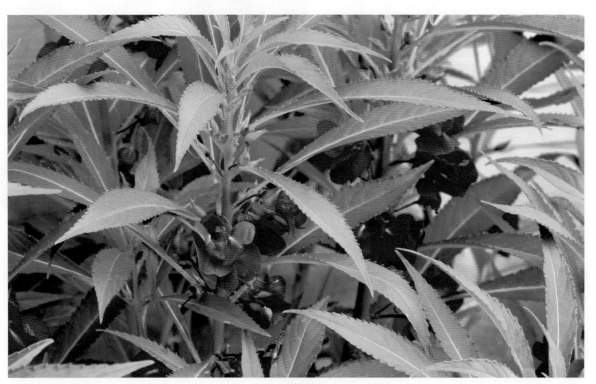

凤仙花

球形，黄褐色。花期 6 ~ 9 月，果期 9 ~ 10 月。

| 生境分布 | 生于花坛、路边、庭院、公园。天津各地均有栽培。

| 资源情况 | 栽培资源一般。药材来源于栽培。

| 采收加工 | 急性子：夏、秋季果实即将成熟时采收，晒干，除去果皮和杂质。

凤仙透骨草：夏、秋季植株生长茂盛时割取地上部分，除去叶及花果，洗净，晒干。

凤仙花：夏、秋季开花时采收，鲜用或阴、烘干。

凤仙根：秋季采挖根部，洗净，鲜用或晒干。

| 药材性状 | 急性子：本品呈椭圆形、扁圆形或卵圆形，长 2 ~ 3mm，宽 1.5 ~ 2.5mm。表面棕褐色或灰褐色，粗糙，有稀疏的白色或浅黄棕色小点，种脐位于狭端，稍凸出。质坚实，种皮薄，子叶灰白色，半透明，油质。气微，味淡、微苦。

凤仙透骨草：本品长柱形，有少数分枝，长 30 ~ 60cm，直径 3 ~ 8mm，下端直径可达 2cm。表面黄棕色至红棕色，干瘪皱缩，具明显的纵沟，节部膨大，叶痕深棕色。体轻质脆，易折断，断面中空，或有白色、膜质髓部。气微，味微酸。

凤仙花：本品干燥皱缩，先端卷曲，表面红色或白色，单瓣或重瓣。花萼 3，1 枝形大如花瓣。花瓣 5，旗瓣圆形，先端凹入；翼瓣各在一侧合生成 2 片。雄蕊 5，雌蕊柱形，先端 5 裂。气微，味微酸。

| 功能主治 | 急性子：微苦、辛，温；有小毒。归肺、肝经。破血，软坚，消积。用于癥瘕痞块，经闭，噎膈。

凤仙透骨草：苦、辛，温；有小毒。祛风湿，活血止痛，解毒。用于风湿痹痛，跌打肿痛，闭经，痛经，痈肿。

凤仙花：甘、苦，微温。祛风除湿，活血止痛，解毒杀虫。用于腰胁疼痛，妇女经闭腹痛，跌打损伤，骨折，痈疽疮毒。

凤仙根：苦、辛，平。活血止痛，利湿消肿。用于跌打肿痛，风湿骨痛，水肿。

| 用法用量 | 急性子：内服煎汤，3 ~ 5g。

凤仙透骨草：内服煎汤，3 ~ 9g；或鲜品捣汁。外用适量，鲜品捣敷；或煎汤熏洗。

凤仙花：内服煎汤，1.5 ~ 3g，鲜品 3 ~ 9g；或研末；或浸酒。外用适量，鲜品研烂涂；或煎汤洗。

凤仙根：内服煎汤，6 ~ 15g；或研末，3 ~ 6g；或浸酒。外用适量，捣敷。

凤仙花科 Balsaminaceae 凤仙花属 Impatiens

水金凤 *Impatiens noli-tangere* L.

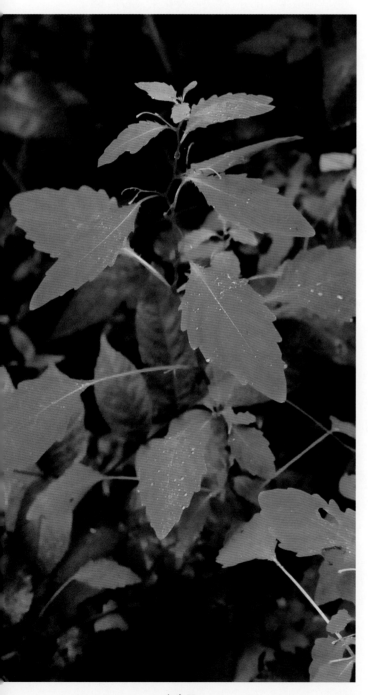

水金凤

| 植物别名 |

辉菜花、野凤仙、白辣草。

| 药 材 名 |

水金凤（药用部位：根或全草）。

| 形态特征 |

一年生草本，高 40 ～ 100cm。茎直立，分枝。叶互生，卵形或狭椭圆形，长 5 ～ 10cm，宽 2 ～ 5cm，薄而软，先端钝或短渐尖，下部叶基部楔形；叶柄长 2 ～ 3cm，上部叶基部近圆形，几无柄，叶缘具粗锯齿。花梗细长下垂，花 2 ～ 3 成聚伞花序状；花大，黄色，喉部常有红色斑点；萼片 3，侧生 2 片小，宽卵形，先端急尖，唇瓣宽漏斗状，基部裂片长圆形，上部裂片大，宽斧形，带红色斑点，花药尖。蒴果线状长圆形，两端尖，无毛。花期 7 ～ 9 月，果期 9 ～ 10 月。

| 生境分布 |

生于水沟边、林缘、草丛和山坡林下。分布于天津蓟州山区。

| 资源情况 |

野生资源较少。药材来源于野生。

| **采收加工** | 夏、秋季采收，洗净，鲜用或晒干。

| **功能主治** | 甘，温。活血调经，祛风除湿。用于月经不调，痛经，经闭，跌打损伤，风湿痹痛，脚气肿痛，阴囊湿疹，癣疮，癞疮。

| **用法用量** | 内服煎汤，9 ～ 15g。外用适量，煎汤洗；或鲜品捣敷。

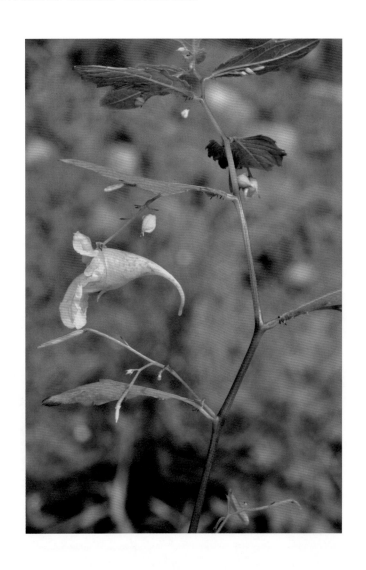

卫矛科 Celastraceae 卫矛属 Euonymus

冬青卫矛 *Euonymus japonicus* Thunb.

| **植物别名** | 大叶黄杨、四季青、八木。

| **药材名** | 大叶黄杨根（药用部位：根）、大叶黄杨（药用部位：茎皮、枝）、大叶黄杨叶（药用部位：叶）。

| **形态特征** | 常绿直立灌木，高1～3m。小枝具细密疣点状皮孔。叶对生，革质；叶面光亮，叶片倒卵形、椭圆形或长圆状椭圆形，长3～6.5cm，宽2～4cm，先端急尖或钝圆，基部楔形，边缘具浅钝圆齿；叶柄长约1cm。花5～15，呈腋生聚伞花序，花伞2～3次分枝，花序梗粗长而扁，长2～5cm，花白绿色，4基数，直径达7mm；花瓣长圆状阔卵形，长约2.5mm；花盘肥厚，方形，雄蕊着生于其边缘上，具有较长花丝，花药黄白色；子房圆锥形，基部与花盘合生，每室

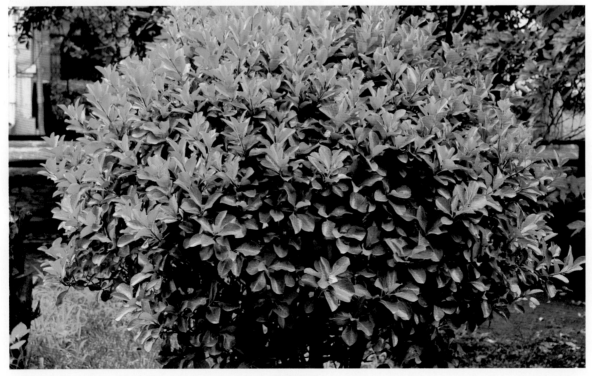

冬青卫矛

2 胚珠，室轴顶生。蒴果近球形，直径达 8mm，成熟时淡红色；种子每室 1 ～ 2，外被橙红色假种皮。花期 5 ～ 6 月，果期 9 ～ 10 月。

| 生境分布 | 生于花坛、路边、庭院、公园。天津各地均有栽培。

| 资源情况 | 栽培资源丰富。药材来源于栽培。

| 采收加工 | 大叶黄杨根：冬季采挖，洗净，切片，晒干。
大叶黄杨：全年均可采挖，切段或将树皮晒干。
大叶黄杨叶：春季采收，晒干。

| 药材性状 | 大叶黄杨：本品茎皮外表面灰褐色，较粗糙，有点状突起的皮孔及纵向浅裂纹。内表面淡棕色，较光滑。断面略纤维性，有较密的银白色丝状物，拉至 3mm 即断。气微，味淡而涩。

| 功能主治 | 大叶黄杨根：辛、苦，温。归肝经。活血调经，祛风湿。用于月经不调，痛经，风湿痹痛。

大叶黄杨：苦、辛，微温。祛风湿，强筋骨，活血止血。用于风湿痹痛，腰膝酸软，跌打伤肿，骨折，吐血。

大叶黄杨叶：消肿解毒。用于疮疡肿毒。

| 用法用量 | 大叶黄杨根：内服煎汤，15 ～ 30g。

大叶黄杨：内服煎汤，15 ～ 30g；或浸酒。

大叶黄杨叶：外用适量，鲜品捣敷。

卫矛科 Celastraceae 卫矛属 Euonymus

白杜 *Euonymus maackii* Rupr.

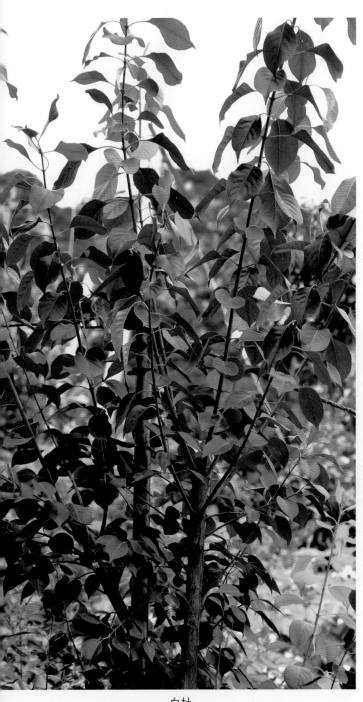

白杜

| 植物别名 |

白杜卫矛、桃叶卫矛。

| 药 材 名 |

丝棉木（药用部位：根、树皮）、丝棉木叶
（药用部位：叶）。

| 形态特征 |

小乔木，高 2 ～ 6m。叶对生，叶片卵形、
阔卵形、椭圆形、窄椭圆形或阔菱形，长
4 ～ 7cm，宽 2 ～ 5cm，先端渐尖或长渐尖，
边缘具锯齿；叶柄细长，长 2 ～ 3.5cm。
花 3 至多朵成二歧聚伞花序，花序梗长
1 ～ 2cm，小花梗较短，最长 5mm；花瓣
长圆状倒卵形；花盘肥厚，近圆形；雄蕊
着生于花盘四角近边缘处，花丝细长，花
药紫红色；子房下部与花盘合生，4 室，
每室 2 胚珠，轴生。蒴果倒卵心形，上部
4 浅裂，长 6 ～ 9mm，成熟时粉红色；种
子每室 1 ～ 2，圆卵形，淡棕色，假种皮红
色，全包种子，先端有开口。花期 5 ～ 6 月，
果期 9 ～ 10 月。

| 生境分布 |

生于山坡、路旁，或栽培。分布于天津蓟州

八仙山等地。

| **资源情况** | 野生资源较少，栽培资源一般。药材来源于野生或栽培。

| **采收加工** | 丝棉木：全年均可采收，洗净，切片，晒干。
丝棉木叶：春季采收，晒干。

| **功能主治** | 丝棉木：苦、辛，凉。祛风除湿，活血通络，解毒止血。用于风湿性关节炎，腰痛，跌打伤肿，血栓闭塞性脉管炎，肺痈，衄血，疔疮肿毒。
丝棉木叶：苦，寒。清热解毒。用于漆疮，痈肿。

| **用法用量** | 丝棉木：内服煎汤，15～30g，鲜品加倍；或浸酒；或入散剂。外用适量，捣敷；或煎汤熏洗。
丝棉木叶：外用适量，煎汤熏洗。

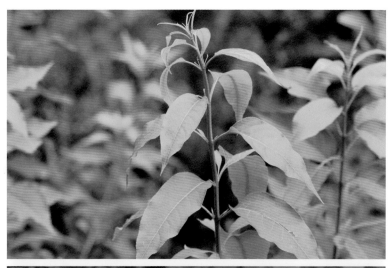

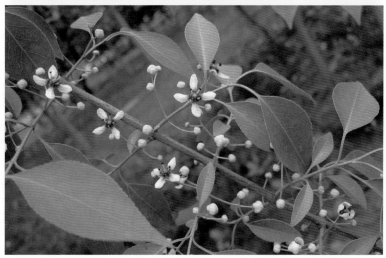

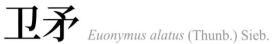

卫矛科 Celastraceae 卫矛属 Euonymus

卫矛

Euonymus alatus (Thunb.) Sieb.

| **植物别名** | 鬼箭羽、四棱树。

| **药 材 名** | 鬼箭羽（药用部位：具翅状物枝条、翅状附属物）。

| **形态特征** | 落叶小灌木，高 1 ~ 3m。小枝四棱形，棱上常有扁条状木栓翅，翅宽达 1cm。叶对生，窄倒卵形或椭圆形，长 2 ~ 6cm，宽 1.5 ~ 3.5cm；叶柄极短或近无柄。聚伞花序有 3 ~ 9 花，总花梗长 1 ~ 1.5cm；花淡绿色，4 基数，花盘肥厚方形，雄蕊花丝短。蒴果 4 深裂，有时仅 1 ~ 3 心皮成熟，裂瓣分离，长卵形，棕色带紫色；种子每裂瓣 1 ~ 2，紫棕色，有橙红色假种皮。花期 4 ~ 5 月，果期 9 ~ 10 月。

| **生境分布** | 生于山坡开阔处、林缘。分布于天津蓟州盘山、九山顶、九龙山、

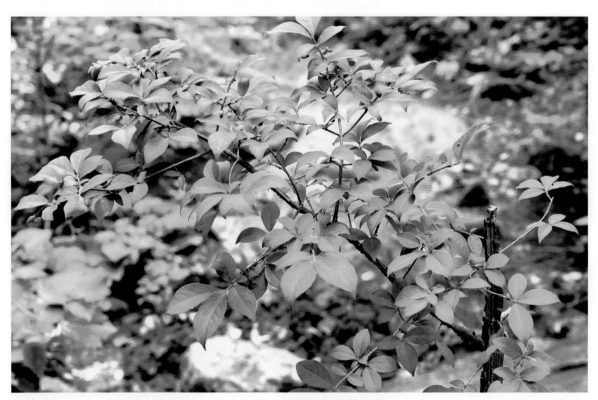

卫矛

八仙山等地。

| **资源情况** | 野生资源一般。药材来源于野生。

| **采收加工** | 全年均可采收，割取枝条后取其嫩枝，晒干；或收集翅状物，晒干。

| **药材性状** | 本品为具翅状物的圆柱形枝条，先端多分枝，长 40 ~ 60cm，枝条直径 2 ~ 6mm，表面较粗糙，暗灰绿色至灰黄绿色，有纵纹及皮孔，皮孔纵生，灰白色，略凸起而微向外反卷。翅状物扁平状，靠近基部处稍厚，向外渐薄，宽 4 ~ 10mm，厚约 2mm，表面深灰棕色至暗棕红色，具细长的纵直纹理或微波状弯曲，翅极易剥落，枝条上常见断痕。枝坚硬而韧，难折断，断面淡黄白色，粗纤维性。气微，味微苦。

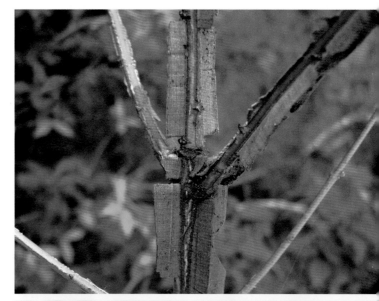

| **功能主治** | 苦、辛，寒。归肝、脾经。破血通经，解毒消肿，杀虫。用于癥瘕结块，心腹疼痛，闭经，痛经，崩中漏下，产后瘀滞腹痛，恶露不下，跌打损伤，烫火伤。

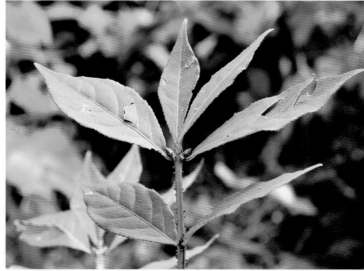

| **用法用量** | 内服煎汤，4 ~ 9g；或泡酒；或入丸、散。外用适量，捣敷；或煎汤洗；或研末调敷。

卫矛科 Celastraceae 南蛇藤属 Celastrus

南蛇藤 *Celastrus orbiculatus* Thunb.

| 植物别名 | 蔓性落霜红、南蛇风。

| 药材名 | 南蛇藤根（药用部位：根）、南蛇藤果（药用部位：果实）、南蛇藤（药用部位：藤茎）、南蛇藤叶（药用部位：叶）。

| 形态特征 | 攀缘灌木。小枝光滑无毛，灰棕色或棕褐色。叶片倒卵状阔椭圆形、近圆形或长椭圆形，长5~12cm，宽3~9cm，先端圆阔，具小急尖或短渐尖，基部宽楔形至近圆形，边缘具锯齿或圆锯齿，两面光滑无毛或叶背脉上具稀短柔毛，侧脉3~5对。聚伞花序腋生，间有顶生，顶生者长1~3cm，小花多3~7；雄花萼片钝三角形，花瓣倒卵状椭圆形或长圆形，长3~4mm，花盘浅杯状，裂片浅，先端钝圆；雌花花冠较雄花窄小，花盘较雄花稍深厚，肉质；

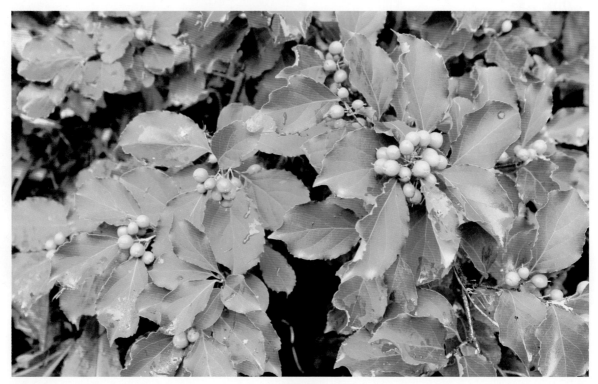

南蛇藤

退化雄蕊极短小，子房近球形，柱头 3 深裂，每裂再 2 浅裂。蒴果球形，直径 8 ~ 10mm；种子扁椭圆形，长 4 ~ 5mm，有红色肉质假种皮。花期 5 ~ 6 月，果期 7 ~ 10 月。

| 生境分布 | 生于山坡路旁或灌丛。分布于天津蓟州盘山、九山顶、九龙山、八仙山等地。

| 资源情况 | 野生资源丰富。药材来源于野生。

| 采收加工 | 南蛇藤根：8 ~ 10 月采挖，洗净鲜用或晒干。
南蛇藤果：9 ~ 10 月果实成熟后摘下，晒干。
南蛇藤：春、秋季采收，鲜用或切段晒干。
南蛇藤叶：春季采收，晒干。

| 药材性状 | 南蛇藤根：本品呈圆柱形，细长而弯曲，有少数须根，外表面棕褐色，具不规则的纵皱。主根坚韧，不易折断，断面黄白色，纤维性；须根较细，亦呈圆柱形，质较脆，有香气。
南蛇藤果：本品蒴果黄色，球形，直径约 1cm，3 裂，干后呈黄棕色；种子每室 2，有红色肉质假种皮。略有异臭，味甘、酸而带腥。

| 功能主治 | 南蛇藤根：辛、苦，平。归肝、脾经。祛风除湿，活血通经，消肿解毒。用于风湿痹痛，跌打肿痛，闭经，头痛，腰痛，痢疾，痈疽肿毒。
南蛇藤果：甘、微苦，平。养心安神，和血止痛。用于心悸失眠，健忘多梦，牙痛，筋骨痛，腰腿麻木，跌打伤痛。
南蛇藤：苦、辛，微温。归肝、脾、大肠经。祛风除湿，通经止痛，活血解毒。用于风湿关节痛，四肢麻木，瘫痪，跌打损伤，痢疾。
南蛇藤叶：苦、辛，平。祛风除湿，解毒消肿，活血止痛。用于风湿痹痛，疮疡疖肿，湿疹，跌打损伤。

| 用法用量 | 南蛇藤根：内服煎汤，15 ~ 30g；或浸酒。外用适量，研末调敷或捣敷。
南蛇藤果：内服煎汤，6 ~ 15g。
南蛇藤：内服煎汤，9 ~ 15g；或浸酒。
南蛇藤叶：内服煎汤，15 ~ 30g。外用适量，鲜品捣敷或干品研末调敷。

黄杨

Buxus sinica (Rehd. et Wils.) Cheng

| 植物别名 | 瓜子黄杨、小叶黄杨、锦熟黄杨。

| 药 材 名 | 黄杨木（药用部位：茎枝及叶）、黄杨叶（药用部位：叶）、黄杨根（药用部位：根）、山黄杨子（药用部位：果实）。

| 形态特征 | 常绿灌木或小乔木，高 1 ~ 6m。茎圆柱形，小枝四棱形，被柔毛。叶革质，对生，宽椭圆形至宽倒卵形、卵状椭圆形或长椭圆形，长 1.5 ~ 3.5cm，宽 0.8 ~ 2cm，最宽处常在叶中部或中部以上，全缘，先端圆或凹入，基部圆或急尖或呈楔形，上表面光亮，中脉凸出，下表面中脉平坦或稍凸出，侧脉不明显。花单性，雌雄同株，花序头状，腋生，花黄色；雄花超过 10 生于花序下部，无花梗，雄蕊 4，有退化雌蕊；雌花生于花序上部，花被片 6，2 轮排列。蒴果近球形，

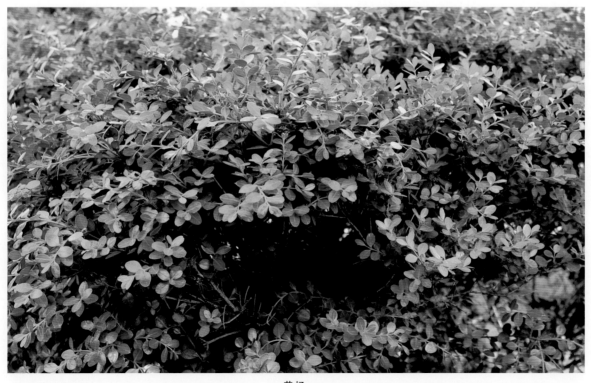

黄杨

黑褐色，长 6 ~ 10mm，宿存花柱长 2 ~ 3mm，3 室，每室有黑色种子 2。花期 4 ~ 5 月，果期 8 ~ 9 月。

| 生境分布 | 栽培于公园、庭院和园林中。天津各地均有栽培。

| 资源情况 | 栽培资源丰富。药材来源于栽培。

| 采收加工 | 黄杨木：全年均可采收，鲜用或晒干。

黄杨叶：全年均可采收，鲜用或晒干。

黄杨根：全年均可采收，洗净，鲜用，或切片晒干。

山黄杨子：5 ~ 7 月果实成熟时采收，鲜用或晒干。

| 药材性状 | 黄杨木：本品茎圆柱形，有纵棱，小枝四棱形，全面被短柔毛或外侧相对两侧面无毛。叶片长 1 ~ 3cm，宽 0.8 ~ 2cm，阔椭圆形、阔倒卵形、卵状椭圆形或长圆形。先端圆或钝，常有小凹口，基部圆或急尖或楔形；叶面光亮，中脉凸出，侧脉明显，叶背中脉平坦或稍凸出，中脉上常密被短线状钟乳体，革质；叶柄长 1 ~ 2mm，上面被毛。气微，味苦，无毒。

黄杨叶：本品为完整或破碎的叶片，倒卵圆形，长 10 ~ 30mm，全缘，先端稍凹，基部狭楔形，表面深绿色，有光泽，背面主脉明显，革质。气微，味苦。

| 功能主治 | 黄杨木：苦，平。归心、肝、肾经。祛风除湿，理气止痛。用于风湿痹痛，胸腹气胀、疼痛，牙痛，跌打损伤。

黄杨叶：苦，平。清热解毒，消肿散结。用于疮疖肿毒，风火牙痛，跌打伤痛。

黄杨根：苦、微辛，平。祛风止咳，清热除湿。用于风湿痹痛，伤风咳嗽，湿热黄疸。

山黄杨子：苦，凉。消暑热，解疮毒。用于暑热，疮疖。

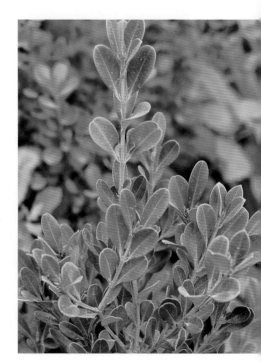

| 用法用量 | 黄杨木：内服煎汤，9 ~ 15g；或浸酒。外用适量，鲜品捣敷。

黄杨叶：内服煎汤，9g；或浸酒。外用适量，鲜叶捣敷。

黄杨根：内服煎汤，9 ~ 15g，鲜品 15 ~ 30g。

山黄杨子：内服煎汤，3 ~ 9g。外用适量，捣敷。

鼠李科 Rhamnaceae 鼠李属 Rhamnus

卵叶鼠李
Rhamnus bungeana J. Vass.

| 植物别名 | 小叶鼠李、麻李。

| 形态特征 | 小灌木，高达 2m。小枝对生或近对生，被微柔毛，枝端具紫红色针刺。叶对生或近对生或在短枝上簇生，纸质，卵形、卵状披针形或卵状椭圆形，长 1 ~ 4cm，宽 0.5 ~ 2cm，先端钝或短尖，基部圆或楔形，边缘具细圆齿，上面绿色，无毛，下面沿脉或脉腋被白色短柔毛，侧脉每边 2 ~ 3；托叶钻形，宿存。花小，黄绿色，单性，雌雄异株，通常 2 ~ 3 在短枝上簇生或单生叶腋，4 基数；萼片宽三角形；花瓣小；雌花有退化的雄蕊，子房球形，2 室。核果倒卵状球形或圆球形，直径约 5mm，具 2 分核，基部有宿存的萼筒，成熟时紫色或黑紫色；种子卵圆形，背面有长为种子 4/5 的纵沟。花期 4 ~ 5 月，果期 6 ~ 9 月。

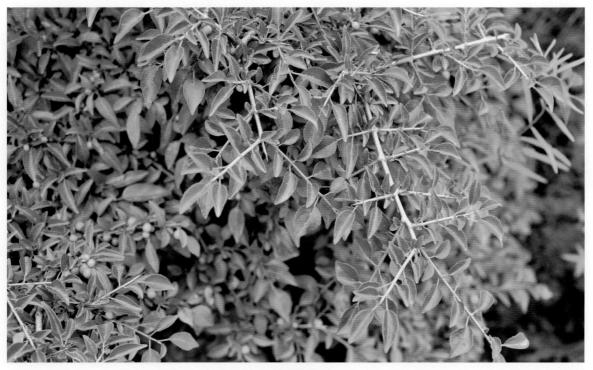

卵叶鼠李

| 生境分布 | 生于山坡阳处或灌丛中。分布于天津蓟州盘山、九山顶、九龙山、八仙山等地。

| 资源情况 | 野生资源丰富。药材来源于野生。

| 附　注 | 研究表明，本种叶中含有丰富的黄酮类成分，具有较好的抗氧化活性。本种叶及树皮可作绿色染料。

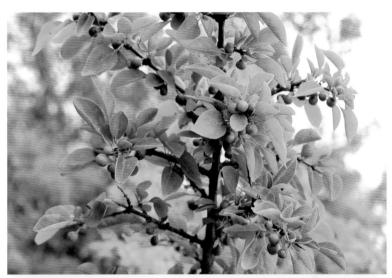

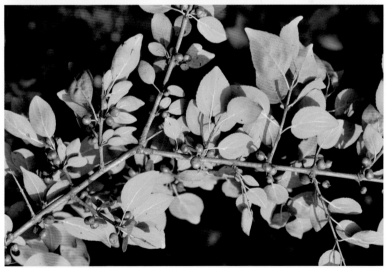

鼠李科 Rhamnaceae 鼠李属 Rhamnus

小叶鼠李
Rhamnus parvifolia Bge.

| **植物别名** | 驴子刺、麻绿、大绿。

| **药 材 名** | 琉璃枝（药用部位：果实）。

| **形态特征** | 灌木，高约 2m。小枝对生或近对生，紫褐色，枝端及分叉处有针刺。叶纸质，对生或近对生，稀兼互生，或在短枝上簇生，菱状倒卵形或菱状椭圆形，稀倒卵状圆形或近圆形，长 1.2 ~ 4cm，宽 0.8 ~ 2cm，先端钝尖或近圆形，基部楔形或近圆形，边缘有圆齿状细锯齿，上面深绿色；侧脉每边 2 ~ 4，网脉不明显；叶柄长 4 ~ 15mm；托叶钻状，有微毛。花单性，雌雄异株，黄绿色，4 基数，有花瓣，通常数朵簇生短枝上；雌花花柱 2 半裂。核果倒卵状球形，直径 4 ~ 5mm，成熟时黑色，具 2 分核，基部有宿存的萼筒；种子长圆

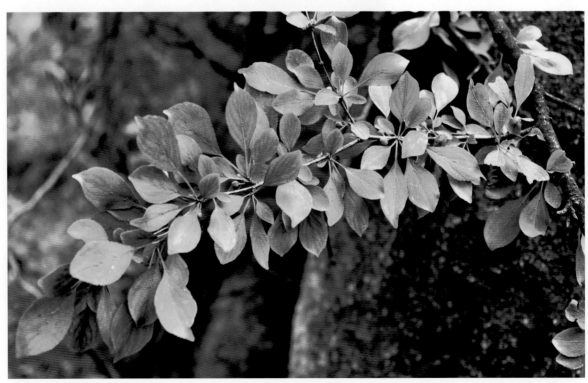

小叶鼠李

状倒卵形，褐色，背侧有长为种子 4/5 的纵沟。花期 5 月，果期 7 ~ 9 月。

| **生境分布** | 生于向阳山坡、草丛或灌丛中。分布于天津蓟州盘山、小港、八仙山等地。

| **资源情况** | 野生资源丰富。药材来源于野生。

| **采收加工** | 果熟后采收，鲜用或晒干。

| **功能主治** | 苦，凉；有小毒。清热泻下，解毒消瘰。用于热结便秘，瘰疬，疥癣，疮毒。

| **用法用量** | 内服煎汤，1.5 ~ 3g。外用适量，捣敷。

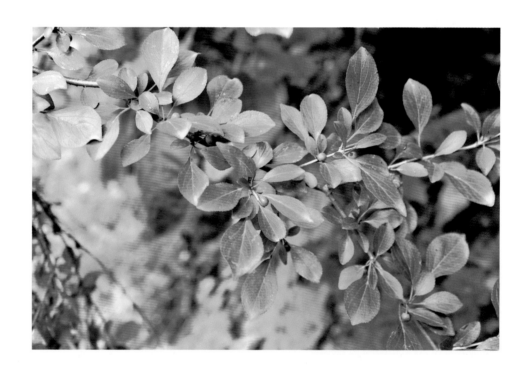

鼠李科 Rhamnaceae 鼠李属 Rhamnus

锐齿鼠李
Rhamnus arguta Maxim.

| 植物别名 | 牛李子。

| 形态特征 | 灌木或小乔木，高 2 ~ 3m。树皮灰褐色。小枝对生或近对生，暗紫色或紫红色，枝端有时具针刺。叶纸质，近对生或对生，在短枝上簇生，卵状心形或卵圆形，长 3 ~ 6cm，宽 1 ~ 3cm，先端钝或凸尖，基部心形或圆形，边缘有芒状锐锯齿，两面无毛，侧脉 3 ~ 5 对；叶柄长 2 ~ 2.5cm。花单性，雌雄异株，4 基数，具花瓣；雄花 10 ~ 20 簇生短枝先端或长枝下部叶腋，花梗较长；子房球形，3 ~ 4 室，每室 1 胚珠，花柱 3 ~ 4 裂。核果球形，直径约 6mm，具 2 ~ 4 分核，成熟时黑色；种子倒卵形，淡褐色，背面具长为种子 4/5 或全长的纵沟。花期 5 ~ 6 月，果期 6 ~ 9 月。

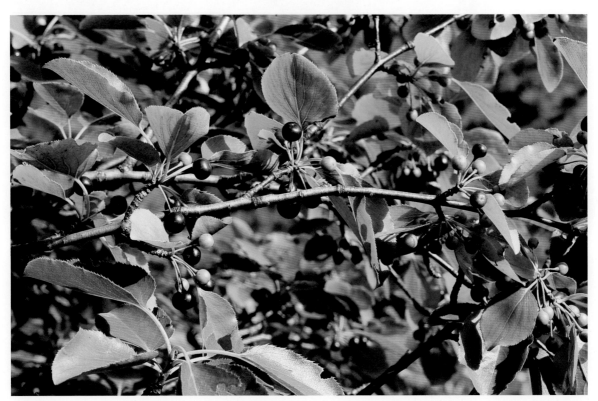

锐齿鼠李

| **生境分布** | 生于山坡灌丛中。分布于天津蓟州盘山、九山顶、九龙山、八仙山等地。

| **资源情况** | 野生资源较丰富。药材来源于野生。

| **附　　注** | 将种子榨油后可作润滑油；将茎叶及种子熬成液汁可作杀虫剂。

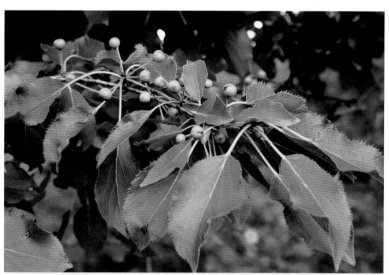

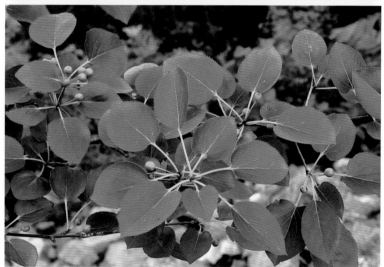

鼠李科 Rhamnaceae 鼠李属 Rhamnus

圆叶鼠李
Rhamnus globosa Bge.

| **植物别名** | 圆鼠李、山绿柴、黑旦子。

| **药 材 名** | 冻绿刺（药用部位：茎、叶、根皮）。

| **形态特征** | 灌木，高约2m。小枝灰褐色，先端具针刺。叶纸质，对生或近对生，或在短枝上簇生，倒卵形或近圆形，长2～4cm，宽1.5～3.5cm，先端凸尖，基部宽楔形，边缘有圆齿状锯齿，上面绿色，初时被密柔毛，下面淡绿色，全部或沿脉被柔毛，侧脉每边3～4；叶柄长4～8mm，被密柔毛；托叶线状披针形，宿存，有微毛。花单性，雌雄异株，多朵簇生短枝端或长枝下部叶腋，4基数，有花瓣；花萼和花梗均有疏微毛。核果球形或倒卵状球形，直径4～5mm，具2～3分核，成熟时黑色；种子黑褐色，有光泽，背面或背侧有长为种子3/5的

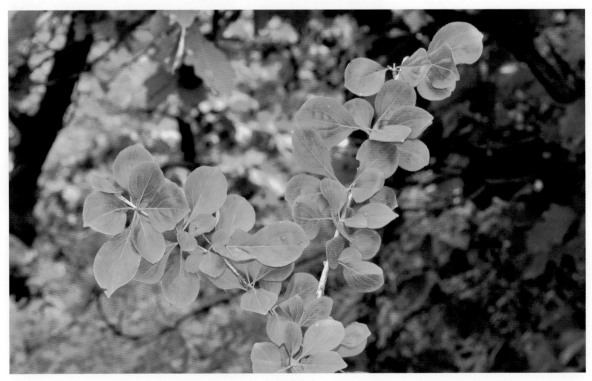

圆叶鼠李

纵沟。花期 5 月，果期 6 ~ 9 月。

| **生境分布** | 生于山坡林下或灌丛中。分布于天津蓟州盘山、九山顶、九龙山、八仙山等地。

| **资源情况** | 野生资源丰富。药材来源于野生。

| **采收加工** | 夏、秋季采收，晒干。

| **功能主治** | 苦、涩，微寒。杀虫消食，下气祛痰。用于绦虫病，食积，瘰疬，哮喘。

| **用法用量** | 内服煎汤，9 ~ 15g。

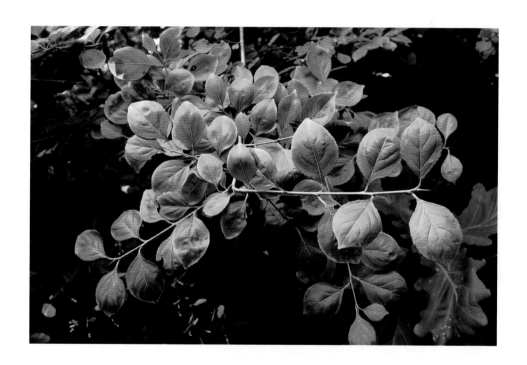

鼠李科 Rhamnaceae 枣属 Ziziphus

枣
Ziziphus jujuba Mill.

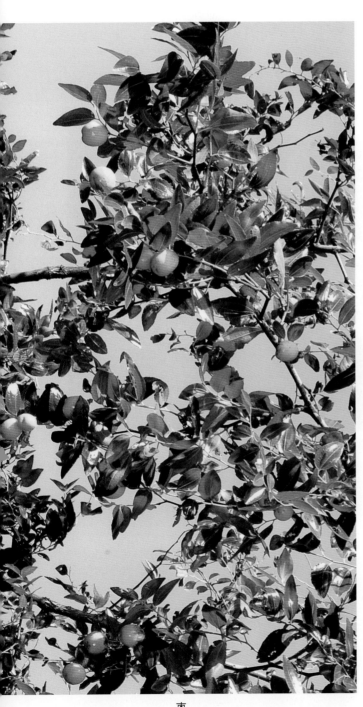

枣

| 植物别名 |

红枣。

| 药 材 名 |

大枣（药用部位：果实）、枣核（药用部位：果核）。

| 形态特征 |

落叶小乔木，高 2 ~ 10m。树皮褐色或灰褐色；枝紫红色或灰褐色，呈"之"字形弯曲，具 2 托叶刺，刺 1 直 1 弯。叶卵形、卵状椭圆形，长 3 ~ 7cm，宽 1.5 ~ 3.5cm，先端钝或圆形，具小尖头，基部近圆形，边缘具圆齿状锯齿，上面深绿色，无毛，下面浅绿色无毛或沿脉被疏柔毛，基生三出脉。花黄绿色，两性；萼片 5，卵状三角形；花瓣 5；雄蕊 5，花盘厚圆形，黄色，5 裂；子房上位，与花盘合生，2 室，每室 1 胚珠，花柱 2 半裂。核果长圆形或长卵圆形，长 2 ~ 3.5cm，直径 1.5 ~ 2cm，成熟时红色，中果皮肉质、厚，果核先端锐尖，2 室，具 1 种子；种子扁椭圆形，长约 1cm。花期 5 ~ 7 月，果期 8 ~ 9 月。

| **生境分布** | 无野生分布。天津各地均有栽培。 |

| **资源情况** | 栽培资源丰富。药材来源于栽培。 |

| **采收加工** | 大枣：秋季果实成熟时采收，晒干。
枣核：加工枣肉食品时收集枣核。 |

| **药材性状** | 大枣：本品呈椭圆形或球形，长 2 ~ 3.5cm，直径 1.5 ~ 2cm。表面暗红色，略带光泽，有不规则皱纹，基部凹陷，有短果柄。外果皮薄，中果皮棕黄色或淡褐色，肉质，柔软，富糖性而油润。果核纺锤形，两端锐尖，质坚硬。气微香，味甜。 |

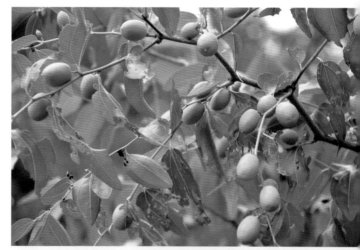

| **功能主治** | 大枣：甘，温。归脾、胃、心经。补中益气，养血安神。用于脾虚食少，乏力便溏，妇人脏躁。
枣核：苦，平。解毒，敛疮。用于臁疮，牙疳。 |

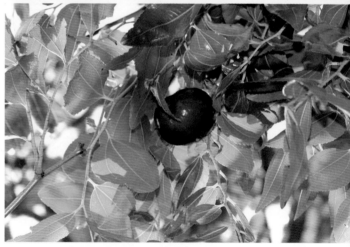

| **用法用量** | 大枣：内服煎汤，6 ~ 15g。
枣核：外用适量，烧后研末敷。 |

| **附　注** | 据有关资料记载，本种的根（枣树根）、树皮（枣树皮）、叶（枣叶）均可入药。 |

酸枣

Ziziphus jujuba Mill. var. *spinosa* (Bge.) Hu ex H. F. Chow

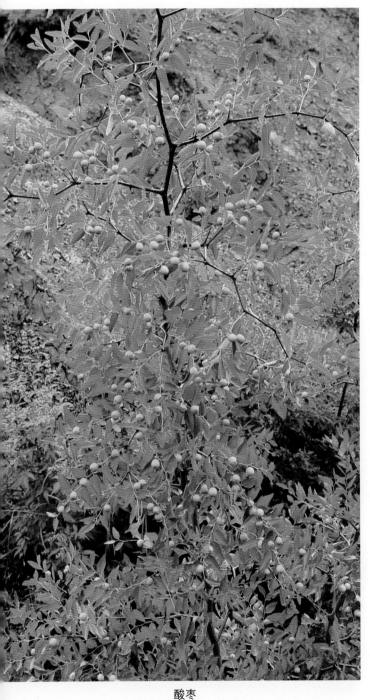

酸枣

| 植物别名 |

棘、野枣、山枣。

| 药 材 名 |

酸枣仁（药用部位：种子）、酸枣根皮（药用部位：根皮）、酸枣树皮（药用部位：树皮）、棘针（药用部位：棘刺）。

| 形态特征 |

本种与原变种枣的区别在于通常为灌木；叶较小；核果小，近球形，直径 0.7 ~ 1.3cm，具薄的中果皮，味酸，果核两端钝，近球形。花期 6 ~ 7 月，果期 8 ~ 10 月。

| 生境分布 |

生于向阳、干燥山坡、丘陵或平原。分布于天津蓟州盘山、九山顶、九龙山、八仙山等地。

| 资源情况 |

野生资源丰富。药材来源于野生。

| 采收加工 |

酸枣仁：秋末冬初采收成熟果实，除去果肉和核壳，收集种子，晒干。

棘针：全年均可采收，晒干。

酸枣树皮：全年均可采剥，洗净，晒干。

酸枣根皮：全年均可采剥，洗净，晒干。

| **药材性状** | 酸枣仁：本品呈扁圆形或扁椭圆形，长 5 ～ 9mm，宽 5 ～ 7mm，厚约 3mm。表面紫红色或紫褐色，平滑有光泽，有的有裂纹。有的两面均呈圆隆状突起；有的一面较平坦，中间有 1 隆起的纵线纹，另一面稍凸起。一端凹陷，可见线形种脐；另一端有细小凸起的合点。种皮较脆，胚乳白色，子叶 2，浅黄色，富油性。气微，味淡。

| **功能主治** | 酸枣仁：甘、酸，平。归肝、胆、心经。养心补肝，宁心安神，敛汗，生津。用于虚烦不眠，惊悸多梦，体虚多汗，津伤口渴。

棘针：辛，寒。清热解毒，消肿止痛。用于痈肿，喉痹，尿血，腹痛，腰痛。

酸枣树皮：涩，平。敛疮生肌，解毒止血。用于烫火伤，外伤出血，崩漏。

酸枣根皮：涩，温。止血，涩精，收湿敛疮。用于便血，崩漏，滑精，带下。

| **用法用量** | 酸枣仁：内服煎汤，10 ～ 15g。

棘针：内服煎汤，3 ～ 6g；或入丸、散。外用适量，煎汁涂。

酸枣树皮：内服煎汤，15 ～ 30g。外用适量，研末，撒布或调涂；或浸酒搽；或煎汤喷涂；或熬膏涂。

酸枣根皮：内服煎汤，15 ～ 30g。外用适量，捣敷；或熬膏涂。

| **附 注** | 据有关资料记载，本种的根（酸枣根）、叶（棘叶）、花（棘刺花）、果肉（酸枣肉）均可入药。

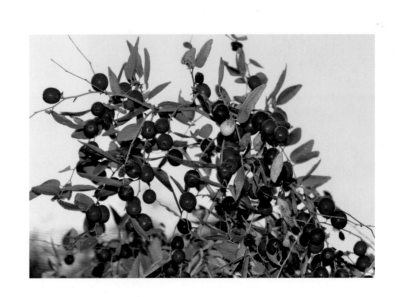

葡萄科 Vitaceae 地锦属 Parthenocissus

爬山虎

Parthenocissus tricuspidata (Sieb. et Zucc) Planch.

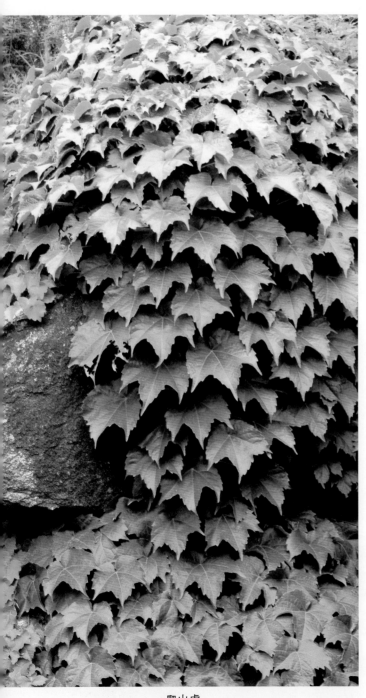

爬山虎

| 植物别名 |

地锦、爬墙虎、常春藤。

| 药材名 |

地锦（药用部位：藤茎、根）。

| 形态特征 |

落叶木质藤本。枝粗壮，棕褐色。卷须短而多枝，先端有吸盘。叶互生，宽卵形，长 10 ~ 20cm，宽 8 ~ 17cm，3 浅裂，幼枝的叶有时不分裂，基部心形，小叶有柄；中央小叶倒卵形，侧生小叶斜卵形，叶缘有不规则粗锯齿，上面深绿色有光泽，无毛，下面淡绿色，脉上有柔毛或无毛；叶柄长 8 ~ 21cm。聚伞花序通常生于两叶间的短枝端，长 4 ~ 8cm；花萼全缘；花瓣 5，先端反折；雄蕊 5，与花瓣对生；花盘贴生于子房，不明显，子房 2 室，每室 2 胚珠。浆果球形，直径 6 ~ 8mm，蓝色。花期 6 ~ 7 月，果期 9 ~ 10 月。

| 生境分布 |

生于或栽培于花坛、庭院、公园、山坡阴处、林内攀缘树上、岩山上。分布于天津山区。天津各地均有栽培。

| **资源情况** | 栽培资源丰富。药材来源于栽培。 |

| **采收加工** | 藤茎，秋季采收，去掉叶片，切段。根，冬季挖取，洗净，切片，晒干或鲜用。 |

| **药材性状** | 本品藤茎呈圆柱形，灰绿色，光滑。外表面有细纵条纹，并有细圆点状突起的皮孔，呈棕褐色。节略膨大，节上常有叉状分枝的卷须。叶互生，常脱落。断面中央有类白色的髓，木部黄白色，皮部呈纤维片状剥离。气微，味淡。 |

| **功能主治** | 辛、微涩，温。祛风止痛，活血通络。用于风湿痹痛，中风半身不遂，偏正头痛，产后血瘀，腹生结块，跌打损伤，痈肿疮毒，溃疡不敛。 |

| **用法用量** | 内服煎汤，15 ~ 30g；或浸酒。外用适量，煎汤洗；或磨汁涂；或捣敷。 |

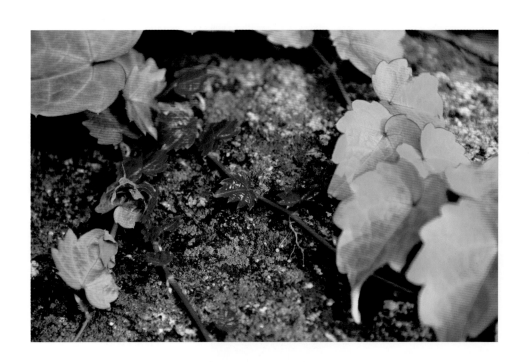

葡萄科 Vitaceae 地锦属 Parthenocissus

五叶地锦 *Parthenocissus quinquefolia* (L.) Planch.

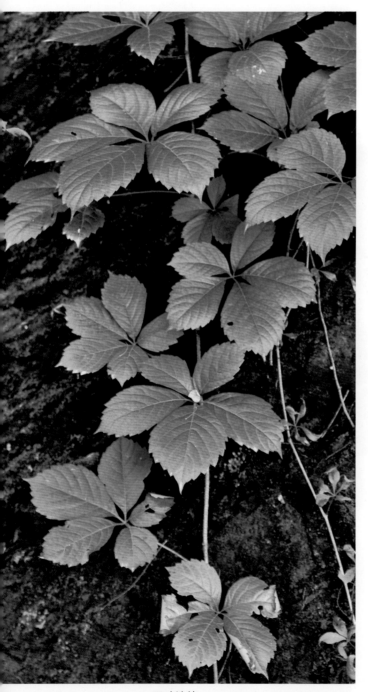

五叶地锦

| 植物别名 |

五叶爬山虎。

| 形态特征 |

木质藤本。枝条粗壮，无毛，卷须有 5 ~ 12 分枝，通常在老枝上有卷须，先端膨大成吸盘。叶为掌状复叶，小叶 5，长圆状卵形至倒卵形，长 5 ~ 12cm，先端急尖，基部楔形，叶缘具粗大牙齿，上面暗绿色有光泽，下面淡绿色，平滑无毛。聚伞花序排成圆锥形，与对叶生；花小；花萼 5 齿，截形；花瓣 5，黄绿色；雄蕊 5，与花瓣对生；子房 2 室，每室 2 胚珠。浆果，球形，直径约 6mm，成熟时蓝黑色，稍带白霜，具 1 ~ 3 种子。花期 6 ~ 7 月，果期 9 月。

| 生境分布 |

无野生分布，栽培于公园。天津各地均有栽培。

| 资源情况 |

栽培资源丰富。药材来源于栽培。

| 附　注 | 文献记载，本属植物藤茎和根的木质部内含有多种芪类化合物。研究表明，天然芪类化合物有抗肿瘤、抗炎、抗氧化、抗血栓、降压、降血脂、保肝、改善学习记忆功能、免疫调节、抗菌及毒鱼等作用。

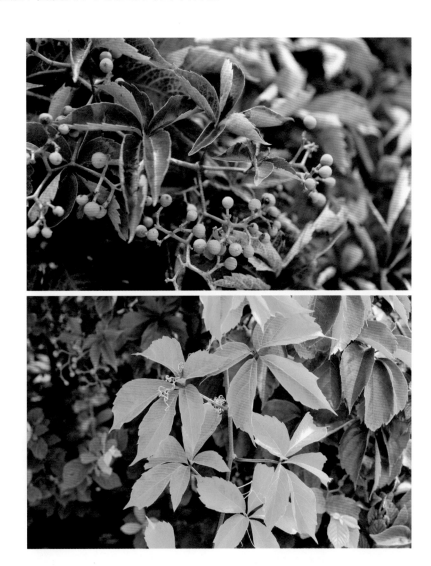

葡萄科 Vitaceae 蛇葡萄属 Ampelopsis

葎叶蛇葡萄 *Ampelopsis humulifolia* Bge.

| 植物别名 | 葎草叶山葡萄、葎叶白蔹。

| 药 材 名 | 七角白蔹（药用部位：根皮）。

| 形态特征 | 木质藤本。枝叶有微柔毛。卷须与叶对生。叶质较厚，宽卵圆形，长、宽均7～10cm，3～5裂至中部，基部心形，边缘有粗齿，上面有光泽，鲜绿色，下面苍白色，有白色腺毛；叶柄与叶片等长。聚伞花序与叶对生，花小，散生，总花梗长于叶柄；花淡黄色；萼片合生成杯状；花瓣5；雄蕊5，与花瓣对生；子房上位，2室，着生于花盘上。浆果，球形，直径6～8mm，淡黄色或淡蓝色，含1～2种子。

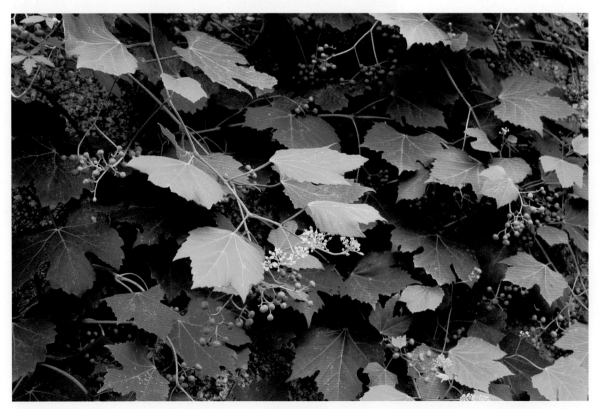

葎叶蛇葡萄

| 生境分布 | 生于山地、阳坡、灌丛、林缘、山沟、河边、田旁。分布于天津蓟州盘山、九山顶、九龙山、八仙山等地。

| 资源情况 | 野生资源丰富。药材来源于野生。

| 采收加工 | 秋季挖取根部，洗净，剥取根皮，鲜用或晒干。

| 功能主治 | 辛，温。祛风湿，散瘀肿，解毒。用于风湿痹痛，跌打瘀肿，痈疽肿痛。

| 用法用量 | 内服煎汤，9 ~ 15g；或研末。外用适量，捣敷。

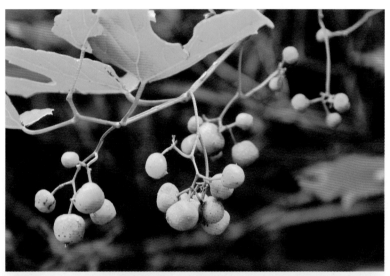

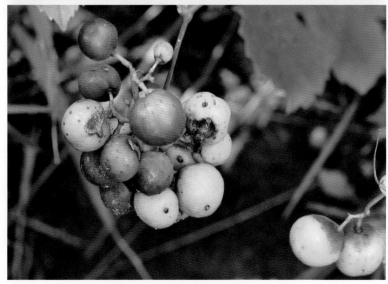

葡萄科 Vitaceae 蛇葡萄属 *Ampelopsis*

白蔹
Ampelopsis japonica (Thunb.) Makino

| 植物别名 | 白草、山葡萄秧、乌藤。

| 药 材 名 | 白蔹（药用部位：块根）、白蔹子（药用部位：果实）。

| 形态特征 | 藤本。块根粗壮，肉质，长纺锤形或卵形，深棕褐色。小枝无毛，有细条纹，呈淡紫色。掌状复叶，长 6 ~ 10cm，宽 7 ~ 12cm，小叶 3 ~ 5 裂，叶片卵状披针形，中间裂片较长，两侧小，叶柄有翅，裂片基部有关节。聚伞花序；花小，黄绿色；花萼 5 浅裂；花瓣 5；雄蕊 5，对瓣；花盘短杯状，边缘稍有锯齿和裂；子房 2 室，花柱长。浆果，球形或肾形，直径 5 ~ 7mm，成熟时蓝色或白色，有凹点。花期 6 ~ 7 月，果期 8 ~ 9 月。

| 生境分布 | 生于山坡、草丛及疏林下。分布于天津蓟州山区。

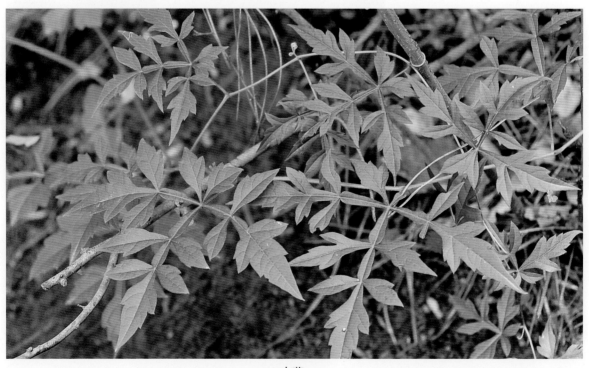

白蔹

| **资源情况** | 野生资源较少。药材来源于野生。

| **采收加工** | 白蔹：春、秋季采挖，除去泥沙和细根，切成纵瓣或斜片，晒干。
白蔹子：秋季果实成熟时采收，鲜用或晒干。

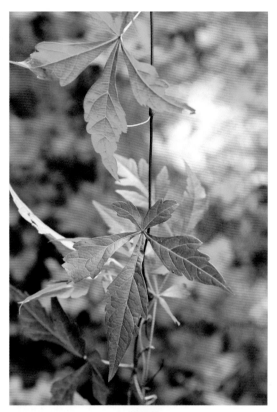

| **药材性状** | 白蔹：本品纵瓣呈长圆形或近纺锤形，长 4 ~ 10cm，直径 1 ~ 2cm。切面周边常向内卷曲，中部有 1 凸起的棱线。外皮红棕色或红褐色，有纵皱纹、细横纹及横长皮孔，易层层脱落，脱落处呈淡红棕色。斜片呈卵圆形，长 2.5 ~ 5cm，宽 2 ~ 3cm。切面类白色或浅红棕色，可见放射状纹理，周边较厚，微翘起或略弯曲。体轻，质硬脆，易折断，折断时，有粉尘飞出。气微，味甘。

| **功能主治** | 白蔹：苦，微寒。归心、胃经。清热解毒，消痈散结，敛疮生肌。用于痈疽发背，疔疮，瘰疬，烫火伤。
白蔹子：苦，寒。归肝、脾经。清热，消痈。用于温疟，热毒痈肿。

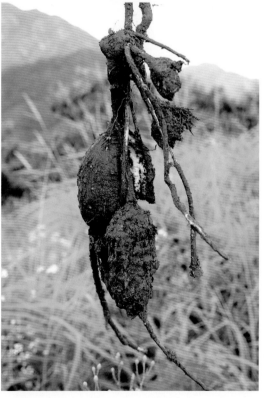

| **用法用量** | 白蔹：内服煎汤，5 ~ 10g。外用适量，煎汤洗；或研成极细粉，敷患处。
白蔹子：内服煎汤，6 ~ 10g。外用适量，研末敷。

葡萄科 Vitaceae 乌蔹莓属 Cayratia

乌蔹莓
Cayratia japonica (Thunb.) Gagnep.

| 植物别名 | 五叶莓、小母猪藤、五爪龙。

| 药 材 名 | 乌蔹莓（药用部位：全草或根）。

| 形态特征 | 草质藤本。茎有卷须，相隔 2 节间断与叶对生。幼枝有柔毛，后变无毛。鸟足状复叶，小叶 5，稀 7，椭圆形至窄卵形，长 2.5 ~ 7cm，先端急尖或短渐尖，边缘有疏锯齿，两面中脉有毛；中央小叶较大。聚伞花序疏散，腋生或假腋生；花小，有短梗；花瓣 4，黄绿色；雄蕊 4，与花瓣对生，花药长椭圆形。果实卵形，长约 7mm，成熟时黑色。花期 6 月，果期 8 ~ 9 月。

| 生境分布 | 生于山谷林中、山坡灌丛或绿化带。分布于天津蓟州山区。

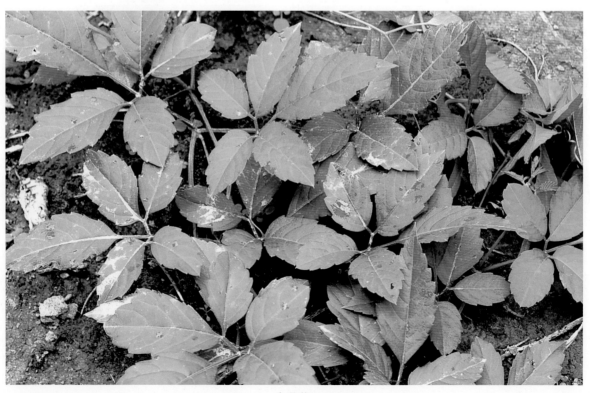

乌蔹莓

| 资源情况 | 野生资源稀少。药材来源于野生。

| 采收加工 | 夏、秋季割取藤茎或挖出根部，除去杂质，洗净，切段，晒干或鲜用。

| 药材性状 | 本品茎呈圆柱形，扭曲，有纵棱，多分枝，带紫红色；卷须二歧分叉，与叶对生。叶皱缩，展平后为鸟足状复叶；小叶 5，椭圆形、椭圆状卵形至狭卵形，边缘具疏锯齿，两面中脉有毛茸或近无毛，中间小叶较大，有长柄，侧生小叶较小，叶柄长可达 4cm 以上。浆果卵圆形，成熟时黑色。气微，味苦、涩。

| 功能主治 | 苦、酸，寒。归心、肝、胃经。清热利湿，解毒消肿。用于热毒痈肿，疔疮，丹毒，咽喉肿痛，蛇虫咬伤，烫火伤，风湿痹痛，黄疸，泻痢，白浊，尿血。

| 用法用量 | 内服煎汤，15 ～ 30g；浸酒；或捣汁饮。外用适量，捣敷。

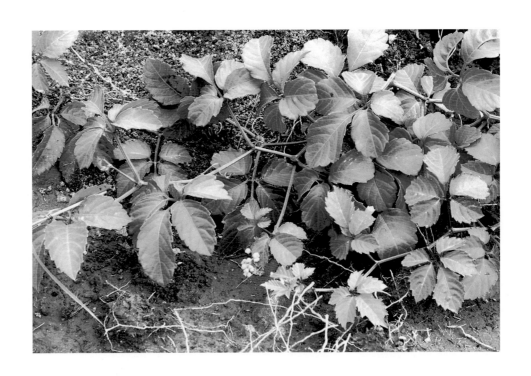

葡萄科 Vitaceae 葡萄属 Vitis

山葡萄

Vitis amurensis Rupr.

| 植物别名 | 山藤藤。

| 药材名 | 山藤藤秧（药用部位：根、茎藤）、山藤藤果（药用部位：果实）。

| 形态特征 | 木质藤本。幼枝淡紫色或红色，幼时有细毛，后脱落。叶宽卵形，长 4 ~ 25cm，宽 3.5 ~ 18cm，先端尖，基部心形，边缘有较整齐的粗锯齿；叶柄长 4 ~ 12cm。圆锥花序与叶对生，花序轴有白色丝状毛；花小，雌雄异株；雌花内 5 雄蕊退化，雄花内雌蕊退化；花萼盘形，无毛。浆果球形，黑色，有 2 ~ 3 种子。花期 5 ~ 6 月，果期 8 ~ 9 月。

| 生境分布 | 生于向阳山坡、灌丛、林缘、路边及杂木林内。分布于天津蓟州山区。

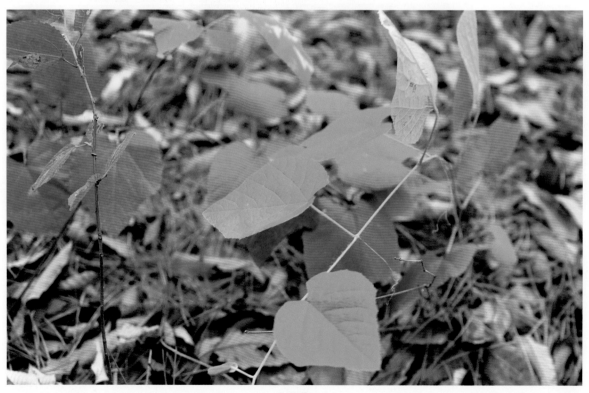

山葡萄

| **资源情况** | 野生资源丰富。药材来源于野生。

| **采收加工** | 山藤藤秧：秋、冬季采收，洗净，切片或段，晒干。
山藤藤果：8 ~ 9 月果实成熟时采收，鲜用或晒干。

| **功能主治** | 山藤藤秧：辛，凉。祛风止痛。用于风湿骨痛，胃痛，腹痛，神经性头痛，术后头痛，外伤痛。
山藤藤果：酸，凉。清热利尿。用于烦热口渴，尿路感染，小便不利。

| **用法用量** | 山藤藤秧：内服煎汤，3 ~ 9g。
山藤藤果：内服煎汤，10 ~ 15g。

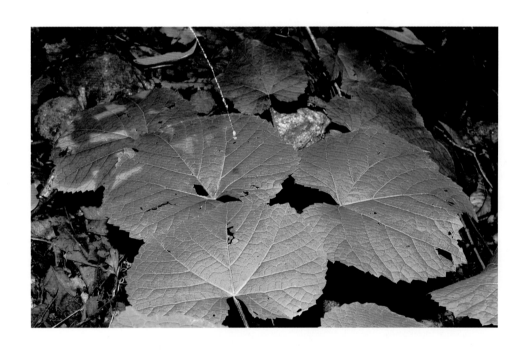

葡萄科 Vitaceae 葡萄属 Vitis

葡萄
Vitis vinifera L.

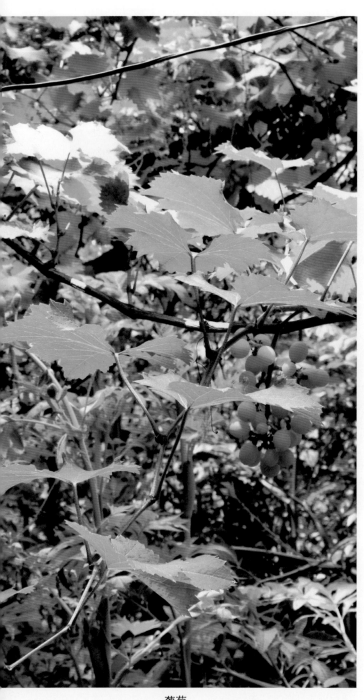

葡萄

| 植物别名 |

蒲陶、草龙珠、山葫芦。

| 药 材 名 |

葡萄（药用部位：果实）、葡萄根（药用部位：根）、葡萄藤叶（药用部位：藤叶）。

| 形态特征 |

落叶攀缘藤本。茎皮褐色，常成片状剥落；枝粗壮，红褐色至黄褐色，卷须与枝对生，分枝。叶圆卵形，直径 7 ~ 15cm，掌状脉，3 ~ 5 浅裂，至多达中部，裂片先端尖，基部深心形，边缘有粗牙齿，上面暗绿色，下面有短柔毛，秋季变褐红色；叶柄长 4 ~ 8cm。圆锥花序，多花；花小，杂性异株；花瓣 5，黄绿色，先端合生成帽状；雄蕊 5，花盘由 5 腺体组成；子房短，2 室，每室 2 胚珠。果序下垂，果实直径 6 ~ 22mm，圆形、卵圆形、椭圆形、矩圆形、卵形等，颜色从绿色、淡黄色、粉红色、深红色、紫色到黑紫色；果肉多汁，味甜或稍酸；种子 3 ~ 4，卵形或梨形，淡白色。花期 5 ~ 6 月，果期 8 ~ 9 月。

| 生境分布 | 无野生分布。天津各地均有栽培。

| 资源情况 | 栽培资源丰富。药材来源于栽培。

| 采收加工 | 葡萄：夏、秋季成熟时采收，鲜用或风干。

葡萄根：秋、冬季挖取根部，洗净，切片，鲜用或晒干。

葡萄藤叶：夏、秋季采收，洗净，茎切片，叶切碎，晒干，或春、夏季采收嫩茎叶，鲜用。

| 药材性状 | 葡萄：本品鲜品为圆形或椭圆形，干品均皱缩，长 3 ~ 7mm，直径 2 ~ 6mm，表面淡黄绿色至暗红色。先端有残存柱基，微凸尖，基部有果柄痕，有的残存果柄。质稍柔软，易被撕裂，富糖质。气微，味甜、微酸。

| 功能主治 | 葡萄：甘、酸，平。归肺、脾、肾经。补气血，强筋骨，利小便。用于气血虚弱，肺虚咳嗽，心悸盗汗，烦渴。

葡萄根：甘，平。祛风通络，利湿消肿，解毒。用于风湿痹痛，肢体麻木，跌打损伤，水肿，小便不利，痈肿疔毒。

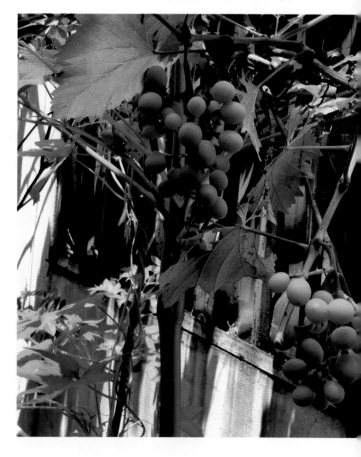

葡萄藤叶：甘，平。祛风除湿，利水消肿，解毒。用于风湿痹痛，水肿，风热目赤，痈肿疔疮。

| 用法用量 | 葡萄：内服煎汤，15 ~ 30g；或捣汁；或熬膏；或浸酒。外用适量，浸酒涂擦；或捣汁含咽；或研末撒。

葡萄根：内服煎汤，15 ~ 30g；或炖肉。外用适量，捣敷；或煎汤洗。

葡萄藤叶：内服煎汤，10 ~ 15g；或捣汁。外用适量，捣敷。

葡萄科 Vitaceae 葡萄属 Vitis

毛葡萄
Vitis heyneana Roem. et Schult.

| 植物别名 | 野葡萄、五角叶葡萄。

| 药 材 名 | 毛葡萄根皮（药用部位：根皮）、毛葡萄叶（药用部位：叶）。

| 形态特征 | 木质藤本。幼叶、叶柄和花序轴密生白色或豆沙色蛛丝状柔毛，老枝紫红色。叶卵形或五角状卵形，不分裂或具不明显的三至五角棱以致 3 ~ 5 裂，长 8 ~ 12cm，宽 7 ~ 10cm，先端短尖头，基部近截形或浅心形，边缘有波状小牙齿，上面几无毛，下面密生灰白色或浅豆沙色绒毛；叶柄长 3 ~ 7cm。圆锥花序长 8 ~ 11cm；花小，淡黄绿色，有细梗，无毛；花萼不明显；花瓣 5，长约 2mm；雄蕊 5。浆果球形，黑紫色，直径 7 ~ 8mm；种子三角形，长约 4mm，背部扁圆，腹面有二角棱。花期 6 月，果期 9 月。

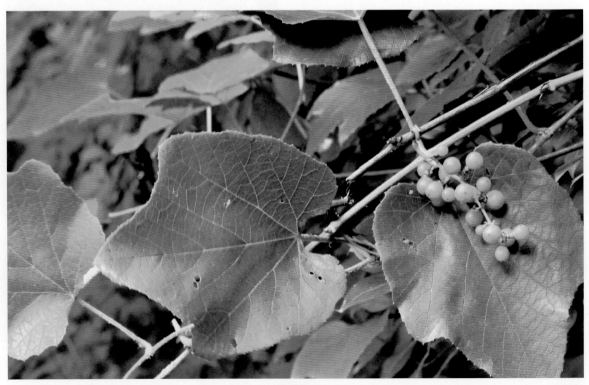

毛葡萄

| **生境分布** | 生于山坡灌丛、林缘、石崖上或沟边。分布于天津蓟州盘山、九山顶、九龙山、八仙山等地。

| **资源情况** | 野生资源较丰富。药材来源于野生。

| **采收加工** | 毛葡萄根皮：秋、冬季采收，挖根洗净，剥取根皮，切片，鲜用或晒干。
毛葡萄叶：夏、秋季采收，晒干。

| **功能主治** | 毛葡萄根皮：酸、微苦，平。活血舒筋。用于月经不调，带下，风湿骨痛，跌打损伤。
毛葡萄叶：微酸、苦，平。止血。用于外伤出血。

| **用法用量** | 毛葡萄根皮：内服煎汤，6～10g。外用适量，捣敷。
毛葡萄叶：外用适量，研末敷。

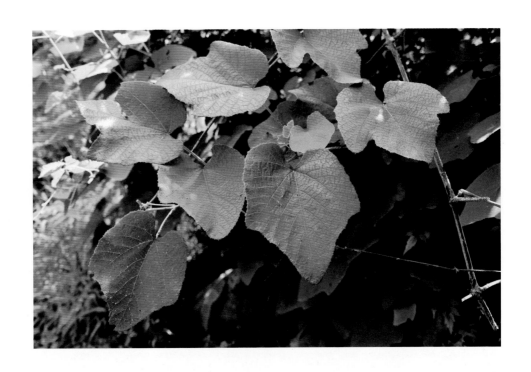

葡萄科 Vitaceae 葡萄属 Vitis

桑叶葡萄
Vitis heyneana Roem. et Schult. subsp. *ficifolia* (Bge.) C. L. Li

| 植物别名 | 绒毛葡萄。

| 形态特征 | 木质藤本，长 6 ~ 10m。幼枝、叶柄和花序轴均有白色蛛丝状柔毛，后变无毛。卷须分枝。叶卵形或宽卵形，长 9 ~ 25cm，宽 7 ~ 13cm，3 裂，少数浅裂或不裂，基部宽心形，边缘有小齿，上面几无毛，下面有灰白色绒毛。圆锥花序，分枝开展；花小，有梗，无毛；花萼小，不明显；花瓣 5，顶部合生；雄蕊 5，与花瓣等长。浆果球形。花期 6 月，果期 8 ~ 9 月。

| 生境分布 | 生于低海拔的山坡、灌丛中。分布于天津蓟州。

| 资源情况 | 野生资源一般。药材来源于野生。

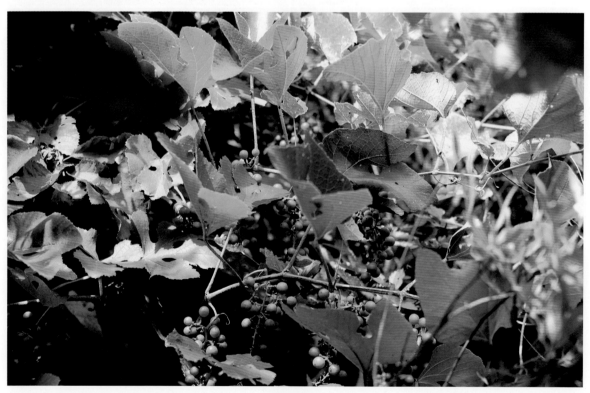

桑叶葡萄

| 附　注 | 本种的原变种毛葡萄 *Vitis heyneana* Roem. et Schult. 的根皮、叶均可入药，本种可能具有与其相似的药用功效。

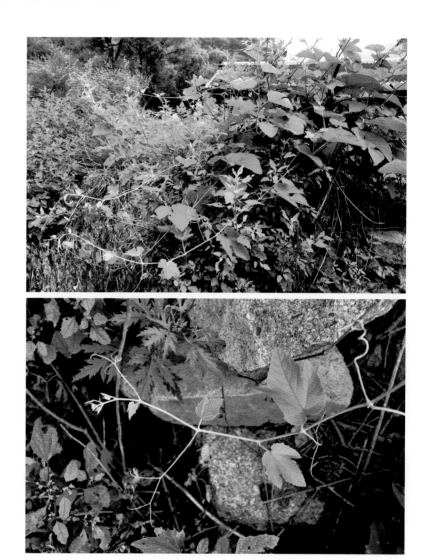

锦葵科 Malvaceae 锦葵属 *Malva*

锦葵
Malva sinensis Cavan.

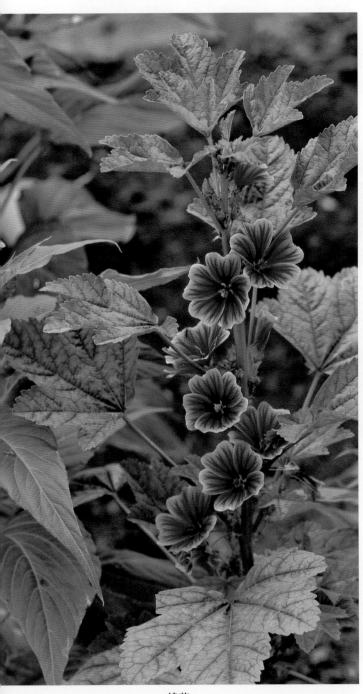

锦葵

| 植物别名 |

茄花、小熟季花。

| 药 材 名 |

锦葵（药用部位：花、叶、茎）。

| 形态特征 |

二年生或多年生草本，高 60 ~ 100cm。多分枝，疏被粗毛。叶肾形或圆心形，直径 5 ~ 12cm，5 ~ 7 浅裂，裂片宽三角形或宽卵形，先端钝圆，基部圆形至近心形，边缘具不整齐的钝圆齿，两面无毛或仅脉上具短毛；叶柄长 4 ~ 15cm，上面沟槽被长硬毛；托叶偏斜，卵形，具锯齿，先端渐尖。花 3 ~ 11 簇生叶腋，具近等长的花梗，长 1 ~ 3cm；小苞片近卵形，先端钝；花萼杯状，5 裂，裂片宽三角形，背面具星状柔毛；花冠直径 3 ~ 4.5cm，花瓣 5，匙形，紫红色，长约 2cm，先端微缺，爪具髯毛；雄蕊柱长 8 ~ 10mm，被刺毛；花柱分枝 9 ~ 13。果实扁球形，直径 5 ~ 8mm，分果瓣 9 ~ 13，肾形，背面具网纹，被柔毛；种子肾形，黑褐色。花果期 5 ~ 10 月。

| 生境分布 | 生于花坛、路边、庭院、公园。天津各地均有栽培。 |

| 资源情况 | 栽培资源一般。药材来源于栽培。 |

| 采收加工 | 夏、秋季采收，晒干。 |

| 功能主治 | 咸，寒。利尿通便，清热解毒。用于大、小便不畅，带下，淋巴结结核，咽喉肿痛。 |

| 用法用量 | 内服煎汤，3 ~ 9g；或研末，1 ~ 3g，开水送服。 |

| 附　注 | FOC 修订本种的拉丁学名为 *Malva cathayensis* M. G. Gilbert, Y. Tang et Dorr。 |

锦葵科 Malvaceae 锦葵属 Malva

野葵
Malva verticillata L.

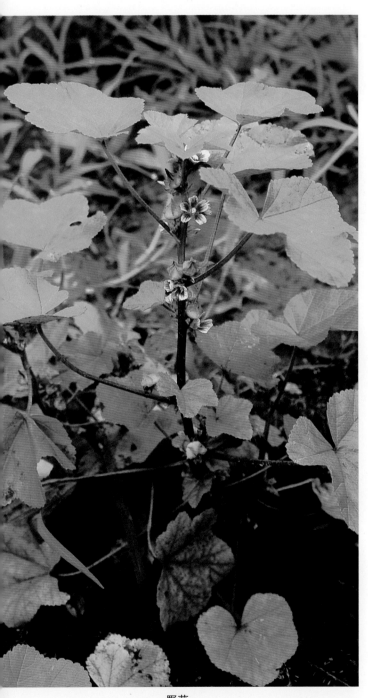

野葵

| 植物别名 |

冬葵、北锦葵、馒头花。

| 药 材 名 |

冬葵果（药用部位：果实）、冬葵根（药用部位：根）、冬葵叶（药用部位：嫩苗、叶）。

| 形态特征 |

一年生草本，高 40 ~ 100cm。茎单一或数个，直立或斜生，上部具稀疏星状毛。叶近圆形至肾形，直径 3 ~ 9cm，5 ~ 7 浅裂，裂片宽卵状三角形，先端圆钝，边缘具钝齿，下部叶裂片有时不明显，叶基深心形，上面几无毛，下面疏被星状柔毛；叶柄长 5 ~ 14cm，下部叶和中部叶叶柄长为叶片的 2 ~ 3 倍；托叶宽披针形。花多数，簇生叶腋，近无梗，有时混生极少数具短梗的花；小苞片 3，线状披针形；花萼 5 裂，裂片卵状三角形，背面密被星状毛；花冠直径约 1.5cm，花瓣比萼片长 0.5 ~ 1 倍，淡紫色至淡红色，倒卵形；雄蕊柱上部具倒生毛；花柱分枝 10 ~ 12。果实略呈圆盘状，顶面微凹，分果瓣背面具横皱纹，两侧具辐射状皱纹；种子肾形，暗褐色。花期 7 ~ 9 月。

| 生境分布 | 生于山坡草地、村边及路边，偶有栽培。分布于天津蓟州等地。

| 资源情况 | 野生资源一般，栽培资源稀少。药材来源于野生或栽培。

| 采收加工 | 冬葵果：夏、秋季果实成熟时采收，除去杂质，阴干。
冬葵根：夏、秋季采挖，洗净，鲜用或晒干。
冬葵叶：夏、秋季采收，鲜用。

| 药材性状 | 冬葵果：本品呈扁球状盘形，直径 4 ~ 7mm。外被膜质宿萼，宿萼钟状，黄绿色或黄棕色，有的微带紫色，先端 5 齿裂，裂片内卷，其外有条状披针形的小苞片 3。果梗细短。果实由分果瓣 10 ~ 12 组成，在圆锥形中轴周围排成 1 轮，分果类扁圆形，直径 1.4 ~ 2.5mm。表面黄白色或黄棕色，具隆起的环向细脉纹。种子肾形，棕黄色或黑褐色。气微，味涩。

| 功能主治 | 冬葵果：甘、涩，凉。清热利尿，消肿。用于尿闭，水肿，口渴，尿路感染。
冬葵根：甘，寒。清热利水，解毒。用于水肿，热淋，带下，乳痈，疮疖，蛇虫咬伤。
冬葵叶：甘，寒。归肺、大肠、小肠经。清热，利湿，滑肠，通乳。用于肺热咳嗽，咽喉肿痛，热毒下痢，湿热黄疸，二便不通，乳汁不下，疮疖痈肿，丹毒。

| 用法用量 | 冬葵果：内服煎汤，3 ~ 9g。
冬葵根：内服煎汤，15 ~ 30g；或捣汁。外用适量，研末调敷。
冬葵叶：内服煎汤，10 ~ 30g，鲜品可用至 60g；或捣汁。外用适量，捣敷；或研末调敷；或煎汤含漱。

| 附　　注 | 2015 年版《中国药典》一部收载本种中文学名为冬葵。

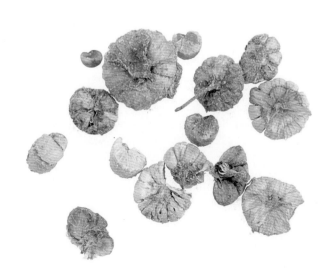

| 锦葵科 | Malvaceae | 蜀葵属 | *Althaea*

蜀葵 *Althaea rosea* (L.) Cavan.

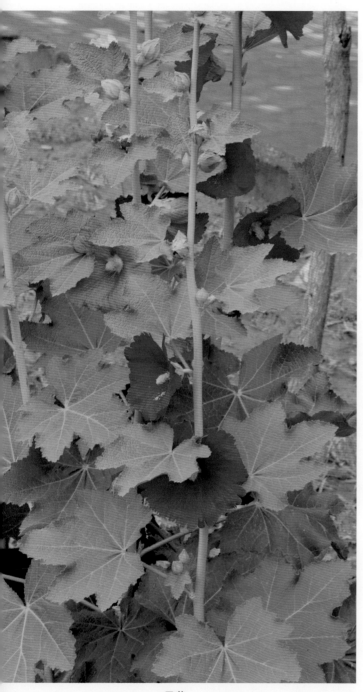

蜀葵

植物别名

熟季花、端午花、甜花。

药材名

蜀葵根（药用部位：根）、蜀葵花（药用部位：花）、蜀葵苗（药用部位：茎叶）、蜀葵子（药用部位：种子）。

形态特征

二年生直立草本，高达 2m。叶近圆形，表面粗糙，皱缩，有时 5 ~ 7 浅裂，直径 6 ~ 15cm，边缘有齿；有长柄；托叶卵形，先端有 3 尖。花腋生、单生或近簇生，排列成总状花序式，具叶状苞片，花梗长约 5mm，果时延长至 1 ~ 2.5cm，被星状长硬毛；小苞片杯状，常 6 ~ 7 裂，裂片卵状披针形，长 8 ~ 10mm，密被星状粗硬毛，基部合生；花萼钟状，5 齿裂，裂片卵状三角形；花瓣倒卵三角形；雄蕊多数，花丝联合成筒；子房多室，每室有 1 胚珠。果实盘状，成熟时每心皮自中轴分离。花果期 6 ~ 9 月。

生境分布

天津各地均有栽培。

| **资源情况** | 栽培资源一般。药材来源于栽培。

| **采收加工** | 蜀葵根：冬季挖取，刮去栓皮，洗净，切片，晒干。
蜀葵花：夏、秋季采收，晒干。
蜀葵苗：夏、秋季采收，鲜用或晒干。
蜀葵子：秋季果实成熟后摘取果实，晒干，打下种子，筛去杂质，再晒干。

| **药材性状** | 蜀葵根：本品呈圆锥形，略弯曲，长 5 ~ 20cm，直径 0.5 ~ 1cm。表面土黄色，栓皮易脱落。质硬，不易折断，断面不整齐，纤维状，切面淡黄色或黄白色。气淡，味微甘。
蜀葵花：本品卷曲，呈不规则的圆柱形，长 2 ~ 4.5cm。有的带有花萼和副萼，花萼杯状，5 裂，裂片三角形，长 1.5 ~ 2.5cm，副萼 6 ~ 7 裂，长 5 ~ 10mm，两者均呈黄褐色，并被有较密的星状毛。花瓣皱缩卷折，平展后呈倒卵状三角形，爪有长毛状物。雄蕊多数，花丝联合成筒状。花柱上部分裂呈丝状。质柔韧而稍脆。气微香，味淡。

| **功能主治** | 蜀葵花：甘、咸，凉。活血止血，解毒散结。用于吐血，衄血，月经过多，赤白带下，二便不通，小儿风疹，疟疾，痈疽疔肿，蜂蝎蜇伤，烫火伤。
蜀葵根：甘、咸，微寒。清热利湿，凉血止血，解毒排脓。用于淋证，带下，痢疾，吐血，血崩，外伤出血，疮疡肿毒，烫火伤。
蜀葵苗：甘，凉。清热利湿，解毒。用于热毒下痢，淋证，无名肿毒，烫火伤，金疮。
蜀葵子：甘，寒。利尿通淋，解毒排脓，润肠。用于水肿，淋证，带下，乳汁不通，疮疥，无名肿毒。

| **用法用量** | 蜀葵根：内服煎汤，9 ~ 15g。外用适量，捣敷。
蜀葵花：内服煎汤，3 ~ 9g；或研末，1 ~ 3g。外用适量，研末调敷；或鲜品捣敷。
蜀葵苗：内服煎汤，6 ~ 18g；或煮食；或捣汁。外用适量，捣敷；或烧存性，研末调敷。
蜀葵子：内服煎汤，3 ~ 9g；或研末。外用适量，研末调敷。

| **附　　注** | FOC 将本种归并于蜀葵属 *Alcea*，修订其拉丁学名为 *Alcea rosea* L.。

苘麻 *Abutilon theophrasti* Medic.

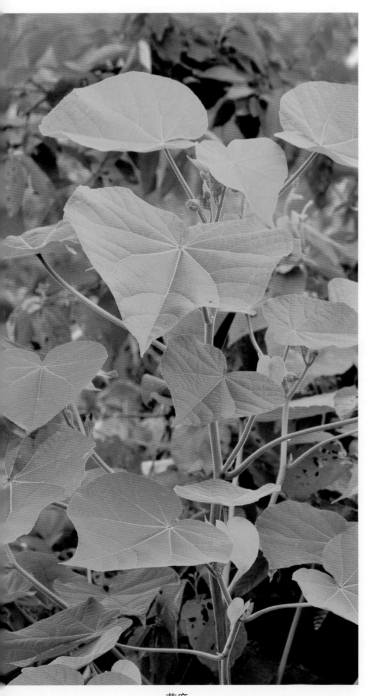

苘麻

| 植物别名 |

白麻、青麻、野火麻。

| 药 材 名 |

苘麻子（药用部位：种子）、苘麻（药用部位：全草或叶）、苘麻根（药用部位：根）。

| 形态特征 |

一年生草本，高 1 ~ 2m。茎绿色，被柔毛。叶圆心形，长 5 ~ 12cm，宽 4 ~ 11cm，先端长渐尖，基部心形，缘具浅钝圆锯齿，两面密被星状柔毛；叶柄长 3 ~ 12cm。花单生叶腋，或有时组成近总状花序，花梗长 1 ~ 3cm，密被长柔毛，近端具关节；花萼杯状，裂片卵状披针形，密被短绒毛；花瓣黄色，倒卵形，长约 1cm；雄蕊柱无毛；心皮 15 ~ 20，轮状排列，先端平截，密被软毛。果实半球形，灰褐色，直径约 2cm，长 1.5cm，分果瓣 15 ~ 20，被星状毛和长硬毛，先端具两长芒；种子肾形，暗褐色，被星状柔毛。花期 7 ~ 8 月，果期 9 月。

| 生境分布 |

生于村旁、路边、荒地及河岸。分布于天津蓟州、静海、滨海、武清、宁河等地。

| **资源情况** | 野生资源丰富。药材来源于野生。

| **采收加工** | 苘麻子：秋季采收成熟果实，晒干，打下种子，除去杂质。
苘麻：夏季采收，鲜用或晒干。
苘麻根：立冬后挖取，除去茎叶，洗净，晒干。

| **药材性状** | 苘麻子：本品呈三角状肾形，长 3.5 ~ 6mm，宽 2.5 ~ 4.5mm，厚 1 ~ 2mm。表面灰黑色或暗褐色，有白色稀疏绒毛，凹陷处有类椭圆形种脐，淡棕色，四周有放射状细纹。种皮坚硬，子叶 2，重叠折曲，富油性。气微，味淡。

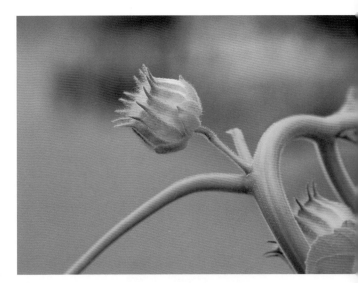

| **功能主治** | 苘麻子：苦，平。归大肠、小肠、膀胱经。清热解毒，利湿，退翳。用于赤白痢疾，淋证涩痛，痈肿疮毒，目生翳膜。
苘麻：苦，平。清热利湿，解毒开窍。用于痢疾，中耳炎，耳鸣，耳聋，睾丸炎，痈疽肿毒。
苘麻根：苦，平。利湿解毒。用于小便淋沥，痢疾，急性中耳炎，睾丸炎。

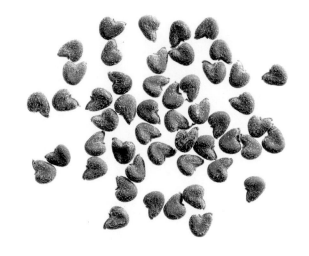

| **用法用量** | 苘麻子：内服煎汤，3 ~ 9g。
苘麻：内服煎汤，10 ~ 30g。外用适量，捣敷。
苘麻根：内服煎汤，30 ~ 60g。

锦葵科 Malvaceae 木槿属 Hibiscus

木槿 *Hibiscus syriacus* L.

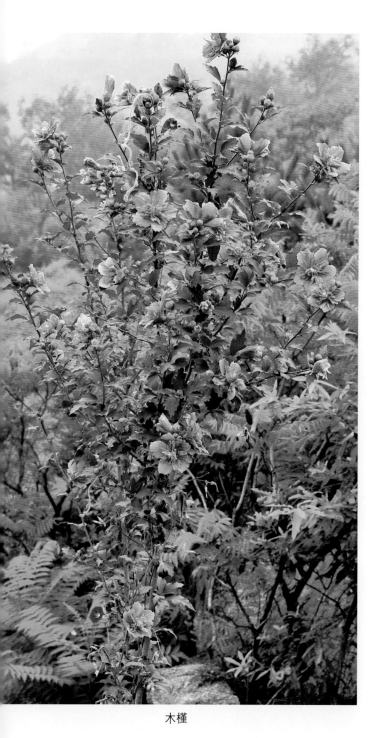

木槿

| 植物别名 |

篱障花、喇叭花、红槿花。

| 药 材 名 |

木槿皮（药用部位：茎皮、根皮）、木槿花（药用部位：花）、木槿子（药用部位：果实）。

| 形态特征 |

落叶灌木，高 2 ~ 4m。小枝被星状毛或近无毛。叶菱状卵圆形，长 3 ~ 7cm，宽 2 ~ 4cm，先端钝尖，基部楔形，边缘下部全缘，上部常 3 浅裂或具不整齐粗齿，下面沿叶脉微有毛或近无毛；托叶线形；叶柄长 1 ~ 3cm，被短柔毛。花单生枝端叶腋，花梗长 4 ~ 14mm，密被星状短柔毛；小苞片 6 ~ 7，线形，被柔毛；花萼钟形，5 裂，长 15 ~ 25mm，密被星状柔毛和淡黄色短绒毛；花冠钟形，有红色、紫色、白色各色，单瓣或重瓣，直径 5 ~ 10cm，花瓣楔状倒卵形，外面疏被纤毛和星状长柔毛；雄蕊柱长约 3cm；花柱枝平滑无毛。蒴果卵圆形，直径约 12mm，密被金黄色星状绒毛；种子肾形，淡褐色，背面被淡黄色长柔毛。花期 7 ~ 9 月。

| 生境分布 | 生于花坛、路边、庭院、公园。天津各地均有栽培。

| 资源情况 | 栽培资源丰富。药材来源于栽培。

| 采收加工 | 木槿皮：于 4 ~ 5 月剥取茎皮，晒干；秋末挖根，剥取根皮，晒干。
木槿花：夏、秋季选晴天早晨，当花半开时采摘，晒干。
木槿子：9 ~ 10 月果实现黄绿色时采收，晒干。

| 药材性状 | 木槿皮：本品多内卷成长槽状或单筒状，大小不一，厚 1 ~ 2mm。外表面青灰色或灰褐色，有细而略弯曲的纵皱纹，皮孔点状散在。内表面类白色至淡黄白色，平滑，具细致的纵纹理。质坚韧，折断面强纤维性，类白色。气微，味淡。
木槿花：本品多皱缩成团或不规则形，长 2 ~ 4cm，宽 1 ~ 2cm，全体被毛。花萼钟形，黄绿色或黄色，先端 5 裂，裂片三角形，萼筒外方有苞片 6 ~ 7，条形，萼筒下常带花梗，长 3 ~ 7mm，花萼、苞片、花梗表面均密被细毛及星状毛；花瓣 5 或重瓣，黄白色至黄棕色，基部与雄蕊合生，并密生白色长柔毛；雄蕊多数，花丝下部联合成筒状，包围花柱，柱头 5 分歧，伸出花丝筒外。质轻脆，气微香，味淡。
木槿子：本品呈卵圆形或长椭圆形，长 1.5 ~ 3cm，直径约 12mm。表面黄绿色或棕黄色，密被黄色短绒毛，有 5 纵向浅沟及 5 纵缝线；先端短尖，有的沿缝线开裂为 5 瓣；基部有宿存钟状花萼，5 裂，萼下有狭条形的苞片 7 ~ 8，排成 1 轮，或部分脱落；有残余的短果柄；果皮质脆。种子多数，扁肾形，长约 3mm，宽约 4mm；棕色至深棕色，无光泽，四周密布乳白色至黄色长绒毛。气微，味微苦；种子味淡。

| 功能主治 | 木槿皮：甘、苦，微寒。归大肠、肝、脾经。清热利湿，杀虫止痒。用于湿热泻痢，脱肛，痔疮。
木槿花：甘、苦，凉。归脾、肺、肝经。清热利湿，凉血解毒。用于赤白下痢，痔疮出血，肺热咳嗽。
木槿子：甘，寒。归肺经。清肺化痰，止头痛，解毒。用于痰喘咳嗽，支气管炎，湿疹。

| 用法用量 | 木槿皮：内服煎汤，3 ~ 9g。外用适量，酒浸擦；或煎汤熏洗。
木槿花：内服煎汤，3 ~ 9g，鲜品 30 ~ 60g。外用适量，研末或鲜品捣烂调敷。
木槿子：内服煎汤，9 ~ 15g。外用适量，煎汤熏洗。

| 附　注 | 据有关资料记载，本种的根（木槿根）、叶（木槿叶）亦可入药。

锦葵科 Malvaceae 木槿属 Hibiscus

野西瓜苗
Hibiscus trionum L.

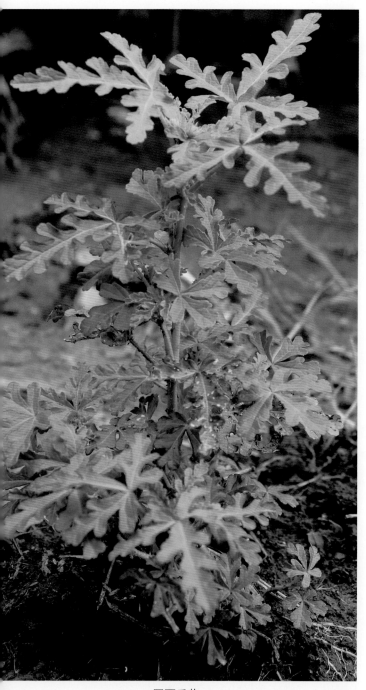

野西瓜苗

植物别名

小秋葵、打瓜花、山西瓜秧。

药材名

野西瓜苗（药用部位：全草或根）、野西瓜苗子（药用部位：种子）。

形态特征

一年生草本，直立或平卧，高 30 ~ 60cm。茎有白色星状毛。叶互生，上部叶掌状 3 ~ 5 全裂，裂片再羽状分裂，下面疏被星状粗刺毛；叶柄长 2 ~ 4cm，被星状硬毛。花单生叶腋，有长柄，小苞片 12，线形；花萼钟形，先端 5 裂，膜质，有紫色条纹，果时宿存；花瓣 5，淡黄色，内面基部紫色。蒴果长圆状球形，直径约 1cm，5 瓣裂；种子多数，肾形。花期 6 ~ 9 月，果期 8 ~ 10 月。

生境分布

生于荒地、山坡和路边。分布于天津蓟州、静海、滨海、武清、宁河等地。

资源情况

野生资源丰富。药材来源于野生。

| **采收加工** | 野西瓜苗：夏、秋季采收，去除泥土，晒干。
野西瓜苗子：秋季果实成熟时采摘，晒干，打下种子筛净，再晒干。

| **药材性状** | 野西瓜苗：本品茎柔软，长 30 ~ 60cm。表面具星状粗毛。单叶互生，叶柄长 2 ~ 4cm；完整叶片掌状 3 ~ 5 全裂，直径 3 ~ 6cm，裂片倒卵形，通常羽状分裂，两面有星状粗刺毛。质脆。气微，味甘、淡。

| **功能主治** | 野西瓜苗：甘，寒。清热解毒，利咽止咳。用于咽喉肿痛，咳嗽，泻痢，疮毒，烫火伤。
野西瓜苗子：辛，平。补肾，润肺。用于肾虚头晕，耳鸣、耳聋，肺痨咳嗽。

| **用法用量** | 野西瓜苗：内服煎汤，15 ~ 30g，鲜品 30 ~ 60g。外用适量，鲜品捣敷；或干品研末，油调涂。
野西瓜苗子：内服煎汤，9 ~ 15g。

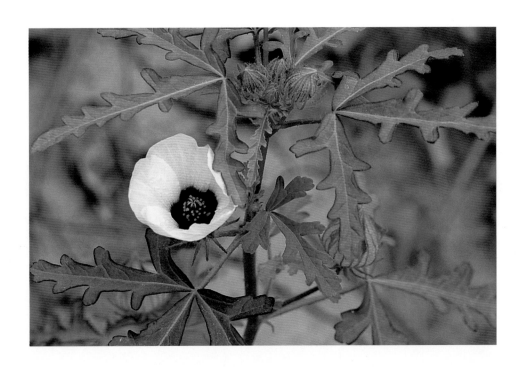

锦葵科 Malvaceae 棉属 Gossypium

陆地棉 *Gossypium hirsutum* L.

| 植物别名 | 高地棉、美洲棉。

| 药 材 名 | 棉花根（药用部位：根、根皮）、棉花子（药用部位：种子）、棉花（药用部位：种子上的棉毛）。

| 形态特征 | 一年生草本，高 1 ~ 1.5m。叶宽卵形，直径 5 ~ 12cm，长与宽近相等，3 浅裂，稀 5 裂，中裂片常深达叶片之半，裂片宽三角状卵形，先端锐尖，叶基心形，两面疏被毛；叶柄长 4 ~ 12cm，疏被柔毛。花单生叶腋，花梗较叶柄短；小苞片 3，分离，基部心形，有 1 腺体，边缘具渐尖形长齿裂；花萼杯状，5 齿裂；花冠乳白色或淡黄色，后变淡红色或紫色，长 2.5 ~ 3cm。蒴果卵圆形，长 3.5 ~ 5cm，具喙，3 ~ 4 室；种子卵圆形，具白色长绵毛和灰白色不易剥离的

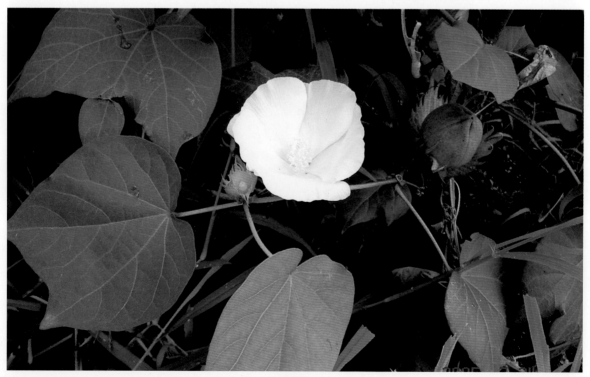

陆地棉

短纤毛。花期 8 ~ 9 月，果期 9 ~ 10 月。

| **生境分布** | 无野生分布。天津各地均有栽培。

| **资源情况** | 栽培资源一般。药材来源于栽培。

| **采收加工** | 棉花根：秋季采挖，洗净，切片，晒干；或剥取根皮，切段，晒干。

棉花子：秋季采收棉花时收集种子，晒干。

棉花：秋季采收，晒干。

| **药材性状** | 棉花根：本品呈圆柱形，稍弯曲，长 10 ~ 20cm，直径 0.4 ~ 2cm。表面黄棕色，有不规则的纵皱纹及横裂的皮孔，皮部薄，红棕色，易剥离。质硬，折断面纤维性，黄白色。无臭，味淡。

棉花子：本品呈卵形，长约 1cm，直径约 0.5cm。外被 2 层白色绵毛，1 层长绵毛及 1 层短茸毛，少数仅具 1 层长绵毛。质柔韧，研开后，种仁黄褐色，富油性。有油香气，味微辛。

| **功能主治** | 棉花根：甘，温。归肺经。止咳平喘，通经止痛。用于咳嗽，气喘，月经不调，崩漏。

棉花子：辛，热；有毒。归肝、肾、脾、胃经。温肾，通乳，活血止血。用于阳痿，腰膝冷痛，带下，遗尿。

棉花：甘，温。止血。用于吐血，便血，血崩。

| **用法用量** | 棉花根：内服煎汤，15 ~ 30g。

棉花子：内服煎汤，6 ~ 10g；或入丸、散。外用适量，煎汤熏洗。

棉花：内服，烧存性，研末，5 ~ 9g。外用适量，烧存性，研末撒。

| **附　　注** | 据有关资料记载，本种的外果皮（棉花壳）和种子榨取的脂肪油（棉花油）亦可入药。

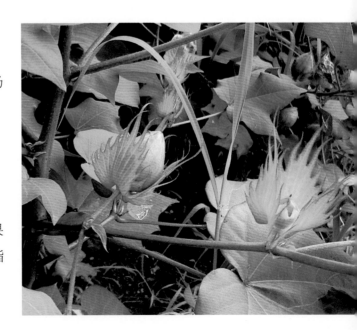